国家卫生健康委员会"十四五"规划教材

全国高等学校药学类专业第九轮规划教材

供药学类专业用

医药数理统计方法

第 7 版

主　编　高祖新

副主编　刘艳杰　张丕德

编　者（以姓氏笔画为序）

马　翠（中国人民解放军陆军军医大学）　　祁艳波（齐齐哈尔医学院）

王　宏（温州医科大学）　　祁爱琴（滨州医学院）

王在翔（潍坊医学院）　　言方荣（中国药科大学）

刘　璐（锦州医科大学）　　宋国强（安徽医科大学）

刘建国（江西中医药大学）　　张丕德（广东药科大学）

刘艳杰（沈阳药科大学）　　高祖新（中国药科大学）

刘桂然（河北医科大学）　　龚行楚（浙江大学药学院）

U0284628

人民卫生出版社

·北 京·

图书在版编目（CIP）数据

医药数理统计方法 / 高祖新主编 . —7 版 . —北京：
人民卫生出版社，2022.7（2024.2重印）
ISBN 978-7-117-33090-9

Ⅰ.①医… Ⅱ.①高… Ⅲ.①医用数学 – 数理统计 –
医学院校 – 教材 Ⅳ.①R311

中国版本图书馆 CIP 数据核字（2022）第 083332 号

人卫智网	www.ipmph.com	医学教育、学术、考试、健康，购书智慧智能综合服务平台
人卫官网	www.pmph.com	人卫官方资讯发布平台

医药数理统计方法
Yiyao Shuli Tongji Fangfa
第 7 版

主　　编：高祖新
出版发行：人民卫生出版社（中继线 010-59780011）
地　　址：北京市朝阳区潘家园南里 19 号
邮　　编：100021
E - mail：pmph @ pmph.com
购书热线：010-59787592　010-59787584　010-65264830
印　　刷：天津市银博印刷集团有限公司
经　　销：新华书店
开　　本：850 × 1168　1/16　印张：20
字　　数：578 千字
版　　次：1987 年 10 月第 1 版　　2022 年 7 月第 7 版
印　　次：2024 年 2 月第 5 次印刷
标准书号：ISBN 978-7-117-33090-9
定　　价：72.00 元

打击盗版举报电话：010-59787491　E-mail：WQ @ pmph.com
质量问题联系电话：010-59787234　E-mail：zhiliang @ pmph.com
数字融合服务电话：4001118166　E-mail：zengzhi @ pmph.com

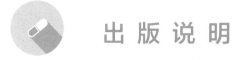

出版说明

全国高等学校药学类专业规划教材是我国历史最悠久、影响力最广、发行量最大的药学类专业高等教育教材。本套教材于1979年出版第1版，至今已有43年的历史，历经八轮修订，通过几代药学专家的辛勤劳动和智慧创新，得以不断传承和发展，为我国药学类专业的人才培养作出了重要贡献。

目前，高等药学教育正面临着新的要求和任务。一方面，随着我国高等教育改革的不断深入，课程思政建设工作的不断推进，药学类专业的办学形式、专业种类、教学方式呈多样化发展，我国高等药学教育进入了一个新的时期。另一方面，在全面实施健康中国战略的背景下，药学领域正由仿制药为主向原创新药为主转变，药学服务模式正由"以药品为中心"向"以患者为中心"转变。这对新形势下的高等药学教育提出了新的挑战。

为助力高等药学教育高质量发展，推动"新医科"背景下"新药科"建设，适应新形势下高等学校药学类专业教育教学、学科建设和人才培养的需要，进一步做好药学类专业本科教材的组织规划和质量保障工作，人民卫生出版社经广泛、深入的调研和论证，全面启动了全国高等学校药学类专业第九轮规划教材的修订编写工作。

本次修订出版的全国高等学校药学类专业第九轮规划教材共35种，其中在第八轮规划教材的基础上修订33种，为满足生物制药专业的教学需求新编教材2种，分别为《生物药物分析》和《生物技术药物学》。全套教材均为国家卫生健康委员会"十四五"规划教材。

本轮教材具有如下特点：

1. 坚持传承创新，体现时代特色　本轮教材继承和巩固了前八轮教材建设的工作成果，根据近几年新出台的国家政策法规、《中华人民共和国药典》(2020年版)等进行更新，同时删减老旧内容，以保证教材内容的先进性。继续坚持"三基""五性""三特定"的原则，做到前后知识衔接有序，避免不同课程之间内容的交叉重复。

2. 深化思政教育，坚定理想信念　本轮教材以习近平新时代中国特色社会主义思想为指导，将"立德树人"放在突出地位，使教材体现的教育思想和理念、人才培养的目标和内容，服务于中国特色社会主义事业。各门教材根据自身特点，融入思想政治教育，激发学生的爱国主义情怀以及敢于创新、勇攀高峰的科学精神。

3. 完善教材体系，优化编写模式　根据高等药学教育改革与发展趋势，本轮教材以主干教材为主体，辅以配套教材与数字化资源。同时，强化"案例教学"的编写方式，并多配图表，让知识更加形象直观，便于教师讲授与学生理解。

4. 注重技能培养，对接岗位需求　本轮教材紧密联系药物研发、生产、质控、应用及药学服务等方面的工作实际，在做到理论知识深入浅出、难度适宜的基础上，注重理论与实践的结合。部分实操性强的课程配有实验指导类配套教材，强化实践技能的培养，提升学生的实践能力。

5. 顺应"互联网＋教育"，推进纸数融合　本次修订在完善纸质教材内容的同时，同步建设了以纸质教材内容为核心的多样化的数字化教学资源，通过在纸质教材中添加二维码的方式，"无缝隙"地链接视频、动画、图片、PPT、音频、文档等富媒体资源，将"线上""线下"教学有机融合，以满足学生个性化、自主性的学习要求。

众多学术水平一流和教学经验丰富的专家教授以高度负责、严谨认真的态度参与了本套教材的编写工作，付出了诸多心血，各参编院校对编写工作的顺利开展给予了大力支持，在此对相关单位和各位专家表示诚挚的感谢！教材出版后，各位教师、学生在使用过程中，如发现问题请反馈给我们(renweiyaoxue@163.com)，以便及时更正和修订完善。

人民卫生出版社

2022年3月

主编简介

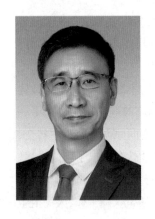

高祖新

　　教授,曾任中国药科大学基础部副主任、理学院副院长,兼任教育部国家科技奖励评审专家、中国医药数学学会理事、江苏省概率统计学会常务理事、江苏省数学学会理事等。先后在南京大学、中国药科大学从事教学工作35年。主持统计成果获国家级教学成果奖二等奖、江苏省教学成果奖一等奖;主持统计类课程获江苏省优秀研究生课程、江苏省一类优秀课程、江苏省高校精品课程。主编出版统计类教材著作23部,其中国家级规划教材8部,国家卫生健康委员会、中国科学院等规划教材9部,并获全国食品药品职业教育优秀教材奖、江苏省高校精品教材、江苏省重点教材奖等。参与承担国家自然科学基金项目3项(排名第2)等科研项目,发表论文数十篇,并获江苏省统计科研优秀成果奖、江苏省社科应用研究精品工程优秀成果奖等。

副主编简介

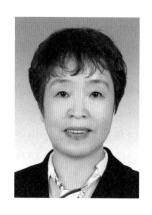

刘艳杰

教授,沈阳药科大学医疗器械学院基础与信息学实验教学中心主任,兼任辽宁省数学会理事、沈阳市数学会理事。从事数学基础教学 35 年,主讲本科生的高等数学、数理统计、线性代数等课程,以及研究生的试验设计与最优化、多元统计分析、运筹学等课程。参编教材和教辅 30 余部,其中主编 7 部,副主编 4 部。主持国家级项目子课题 3 项、省级项目 5 项,并参与多项国家级、省级、校级课题研究,发表论文数十篇。

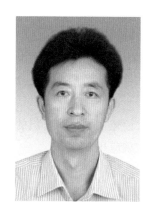

张丕德

教授,广东药科大学公共卫生学院硕士生导师,曾任广东药科大学现代教育技术中心主任、中国人民政治协商会议第十一届广东省委员会委员等,兼任中国卫生信息学会统计理论与方法专业委员会理事、中国老年医学会流行病学与疾病预防分会委员、中国统计教育学会理事、广东省人口学会理事、《广东药科大学学报》编委。先后在山西医科大学、广东药科大学从事概率论与数理统计学、卫生统计学教学工作 30 多年,曾获第十二届全国多媒体教育软件大奖赛优秀奖 1 项,参编教材 8 部,其中主编 1 部、副主编 5 部。主要研究方向为多元统计学应用,参与国家自然科学基金项目 1 项(排名第 2),主持省级科技项目 3 项,发表论文 60 余篇。

前　言

本教材为"十二五"普通高等教育本科国家级规划教材、国家卫生健康委员会"十四五"规划教材、全国高等学校药学类专业第九轮规划教材,本次修订本着"夯实数理统计基础,突出医药应用背景,融入软件创新实训,提升学习实践能力"的指导原则,在保持第6版特色和优势的基础上,进一步强化了学生统计应用创新意识与实践能力的培养,体现以学生为中心的教材编写理念,全面促进学生的统计应用能力和科学素养的提高。

本教材涵盖统计数据处理与图表呈现;系统简明的概率论基础、数理统计基本原理和基本知识;常用统计推断和统计分析方法;国际权威的统计专业软件 SPSS 的实际操作应用等。包括数据的描述和整理、随机事件与概率、随机变量及其分布、抽样分布、参数估计、参数假设检验、非参数假设检验、方差分析、相关分析与回归分析、试验设计,共 10 章,并融入统计软件 SPSS 的实际操作与应用实训等,内容系统全面,原理方法清晰透彻,用例典型新颖实用,写作简明流畅、深入浅出,并配有教学内容重点和难点的微课视频、线上测试练习等丰富的数字资源,突显了当前"互联网+教育"的时代特征。

本次修订着力体现医药数理统计的现代教育理念,其教学内容更加符合药学人才培养目标的要求,更切合目前的教学实际,结构体系更为合理完善,时代特征与行业特色更加鲜明。具体编写特点为:

1. 内容凝练完善　本次修订对各章进行了凝练完善,对数据的描述和整理、参数假设检验、非参数假设检验、试验设计等章节进行重点的更新调整和内容结构充实完善,理论方法与 SPSS 软件应用结合更加充分融入,使其内容系统更加精练务实,便于理解掌握和实际应用。

2. 案例导引翔实　教材各章采用医药案例导引,并贯穿于内容之中,同时通过大量翔实的医药实例的解析并结合软件的应用,让学生充分了解并掌握统计知识、方法及其在医药领域中的准确应用。

3. 软件权威实用　本次修订选用目前应用最广的国际权威统计软件 SPSS 来进行教学和实训,并与教材内容有机结合,对各章案例和实例的解析给出 SPSS 的操作解答的简明指导,并辅之以 SPSS 上机实训题,使学生能够真正掌握进行数据处理与统计分析的统计创新技能,达到"学以致用"的目的。

4. 知识链接拓展　各章的知识链接等介绍统计典故、知识拓展延伸等,突出了中国统计学家对统计学发展的贡献,从而提高学生的科学素养、拓宽其统计知识视野,也增强了教材阅读的趣味性。

5. 线上线下融合　本教材配有丰富的线上数字资源,读者通过扫描教材内的二维码,即可获取富媒体内容,包括课件、微课、目标测试、拓展阅读等。这便于学生复习固化所学的理论与实践,提高其学习效率和知识拓展能力。

本书编著博采众长,参考了国内外的多种教材和文献,同时还得到人民卫生出版社、同行专家和广大师生的大力支持、帮助和指正,在此一并表示衷心的感谢。

本书虽经认真修订,但由于编者水平和编写时间有限,疏漏不当之处在所难免,恳请各位专家、师生批评指正,以便今后进一步修正完善。

编者
2022 年 1 月

目　录

绪　　论

概率论(theory of probability)是研究随机现象数量规律的数学学科,数理统计(mathematical statistics)是以概率论为基础,通过对随机现象观察数据的收集整理和分析推断来研究其统计规律的学科;而医药数理统计(mathematical statistics in medicine)则是应用概率论与数理统计的原理和方法,对医药、生物等相关领域研究对象的数据资料信息进行搜集、整理、分析和解释,以显示其总体特征和统计规律性的应用学科。

目前,在医药研究和生产中,无论是疾病防治、药物研发、临床试验、公共卫生等领域,还是药物鉴定、药理分析、试验设计、药政管理、处方筛选、医药信息等领域的各个方面,都需要进行大量的数据资料的整理和分析,数理统计作为利用相关数据资料进行医药科学研究的重要前提和手段,其理论方法及应用已广泛渗透到医药研究与实践的各个领域,正起着越来越重要的作用。

一、统计学的发展历史

统计作为一种社会实践活动由来已久,最早可追溯到中国古代的钱粮户口统计和西方国家的人口普查统计。在日常生活中,统计既可以指统计数据的搜集活动,即统计工作;也可以指统计活动的结果,即统计数据;还可指分析统计数据的方法和技术,即统计学。

知识链接

"统计"名词的来源

统计语源最早出现于中世纪拉丁语的"status",意指各种现象的状态和状况。其语根源于意大利语"stato",含有国家结构和国情知识的意思。最早的"统计",是亨瓦尔(G. Achenwall)在1749年所著的《近代欧洲各国国家学纲要》绪言中,将国家学(或"国势学")名定为"statistika"(统计)这个词。此后,各国相继沿用"统计"这个词,英国译为"statistics",日本最初译为"政表""政算""国势"等,直到1880年在太政官中设立了统计院,才确定以"统计"二字正名。

1903年由钮永建、林卓南等翻译的《统计讲义录》,将"统计"这个词从日本传到我国。1907年彭祖植编写的《统计学》是我国最早的"统计学"书籍。"统计"就成了记述国家和社会状况的数量关系的总称。

统计学(statistics)是对研究对象的数据资料进行搜集、整理、分析和解释,以显示其总体特征和统计规律性的学科。其主要内容包括:①数据搜集,也就是取得统计数据,这是进行统计分析的基础;②数据整理,即用图表等形式来展示数据特征,使数据更加系统化、条理化,从而便于统计分析;③数据分析,是利用描述统计和推断统计等统计方法来研究数据,是统计学的核心;④数据解释,就是对统计分析结果进行说明和应用。

虽然人类的统计实践活动可以追溯到远古的原始社会,但是将统计实践上升到理论加以总结和概括,使之成为一门系统的学科——统计学,距今只有300多年的历史。最初的统计方法是随着社会政治和经济的需要而逐步得到发展的,直到18世纪概率论被引进之后,统计才逐渐成为一门成熟的学科。

最早的概率论萌芽之作是意大利数学家杰·卡尔达诺（G.Cardano,1501—1576 年）于 1563 年撰写的《游戏机遇的学说》,书中提出了"大数定律"的基本概率理论的原始模型。到 17 世纪中叶,法国数学家帕斯卡（B.Pascal,1623—1662 年）和费马（P.de Fermat,1601—1665 年）多次通信讨论并解决了赌徒 Méré 提出的分赌本问题,开创了概率论研究的新局面,并于 1657 年出版了《论赌博中的计算》,书中提出了数学期望、概率的加法定理与乘法定理等基本概念。瑞士数学家雅各布·伯努利（Jacob Bernoulli,1654—1705 年）创立了最早的大数定理——伯努利定理,建立了描述独立重复试验序列的"伯努利概型",并撰写了最早的概率论专著《猜度术》,使概率论成为一个独立的数学分支。

1662 年英国统计学家格朗特（J.Graunt,1620—1674 年）基于伦敦死亡人数资料的研究所进行的死亡率推算是历史上最早出现的统计推断,他出版的专著《从自然和政治方面观察死亡统计表》对人口统计和经济统计等进行了数学研究。1763 年英国统计学家贝叶斯（T.Bayes,1702—1761 年）发表《论机会学说问题的求解》,给出了"贝叶斯定理",可视为最早的数学化统计推断。而最先将古典概率论引进统计学领域的是法国天文学家、数学家拉普拉斯（P.S.Laplace,1749—1827 年）,他提出了研究随机现象的分析方法,完善了古典概率论的结构,并阐明了统计学大数法则,进行了大样本推断的尝试。19 世纪初,德国著名数学家高斯（C.F.Gauss,1777—1855 年）和勒让德（A-M.Legendre,1752—1833 年）建立"最小二乘法",且用于分析天文观测的误差;高斯还成功地将正态分布理论用于描述观察误差的分布,并用于行星轨迹的预测。比利时统计学家凯特勒（A.Quetelet,1796—1874 年）发现了大量随机现象的统计规律性,开创性地应用了许多统计方法,并应用于天文、数学、气象、物理、生物和社会学等领域,完成了统计学和概率论的结合。此后,以概率论为基础的统计理论和方法称为数理统计。

从 19 世纪中叶至 20 世纪中叶,数理统计和应用得到蓬勃发展并达到成熟。法国医生路易斯（P.C.A.Louis,1787—1872 年）于 1835 年提出了医学观察中的抽样误差和混杂概念、临床疗效对比的前瞻性原则和疗效比较的"数量化"方法,被誉为"临床统计之父"。盖瓦勒特（J.Gavarret,1808—1890 年）于 1840 年在巴黎出版了世界上首部《医学统计学》教科书。德国大地测量学者赫尔梅特（F.Helmert,1843—1917 年）在 1876 年研究正态总体的样本方差时,发现了 χ^2 分布（卡方分布）。英国生物学家、人类学家高尔顿（F.Galton,1822—1911 年）在生物遗传学中提出了著名的回归、相关等概念,创立了回归分析法。英国数学家、统计学家皮尔逊（K.Pearson,1857—1936 年）进一步发展了回归与相关理论,提出了总体、标准差、正态曲线等重要术语和矩估计法、χ^2 拟合优度检验法,并创建了生物统计学,为数理统计和生物统计学的发展奠定了基础。英国统计学家戈塞特（W.S.Gosset,1876—1937 年）在 1908 年以笔名"Student"在《生物统计学》杂志上发表论文,最早提出 t 分布,开创了小样本统计理论的先河。而英国统计学派的代表人物费希尔（R.Fisher,1890—1962 年）系统地发展了抽样分布理论,建立了点估计理论,首创了试验设计法并提出方差分析法,奠定了统计学沿用至今的数学框架,被誉为现代数理统计学的奠基人之一。1933 年苏联的著名数学家柯尔莫哥洛夫（A.N.Kolmogorov,1903—1987 年）出版了经典名著《概率论基础》,首次以测度论为基础建立了概率的公理化定义,从而使概率论建立在完全严格的数学基础之上,奠定了现代概率论的理论基础。20 世纪30 年代美国统计学家奈曼（J.Neyman,1894—1981 年）和小皮尔逊（E.Pearson,1895—1980 年,K.Pearson 之子）合作,提出了似然比检验,并建立了置信区间理论,在数学上完善了假设检验和区间估计的理论体系。而美国统计学家沃尔德（A.Wald,1902—1950 年）所建立的序贯分析和统计决策理论,美国统计学家威尔克斯（S.Wilks,1906—1964 年）所创立的多元方差分析、多项式分布等一系列多元分析方法开创了数理统计学的新局面。1946 年瑞典数学家克拉默（H.Cramer,1893—1985 年）主编了《统计学的数学方法》,运用测度论方法总结数理统计的成果,使现代数理统计趋于成熟。

从 20 世纪 50 年代以后,统计理论、方法和应用进入一个全面发展的新阶段。一方面,统计学受计算机科学、信息论、混沌理论、人工智能等现代科学技术的影响,新的研究领域层出不穷,如多元统计分析、现代时间序列分析、非参数统计、数据挖掘等。另一方面,统计的应用领域不断扩展,几乎所有科学研究都离不开统计方法。因为不论是自然科学、工程技术、农学、医药学、军事科学,还是社会科学都离不开数据,要对数据进行研究和分析就必然要用到统计,统计学与数学、哲学一样成为所有学科的基础,同时还逐步渗透到各个学科领域,形成许多边缘学科,如信息论、决策论、排队论、可靠性理论、自动控制、统计质量管理、生物统计、医药统计、社会统计、水文统计、统计物理学、计量经济学、计量心理学等,成为现代科学发展的一个重要标志。

2010年6月3日,第64届联合国大会第90次会议通过决议,将每年的10月20日定为“世界统计日”,体现出全世界对统计数据和统计的空前关注和重视。2011年2月,我国国务院学位委员会颁布新的《学位授予和人才培养学科目录》,统计学上升为一级学科,为我国统计学科和统计教育的发展提供了更加广阔的舞台和空间,同时也更加凸显了统计对科学研究和社会发展的重要性。

随着社会经济的发展、科学技术的进步,尤其是在市场化、信息化和全球化的发展背景下,政府和企事业单位及各行各业都面临着大量的数据处理分析工作,特别是“大数据”时代的到来,为统计学提供了极为广阔的空间和空前的发展机遇。统计不仅在传统的生物学、医学和农学等学科领域中被广泛应用,而且在迅猛发展的药物研究特别是新药临床研究中正发挥着越来越重要的作用。在医药企事业和科研单位等的药物研制、临床研究、生产销售和上市监管过程中,都需进行医药数据的收集、整理、分析和展示,从而为相关的研究、生产、管理和决策提供支持;同时,现代药物研究不仅需要采集、展示和分析数据,更需要运用现代统计方法对医药数据建模,进行量化分析,进而作出统计推断和预测,为发现新药疗效、新药在体内代谢及整个药物研究的发展规律,为相关决策提供科学依据和重要参考。我国《药品注册管理办法》规定新药临床试验必须自始至终有统计人员的参与。2012年,国家食品药品监督管理局药品审评中心专门成立了生物统计学审评部来强化新药研究和评审中的统计应用和技术要求。2015年7月,国家食品药品监督管理总局启动临床数据规范性核查,标志着我国全面进入新药临床试验统计学评审时代。2022年1月,我国作为ICH(The International Council for Harmonisation of Technical Requirements for Pharmaceuticals for Human Use,国际人用药品注册技术协调会)成员国,全面实行ICH指导原则,同时加强我国临床试验统计学指导原则的制定,并已制定出台一系列关于临床试验统计学指导原则。随着大数据及人工智能时代的到来,统计学的发展更是进入了一个新的快速发展时期,而有关医药统计的知识、方法和必要的统计软件应用技能训练也已成为每个医药科技工作者必不可少的专门知识和技能,其学习和掌握对于有效而正确地利用数据资料进行医药领域的研究和实践具有极为重要的意义。

二、统计常用软件简介

统计软件是利用计算机软件技术呈现统计数据,进行数据分析,模拟和实现统计过程的一类专业应用软件,是统计方法应用的重要载体,在医药统计数据处理和统计分析中具有日益重要的地位。

在实际处理时,尤其是对数据量较大的实际问题,一般通过计算机利用有关统计软件进行有关数据整理、统计图表显示和统计分析等工作。目前常用的统计软件主要有 SAS(statistical analysis system,统计分析系统)、SPSS(statistical product and service solutions,统计产品与服务解决方案)、R 软件等。

(一) SAS

SAS 是模块化、集成化的大型应用软件系统,具有完备的数据管理、数据分析、数据存取、数据显示等功能,在数据处理方法和统计分析领域被誉为国际上的标准软件和最具权威的优秀统计软件包。

SAS 最初是由美国北卡罗来纳州州立大学的 A.J.Barr 和 J.H.Goodnight 教授于 20 世纪 60 年代末期开始研发的,1975 年在美国创建 SAS 研究所(SAS Institute Inc.),之后推出的 SAS 的 SAS/PC、

SAS for Windows 等版本始终以领先的技术和可靠的支持著称于世,并不断发展与完善。SAS 中提供的主要分析功能包括统计分析、经济计量分析、时间序列分析、决策分析、财务分析、全面质量管理、运筹规划、地理信息系统分析和医药临床研究等,已广泛应用于自然科学、社会科学、经济管理、医药研究等领域,为全球 100 多个国家和地区的众多用户所采用,是当今国际上最著名的数据分析软件系统。

SAS 提供的统计分析软件覆盖了所有实用的数理统计分析方法,包括回归分析、方差分析、相关分析、主成分分析、因子分析、多元分析、聚类分析、判别分析、分类数据分析、图表分析等多个统计分析过程,每个过程均含有极丰富的任选项。SAS 提供的绘图系统不仅能绘出各种统计图,还能绘出地图。

然而,由于 SAS 是从大型机上的系统发展而来的,其全面的操作仍以编程为主,系统学习掌握需要花费较多的精力。

(二) SPSS

SPSS 是世界著名的统计分析软件之一。20 世纪 60 年代末,美国斯坦福大学的 Norman H.Nie 等3 位研究生研制开发了一个统计分析软件,SPSS 是该软件 statistical package for the social science 的首字母缩写,原意为"社会科学统计软件包",同时在芝加哥成立了 SPSS 公司。2000 年,随着 SPSS 产品服务领域的扩大和服务深度的增加,SPSS 的全称更改为"statistical product and service solutions",意为"统计产品与服务解决方案"。2009 年 SPSS 公司被 IBM 公司并购,全名修改为 IBM SPSS Statistics。

SPSS 是一个组合式软件包,集数据整理、分析功能于一身,基本功能包括数据管理、统计分析、图表分析、输出管理等。SPSS 统计分析过程包括描述性统计、均值比较、一般线性模型、相关分析、回归分析、对数线性模型、聚类分析、数据简化、生存分析、时间序列分析、多重响应等十几大类,每类中又分为若干个统计过程,每个过程中又允许用户选择不同的方法及参数。同时,SPSS 也有专门的绘图系统,可以根据数据绘制各种图形。SPSS 可以直接读取 Excel 及 DBF 等数据文件,并已推广到多种操作系统的计算机上,全面适应互联网。目前在全球有数十万家产品用户,分布于通信、医疗、银行、证券、保险、制造、商业、市场研究、科研教育等多个行业和领域,SPSS 已成为世界最为流行、应用最为广泛的专业统计分析软件之一。

由于 SPSS 具有强大的统计分析功能、灵活的表格式报告及精美的图形展现等特点,而且使用Windows 的窗口方式展示各种管理和分析数据方法的功能,用对话框展示出各种功能选择项,只要掌握一定的 Windows 操作技能,粗通统计分析原理,就可以使用该软件进行各种数据分析,其操作简单易用、应用非常广泛,深受广大应用统计分析人员的欢迎。本书将结合各章的内容,介绍 SPSS 软件相应的统计分析与运算处理操作应用,以提高和拓展数据处理和统计分析的应用能力。

【SPSS 软件应用基础】

SPSS 的主要窗口

SPSS 软件是由多个窗口组成的,实际应用中常用的有两个基本窗口:数据编辑窗口和结果输出窗口。

启动 SPSS 后,系统会自动打开数据编辑窗口,它是 SPSS 的核心窗口界面(绪图 1)。

数据编辑窗口又包括【数据视图】窗口和【变量视图】窗口,其中【数据视图】窗口用于录入编辑和管理数据,显示 SPSS 数据的内容,主要由窗口标题栏、菜单栏、工具栏、变量名栏、数据编辑区、观测序号和系统状态显示区组成。SPSS 的统计分析操作主要通过各种菜单的选择来完成。【变量视图】窗口用于定义或显示 SPSS 数据的结构即变量的 11 个属性,其意义如绪表 1 所示。

结果输出窗口一般随执行统计分析命令而自动打开,用于显示统计分析结果,主要是统计报告、统计图表等内容,其左半部分为输出结果的导航目录,右半部分为统计分析的具体输出的图表等内容。如绪图 2 所示。

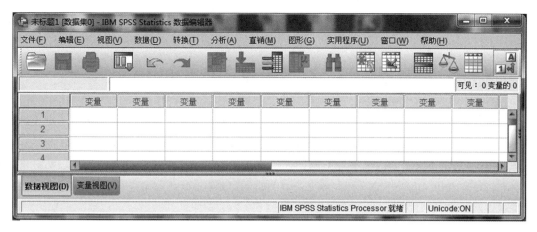

绪图 1　SPSS 的数据编辑窗口

绪表 1　【变量视图】窗口的变量属性意义

属性	说明
名称	变量名称。变量名的字符不能超过 64 个(汉字不超过 32 个),首字母必须是字母或汉字,结尾不能是圆点、句号或下划线
类型	变量取值的类型。主要包括数值型、字符型和日期型 3 种基本数据类型
宽度	变量格式宽度。即变量所占单元格的列宽度,可通过该列中的上下按钮来调整
小数	变量小数位数。系统默认为 2 位,可通过该列中的上下按钮来调整其小数位数
标签	变量名标签。是对变量名含义的解释说明,可用中文,总长度可达 120 个字符
值	变量值标签。对变量取值含义的解释说明,对定性变量通常需定义其变量值标签
缺失	变量的缺失值。用于定义变量缺失值,默认的缺失值 SPSS 中用".”表示
列	变量显示的列宽。用于定义变量值的列显示宽度,默认宽度为 8
对齐	变量值的对齐方式。变量在单元格中的对齐方式有居左、居右和居中
度量标准	变量的测度水平。可根据变量数据的实际类型,选择计量(数值型数据)、有序(定序或等级数据)或名义(定类数据)三种测度水平
角色	变量的角色。定义变量在统计分析中的功能作用,可选择 Input、Target 等类型

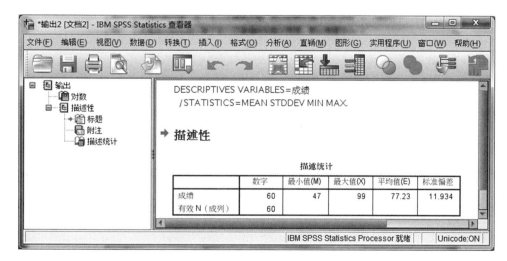

绪图 2　SPSS 的结果输出窗口

知识链接

"科幻小说之父" 威尔斯关于统计学的预言

　　1903 年,被誉为"科幻小说之父"的英国作家和思想家威尔斯(H.J.Wells,1866—1946 年)曾经预言:"在未来社会,统计学思维将像阅读能力一样成为社会人必不可少的能力。"在现代统计学还处于黎明期的 1903 年,威尔斯为何作出这样的预言,我们无从得知。但是在 100 多年后的今天,统计学的思考方法对我们来说毫无疑问已经成为与阅读能力同样重要的能力。就好像一个没有阅读能力的人在现代社会寸步难行一样,没有统计学思维的人同样难以在现代社会生存。

第一章

数据的描述和整理

【学习要求】

1. 掌握数据的类型及特性,定性和定量数据的整理步骤、显示方法,描述数据分布的集中趋势、离散程度的常用统计量,样本均值、样本方差的计算。
2. 熟悉统计图形和统计表的表示及意义。
3. 了解描述分布形状的常用统计量。
4. 了解用 SPSS 软件进行统计作图、统计量的计算。

第一章
教学课件

统计学是对研究对象的数据资料进行搜集、整理、分析和研究的学科。在英文中,"statistics"以单数名词出现时表示统计学,而以复数名词出现时则表示统计数据或资料。可见,统计学与统计数据是密不可分的。

案例 1-1(受教育程度资料) 根据 2021 年 5 月由国家统计局公布的《第七次全国人口普查公报(第六号)》所提供的 2020 年 11 月 1 日零时全国人口普查中我国大陆人口受教育情况,我国人口的受教育程度分为文盲、小学、初中、高中、大学共 5 类。全国人口中,拥有大学(指大专及大专以上)受教育程度的人口为 218 360 767 人;拥有高中(含中专)受教育程度的人口为 213 005 258 人;拥有初中受教育程度的人口为 487 163 489 人;拥有小学受教育程度的人口为 349 658 828 人;另外,有文盲人口(15 岁及 15 岁以上不识字的人)为 37 750 200 人。

问题:如何对上述文化程度资料进行统计整理,并用统计图表显示?

案例 1-2(成绩数据) 某校某专业 60 名学生的统计课成绩如下(单位:分):

83	67	80	71	81	62	73	75	57	86	96	64	89	47	91
89	66	83	84	79	72	74	61	96	82	69	94	81	70	57
83	85	78	54	99	79	64	77	84	99	76	92	79	72	94
86	53	81	93	69	85	63	78	66	77	81	80	69	83	76

问题:

(1)该成绩数据与案例 1-1 的受教育程度资料有何区别?

(2)如何对该成绩数据进行统计整理,并用统计图表显示?

本章就讨论如上述案例所示的有关数据资料的统计整理、图表显示和统计概括等问题。

第一节　数据的类型和整理

数据的分类

一、数据的分类

数据(data)是对客观事物计量的结果。例如,对药品质量的计量可得到药品是正品或次品的数据,对药物在试验对象血液中含量的计量可得到血液浓度数据,等等。统计数据是利用统计方法进行分析的基础。

（一）数据的类型

由于对事物计量的精确程度不同，得到的数据类型也有所不同，需用不同的统计分析方法进行分析处理。在实际统计应用中，对应于不同的计量尺度，数据可分为定类数据（或名义数据、计数数据）、定序数据（或有序数据、等级数据）和数值数据（或计量数据）三种类型。

1. 定类数据（categorical data 或名义数据 nominal data、计数数据 count data）　是对事物按照其属性进行分类或分组的计量结果，其数据表现为文字型的无序类别，可以进行每一类别出现频数的计算，但不能进行排序和加减乘除的数学运算。例如，人的性别分为男、女两类，人的血型分为O型、A型、B型和AB型4类等，均属于定类数据。

2. 定序数据（ordinal data 或等级数据 rank data）或有序数据　是对事物之间等级或顺序差别的计量结果，其数据表现为有序类别，可以进行类别的频数计算和排序，但不能进行加减乘除的数学运算。例如，药物的疗效可分为"有效""无效"两类，新药等级可分为一类、二类、三类、四类和五类，考试等级成绩可分为优、良、中、及格和不及格5类等均属于定序数据。案例1-1中的我国普查人口的受教育程度数据也属于定序数据。

3. 数值数据（numerical data 或计量数据 scale data）　是对事物按照自然或度量衡单位进行计量的结果，其数据表现为具体的数值，既可进行频数计算和排序，又可进行加减乘除的数学运算。例如，医药企业销售收入，人的身高、体重、血压等均属于数值数据。案例1-2中的"百分制"考试成绩也属于数值数据。

定类数据和定序数据反映的是事物的品质特征，其结果通常表现为类别，故可统称为定性数据（qualitative data）或品质数据。数值数据反映的是事物的数量特征，是用数值来表示的，其结果通常表现为量化的具体数字，故又称为定量数据（quantitative data）。

实际问题中的绝大多数数据资料是定量数据，本书所介绍的统计方法也主要用于定量数据的分析处理，只有非参数方法等可用于定性数据的研究。虽然只有定量数据可转化为定性数据，但也可通过每类赋值（即编码）的方法使定量数据的统计分析方法应用于定性数据。

（二）变量及其类型

在统计中，将说明现象的某种属性或标志称为变量（variable），对变量进行测量或观察的值称为观察值（observation）或变量值（variable value）。统计数据就是统计变量的观察值。根据变量的记录形式分别为定类数据、定序数据和数值数据，相应地，变量可以分为定类变量（categorical variable）或名义变量（nominal variable）、定序变量（ordinal variable）或等级变量（rank variable）和数值变量（numerical variable 或 metric variable）。

数值变量中，如果变量可以取有限个值，或可以一一列举，称为离散变量（discrete variable），如制药公司数、仪器个数等。如果数值变量可以取无穷多个值，其取值是连续不断的，不能一一列举，就称为连续变量（continuous variable），如时间、温度、血药浓度等。实际应用时，当离散变量的取值很多时，也可以当作连续变量来处理。

由于在实际中应用最多的是数值变量，大多数统计方法所处理的也都是数值变量，故一般将数值变量简称为变量，即通常所说的变量主要是数值变量。

区分数据的类型非常重要，如表1-1所示，对不同类型的数据必须采用不同的统计方法来进行处理和分析。

（三）两类数据的转换

根据统计分析的需要，定量数据与定性数据之间经常要做数据类型的转换。

1. 定量数据的定性化转换　例如，作为定量数据的成年男子的血清胆固醇值，按是否小于6（mmol/L）划分成血脂正常和血脂异常两类，就转化为定性数据。若将血红蛋白按含量（g/L）的多少分为5级：<60（重度贫血）、60～90（中度贫血）、90～120（轻度贫血）、120～160（血红蛋白正常）、

>160(血红蛋白增高),这时定量数据就化成了定性数据。

表 1-1　不同数据类型之比较

数据类型	定性数据(品质数据)		定量数据
	定类数据 (计数数据)	定序数据 (等级数据)	数值数据 (计量数据)
表现形式	类别 (无序)	类别 (有序)	数值 (+-×÷)
对应变量	定类变量	定序变量	数值变量 (离散变量、连续变量)
主要统计方法	计算各组的频数,进行列联表分析、x^2检验等非参数方法		计算各种统计量,进行参数估计和检验、回归分析、方差分析等参数方法

2. 定性数据的数量化转换　为了便于统计处理,有时需要对定性数据赋值进行数量化转换。例如,对定性变量性别中的定性数据"男"和"女"可以分别取值为"1"和"0",此时取值 1 和 0 之间没有量的差别,只是一种"数据代码"。又如对受教育程度,如果是按文盲、小学、初中、高中和大学这 5 组进行分类,则受教育程度变量属于定序变量,对这 5 类数据赋值时可分别取值为 1、2、3、4 和 5。此时取值之间不仅是一种"数据代码",也有量的区别。

（四）统计数据的搜集和来源

统计数据资料的搜集是指根据统计研究的目的,采用科学研究或调查方法,向研究或调查对象搜集数据的过程,它是统计分析的基础。统计数据资料搜集的基本要求是准确性、及时性和系统性。通过数据搜集,可得到以下两类不同来源的数据资料。

1. 原始资料（raw data）或一手资料　指通过专门进行的科学试验或调查来采集得到的直接来源数据资料。其中科学试验是取得自然科学数据的重要手段,而专门调查是取得社会经济数据的重要手段。

2. 次级资料（secondary data）或二手资料　指利用已公开出版（报道）的信息资料或尚未公开的信息资料来搜集的间接来源数据资料,包括图书资料和报纸杂志、广播电视等媒体及互联网中的各种数据资料,使用时应注意数据的含义、计算口径和方法,并在引用时注明数据来源。

二、数据的统计整理和图示

数据的统计整理就是根据统计研究的任务,对搜集到的数据资料进行科学的汇总和处理,使数据资料系统化,以反映研究总体的特征、规律和趋势。数据整理和图示通常包括数据的审核筛选、分类或分组、汇总、给出统计图表或报告等步骤。

在对数据进行统计整理时,首先要进行数据的审核筛选,以保证数据的质量;然后再根据不同的数据类型进行处理,对定性数据（定类数据和定序数据）主要进行分类整理,对定量数据（数值数据）主要进行分组整理。

（一）定性数据的整理和图示

对于定性数据（品质数据）主要进行分类整理。定性数据包括定类数据和定序数据,其数据本身就是对事物的一种分类或类别排序,进行数据整理时,只需按不同数据（类别）进行分组,算出各组的频数或频率、百分比（对于定序数据,还可以算出各组的累积频数或累积频率、累积百分比）,列出频数分布表,再用条形图或圆形图等统计图形显示其整理结果。

定性数据的整理和图示

频数(frequence 或 absolute frequency)是指落在各类别中的数据个数;频率(frequency 或 relative frequency)则是指各类别的数据个数占数据总个数的比例值;将各个类别及其相应的频数(或频率、百分比)用表格形式全部列出来就是频数分布表(frequency table)。

下面首先来考察本章开始时提出的案例 1-1 问题。

案例 1-1 解:根据案例 1-1 提供的 2020 年全国人口普查中我国大陆人口受教育程度的数据资料,可整理成频数分布表,见表 1-2。

表 1-2 2020 年全国人口普查中我国大陆人口受教育程度的人口数

受教育程度	文盲	小学	初中	高中	大学	合计
人数/亿	0.377 5	3.496 6	4.871 6	2.130 1	2.183 6	13.059 4
百分比/%	2.90	26.77	37.30	16.31	16.72	100.00

* 数据来源:国家统计局《第七次全国人口普查公报(第六号)》,国家统计局官网,2021.5。

【SPSS 软件应用基础】

SPSS 数据文件的建立

一、在 SPSS 软件中直接录入数据

当启动 SPSS 系统后,界面显示数据编辑窗口(或者选择菜单栏中的【文件】→【新建】→【数据】),即可按照需求在其【变量视图】页面定义变量,然后在其【数据视图】页面直接输入数据,保存后便形成 SPSS 数据文件(后缀名为.sav)。

下面以案例 1-1 的数据(表 1-2)为例,来建立对应的 SPSS 数据集。

其操作步骤为:

首先启动 SPSS 软件,在数据编辑窗口的【变量视图】页面进行变量的定义,如图 1-1 所示。

图 1-1 对案例 1-1 数据集变量定义的【变量视图】

然后在数据编辑窗口的【数据视图】页面录入数据,如图 1-2 所示。

最后选择菜单【文件】→【保存】,如图 1-3 所示,在文件名框中输入"2020 年我国人口的受教育程度",点击【保存】按钮,即可建成 SPSS 数据集<2020 年我国人口的受教育程度.sav>。

二、利用 Excel 文件导入数据

在 SPSS 软件中可以很方便地导入 Excel 数据文件。下面以案例 1-2 的统计课成绩数据为例,介绍如何通过 Excel 文件导入数据的途径来建立相应的 SPSS 数据集。

首先将案例 1-2 的数据建成 Excel 数据文件"统计成绩.xlsx",其第一行是变量名"成绩",第二行起为数据,如图 1-4 所示。

在 SPSS 软件的数据编辑窗口选择菜单栏中的【文件】→【打开】→【数据】,弹出对话框【打开数据】,如图 1-5 所示,文件类型选中"Excel",文件名选中"统计成绩.xlsx",单击【打开】按钮,即可在 SPSS 系统中打开该 Excel 数据文件,导入成绩数据。

需要时,可对新导入的数据重新定义其变量的有关属性。最后选择菜单【文件】→【另存为】,定义其 SPSS 的文件名"统计课成绩数据",即建成了相应的 SPSS 数据集。

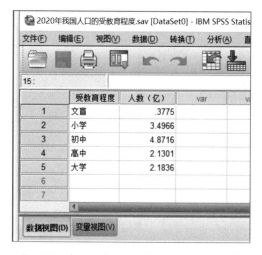

图 1-2　案例 1-1 数据录入的【数据视图】

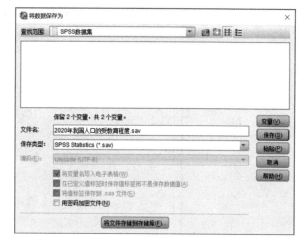

图 1-3　将数据集保存为＜2020 年我国人口的受教育程度＞

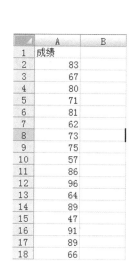

图 1-4　Excel 数据集"统计成绩"

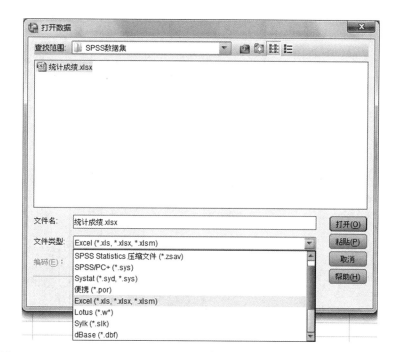

图 1-5　对话框【打开数据】

案例 1-1(续一)　对案例 1-1 的数据集＜2020 年我国人口的受教育程度＞,试利用 SPSS 软件来制作其对应的受教育程度人口数的条形图。

【SPSS 软件应用】　根据表 1-2 频数分布表的数据建立对应的 SPSS 数据集＜2020 年我国人口的受教育程度＞,包括两个变量:受教育程度和人数,见图 1-2。

在 SPSS 中打开该数据集,选择菜单【图形】→【旧对话框】→【条形图】→【简单箱图】(选定 ⊙ 个案值)→ 定义 ,在对话框【定义简单条形图:个案值】中选定

人数(亿)→条的表征(B);受教育程度→⊙变量

选项,如图 1-6 所示。点击 确定 。

对输出的条形图稍作图形编辑后,即可制得条形图(图 1-7),它直观反映 2020 年人口普查中我国大陆人口各种受教育程度的分布状态。

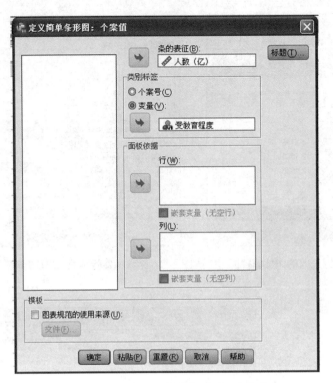

图 1-6　对话框【定义简单条形图：个案值】

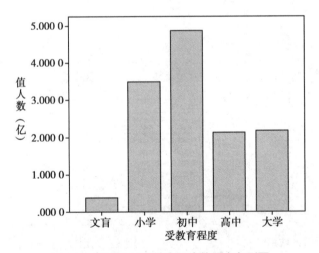

图 1-7　我国人口受教育程度的垂直条形图

对定性数据或离散变量数据，条形图和圆图是反映数据分布特征和构成比的常用统计图形，在统计图表显示中起着很好的作用。条形图和圆图等的统计图表介绍见本章第三节。

（二）定量数据的整理和图示

定量数据的整理和图示

对于定量数据（数值数据）主要进行分组整理。定量数据统计整理的目的是了解定量数据的分布规律和类型，并根据分布类型选用适当的统计指标描述其集中趋势、离散趋势及形状等统计特征。其整理和图示主要包括按数量标志进行分组，编制频数分布表，并采用直方图及频数折线图等统计图形来表示其整理结果，以更直观清晰地表示其频数分布状态。

定量数据统计分组方法有单变量值分组和组距分组两种。单变量值分组是按每个变量值作为一组，主要用于离散变量且变量值较少的情形。对于连续变量或变量值较多的情形，通常采用组距分组，即将全部变量值依次划分为若干个区间，每个区间作为一组。在组距分组中，每个组的最小值称为该组的下限(lower limit)、最大值称为该组的上限(upper limit)。

下面结合前面提出的案例1-2介绍组距分组法编制频数分布表的方法。

案例1-2　解:显然,该成绩数据是定量数据,而案例1-1的受教育程度数据是定性数据中的定序数据,属于不同类型的数据。

下面结合该成绩数据的整理和图示,给出定量数据组距分组法编制频数分布表的步骤。

1. **确定组数**　组数 k 的确定应以能够显示数据的分布特征和规律为目的,一般设5~15组,可根据数据本身的特征和数据的个数来定。

通常当数据个数不足50时,可分为5~6组;当数据个数为100左右时,可分为6~10组;当数据个数超过500时,可分为10~15组。在实际分组时,也可按Sturges提出的经验公式来定组数 k :

$$k = 1 + \frac{\ln N}{\ln 2}$$

其中 ln 为以 e 为底的自然对数,N 为数据个数,对计算结果取整数后即是组数,在实际应用中可参考使用。例如,在本例中,$N = 60$,则

$$k = 1 + \frac{\ln 60}{\ln 2} = 6.9 \approx 7$$

即大致可分为7组。

2. **确定组距**　在分组中,组距(class width) d 是指该组的上限与下限之差,一般多采用等组距。此时,组距 d 可以由全部数据的最大值、最小值和组数 k 来定:

$$d = \frac{最大值 - 最小值}{组数}(取整)$$

取整是为了便于数据整理。本例中,最大值 = 99,最小值 = 47,故组距

$$d = \frac{99 - 47}{7} = 7.43$$

为便于计算,组距有时还取5或10的倍数,而且第一组的下限应低于数据的最小值,最后一组的上限应该不低于数据的最大值。因此,本例中组距 d 取10,首组的下限为40,实际分组数是6组。

3. **计算频数,形成频数分布表**　对上面的数据进行分组,采用手工划记法或计算机汇总(如用SPSS、SAS统计软件等),计算各组的频数,列出频数分布表,见表1-3。

表1-3　成绩数据频数分布表

成绩分组	频数	频率	百分比/%
40 ~	1	0.017	1.7
50 ~	4	0.067	6.7
60 ~	11	0.183	18.3
70 ~	16	0.267	26.7
80 ~	19	0.317	31.7
90 ~ 100	9	0.150	15.0
合计	60	1	100

组距分组时,应该遵循"不重不漏"的原则。即数据在计入分组频数时,不重复、不遗漏。对连续变量采用相邻两组组限重叠时,一般规定"组上限不在内",只有最后一组包括上限。如在表1-3的分组中,"40 ~ "表示[40, 50),即上限50在分组时不计入该组,而应该计入下一组。另外为避免出现空白组(数据频数为0)或个别极端值被漏掉,第一组和最后一组可以采用开口组"××以下"及"××以上",开口组通常以相邻组的组距作为其组距。

　　上面的分组是组距相等的等距分组。有时,为了特定研究的需要,也可采用组距不相等的不等距分组。例如,对人口年龄的分组,人口学研究中常分为0~14岁(少年儿童人口)、15~59岁(劳动年龄人口)、60岁以上(老年人口)的不等距分组。

　　此外,为反映各组数据的一般水平,通常用组中值(class mid-value)作为该组数据的代表值,其中

$$组中值 = \frac{下限值 + 上限值}{2}$$

组中值在利用频数分布表数据进行均值、方差等计算或制作频数折线图时将起重要作用。

　　为了统计分析需要,有时还需要观察某一数值以下(或以上)的频数或频率之和,这称为累积频数(cumulative frequence)或累积频率(cumulative frequency)。如表1-4列出的成绩相应组中值、累积频数和累积频率。

表1-4　成绩数据累积频数分布表

成绩分组	组中值	频数	累积频数	累积频率
40~	45	1	1	0.017
50~	55	4	5	0.083
60~	65	11	16	0.267
70~	75	16	32	0.533
80~	85	19	51	0.850
90~100	95	9	60	1.000

　　4. 整理结果的统计图示　为了展示定量数据的整理结果,一般绘制频数直方图等专用于展示分组数据频数分布特征的统计图,以便直观全面地认识和分析定量数据的分布特征和规律。

　　案例1-2(续一)　根据案例1-2的60名学生的统计课成绩数据,利用SPSS软件制作其频数直方图。

　　【SPSS软件应用】　首先建立对应的SPSS数据集<统计课成绩数据>,包括一个变量:成绩。如图1-8所示。

　　在SPSS中打开该数据集,选择菜单【图形】→【旧对话框】→【直方图】,在对话框【直方图】中选定:成绩→变量(V);点击 确定 。即可得如图1-9所示的成绩数据的频数直方图(默认格式)。

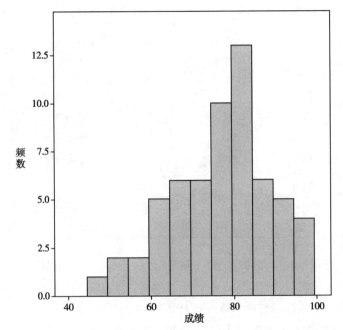

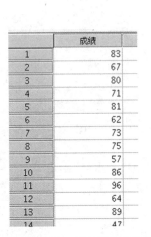

图1-8　数据集<统计课成绩数据>　　　　　　　图1-9　成绩数据的初始的频数直方图

在输出窗口中,双击分析结果中的频数直方图,即可进入图形编辑窗口【图表编辑器】,单击图形中需要改动的相应部分,即可进入相应的属性对话框进行编辑调整。

首先单击直方图中的条形部分,即进入对话框条形【属性】(图 1-10),选择【分箱】→X 轴⊙定制→⊙区间宽度,输入:10;点击 应用 。即可将直方图的区间宽度由原来的 5 改为 10。点击 √ 定制锚值,输入:40。

再单击直方图中 X 轴的刻度值(如 100),即进入 X 轴对话框【属性】,选择【刻度】→【范围】,将"主增量"改为:10;点击 应用 。即可改变 X 轴的刻度值。

最后在图表编辑器工具栏中点击图标 ,即可在直方图的条形上标出其频数值。关闭其图表编辑器后,输出窗口中最后所得的成绩数据的频数直方图如图 1-11 所示。其中曲线为常见的正态分布曲线。

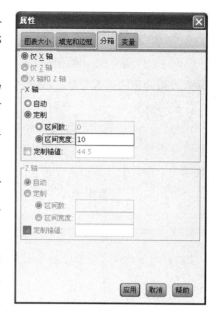

图 1-10　对话框条形【属性】

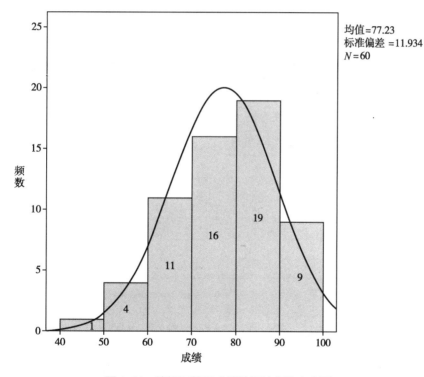

图 1-11　编辑调整后成绩数据的频数直方图

第二节　数据分布特征的统计描述

从数据整理得到的频数分布表或直方图等可以大致了解数据分布的形状和特征,而对于数据分布的特征和规律的全面掌握和定量刻画,则需要了解反映数据分布特征不同侧面的统计指标即统计量。这里将介绍的常用统计量,可从以下三个方面分别对数据分布的特征进行描述和概括:①分布的集中趋势;②分布的离散程度;③分布的形状。

一、数据分布集中趋势的描述统计量

针对不同类型的统计数据,描述数据分布集中趋势的统计量主要有均值、众数和中位数等,它们又称为数据分布的位置度量,反映数据水平的代表值或中心值。其中应用最多的是均值。

(一)均值

均值(mean)也称为均数或算术平均值(arithmetric mean),是全部数据的算术平均,记为 $\bar{x}$。均值是数据分布集中趋势的最主要的统计量,在统计学中具有重要地位。它适用于数值数据,不能用于定类数据和定序数据。均值的计算公式将根据数据形式的不同而不同。

对原始数据,设数据为 $x_1, x_2, \cdots, x_n$,均值的计算公式为

$$\bar{x} = \frac{x_1 + x_2 + \cdots + x_n}{n} = \frac{1}{n}\sum_{i=1}^{n} x_i \qquad \text{式}(1\text{-}1)$$

例如,对案例1-2中的原始数据,计算60名学生考试成绩的均值为

$$\bar{x} = \frac{83 + 67 + \cdots + 93}{60} = 77.25$$

对分组整理的数据,设原始数据分为 k 组,各组的组中值为 $m_1, m_2, \cdots, m_k$,各组观察值出现的频数分别为 $f_1, f_2, \cdots, f_k$,其中 $\sum_{i=1}^{k} f_i = n$,均值的计算公式为

$$\bar{x} \approx \frac{m_1 f_1 + m_2 f_2 + \cdots + m_k f_k}{f_1 + f_2 + \cdots + f_k} \approx \frac{1}{n}\sum_{i=1}^{k} m_i f_i \qquad \text{式}(1\text{-}2)$$

案例1-2(续二) 根据前面表1-3中成绩的频数分布表数据,试计算60名学生成绩的均值。

解:计算过程如表1-5所示。

表1-5 成绩数据计算表

成绩分组	组中值 m_i	频数 f_i
40 ~	45	1
50 ~	55	4
60 ~	65	11
70 ~	75	16
80 ~	85	19
90 ~ 100	95	9

则

$$\bar{x} \approx \frac{1}{n}\sum_{i=1}^{k} m_i f_i = \frac{45 \times 1 + 55 \times 4 + \cdots + 95 \times 9}{60} = \frac{4\,650}{60} = 77.5$$

显然,该结果是前面根据原始数据计算得到的精确均值77.25的近似值。当各组数据在组中均匀分布时,利用式(1-2),以组中值代表各组的实际观察值进行计算得到的近似结果是较为准确的,而计算量却可减少很多。

均值是进行统计分析和统计推断的基础,因为均值是一组数据的重心所在,是数据差异相互抵消的结果,同时,它还具有以下良好的数学性质:

(1)各数据与均值的离差之和为0,即 $\sum_{i=1}^{n}(x_i - \bar{x}) = 0$;

(2)各数据与其均值离差的平方和为最小值。即对任意实数 a,有

$$\sum_{i=1}^{n}(x_i - \bar{x})^2 \leqslant \sum_{i=1}^{n}(x_i - a)^2$$

上述性质表明,均值是误差最小的总体数据的代表值,因此当数据分布为对称或近似对称时,均值是集中趋势的最好代表值。但是当数据分布的偏斜程度较大时,均值易受数据极端值的影响,不能很好地反映数据的集中趋势,此时宜考虑使用下面将介绍的中位数等。另外,为消除少数特别大或特别小数值的影响,有时也可采用截尾均值。如在某些评奖、评级的平均分值计算中往往先去掉一些最低分和最高分,再求平均分。

(二) 中位数

中位数(median)是将一组数据排序后处于中间位置的值,记为 M_e。显然,中位数将全部数据等分成两部分,上、下各有一半的数据值。中位数可用于定序数据和数值数据,但不能用于定类数据。

设一组数据为 $x_1, x_2, \cdots, x_n$,按从小到大的顺序排列后为 $x_{(1)}, x_{(2)}, \cdots, x_{(n)}$,则中位数为

$$M_e = \begin{cases} x_{\left(\frac{n+1}{2}\right)}, & \text{当 } n \text{ 为奇数} \\ \dfrac{1}{2}\left(x_{\left(\frac{n}{2}\right)} + x_{\left(\frac{n}{2}+1\right)}\right), & \text{当 } n \text{ 为偶数} \end{cases} \qquad \text{式}(1\text{-}3)$$

即中位数的位置为 $(n+1)/2$。当 n 为奇数时,数据的中间值取作中位数;当 n 为偶数时,排在中间的两个观察值的平均值取作中位数。

例如,对案例 1-2 中的成绩数据,$n = 60$ 为偶数,中位数的位置 $= (n+1)/2 = 30.5$,将成绩数据按大小排序后,排在中间的第 30、第 31 位的两个观察值均为 79,故中位数

$$M_e = \frac{79 + 79}{2} = 79$$

对于已分组的频数分布,一般只求中位数所在组,即累积频数超过 $n/2$(或累积频率超过 0.5)的那个最低组。例如,对于表 1-3 给出的频数分布,由表 1-4 知累积频数超过 $60/2 = 30$ 的最低组为 70 ~ 组,则中位数所在组为 70 ~ 组。

中位数是典型的位置平均数,其特点是不受极端值的影响,因此当数据分布为不对称或不平衡,特别是存在开口组数据或极端值时,中位数作为集中趋势的描述其效果比均值更切合实际,如在描述差别较大人群的平均收入时就适宜采用中位数。中位数的不足是灵敏度和计算功能较差。

(三) 众数

众数(mode)是数据中出现次数最多的观察值,用 M_o 表示。主要用于描述定性数据的集中趋势。对于定量数据,可能有多个众数或没有众数,意义不大。

例如,对案例 1-2 中的成绩数据,观察值 81、83 出现的次数均为 4 次(最大频数),故均为众数。

对于分组且等距的频数分布,一般只求众数所在组,即频数最大的组。例如,对于表 1-3 给出的频数分布,频数最大组为 80 ~ 组,故众数所在组为 80 ~ 组。

众数的特点是易理解,不受数据极端值的影响。但其灵敏度、计算功能和稳定性差,具有不唯一性,故当数据集中趋势不明显或有两个以上分布中心时不宜使用。

二、数据分布离散程度的描述统计量

作为数据分布的另一重要特征,数据的离散程度反映各数据观察值偏离其中心值的程度,故也称为离中趋势。前面介绍的反映集中趋势的各统计量作为数据的概括性度量,对数据一般水平的代表性的好坏依赖于数据的离散程度,即数据的离散程度越小,集中趋势的统计量对该组数据的代表性就越好。

常用的描述数据离散程度的统计量有极差、四分位间距、方差、标准差、变异系数等,其中最重要的是方差、标准差。

(一) 极差

极差(range)又称全距,是一组数据的最大值与最小值之差,用 R 来表示。其计算公式为

$$R = \text{最大值} - \text{最小值}$$

对于已分组的频数分布数据，极差也可近似表示为

$$R \approx 最高组上限值 - 最低组下限值$$

例如，对案例 1-2 中的成绩原始数据，最大值 = 99，最小值 = 47，故极差 $R = 99 - 47 = 52$。而根据表 1-3 的分组频数分布表计算的极差 $R \approx 100 - 40 = 60$。

极差简单易算，但只利用了数据的两个极端值信息，不能反映中间数据的离散性，故难以准确描述数据的分散状况。

（二）分位数和四分位间距

1. 分位数　分位数（quantile）就是将数据等分后位于等分点上的数据值。常用的分位数主要有四分位数和百分位数。

四分位数（quartile）也称四分位点，是用 3 个点将已从小到大排序的全部数据四等分后在分位点上的数值。其中，第一个等分点称为下四分位数（lower quartile），记为 Q_1；第二个等分点就是中位数 M_e，记为 Q_2；第三个等分点称为上四分位数（upper quartile），记为 Q_3。

四分位数的计算与中位数相似，即先对数据进行排序，再确定其位置，然后确定其数值。对于未分组的原始数据，各四分位数的位置分别为：

$$Q_1 的位置 = \frac{1}{4}(n+1)；\quad Q_2 的位置 = \frac{1}{2}(n+1)；\quad Q_3 的位置 = \frac{3}{4}(n+1)$$

对于分组数据，各四分位数的位置分别为：

$$Q_1 的位置 = \frac{1}{4}n；\quad Q_2 的位置 = \frac{1}{2}n；\quad Q_3 的位置 = \frac{3}{4}n$$

当四分位数的位置不在某个数值上时，应该根据其位置，按比例分摊四分位数位置两侧数值的差值。

例如，对案例 1-2 中的数据来计算其下四分位数 Q_1 和上四分位数 Q_3。

因 Q_1 的位置 $= \frac{1}{4}(n+1) = \frac{1}{4}(60+1) = 15.25$，即 Q_1 在排序后第 15 个数值（$x_{(15)} = 69$）和第 16 个数值（$x_{(16)} = 69$）间 0.25 的位置上，故

$$Q_1 = x_{(15)} + 0.25(x_{(16)} - x_{(15)}) = 69 + 0.25(69 - 69) = 69$$

又因 Q_3 的位置 $= \frac{3}{4}(n+1) = \frac{3}{4}(60+1) = 45.75$，即 Q_3 在排序后第 45 个数值（$x_{(45)} = 84$）和第 46 个数值（$x_{(46)} = 85$）间 0.75 的位置上，故

$$Q_3 = x_{(45)} + 0.75(x_{(46)} - x_{(45)}) = 84 + 0.75(85 - 84) = 84.75$$

百分位数（percentile）是数据排序后，将数据 100 等分，位于 $i(i = 1, 2, \cdots, 99)$ 个等分点上的数据值。第 i 百分位数记为 P_i，它使得有 $i\%$ 的数据项 $\leqslant$ 该值，且有 $(100 - i)\%$ 的数据项 $\geqslant$ 该值。显然第 25 百分位数 P_{25} 就是下四分位数 Q_1，第 50 百分位数 P_{50} 就是中位数 M_e，第 75 百分位数 P_{75} 就是上四分位数 Q_3。百分位数的计算思路与四分位数一样。

2. 四分位间距　四分位间距（quartile range 或四分位差、内距）是上四分位数 Q_3 与下四分位数 Q_1 之差，记为 Q_d。其计算公式为

$$Q_d = Q_3 - Q_1$$

四分位间距反映中间 50% 数据的离散程度，其数值越小，说明中间的数据越集中；数值越大，说明中间的数据越分散。它具有不受极端值影响的特点，在一定程度上克服了用极差描述数据离散程度的不足。四分位间距只适用于描述定序数据或数值数据的离散程度，而不适合于定类数据。对案例 1-2 中的数据，其成绩的四分位间距为

$$Q_d = Q_3 - Q_1 = 84.75 - 69 = 15.75$$

（三）方差和标准差

方差（variance）是各数据观测值与均值间离差的平方和的平均，是关于定量数据离散程度的最重要的统计量。方差的平方根就是标准差（standard deviation）。根据观察数据的不同，又有总体方差和样本方差之分。

1. 总体方差和标准差　当观察数据 $x_1, x_2, \cdots, x_N$ 为研究对象的全体数据时，称为总体数据（population data）。总体方差（population variance）的计算公式为

$$\sigma^2 = \frac{1}{N} \sum_{i=1}^{N} (x_i - \bar{x})^2$$

总体方差的平方根就是总体标准差（population standard deviation）。总体标准差的计算公式为

$$\sigma = \sqrt{\sigma^2} = \sqrt{\frac{1}{N} \sum_{i=1}^{N} (x_i - \bar{x})^2}$$

为方便计算，通常还采用下列等价的简化公式。

$$\sigma^2 = \frac{1}{N} \sum_{i=1}^{N} x_i^2 - \bar{x}^2, \quad \sigma = \sqrt{\sigma^2} = \sqrt{\frac{1}{N} \sum_{i=1}^{N} x_i^2 - \bar{x}^2}$$

2. 样本方差和标准差　在实际应用中，观察数据一般都是研究对象的部分个体的数据，称为样本数据（sample data），设为 $x_1, x_2, \cdots, x_n$，则样本方差（sample variance）的计算公式为

$$S^2 = \frac{1}{n-1} \sum_{i=1}^{n} (x_i - \bar{x})^2 \qquad 式（1-4）$$

样本方差的平方根就是样本标准差（sample standard deviation），故样本标准差的计算公式为

$$S = \sqrt{S^2} = \sqrt{\frac{1}{n-1} \sum_{i=1}^{n} (x_i - \bar{x})^2} \qquad 式（1-5）$$

标准差与方差都反映每个数据偏离其均值的平均程度，其中标准差具有与实际观察值相同的量纲，其意义较方差更明确，故比方差更常用。

例如，对案例 1-2 中的成绩原始数据，已知 $n=60$、均值 $\bar{x}=77.25$，故样本方差和样本标准差分别为

$$S^2 = \frac{1}{n-1} \sum_{i=1}^{n} (x_i - \bar{x})^2 = \frac{1}{59} \big[(83-77.25)^2 + (67-77.25)^2 + \cdots + (76-77.25)^2 \big] \approx 143.17$$

$$S = \sqrt{S^2} = \sqrt{143.17} \approx 11.97$$

该结果表明，每个学生的成绩与平均成绩 77.25 分相比，平均相差约 12 分。

对于已分组的频数分布数据，设组数为 k，而 $m_1, m_2, \cdots, m_k$ 为各组的组中值，$f_1, f_2, \cdots, f_k$ 为各组的频数，且 $\sum_{i=1}^{k} f_i = n$，则其样本方差 S^2 和样本标准差 S 的计算公式分别为

$$S^2 = \frac{\sum_{i=1}^{k} (m_i - \bar{x})^2 f_i}{\sum_{i=1}^{k} f_i - 1} = \frac{1}{n-1} \sum_{i=1}^{k} (m_i - \bar{x})^2 f_i$$

$$S = \sqrt{S^2} = \sqrt{\frac{1}{n-1} \sum_{i=1}^{k} (m_i - \bar{x})^2 f_i}$$

案例 1-2（续三）　试根据前面表 1-3 中的频数分布数据，计算 60 名学生成绩的方差 S^2 和标准差 S。

解：由案例 1-2（续二）知，根据表 1-3 中的频数分布数据计算得成绩均值 $\bar{x}=77.5$，则

$$S^2 = \frac{1}{n-1} \sum_{i=1}^{k} (m_i - \bar{x})^2 f_i = \frac{1}{59} \big[(45-77.5)^2 \times 1 + (55-77.5)^2 \times 4 + \cdots + (95-77.5)^2 \times 9 \big]$$

$$\approx \frac{8\,725}{59} = 145.42$$

$$S = \sqrt{S^2} = \sqrt{145.42} \approx 12.06$$

上述结果与根据原始数据由式(1-4)和式(1-5)计算得出的精确值 $S^2 = 143.17$、$S = 11.97$ 相比差别不大,而计算量却减少很多。

为化简样本方差等的计算,通常还可采用下列等价的简化公式。

$$S^2 = \frac{1}{n-1}\left(\sum_{i=1}^{n} x_i^2 - n\bar{x}^2\right) \qquad 式(1\text{-}6)$$

对于已分组的频数分布数据,有

$$S^2 = \frac{1}{n-1}\left(\sum_{i=1}^{k} m_i^2 f_i - n\bar{x}^2\right) \qquad 式(1\text{-}7)$$

其中 m_i 为各组的组中值,$n = \sum\limits_{i=1}^{k} f_i$。

实际计算时,通常可用计算器上的统计功能来帮助计算。对于较大的数据集,往往利用电子计算机统计软件功能(如 SAS、SPSS 软件等)来进行处理。

3. 标准化值　当求得一组数据的均值和标准差后,就可以对该组数据进行标准化处理,即得到各数据观察值 x_i 的标准化值(standardized value):

$$z_i = \frac{x_i - \bar{x}}{S} \qquad 式(1\text{-}8)$$

利用式(1-8),原数据集 $\{x_i\}$ 就转为均值是 0、标准差是 1 的标准化数据集 $\{z_i\}$。

对案例 1-2 中的成绩数据,已知均值 $\bar{x} = 77.25$、样本标准差 $S = 11.97$,则其统计标准化值的计算公式为

$$z_i = \frac{x_i - 77.25}{11.97}$$

在对具有不同量纲的多个变量进行统计分析时,往往需要首先对这些变量的观察值进行标准化处理。标准化值给出数据中各数据观察值的相对位置,即以标准差为衡量单位给出该数值偏离其均值的相对大小。一般而言,在一组数据中约有 95% 的数值,其标准化值的绝对值不超过 2,在 3 个标准差之外的数值称为离群值(outlier)或异常值。

(四)标准误

标准误(standard error)即样本标准误(sample standard error),也是描述离散程度的统计量。其计算公式为

$$S_{\bar{x}} = \frac{S}{\sqrt{n}} \qquad 式(1\text{-}9)$$

其中 S 是数据的样本标准差。当用样本均值(sample mean)来推断估计总体均值时,样本标准误反映样本均值偏离总体均值的平均程度,故又称为均值的标准差(standard deviation for mean)。

例如,对案例 1-2 中的成绩原始数据,其样本标准误为

$$S_{\bar{x}} = \frac{S}{\sqrt{n}} = \frac{11.97}{\sqrt{60}} = 1.54$$

(五)变异系数

前面介绍的方差、标准差和极差、四分位间距等都反映数据分布离散程度的绝对水平,其大小与原数据的均值水平和计量单位有关。而变异系数(coefficient of variation)则是描述数据离散程度的相对指标,是标准差与均值之比,常用百分比表示。其计算公式为

$$CV = \frac{S}{|\bar{x}|} \times 100\% \qquad 式(1\text{-}10)$$

例如,对案例中 1-2 的成绩原始数据,其变异系数为

$$CV = \frac{S}{|\bar{x}|} \times 100\% = \frac{11.97}{77.25} \times 100\% = 15.5\%$$

变异系数是无量纲的相对变异性的统计量,其大小反映数据偏离其均值的相对偏差。在比较不同总体,特别是不同量纲的两组数据的离散程度时,通常不能用方差、标准差和极差等变异性统计量,而应该用变异系数。

例 1-1 某地 25 岁男子 50 人,测得其身高均值为 172.05cm,标准差为 7.68cm;体重均值为 65.34kg,标准差为 5.62kg。试比较身高与体重的变异程度。

解: 由于身高和体重的量纲不同,故不能直接由标准差比较,而应比较其变异系数。即

$$CV(身高) = \frac{S}{|\bar{x}|} \times 100\% = \frac{7.68}{172.05} \times 100\% = 4.46\%$$

$$CV(体重) = \frac{S}{|\bar{x}|} \times 100\% = \frac{5.62}{65.34} \times 100\% = 8.60\%$$

可见,该地男子体重的变异较大,或说身高比体重稳定。

三、数据分布形状的描述统计量

集中趋势和离散程度是数据分布的两个重要特征,但要全面了解数据分布的特点,还需知道数据分布的形状特征。偏度和峰度是关于数据分布形状的统计量。

（一）偏度

偏度(skewness,又称偏态系数)是描述数据分布非对称性的统计量,记为 S_k。计算偏度的方法很多,在对未分组的原始数据计算偏度时,通常采用的公式为

$$S_k = \frac{n \sum (x_i - \bar{x})^3}{(n-1)(n-2)S^3} \qquad 式(1-11)$$

其中 S 是样本标准差。即偏度约为离差 3 次方的平均数再除以标准差的 3 次方。

偏度 S_k 描述了数据分布的非对称性程度。当分布对称时,离差 3 次方的正或负离差可以相互抵消,则偏度 $S_k = 0$;当分布不对称时,正或负离差不能抵消,就形成正或负的偏度 S_k。当 $S_k > 0$ 时,表示正偏离差值较大,故称为正偏或右偏;反之,当 $S_k < 0$ 时,表示负偏离差值较大,可以判断为负偏或左偏。S_k 的绝对数值越大,表示偏斜程度就越大。

例如,对案例 1-2 中的原始数据计算的偏度 $S_k = -0.323$,表明成绩的分布为负偏或左偏,但偏斜程度不是很大,这一点可从图 1-11 的直方图中显示出来。

根据分组数据计算偏度,可采用的公式为

$$S_k = \frac{\sum_{i=1}^{k} (m_i - \bar{x})^3 f_i}{nS^3}$$

其中 m_i、f_i 分别为各组的组中值、观察值出现的频数。

实际上,比较众数、中位数和均值之间的相对位置关系就可以大体判断数据频数分布是否对称。图 1-12 给出了对称、左偏(负偏)和右偏(正偏)的频数分布图形。其特点是:①对称分布的众数、中位数和均值在相同的位置,三者合一。②具有偏斜性的分布,中位数总是介于众数与均值之间;均值则突出在外,偏向分布的尾端。即对于单峰分布,其关系为(图 1-12):

$$对称则 \bar{x} = M_e = M_o;左偏则 \bar{x} < M_e < M_o;右偏则 \bar{x} > M_e > M_o$$

（二）峰度

峰度(kurtosis,又称峰态系数)是描述数据分布平峰或尖峰程度的统计量,记为 K_u。在根据原始数据计算峰度 K_u 时,通常采用的公式为

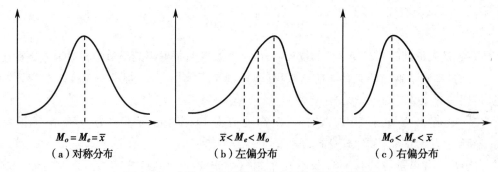

$$M_o = M_e = \bar{x}$$
（a）对称分布

$$\bar{x} < M_e < M_o$$
（b）左偏分布

$$M_o < M_e < \bar{x}$$
（c）右偏分布

图 1-12　众数、中位数和均值之间的相对位置关系

$$K_u = \frac{\sum\limits_{i=1}^{n}(x_i - \bar{x})^4}{nS^4} - 3 \qquad\qquad 式(1\text{-}12)$$

其中 S 是样本标准差。

　　峰态通常是与标准正态分布相比较而言的。如果一组数据服从标准正态分布,则峰度 $K_u = 0$;若峰度 K_u 明显不同于 0,表明该分布比标准正态分布更平或更尖;当 $K_u > 0$ 时为尖峰分布,当 $K_u < 0$ 时为平峰分布。

　　例如,对案例 1-2 中的成绩原始数据计算的峰度 $K_u = -0.221 < 0$,说明成绩的分布与标准正态分布的相比略有一些平峰。

　　根据分组数据计算峰度 K_u 的公式为

$$K_u = \frac{\sum\limits_{i=1}^{k}(m_i - \bar{x})^4 f_i}{nS^4} - 3 \qquad\qquad 式(1\text{-}13)$$

其中 S 是样本标准差。

　　需要注意的是,式(1-13)中峰度的计算也可不减 3(不妨记之为 K),此时的比较标准是 3。即当 $K > 3$ 时为尖峰分布,当 $K < 3$ 时为平峰分布。

　　案例 1-2(续四)　根据案例 1-2 的 60 名学生的统计课成绩数据,利用 SPSS 软件计算其常用统计量的结果。

　　【SPSS 软件应用】　在 SPSS 中,对于数据集<统计课成绩数据>(图 1-8),选择菜单【分析】→【描述统计】→【描述】,在打开的对话框【描述性】中(图 1-13)选定:成绩→变量(V);再点击 选项 ,在打开的对话框【描述:选项】中选定如图 1-14 所示的各统计量指标[其中范围就是极差(全距)]。

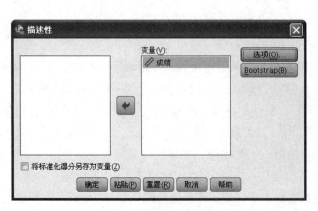

图 1-13　对话框【描述性】

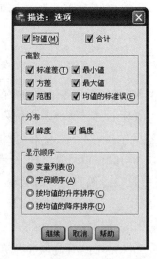

图 1-14　对话框【描述:选项】

点击 继续 ，最后点击 确定 ，即可得统计课成绩数据的主要统计量结果，如图 1-15 所示。

描述统计量

	N	全距	极小值	极大值	和	均值	
	统计量	统计量	统计量	统计量	统计量	统计量	标准误
成绩	60	52	47	99	4 634	77.23	1.541

	标准差	方差	偏度		峰度	
	统计量	统计量	统计量	标准误	统计量	标准误
成绩	11.934	142.419	−.336	.309	−.232	.608

图 1-15　【描述统计】对成绩数据的计算结果

注意，SPSS 中部分常用统计量的用词与统计专业术语有所差异，如表 1-6 所示。

表 1-6　SPSS 计算的常用统计量结果表

统计量	计算结果	统计量	计算结果
观测个数(N)	60	标准差	11.934
极差（全距）	52	方差	142.419
最小值（极小值）	47	偏度	− 0.336
最大值（极大值）	99	偏度的标准误	0.309
总数（和）	4 634	峰度	− 0.232
均值	77.23	峰度的标准误	0.608
标准误（均值的标准误）	1.541		

第三节　数据的直观描述：统计图表

定量数据的
统计图

统计图和统计表是对统计资料进行描述的重要工具，它能使分组统计结果的对比关系和数据分布规律比用文字更加简洁清晰。统计图表的合理采用可以使统计数据资料得以准确表达，使人一目了然，容易理解，更便于数据资料的对比、分析和全面了解。

一、统计图

统计图（statistical graph）是利用点、线、面等各种直观和形象的几何图形将复杂的统计数据表现出来的一种形式，其特点是简单明了、形象全面，可以直观地看出数量变化的统计特征和规律。

绘制统计图时，主要应注意以下几点：

（1）根据绘图的目的要求和数据资料本身特性来确定合适的统计图类型。

（2）图形设计力求真实科学，做到图示准确、数据分明。

（3）统计图示的标题、数字单位和文字说明等应简明清晰，标题写在图体下方的中央位置。

（4）绘制有坐标轴的统计图形时，纵、横轴所代表的事物名称要有说明，并标注单位。纵横轴的长度比例要合适，一般以 5∶7 为宜。

统计图的种类很多，其制作均可以由计算机利用统计软件（如 SAS、SPSS）来完成。这里介绍几种常用的统计图：条形图、圆图、直方图、频数折线图、茎叶图、箱图、线图和时间序列图等，并用 SPSS

统计软件来制作图形。

（一）条形图

对于定性数据或离散变量数据,通常用条形图、圆形图来反映数据的分布特征和构成比。

条形图(bar chart)是用相互间隔的等宽直条来表示各指标数值大小的图形,主要用于定性数据及离散型数值变量分布的图示。在表示定性数据的分布时,条形的长短表示各类别数据的频数或频率,图中的各直条可以纵列,也可以横排,纵列时又称为垂直条形图或柱形图(如前面第一节的图1-7),横排时又称为水平条形图或带形图。

（二）圆图

圆图(pie chart)也称饼图,是用整个圆的面积表示研究对象总体,圆内各扇形的面积来表示组成总体的各构成部分所占比例的一种统计图形,主要用来表示定性数据的构成比。

案例1-1(续二) 利用案例1-1给出的表1-2的2020年我国各种受教育程度的人口数及对应的SPSS数据集<2020年我国人口的受教育程度>,制作我国各种受教育程度的人口数的圆图。

【SPSS软件应用】 在SPSS中打开该数据集<2020年我国人口的受教育程度>,选择菜单【图形】→【旧对话框】→【饼图】,在对话框【饼图】(图1-16)选定⊙ 个案值;点击 定义。在打开的对话框【定义饼图:个案的值】中选定

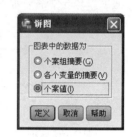

图1-16 对话框【饼图】

    人数→分区的表征(B);受教育程度→变量(V);

点击 确定,稍作编辑后,即可得全面地反映2020年我国各种受教育程度人口数构成比的圆图,见图1-17。

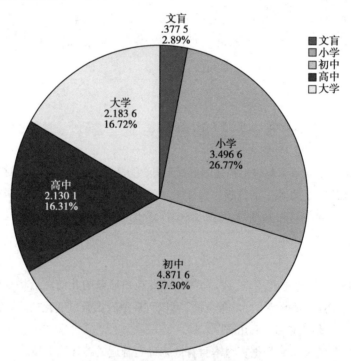

图1-17 我国各种受教育程度人口数的圆图

（三）直方图

对于已分组的连续变量数据,通常用直方图和频数折线图来直观表示其数据分布特征。

直方图(histogram)是用一组无间隔的直条图来表示连续变量数据频数分布特征的统计图,又称频数分布图。直方图中,每一直条的高度表示相应组别的频数或频率(百分比),宽度则表示各组的组距。注意:直方图的各直条是连续排列的,形成一密闭的图形;而条形图的各直条则是分开排列的。

例如,根据前面第一节案例 1-2 的统计课成绩数据,所制作的该成绩数据的频数直方图见图 1-11。

（四）频数折线图

频数折线图（frequency polygon）是在直方图的基础上,将直方图各组的顶部中点（即组中值与频数的对应点）用直线连接起来的统计图。为保证图形的封闭性,折线向左右两边各延伸一组,并取频数为 0。如图 1-18 就是案例 1-2 的成绩数据的频数折线图。

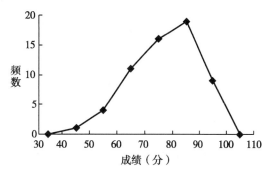

图 1-18　成绩数据的频数折线图

如果数据量很大且整理数据时分组组数越来越多,则组距会越来越小,此时所得的频数折线图将越来越光滑,逐渐形成一条平滑的频数分布曲线（frequency distribution curve）。分布曲线是反映统计量和分布规律的重要方法,在统计中起重要作用。

（五）茎叶图

直方图和频数折线图主要用于展示分组数据的分布,对于未分组的连续变量原始数据,可以用茎叶图和箱图来考察其分布。

茎叶图（stem-leaf plot）将数据分成两部分:整数部分和尾数部分,整数部分形成图的茎,尾数部分形成图的叶。茎叶图的排列方式与频数表有些类似,每行用一个整数的茎和若干叶构成。左边是茎（stem）的数值,右边是叶（leaf）,显示每个叶的尾数数值。而图的下方一般会列出茎宽（stem width）和每个叶（each leaf）代表几个实际数据。茎叶图可非常直观地显示数据的分布范围和形态,是近年来比较常用的统计图形。

案例 1-2（续五）　对案例 1-2 中的 60 名学生的统计课成绩数据,制作其成绩的茎叶图。

【SPSS 软件应用】　在 SPSS 中打开数据集<统计课成绩数据>（图 1-8）,选择菜单【分析】→【描述统计】→【探索】,在对话框【探索】中选定:成绩→因变量列表（D）;点击 确定 。所得输出结果中即有如图 1-19 所示的成绩数据的茎叶图。

成绩	Stem-Leaf Plot（茎叶图）	
Frequency	Stem & Leaf	
（频数）	（茎）	（叶）
1.00	4.	7
4.00	5.	3477
11.00	6.	12344667999
16.00	7.	0122345667788999
19.00	8.	0011112333344556699
9.00	9.	12344669
Stem width:（茎宽）	10	
Each leaf:（每叶）	1 case(s)	

图 1-19　成绩数据的茎叶图

该茎叶图中,第一列给出右侧茎叶图中对应各组的数据频数。在右侧茎叶图中,以第二行（5.347 7）为例,茎数是 5,各叶尾数是 3、4、7、7,构成的茎叶数值是 5.3、5.4、5.7、5.7,同时图中下方列出茎宽（stem width）为 10,而实际数据值 = 茎叶数值 × 茎宽,故该组表示的实际成绩数据是 53、54、57、57。显然,茎叶图类似于横向的直方图,它既给出数据分布的特征,又能保留每个原始数据的信息,而直方图则不能给出原始数值。

在实际应用中,茎叶图行数可根据数据个数和分散状况来确定,以能充分显示其分布特征为佳。当数据较多,茎叶图显得过于拥挤时,可根据需要将其"拉长"或扩展。例如,每个树茎重复两次,分为 2 行,各加记号"·"和"*",叶子上的数分别表示为 0 ~ 4 和 5 ~ 9。有时每个叶子上的数字代表几个数据,等等。

(六)箱图

箱图(boxplot)又称箱线图、盒状图,是用数据的最大值、最小值、中位数和上、下四分位数这 5 个特征值制成的,反映原始数据分布状况的统计图形。如图 1-20 所示,箱图由一个箱子和两条线段组成,其中箱子两端边线分别是下四分位数 Q_1 和上四分位数 Q_3,箱子中间横线是中位数,连线两端分别是除异常值外的最大值和最小值,异常值和极端值则另外标记。

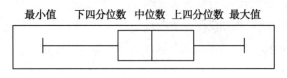

图 1-20   简单箱图与其 5 个特征值

箱图中箱子的长度是四分位间距,整个箱子包括中间 50% 样本的数值分布范围。箱子越大,数据的变异程度越大。如果中间横线即中位数在箱子的中点,表明分布对称,否则不对称。异常值是指与箱子边线的距离超过四分位间距(箱子长度)1.5 倍的数据值,用"○"表示;超过 3 倍的为极端值,用"*"表示。通过箱图,不仅可以反映一组数据的分布特征,还可用于多组数据分布特征的比较。

案例 1-2(续六)   对案例 1-2 中的统计课成绩数据,制作其成绩的箱图。

【SPSS 软件应用】 在 SPSS 中打开<统计课成绩数据>数据集(图 1-8),选择菜单【图形】→【旧对话框】→【箱图】,在对话框【箱图】中(图 1-21)选定【简单】,并选定 ⊙ 各个变量的摘要 ;点击 定义 。在打开的对话框【定义简单箱图:各个变量的摘要】中选定:成绩→框的表征(B);点击 确定 。由此即可得学生统计课成绩数据的简单箱图,如图 1-22 所示。

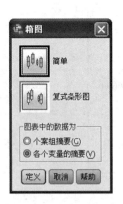

图 1-21   对话框【箱图】

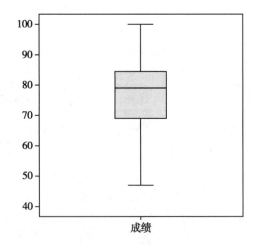

图 1-22   成绩数据的箱图

在图 1-22 的箱图中,其中最大值=99、最小值=47、中位数=79、上四分位数 Q_3=84.75 和下四分位数 Q_1=69。由此即可直观地了解该组成绩数据分布的主要特征。

知识链接

图基——首创"探索数据分析法"的统计学家

图基(J.W.Tukey,1905—2000 年),美国著名的计算机专家、统计学家,20 世纪统计学发展的关键人物。图基自小在家接受父母的家庭教育,后来获得布朗大学的化学学士和硕士学位,以及美国普林斯顿大学的数学博士学位。

1946 年图基将二进位制(binary)与数字(digit)结合起来,创造出比特(bit)的概念,开创了计算机时代;"software"一词就是他为计算机程序新创的新名词。20 世纪 60—70 年代他提出一套能够汇总和演示大量数据的图形描述方法——"探索数据分析法",包括所发明的茎叶图和箱图等,已成为现代统计软件包的标准功能。

图基在统计学的许多领域,诸如介绍评估时间序列的现代技术、统计资料分析法的改革、多重比较法等方面都有重要建树,并为统计学在物理学、社会科学和工程学方面的应用作出了突出贡献。1973 年图基获美国国家科学奖章。

(七)线图和时间序列图

线图(ling plot)又称折线图,是在平面坐标上用折线反映数量变化特征和规律的统计图。当横轴指标为时间变量时,又称为时间序列图(time sequence plot)。线图形式简单易懂,尤其在同一图上进行多组现象比较时应用更广。

GDP 是国内生产总值(gross domestic product)的缩写,是衡量一个国家的经济规模和发展水平的最重要指标。表 1-7 是 1978 年以来,我国国内生产总值 GDP 的统计数据(单位:亿元),根据该表数据就可制作自 1978 年以来反映我国 GDP 变化趋势的时间序列图,如图 1-23 所示。

表 1-7　1978—2019 年中国的 GDP　　　　　　　　　单位:亿元

年份	GDP	年份	GDP	年份	GDP
1978	3 679	1992	27 209	2006	219 028
1979	4 100	1993	35 599	2007	270 704
1980	4 588	1994	48 548	2008	321 230
1981	4 933	1995	60 357	2009	347 935
1982	5 380	1996	70 780	2010	410 354
1983	6 044	1997	78 802	2011	483 392
1984	7 314	1998	83 818	2012	537 330
1985	9 124	1999	89 366	2013	588 141
1986	10 375	2000	99 066	2014	644 381
1987	12 167	2001	109 276	2015	685 572
1988	15 174	2002	120 480	2016	742 695
1989	17 189	2003	136 576	2017	830 945
1990	18 924	2004	161 415	2018	915 243
1991	22 051	2005	185 999	2019	983 751

* 数据来源:国家统计局,http://www.stats.gov.cn/tjsj/ndsj/

例 1-2　根据表 1-7 给出的 1978—2019 年中国的 GDP 数据,制作对应的时间序列图。

【SPSS 软件应用】　首先根据表 1-7 的 1978—2019 年中国 GDP 数据建立对应的 SPSS 数据集<中国 GDP 数据>,包括一个定序变量:年份和一个数值变量:GDP。如图 1-23 所示。

	年份	GDP
1	1978	3679
2	1979	4100
3	1980	4588
4	1981	4934
5	1982	5380
6	1983	6044
7	1984	7315
8	1985	9124
9	1986	10375
10	1987	12167
11	1988	15174

图 1-23　数据集 <中国 GDP 数据 >

在 SPSS 中打开该数据集,选择菜单【图形】→【旧对话框】→【折线图】,在对话框【折线图】中(图 1-24)选定【简单】,并选定 ⊙ 个案值;点击 定义。

在打开的对话框【定义简单线:个案的值】中(图 1-25)选定作图变量:GDP→线的表征(L);年份→⊙变量;

点击 确定。由此即可得自 1978—2019 年时期我国 GDP 变化趋势的时间序列图,在图形编辑器中点击将点连接的图标,所得的图形结果如图 1-26 所示。

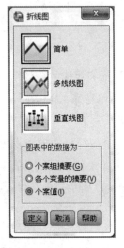

图 1-24　对话框【折线图】

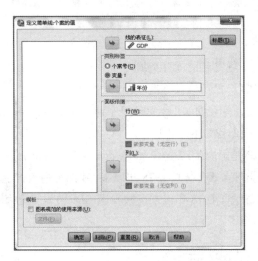

图 1-25　对话框【定义简单线:个案的值】

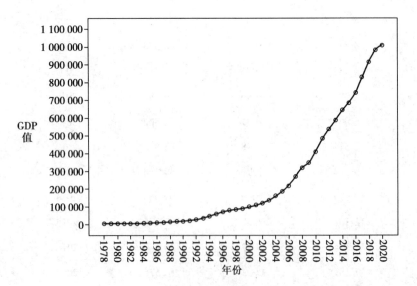

图 1-26　1978—2019 年我国 GDP 的时间序列图

该时间序列图形象地反映了自 1978 年改革开放以来的 40 多年间,中国经济实现了长期快速的增长,2019 年的 GDP 比 1978 年 GDP 增长了 260 多倍,创造了中国经济发展的世界奇迹。

统计图还有多种,其中散点图我们将在第九章介绍,其他还有面积图、雷达图、高低图、误差条形图、统计地图、人口金字塔图等,这里就不一一介绍,需要时可参阅有关参考书。

二、统计表

统计表(statistical table)是以表格的形式列出统计分析的事物及指标,用于统计结果的精确表达和对比分析。统计表结构要求简洁,一般一张表只包括一个中心内容,使数据资料具有条理性,一目了然。

知识链接

司马迁——统计表的创建人

司马迁,字子长,是我国2 000多年前西汉时期的史学家、文学家、社会思想家。他官至太史令,继承父业,著述历史。他撰写的我国第一部纪传体史书《史记》,被公认为是中国史书的典范。

司马迁对统计的贡献主要是创建了统计表,并提出了统计表的理论。他早年漫游各地,了解风俗,采集传闻,进行大量的社会调查,收集了不少经济史料和统计资料。他撰写的《史记》中共列有"三代世表""十二诸侯年表""六国年表"等10个统计表,这10个表是中国现存的第一批统计表。虽然远在我国西周时期《尚书·禹贡》中已具有统计表的资料,但无统计表的编制。司马迁创建的统计表已具备了近现代统计表的各项要素:总标题、纵栏和横栏标题、指标名称、计算单位和指标数值等。

(一)统计表的结构与绘制要求

表的基本结构一般由标题、标目、线条、数字四部分组成(有时附有备注),如表1-8所示。

表1-8　2019年末我国各年龄段的人口数

各年龄段	人口数/万	百分比/%
少年儿童(0~14岁)	24 977	17.8
劳动年龄(15~59岁)	89 640	64.0
老年(60岁及60岁以上)	25 388	18.2
合计	140 005	100.0

* 数据来源:国家统计局《2019年国民经济和社会发展统计公报》。

绘制统计表的基本要求是:

1. 标题　位于表的上方,简要说明表的内容,有时包括时间和空间范围等信息。若有多张表时,应在标题前加表序号,如表1、表2或表3-1、表3-2等。

2. 标目　用以指明表内数字的含义,分为横标目与纵标目。横标目用以表示被研究的事物,是表的主语,位于表的左侧;纵标目用以表示横标目的统计指标,是表的谓语,通常位于表的右上方,必要时纵标目应注明计量单位;横、纵标目连读可以组成一句完整而通顺的话。需要时,横标目下方与纵标目右边可以设合计栏。

3. 线条　不宜过多,除必须绘制的顶线、底线、标目线与合计上面的分隔线外,其余线条一般均省略,以突出表中的数字。

4. 数字　一律采用阿拉伯数字,必须完整准确无误。同一指标的小数位数应一致,位次对齐。表内不宜留空格,暂缺或无记录的可用"…"表示,无数字的用"—"表示,数字为0时则填明"0"。

5. 备注   不是表的必备项目,用以说明资料来源及对表中的有关内容作必要的说明等,可用"*"号标出,列在表的底线下方。

(二)统计表的种类

统计表按其主语的分类标志的多少,可以分为简单表和复合表两类。

1. 简单表(simple table)   只按单一变量分组,即主语只有一个分类标志,如表1-8是按不同年龄段分组的。

2. 复合表(combinative table)   按两个及两个以上变量分组,即主语的分类标志不止一个,通常对纵标目分层列示。如表1-9是2015年我国各高等教育类型不同学历的招生数与在校学生数的比较,它有两个分类标志:高等教育类型和学历,这样结合分组的统计表称为复合表。

表1-9   2015年我国各高等教育类型不同学历的学生数

高等教育类型	招生数/万			在校生数/万		
	研究生	本科	专科	研究生	本科	专科
普通高等教育	64.51	389.42	348.43	191.14	1 576.69	1 048.61
成人高等教育	12.79	101.47	135.28	58.75	279.34	356.60
网络高等教育	0	74.87	128.54	0	229.48	398.99

* 资料来源:国家统计局编《中国统计年鉴2016》,中国统计出版社,2016。

本章SPSS软件应用概要

统计内容	SPSS软件应用实现的菜单选项
制作条形图	【图形】→【旧对话框】→【条形图】[案例1-1(续一)]
制作直方图	【图形】→【旧对话框】→【直方图】[案例1-2(续一)]
制作圆图或饼图	【图形】→【旧对话框】→【饼图】[案例1-1(续二)]
制作茎叶图	【分析】→【描述统计】→【探索】[案例1-2(续五)]
制作箱图	【图形】→【旧对话框】→【箱图】[案例1-2(续六)]
制作线图或时间序列图	【图形】→【旧对话框】→【线图】(例1-2)
计算常用统计量	【分析】→【描述统计】→【描述】[案例1-2(续四)]

知识链接

描绘一场惨烈战争的统计图

图1-27是法国工程师、拿破仑撤退时的道路与桥梁监督官C.J. 米纳(C.J.Minaral,1781—1870年)于1861年绘制的拿破仑1812年入侵俄国时遭受惨败命运的经典统计图。该图在地图上绘制,按照军队的行军路线画出条形,以浅色条表示进攻莫斯科的路线,深色条表示由莫斯科撤退的路线,条形的宽度表现了军队的人数,图的下方标示了由莫斯科大撤退后几个战役和寒冬困扰的时间、地点和气温,是一张集数据、地图和时间序列等于一体的统计图。

1812 年 6 月出发时(图 1-27 左边浅色宽带形),法军 42 万大军浩浩荡荡进攻俄国;最后在 12 月中旬法军惨败撤离俄国时(图 1-27 左边黑色窄条形),士兵已折损殆尽,仅剩 1 万人。拿破仑希望用闪电战术征服俄国,但在交战地区就地补充给养的策略使法军无法在冰封荒野的俄国大地获得足够的战争必需品,加上俄军的顽强反击,惨败也就在所难免。

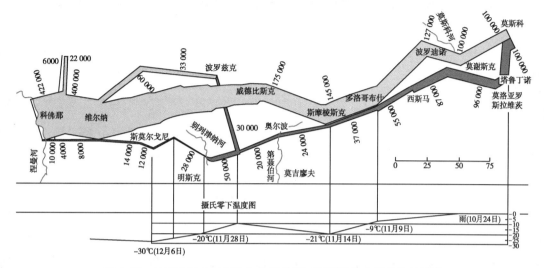

图 1-27　法国拿破仑 1812 年入侵俄国时遭受惨败命运的统计地图

这张图之所以被一些统计学家誉为"历史上最好的统计图",就是因为简单的图示中包含大量的统计信息,图中标出 6 个变量:军队的人数(带形宽度)、军队的挺进方向、军队前行中的地理位置、从莫斯科撤退期间的不同日期和气温等,再结合地图,使这场持续半年的惨烈战争主要过程完全展现在一张简单的统计图中。

综合练习一

(一)填空题

1. 统计数据可以分为_____数据、_____数据和_____数据三类,其中_____数据、_____数据属于定性数据。

2. 表示定性数据整理结果的统计图有_____、_____;而_____、_____、_____、_____等是专用于表示定量数据的特征和规律的统计图。

3. 用于数据整理和统计分析的常用统计软件有_____、_____等。

4. 描述数据集中趋势的常用统计量主要有_____、_____和_____等,其中最重要的是_____;描述数据离散程度的常用统计量主要有_____、_____、_____等,其中最重要的是_____、_____。

(二)选择题

1. 各样本观察值均加同一常数 c 后(　　)

A. 样本均值不变,样本标准差改变

B. 样本均值改变,样本标准差不变

C. 两者均不变

D. 两者均改变

2. 关于样本标准差,以下哪项是错误的(　　)

A. 反映样本观察值的离散程度

B. 度量数据偏离样本均值的大小

C. 反映均值代表性的好坏

D. 不会小于样本均值

3. 比较腰围和体重两组数据的变异度大小宜采用(　　)

A. 变异系数(CV)   B. 方差(S^2)

C. 极差(R)   D. 标准差(S)

(三)计算题

1. 在某药合成过程中,测得的转化率(%)如下:

$$94.3 \quad 92.8 \quad 92.7 \quad 92.6 \quad 93.3 \quad 92.9 \quad 91.8 \quad 92.4 \quad 93.4 \quad 92.6$$
$$92.2 \quad 93.0 \quad 92.9 \quad 92.2 \quad 92.4 \quad 92.2 \quad 92.8 \quad 92.4 \quad 93.9 \quad 92.0$$
$$93.5 \quad 93.6 \quad 93.0 \quad 93.0 \quad 93.4 \quad 94.2 \quad 92.8 \quad 93.2 \quad 92.2 \quad 91.8$$
$$92.5 \quad 93.6 \quad 93.9 \quad 92.4 \quad 91.8 \quad 93.8 \quad 93.6 \quad 92.1 \quad 92.0 \quad 90.8$$

(1)取组距为0.5,最低组下限为90.5,试作出频数分布表;

(2)作频数直方图;

(3)根据频数分布表的分组数据,计算样本均值和样本标准差。

2. 测得10名接触某种病毒的工人的白细胞($10^9/L$)如下:

$$7.1, \ 6.5, \ 7.4, \ 6.35, \ 6.8, \ 7.25, \ 6.6, \ 7.8, \ 6.0, \ 5.95$$

(1)计算其样本均值、方差、标准差、标准误和变异系数;

(2)求出该组数据对应的标准化值。

3. 已知某年某城市居民家庭每月户均支出分组数据如下表所示:

按月户均支出/元	家庭户数占总户数的比例/%
200 以下	1.5
200 ~	18.2
500 ~	46.8
800 ~	25.3
1 000 以上	8.2
合计	100

(1)试计算该市平均每户月支出的均值和标准差;

(2)指出其家庭月户均支出的中位数与众数所在组。

4. 设 $x_1, x_2, \cdots, x_n$ 和 $y_1, y_2, \cdots, y_n$ 为两组样本观察值,它们有下列关系:

$$y_i = \frac{x_i - a}{b}, i = 1, 2, \cdots, n$$

其中 a、b 为常数且 $b \neq 0$,求样本均值 $\bar{x}$ 与 $\bar{y}$ 及样本方差 S_x^2 和 S_y^2 之间的关系。

(四)上机训练题

1. 根据《中华人民共和国 2020 年国民经济和社会发展统计公报》,在 2020 年我国的国内生产总值 1 015 986 亿元中,第一产业为 77 754 亿元,第二产业为 384 255 亿元,第三产业为 553 977 亿元。试用 SPSS 来绘制 2020 年我国的国内生产总值中各产业产值的条形图和圆图(饼图)。

2. 对计算题第 1 题的某药合成过程中的转化率数据,试利用 SPSS 建立其数据集。

(1)计算其常用的描述统计量;

(2)取组距(条形的区间宽度)为 0.5、最低组下限为 90.5,用 SPSS 作出其直方图;

(3)用 SPSS 作出其箱图。

第一章
目标测试

第二章

随机事件与概率

第二章
教学课件

【学习要求】

1. 掌握事件等的基本概念及运算关系，古典概率及计算，概率的加法公式、乘法公式及计算，条件概率与事件独立性的概念并进行计算，全概率公式和贝叶斯公式并进行计算。
2. 熟悉统计概率和概率的公理化定义。
3. 了解主观概率。

在自然界和人们的社会生活中各种现象形形色色、千姿百态，但不外乎两大类。一类是确定性现象（deterministic phenomena），即在一定的条件下必然发生或不发生的现象，可事先预知它是否发生。例如，在正常状况下，水在 0℃ 时必然结成冰。另一类是随机现象（random phenomena），即在一定的条件下可能发生这样的结果，也可能发生那样的结果的不确定现象。例如，抛掷一枚硬币，既可能正面朝上，也可能反面朝上，其结果是无法事先确定的。虽然随机现象在个别观察或试验中其结果具有随机性，但在多次重复试验或观察中却会表现出某种规律性。例如，多次重复抛掷同一枚质地均匀的硬币，就会发现，正面朝上和反面朝上的次数大致各占一半，这种随机现象在多次重复试验或观察中所出现的规律性称为统计规律性（statistical law）。而概率论与数理统计就是研究和揭示随机现象统计规律性的数学学科，在医药研究与生产实践中具有极其广泛的应用，是我们医药工作者必须掌握的基本知识。

在本章中，我们将考察研究与随机现象有关的问题，诸如下列案例所示。

案例 2-1 （鱼池估数）为估计某鱼池中鱼的数量，我们可采用下列方法：首先从该鱼池中取 100 条鱼，做上记号后再放入该鱼池中。再从该池中任意提来 50 条鱼，结果发现其中有 2 条有记号。

问题：如何估算鱼池内有多少条鱼？

案例 2-2 （彩票中奖）某种彩票每周开奖 1 次，每次中大奖的可能性是十万分之一（10^{-5}）。若你每周买 1 张彩票，尽管坚持了 10 年（每年 52 周），但是从未中过大奖。

问题：买彩票 10 年从未中过大奖，该现象是否正常？

下面我们就学习如何用概率来度量不确定性及概率论的基础知识，由此我们就可以解决上述案例问题，同时也为以后学习概率论与数理统计基本理论和统计分析方法奠定基础。

第一节 随机事件及其概率

一、随机试验和随机事件

在科学研究中，经常需要在相同的条件下重复多次试验或观测，抽出这些试验或观测的具体性质，就得到概率统计中试验的概念。我们将具有以下三个特征的试验或观测称为随机试验（random experiment），简称试验（experiment）：

（1）试验在相同的条件下可重复地进行；

（2）试验的所有可能结果事先是明确可知的，且不止一个；

（3）每次试验恰好出现其中之一，但试验前无法预知到底出现哪个结果。

我们正是通过考察随机试验来研究随机现象的。在随机试验中所发生的结果称为事件（event）。在试验的结果中，可能发生，也可能不发生的事件称为随机事件（random event），常用英文大写字母 A、B、C 等来表示。而将每个不可再分的可能结果称为基本事件（elemental event）。所有基本事件的全体，亦即该试验所有可能结果组成的集合称为样本空间（sample space），记为 Ω。基本事件是样本空间的元素，故又称为样本点（sample point）。在随机试验中，如果发生的结果是事件 A 所含的基本事件，就称事件 A 发生。后面我们所说的事件均指随机事件，显然，事件是由基本事件组成的，同时也是样本空间的子集。样本空间 Ω 也是事件，它在每次试验中一定发生，故又称为必然事件（certain event）；空集 $\varnothing$ 不含任何基本事件，在试验中一定不发生，称为不可能事件（impossible event）。

例如，现有一批药品共 100 件，其中有 5 件是次品。我们考察随机试验"从这批药品中任意抽出 10 件，检查其抽到的次品数"。若记

$$k = \{抽出的 10 件药品中恰有 k 件次品\}$$

由于次品只有 5 件，则该试验共有 6 个基本事件：$\{0\}$，$\{1\}$，$\{2\}$，$\{3\}$，$\{4\}$，$\{5\}$。其样本空间为

$$\Omega = \{0,1,2,3,4,5\}$$

A = "次品少于 3 件"，B = "恰有 2 件次品"，C = "有次品"等都是随机事件，均可由基本事件来表示，如 $A = \{0,1,2\}$。而"次品不多于 5 件"这一事件就是必然事件 Ω；"次品超过 5 件"这一事件是不可能事件 $\varnothing$。

二、事件之间的关系及运算

（一）事件的包含与相等

如果事件 A 的发生必然导致事件 B 的发生，则称事件 B 包含事件 A，或称事件 A 包含于事件 B 中，记作 $B \supset A$ 或 $A \subset B$。

例如，对胃癌患者施行根治手术，事件 A = "存活 5 年"，事件 B = "存活至少 5 年"，则 $A \subset B$。

在概率论中常用一个长方形表示样本空间 Ω，用其中的圆（或其他几何图形）表示事件，这类图形称为 Venn 图（Venn graph）。如图 2-1 表示 $A \subset B$ 的 Venn 图。

如果事件 B 包含事件 A，且事件 A 包含事件 B，即事件 A 和 B 包含相同的基本事件，称事件 A 与 B 相等，记为 $A = B$。

（二）事件的和（或并）

"两个事件 A 与 B 中至少有一个事件发生"的事件称为事件 A 与事件 B 的和（或并），记作 $A+B$ 或 $A \cup B$。它为事件 A 与 B 中的所有基本事件所构成的集合（图 2-2 中的阴影部分）。

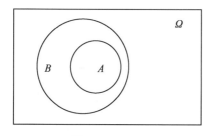

图2-1　$A \subset B$

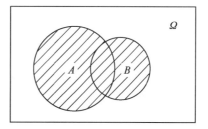

图2-2　$A+B$（或 $A \cup B$）

事件的和可以推广到两个事件以上的情形。"n 个事件 A_1，A_2，$\cdots A_n$ 中至少有一个发生"这一事件称为事件 A_1，A_2，$\cdots A_n$ 的和（或并），记作 $A_1+A_2+\cdots+A_n$ 或 $A_1 \cup A_2 \cup \cdots \cup A_n$，简记为 $\sum_{i=1}^{n} A_i$ 或 $\bigcup_{i=1}^{n} A_i$。

例如，现有 100 件产品，其中有 97 件合格品和 3 件次品，从中任取 2 件进行检查，设 A = "恰好取

得 1 件次品"，B = "恰好取得 2 件次品"，C = "至少有 1 件次品"，则有 $C = A + B$。

（三）事件的积（或交）

"两个事件 A 与 B 同时发生"这一事件称为事件 A 与事件 B 的积（或交），记作 AB 或 $A \cap B$。它为事件 A 与 B 中所有公共的基本事件所构成的集合（图 2-3 中的阴影部分）。

"n 个事件 $A_1, A_2, \cdots, A_n$ 同时发生"这一事件称为事件 $A_1, A_2, \cdots A_n$ 的积（或交），记作 $A_1 A_2 \cdots A_n$ 或 $A_1 \cap A_2 \cap \cdots \cap A_n$，简记为 $\prod_{i=1}^{n} A_i$（或 $\bigcap_{i=1}^{n} A_i$）。

例如，甲、乙两人同时向一个目标射击，若设 A = "甲没有击中目标"，B = "乙没有击中目标"，C = "目标没有被击中"，则有 $C = AB$。

（四）事件的差

"事件 A 发生同时事件 B 不发生"的事件称为事件 A 与 B 的差，记为 $A - B$。它是由属于事件 A 但不属于 B 中的所有基本事件所构成的集合（图 2-4 中的阴影部分）。

例如，掷一枚骰子，设 A = "出现的点数 > 3"，B = "出现奇数点"，则 $A - B$ = "出现的点数为 4 或 6"，$B - A$ = "出现的点数为 1 或 3"。

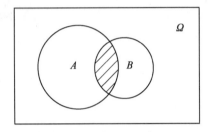
图 2-3　AB（或 $A \cap B$）

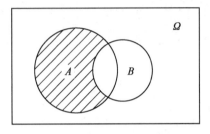
图 2-4　$A - B$

（五）互不相容事件

如果两个事件 A 与 B 不可能同时发生，即 $AB = \varnothing$，则称事件 A 与 B 是互不相容（mutually exclusive 或互斥）。此时事件 A 和 B 没有共同的基本事件（图 2-5）。

如果 n 个事件 $A_1, A_2, \cdots, A_n$ 中的任意两个事件不可能同时发生，即 $A_i A_j = \varnothing (1 \leqslant i < j \leqslant n)$，则称这 n 个事件是两两互不相容的。

例如，$A = \{x \mid x > 3\}$，$B = \{x \mid x \leqslant -2\}$，显然事件 A 与 B 是互不相容的。

（六）对立事件

称"事件 A 不发生"的事件为 A 的对立事件（complementary event 或逆事件），记为 $\bar{A}$，它由样本空间中所有不属于 A 的基本事件所构成（图 2-6）。易知，此时 A 与 $\bar{A}$ 互为对立事件，即 A 也为 $\bar{A}$ 的对立事件。

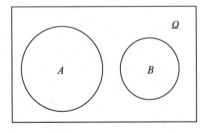
图 2-5　A 与 B 互不相容

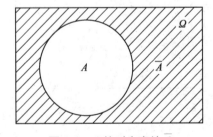
图 2-6　A 的对立事件 $\bar{A}$

若在每次试验中，A 与 B 必发生其中之一，且不能同时发生，即事件 A 与 B 中有且仅有一个事件发生，即有

$$AB = \varnothing, \ A + B = \Omega$$

则事件 A 与 B 互为对立事件: $B = \bar{A}$ 或 $A = \bar{B}$。

例如,某射手在一次射击中, $A = $ "目标被击中",则 $\bar{A} = $ "目标没有被击中"。

又必然事件 Ω 与不可能事件 $\varnothing$ 显然也互为对立事件。利用对立事件,我们还可将事件 A 与 B 的差表示为 $A - B = A\bar{B}$。

由定义知道,两个事件若相互对立,则它们一定互不相容;反之若这两个事件互不相容,则它们不一定相互对立。

(七)事件的运算规律

从上述事件的关系中,易得以下有关事件的运算规律:

(1)交换律: $A + B = B + A$; $AB = BA$ 。

(2)结合律: $(A + B) + C = A + (B + C)$; $(AB)C = A(BC)$ 。

(3)分配律: $(A + B)C = AC + BC$; $A + (BC) = (A + B)(A + C)$ 。

(4)差积转换律: $A - B = A\bar{B} = A - AB$ 。

(5)德·摩根(De Morgan)对偶律:

$$\overline{A + B} = \bar{A}\,\bar{B}; \quad \overline{AB} = \bar{A} + \bar{B} \hspace{4cm} 式(2\text{-}1)$$

对更一般的情形,有

$$\overline{A_1 + A_2 + \cdots + A_n} = \bar{A}_1\,\bar{A}_2\cdots\bar{A}_n$$

$$\overline{A_1 A_2 \cdots A_n} = \bar{A}_1 + \bar{A}_2 + \cdots + \bar{A}_n$$

对于上述运算规律,我们可以利用 Venn 图和事件间的关系来验证其正确性。后面我们将会利用这些规律来进行有关概率问题的求解。

在事件表示中,我们称以运算符号联结起来的事件表示式为事件式(event expression)。在事件式中,事件的运算还应遵循下列运算顺序:先求"对立",再求"积",最后求"和""差";遇有括号,先算括号内的。

掌握了事件的关系和运算规律,我们就可以用简单事件的表达式来表示各种复杂事件。

例 2-1　某种新药依次用于三名患者的疾病治疗, A 、 B 、 C 分别表示第一人、第二人、第三人服用该药治疗有效,试用 A 、 B 、 C 三个事件表示下列事件:

(1)"只有第一人有效" $= A\bar{B}\bar{C}$ 。

(2)"只有一人有效" $= A\bar{B}\bar{C} + \bar{A}B\bar{C} + \bar{A}\bar{B}C$ 。

(3)"三人都有效" $= ABC$ 。

(4)"三人都无效" $= \bar{A}\bar{B}\bar{C} = \overline{A + B + C}$ 。

(5)"至少有一人有效" $= A\bar{B}\bar{C} + \bar{A}B\bar{C} + \bar{A}\bar{B}C + ABC + \bar{A}BC + A\bar{B}C + A B\bar{C} = A + B + C$ 。

三、事件的概率

由于随机事件在一次试验中可能发生,也可能不发生,我们自然希望知道事件在试验中发生的可能性有多大,而这种可能性的大小就由概率来刻画。

定义 2-1　事件 A 发生的概率(probability)是事件 A 在试验中出现的可能性大小的数值度量,用 $P(A)$ 表示。

基于对概率的不同情形的应用和不同解释,概率的定义有所不同,主要有统计概率、古典概率和主观概率等定义。

（一）频率与统计概率

定义 2-2　在相同的条件下独立重复地进行 n 次试验，若事件 A 在 n 次试验中发生 m 次，则称 m 为事件 A 出现的频数（frequence），而称比值 $\dfrac{m}{n}$ 为事件 A 的频率（frequency），记作

$$f_n(A) = \frac{m}{n}$$

随机事件 A 在试验中每次出现的频率有可能不相同，但经验证明，当试验重复的次数 n 很大时，随机事件 A 的频率具有一定的稳定性。即在不同的重复试验中，当 n 充分大时，随机事件 A 的频率将逐渐稳定地趋于某个固定的常数，这称为频率的稳定性（stability of relative frequency）。例如，拉普拉斯（P.S.Laplace）在 18 世纪末对欧洲几个国家这段时期的人口资料进行研究，发现这些国家的男婴出生率都稳定地接近 22/43 = 0.512。

历史上还有一些科学家对抛掷硬币做过上万次试验，其试验结果如表 2-1 所示。

表 2-1　掷硬币试验正面向上的频率

试验者	试验次数 n	正面向上的次数 m	频率 $f_n(A)$
蒲丰（Buffon）	4 040	2 048	0.506 9
费勒（W.Feller）	10 000	4 979	0.497 9
皮尔逊（K.Pearson）	24 000	12 012	0.500 5
维尼（André Weil）	30 000	14 994	0.499 8

从表 2-1 中可以看出，随着抛掷硬币的次数增加，正面向上的频率越来越明显地趋于常数 0.5，即呈现出频率的稳定性，这正是随机现象的一个客观规律。

利用频率的稳定性，我们就可得到下列概率的统计定义。

定义 2-3　设在相同的条件下进行大量重复试验，若事件 A 的频率逐渐稳定地趋于某个确定的常数 p，则称 p 为事件 A 的统计概率（statistical probability），记为 $P(A) = p$。

在实际应用时，利用上述统计概率的定义，即可将试验次数充分大时事件 A 出现的频率值 $\dfrac{m_A}{n}$ 作为事件的概率近似值，即 $P(A) \approx \dfrac{m_A}{n}$，这在概率不易求出时很有效。

例如，国家《新药审批办法》规定，新药临床试验一般不得少于 300 例，并设对照组。如果某种新药在 400 例临床试验中有 278 例是有效的，其有效率为

$$f_n(A) = \frac{278}{400} \approx 0.695$$

则该新药有效的概率就可认为是 0.695。

利用统计概率的概念就可考察前面提出的案例 2-1 鱼池估数问题。

案例 2-1　解：设池内大约有 n 条鱼。

根据统计概率的定义，从池中捉到有记号鱼的概率为 $\dfrac{100}{n}$，应该近似于捉到有记号鱼的频率 $\dfrac{2}{50}$，即

$$\frac{100}{n} \approx \frac{2}{50}$$

由此就可解得：$n \approx 2\,500$。

故池内大约有 2 500 条鱼。

（二）古典概率

下面我们再考虑一类简单的随机现象，诸如掷一枚均匀的骰子、从一批药品中任意抽检一件

等,这些问题具有下列两个特点:

(1)试验的结果即基本事件的总数是有限的;

(2)每个基本事件发生的可能性是相同的。

这类随机试验的数学模型称为古典概型(classical probability model)或有限等可能概型,这是因为它是概率论发展初期研究的主要对象。

对于古典概型问题,我们有下列古典概率的定义。

定义 2-4　设随机试验是古典概型,即其样本空间的基本事件总数为 n,每个基本事件的出现是等可能性的,若 A 事件由其中 m 个基本事件所组成,则事件 A 的古典概率(classical probability)为

$$P(A) = \frac{m}{n} = \frac{\text{事件 } A \text{ 所含的基本事件数}}{\text{基本事件总数}} \qquad \text{式(2-2)}$$

由上述定义易知 $0 \leq P(A) \leq 1$,且对于对立事件 A 和 $\overline{A}$,有下列对立事件公式:

$$P(A) = 1 - P(\overline{A}) , \; P(\overline{A}) = 1 - P(A) \qquad \text{式(2-3)}$$

实际求解古典概率问题时,往往需要用排列组合知识及概率性质。

例 2-2　一袋中有 10 个大小和材质均相同的球,其中有 6 个白球、4 个红球。现从中任取 3 球,求:(1)3 球都是白球的概率(事件 A);(2)3 球中至少有一白球的概率(事件 B)。

解一:现将从 6 个白球、4 个红球这 10 个球中选取 3 球的每种选法作为每个基本事件。又因选取是随机的,则每种选法的可能性相同,且共有 C_{10}^3 种选法,故属于古典概型问题。而其基本事件总数 $n = C_{10}^3$。

(1)对事件 A,因为对应于事件 A 的取法共有 C_6^3 种,故 A 所含的基本事件数 $m = C_6^3$,则

$$P(A) = \frac{m}{n} = \frac{C_6^3}{C_{10}^3} = \frac{20}{120} = \frac{1}{6} = 0.167$$

(2)由于事件 B 所含的选法有 3 球中有 1 白 2 红、2 白 1 红或 3 白这三种,故对应于事件 B 的基本事件数 $m = C_6^1 C_4^2 + C_6^2 C_4^1 + C_6^3$,则

$$P(B) = \frac{m}{n} = \frac{C_6^1 C_4^2 + C_6^2 C_4^1 + C_6^3}{C_{10}^3} = \frac{116}{120} = 0.967$$

解二:对(2)还可以用对立事件公式即式(2-3)来解。考虑事件 B 的对立事件

$$\overline{B} = \{3 \text{ 球中没有白球}\}$$

则 $\overline{B}$ 所含的基本事件数 $m = C_4^3$,故

$$P(B) = 1 - P(\overline{B}) = 1 - \frac{m}{n} = 1 - \frac{C_4^3}{C_{10}^3} = 1 - \frac{4}{120} = 0.967$$

显然,这比前面直接用定义求解来得简便。

例 2-3　某城市的电话号话由 $0,1,2,\cdots,9$ 这 10 个数字中的任意 8 个数字组成,试求下列电话号码出现的概率。

(1)数字各不相同的电话号码(事件 A);

(2)不含 2 和 7 的电话号码(事件 B);

(3)5 恰好出现两次的电话号码(事件 C)。

解:将不同的电话号码视为不同的基本事件,则基本事件的总数,即 8 位数电话号码的总数 $n = 10^8$。显然,每个电话号码的出现是等可能性的,故这属于古典概型问题。

(1)对事件 A,数字各不相同的电话号码数为从 10 个数字中任取 8 个得到的选排列数 A_{10}^8,故

$$P(A) = \frac{m}{n} = \frac{10 \times 9 \times 8 \times 7 \times 6 \times 5 \times 4 \times 3}{10^8} = \frac{A_{10}^8}{10^8} = 0.018\ 14$$

（2）对事件 B，因其电话号码不含2和7，这相当于每次都从0,1,3,4,5,6,8,9这8个数中（有放回地）任取一数来排定电话号码的每个号码，故 B 事件所含的基本事件数为 $m = 8^8$，则

$$P(B) = \frac{m}{n} = \frac{8^8}{10^8} = 0.167\ 8$$

（3）对事件 C，首先从8位号码中任取2位排定数字5，这有 C_8^2 种排法。而在其他6位号码上，每位都在剩下的9个数字中任取一个排定，这有 9^6 种排法，合起来，对应于事件 C 的电话号码数，即 C 事件所含的基本事件数 $m = C_8^2 \times 9^6$，故

$$P(C) = \frac{m}{n} = \frac{C_8^2 \times 9^6}{10^8} = 0.148\ 8$$

从上述几个例题，我们看到，在计算古典概型的概率时，往往利用排列组合知识来帮助解题。一般地，若采用不放回抽样方式，当考虑顺序时，常用不同元素的排列方法来计算；而当不考虑顺序时，则利用组合方法来计算。若采用放回抽样方式时，常常采用有重复的排列方式来解题。

（三）主观概率

在现实生活中，许多现象并不能进行统计概率所需的大量重复试验，也不满足古典概型的特点。例如，估计明天下雨的可能性有多大，某种新药上市后能够畅销的概率有多大，等等。这些事件显然不能用古典概率或统计概率的定义来解释，而需要根据人们的经验和所掌握的资料，以个人信念为基础去估计其概率，即需要应用主观概率对不确定的现象作出判断。

定义 2-5   人们根据自己的经验和所掌握的多方面的信息，对事件发生的可能性大小加以主观估计，由此确定的概率称为主观概率（subjective probability）。

例如，一位外科医生认为下一个外科手术成功的概率是0.9，这是他根据多年的手术经验和该手术的难易程度加以综合估计的结果，是主观概率。

主观概率比前两种概率方法更具灵活性，在实际应用中，决策者应依据个人的判断和更新、更完全的信息对概率进行调整。这里我们只给出主观概率的概念，而不进行深入讨论。

（四）概率的公理化定义

以上几种概率的定义各适合一类随机现象，是确定概率的不同方法。那么概率的最一般定义应如何给出呢。数学家希尔伯特于1900年提出要建立概率的公理化体系，即从概率的共同特性来刻画概率的概念。1933年苏联数学家柯尔莫哥洛夫（A. N. Kolmogrov，1903—1987年）在他的《概率论基本概念》一书中首次提出概率的公理化定义。他将历史上几种概率定义的共同特性概括为概率的3条公理，并在此基础上得到适合一切随机现象的概率的公理化定义。该概率的公理化体系奠定了现代概率论发展的基础，从此概率论被公认为数学的一个分支。

知识链接

柯尔莫哥洛夫与概率的公理体系

柯尔莫哥洛夫（A. N. Kolmogrov，1903—1987年）是公认的20世纪最有影响力的杰出数学家和概率统计学家之一。1939年36岁的他任苏联科学院院士、数学研究所所长。

20世纪初完成的勒贝格测度与积分理论等，为概率公理体系的建立奠定了基础。1929年柯尔莫哥洛夫发表的文章《概率论与测度论的一般理论》首次给出测度论基础的概率论公理结构。1933年他出版了《概率论基本概念》一书，在世界上首次以测度论和积分论为基础建立了概率论的公理化定义，从而使概率论建立在完全严格的数学基础之上，奠定了现代概率论的理论基础。

柯尔莫哥洛夫的研究范围广泛，论著多达230多种，在基础数学、数理统计、湍流力学、拓扑学

等很多领域,特别是概率论和信息论领域作出了杰出的贡献。由于他的卓越成就,他被授予苏联劳动英雄称号,成为美、法、英等 20 多个国家的科学院院士或皇家学会会员,并于 1980 年获得有"数学界诺贝尔奖"之称的沃尔夫(Wolf)奖。

由前面几种概率的定义,可得出概率的最基本的性质,也是概率公理化定义的基础。

公理 2-1(非负性)　对任一事件 A,有
$$0 \leqslant P(A) \leqslant 1$$

公理 2-2(规范性)　必然事件 Ω 的概率为 1,不可能事件 $\varnothing$ 的概率为 0,即
$$P(\Omega) = 1, \ P(\varnothing) = 0$$

公理 2-3(可列可加性)　对于两两互不相容事件 $A_1, A_2, \cdots, A_n, \cdots (A_i A_j = \varnothing, i \neq j)$,有
$$P(A_1 + A_2 + \cdots + A_n + \cdots) = P(A_1) + P(A_2) + \cdots + P(A_n) + \cdots$$

定义 2-6　设 Ω 是随机试验的样本空间,如果对 Ω 中的任意事件 A 都对应一个实数 $P(A)$,而且 $P(A)$ 满足上述三个公理,则称 $P(A)$ 为随机事件 A 的概率(probability)。

该定义称为概率的公理化定义或一般定义,对所有随机试验都适用。古典概率、统计概率等概率定义都是此定义的特殊情形。

第二节　概率的性质与运算法则

概率的性质
与运算法则

一、概率的加法定理

定理 2-1(互不相容事件加法定理)　若事件 A 与 B 互不相容,则
$$P(A+B) = P(A) + P(B) \tag{式(2-4)}$$

证明:现以古典概型为例进行证明。设试验的所有可能结果包含 n 个基本事件,事件 A 包含其中的 m_1 个基本事件,事件 B 包含其中的 m_2 个基本事件。由于事件 A 与 B 互不相容,则它们所包含的基本事件是完全不同的,所以事件 $A+B$ 所包含的基本事件共有 $m_1 + m_2$ 个,于是得到
$$P(A+B) = \frac{m_1 + m_2}{n} = \frac{m_1}{n} + \frac{m_2}{n} = P(A) + P(B)$$

即
$$P(A+B) = P(A) + P(B)$$

由该定理不难推广到下列 n 个事件的情形。

推论 2-1　对于 n 个两两互不相容的事件 $A_1, A_2, \cdots, A_n (A_i A_j = \varnothing, i \neq j)$,有
$$P(A_1 + A_2 + \cdots + A_n) = P(A_1) + P(A_2) + \cdots + P(A_n)$$

推论 2-2(对立事件公式)　对任一事件 A 及其对立事件 $\bar{A}$,有
$$P(A) = 1 - P(\bar{A}), \ P(\bar{A}) = 1 - P(A) \tag{式(2-5)}$$

证明:因 A 与 $\bar{A}$ 互为对立事件,则 $A + \bar{A} = \Omega, A\bar{A} = \varnothing$,故
$$1 = P(\Omega) = P(A + \bar{A}) = P(A) + P(\bar{A})$$

移项得
$$P(A) = 1 - P(\bar{A}) \ \text{或} \ P(\bar{A}) = 1 - P(A)$$

推论 2-3(事件之差公式)　对任意事件 A、B,有
$$P(A-B) = P(A) - P(AB)$$

特别地,当 $B \subset A$ 时,有
$$P(A-B) = P(A) - P(B)$$

证明:利用 Venn 图(图 2-7)易知

$$A = (A - B) + AB, \text{且} (A - B)AB = \varnothing$$

即 $(A - B)$ 与 AB 互不相容,则

$$P(A) = P((A - B) + AB) = P(A - B) + P(AB)$$

移项得

$$P(A - B) = P(A) - P(AB)$$

特别地,当 $B \subset A$ 时,$AB = B$,故

$$P(A - B) = P(A) - P(AB) = P(A) - P(B)$$

定理 2-2(一般加法定理)   对于任意两个事件 A、B,有

$$P(A + B) = P(A) + P(B) - P(AB) \qquad \text{式(2-6)}$$

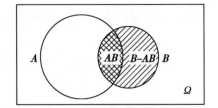

而当事件 A 与 B 互不相容时,$AB = \varnothing$,则 $P(A + B) = P(A) + P(B)$,该定理的公式就变成定理 2-1 的形式了。

图 2-7 加法定理证明示意图

证明:利用 Venn 图(图 2-7)易知

$$A + B = A + (B - AB) \text{且} A(B - AB) = \varnothing, AB \subset B$$

则由定理 2-1 和推论 2-3 知

$$P(A + B) = P(A + (B - AB)) = P(A) + P(B - AB) = P(A) + P(B) - P(AB)$$

该性质可以推广到三个事件的情形。

对于任意三个事件 A、B、C,有

$$P(A + B + C) = P(A) + P(B) + P(C) - P(AB) - P(AC) - P(BC) + P(ABC)$$

一般地,对于任意 n 个事件 $A_1, A_2, \cdots, A_n$,由归纳法可以证得

$$P(A_1 + A_2 + \cdots + A_n) = \sum_{i=1}^{n} P(A_i) - \sum_{1 \le i < j \le n} P(A_i A_j) + \sum_{1 \le i < j < k \le n} P(A_i A_j A_k) - \cdots + (-1)^{n-1} P(A_1 A_2 \cdots A_n)$$

例 2-4   已知 $P(A) = 0.4, P(A + B) = 0.7$,试分别就:(1)$A$ 与 B 互不相容时;(2)$A \subset B$ 时;(3)已知 $P(AB) = 0.2$ 时,求 $P(B)$ 的值。

解:由题设已知 $P(A) = 0.4, P(A + B) = 0.7$,则

(1)因 A 与 B 互不相容,则有 $P(A + B) = P(A) + P(B)$,故

$$P(B) = P(A + B) - P(A) = 0.7 - 0.4 = 0.3$$

(2)因 $A \subset B$,则 $B = A + B$,故 $P(B) = P(A + B) = 0.7$。

(3)已知 $P(AB) = 0.2$,则由加法定理公式即式(2-6)

$$P(A + B) = P(A) + P(B) - P(AB)$$

得

$$P(B) = P(A + B) - P(A) + P(AB) = 0.7 - 0.4 + 0.2 = 0.5$$

例 2-5   在 $1 \sim 100$ 中任取一数,试求:(1)该数能被 4 整除或能被 6 整除的概率;(2)该数既不能被 4 整除又不能被 6 整除的概率。

解:设事件 $A = \{$该数能被 4 整除$\}$,事件 $B = \{$该数能被 6 整除$\}$,则

$$P(A) = \frac{25}{100} = 0.25, \ P(B) = \frac{16}{100} = 0.16, \ P(AB) = \frac{8}{100} = 0.08$$

(1)由式(2-6),所求概率为

$$P(A + B) = P(A) + P(B) - P(AB) = 0.25 + 0.16 - 0.08 = 0.33$$

(2)利用德·摩根对偶律式(2-1)式(2-5),所求概率为

$$P(\overline{A}\ \overline{B}) = P(\overline{A + B}) = 1 - P(A + B) = 1 - 0.33 = 0.67$$

二、条件概率和乘法定理

(一)条件概率

在实际应用中,有时我们还需要考虑事件 A 在"某一事件 B 已发生"这一条件下的概率,此时事

件 A 发生的概率是否受到"B 事件已发生"这一特定条件的影响呢? 我们先来看个例子。

例 2-6 一盒中有 16 个球, 其中 6 个是玻璃球, 10 个是木质球。玻璃球中有 2 个红色球, 4 个蓝色球; 木质球中有 3 个红色球, 7 个蓝色球。试求:

(1)从盒中任取一球是玻璃球的概率;

(2)在已知取得的球是蓝色球的前提下, 求该球是玻璃球的概率。

解: 根据题意, 现将盒中球的组成情况列成下表。

	玻璃	木质	合计
红色	2	3	5
蓝色	4	7	11
合计	6	10	16

设 A = {取得玻璃球}, B = {取得蓝色球}, 则

(1)根据古典概率公式, 由上表可得所求概率为

$$P(A) = \frac{6}{16} = 0.375$$

(2)所求概率是事件 A 在"事件 B 已发生"条件下的概率, 可将其表示为 $P(A\,|\,B)$。此时, 由于事件 B = {取得蓝色球}已发生, 样本空间缩减到仅含蓝色球的 11 个球中, 相应地, 事件 A 所含的基本事件数只是蓝色球中的 4 个玻璃球, 则由表可得所求概率为

$$P(A\,|\,B) = \frac{4}{11} = 0.364$$

显然, $P(A\,|\,B) = 0.364 \neq P(A)$, 因为 $P(A\,|\,B)$ 是事件 A 在"B 事件已发生"这一特定条件限制下的概率, 这正是我们将要讨论的条件概率。

定义 2-7 对任意两个事件 A、B, 若 $P(B) > 0$, 则称

$$P(A\,|\,B) = \frac{P(AB)}{P(B)} \qquad \text{式(2-7)}$$

为在已知事件 B 发生的条件下, 事件 A 发生的条件概率(conditional probability), 记作 $P(A\,|\,B)$。

对此定义公式, 我们可结合下列 Venn 图(图 2-8)加以说明。

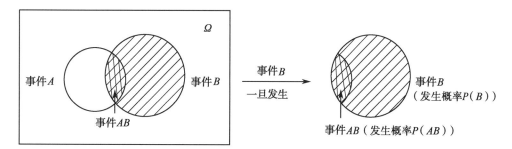

图 2-8 条件概率定义示意图

由图 2-8 可知, 若事件 B 已经发生, 样本空间 Ω 就缩减到 B 所涵盖的圆形区域 Ω_B, 其中 AB 区域才是目前能够观测到的 A 事件发生的区域, 所以在事件 B 发生的条件下, 事件 A 发生的概率就可以由 AB 区域与 B 区域之比例来表示, 即

$$P(A\,|\,B) = \frac{P(AB)}{P(B)}$$

对上列例 2-6(2), 我们可以用条件概率公式来解:

显然，$P(B) = \dfrac{11}{16}, P(AB) = \dfrac{4}{16}$，则

$$P(A \mid B) = \frac{P(AB)}{P(B)} = \frac{4/16}{11/16} = \frac{4}{11} = 0.364$$

（二）概率的乘法定理

利用条件概率的定义公式，我们立刻可得下列概率的乘法定理。

定理 2-3（乘法定理） 对于任意两个事件 A、B，若 $P(B) > 0$，则

$$P(AB) = P(B)P(A \mid B) \tag{式（2-8）}$$

同样，若 $P(A) > 0$，则

$$P(AB) = P(A)P(B \mid A) \tag{式（2-9）}$$

此公式还可以推广到 n 个事件 $A_1, A_2, \cdots, A_n$ 的情形，当 $P(A_1 A_2 \cdots A_{n-1}) > 0$ 时，有

$$P(A_1 A_2 \cdots A_n) = P(A_1)P(A_2 \mid A_1)P(A_3 \mid A_1 A_2) \cdots P(A_n \mid A_1 A_2 \cdots A_{n-1})$$

例 2-7 一批零件共 100 个，其中有 90 个正品，10 个次品。现每次从中不放回地任取一个零件，试求第三次才取得正品的概率。

解：设 $A_1 = \{$第一次取得次品$\}$，$A_2 = \{$第二次取得次品$\}$，$A_3 = \{$第三次取得正品$\}$，则

$$P(A_1) = \frac{10}{100}, \quad P(A_2 \mid A_1) = \frac{9}{99}, \quad P(A_3 \mid A_1 A_2) = \frac{90}{98}$$

所求事件的概率为

$$P(A_1 A_2 A_3) = P(A_1)P(A_2 \mid A_1)P(A_3 \mid A_1 A_2) = \frac{10}{100} \times \frac{9}{99} \times \frac{90}{98} = 0.008\,4$$

三、事件的独立性

在上列例 2-7 中，如果零件抽样改为有放回抽样，则由题意，我们有

$$P(A_1) = \frac{10}{100}, \quad P(A_2 \mid A_1) = \frac{10}{100}, \quad P(A_3 \mid A_1 A_2) = \frac{90}{100}$$

且有

$$P(A_2) = \frac{10}{100}, \quad P(A_3) = \frac{90}{100}$$

所求事件的概率为

$$P(A_1 A_2 A_3) = P(A_1)P(A_2 \mid A_1)P(A_3 \mid A_1 A_2) = P(A_1)P(A_2)P(A_3)$$

$$= \frac{10}{100} \times \frac{10}{100} \times \frac{90}{100} = 0.009$$

此时还有

$$P(A_2 \mid A_1) = P(A_2), \quad P(A_3 \mid A_1 A_2) = P(A_3)$$

这表明事件 A_1 的发生对事件 A_2 发生的概率没有任何影响，即事件 A_1 与 A_2 是相互独立的。同样，事件 A_3 与 A_1、A_2 是相互独立的。一般地，我们有以下定义。

定义 2-8 对于任意两个事件 A、B，若满足

$$P(AB) = P(A)P(B) \tag{式（2-10）}$$

则称事件 A 与 B 是相互独立（mutual independence）。

具体应用时，通常先由实际意义判断事件 A 与 B 的相互独立性，再利用上述独立事件公式 $P(AB) = P(A)P(B)$ 来计算事件 A、B 同时发生的概率。

对于两个事件的独立性，我们还有下列结论。

定理 2-4 （1）如果 $P(A) > 0$，或 $P(B) > 0$，则事件 A 与 B 相互独立的等价条件是

$$P(B) = P(B \mid A) \text{ 或 } P(A) = P(A \mid B)$$

（2）如果事件 A 与 B 相互独立，则 A 与 $\overline{B}$、$\overline{A}$ 与 B、$\overline{A}$ 与 $\overline{B}$ 都相互独立。

（证明略）

例 2-8 甲、乙两名射手同时向一个目标进行射击，甲命中率为 0.6，乙命中率为 0.5，求目标被击中的概率。

解一：设事件 $A = \{$甲击中目标$\}$，事件 $B = \{$乙击中目标$\}$，事件 $C = \{$目标被击中$\}$，显然事件 A 与 B 相互独立，则有

$$P(C) = P(A+B) = P(A) + P(B) - P(AB) = P(A) + P(B) - P(A)P(B) = 0.6 + 0.5 - 0.6 \times 0.5 = 0.8$$

解二：设 $\overline{C} = \{$目标没有被击中$\}$，则

$$P(C) = 1 - P(\overline{C}) = 1 - P(\overline{A}\,\overline{B}) = 1 - P(\overline{A})P(\overline{B}) = 1 - (1-0.6)(1-0.5) = 0.8$$

关于事件的独立性可推广到多个事件的情形。

定义 2-9 设 $A_1, A_2, \cdots, A_n$ 为 n 个事件，如果对其中任意 $k(2 \le k \le n)$ 个事件 $A_{i1}, A_{i2}, \cdots, A_{ik}$ 均有

$$P(A_{i1}A_{i2}\cdots A_{ik}) = P(A_{i1})P(A_{i2})\cdots P(A_{ik})$$

成立，则称事件 $A_1, A_2, \cdots, A_n$ 相互独立。

由该定义可知，对三个相互独立的事件 A、B、C，需满足的条件为

$$P(AB) = P(A)P(B)$$
$$P(AC) = P(A)P(C)$$
$$P(BC) = P(B)P(C)$$
$$P(ABC) = P(A)P(B)P(C)$$

如果 A、B、C 仅满足前面 3 个等式，则称 A、B、C 两两独立。

对于 n 个事件，我们也有相应于定理 2-4 的性质。同时还易知道，若 $A_1, A_2, \cdots, A_n$ 相互独立，则其中的任意 $m(2 \le m \le n)$ 个事件（或其对立事件）都相互独立。特别地，当事件 $A_1, A_2, \cdots, A_n$ 相互独立时，有

$$P(A_1A_2\cdots A_n) = P(A_1)P(A_2)\cdots P(A_n)$$

反之，则不一定成立。

现在利用事件的独立性来考察案例 2-2 彩票中奖问题。

案例 2-2 解：为判断该现象是否正常，可通过计算 10 年来从未中过大奖的概率来解决。

每周买 1 张彩票而买了 10 年，每年 52 周，则共买了 520 张。现设

$$A_i = \{\text{第 } i \text{ 次买彩票中大奖}\}, \ i = 1, 2, \cdots, 520$$

由题意有

$$P(A_i) = 10^{-5}, \ P(\overline{A_i}) = 1 - 10^{-5}, \ i = 1, 2, \cdots, 520$$

由于每周开奖是相互独立的，故 10 年从未中过大奖的概率为

$$P(\overline{A_1}\,\overline{A_2}\cdots\overline{A_{520}}) = P(\overline{A_1})P(\overline{A_2})\cdots P(\overline{A_{520}}) = (1-10^{-5})^{520} \approx 0.994\,8$$

该概率依然很大，说明 10 年从未中过大奖的可能性很大，该现象的出现是很正常的。

第三节 全概率公式与逆概率公式

一、全概率公式

当计算一个较复杂事件的概率时，我们往往将其分解为一些互不相容的简单事件之和，然后分别计算这些简单事件的概率，再利用概率的加法定理和乘法定理加以解决。该方法的一般化就产生了全概率公式。

定义 2-10 在随机试验中，如果事件组 $A_1, A_2, \cdots, A_n$ 必发生其中之一且两两互不

全概率公式和逆概率公式

相容,亦即满足 $A_1 + A_2 + \cdots + A_n = \Omega$ 和 $A_i A_j = \varnothing (i \neq j, i, j = 1, 2, \cdots, n)$,则称事件组 $A_1, A_2, \cdots, A_n$ 为完备事件组(complete group of events)。

例如,事件 A 与其对立事件 $\overline{A}$ 构成完备事件组;再如任一随机试验的样本空间的所有基本事件构成这个试验的完备事件组。

定理 2-5(全概率公式)　设事件 $A_1, A_2, \cdots, A_n$ 为一个完备事件组,即满足

(1) $A_1 + A_2 + \cdots + A_n = \Omega$;

(2) $A_1, A_2, \cdots, A_n$ 两两互不相容: $A_i A_j = \varnothing (i \neq j, i, j = 1, 2, \cdots, n)$

而且 $P(A_i) > 0 (i = 1, 2, \cdots, n)$,则对任一事件 B,有

$$P(B) = P(A_1)P(B \mid A_1) + P(A_2)P(B \mid A_2) + \cdots + P(A_n)P(B \mid A_n)$$
$$= \sum_{i=1}^{n} P(A_i)P(B \mid A_i) \qquad\qquad 式(2\text{-}11)$$

该公式就称为全概率公式。

证明:如图 2-9 所示,因 $A_1 + A_2 + \cdots + A_n = \Omega$,则对事件 B

$$B = \Omega B = (A_1 + A_2 + \cdots + A_n)B = A_1 B + A_2 B + \cdots A_n B$$

又因 $A_1, A_2, \cdots, A_n$ 两两互不相容,则 $A_1 B, A_2 B, \cdots, A_n B$ 也两两互不相容,故由加法定理和乘法定理得

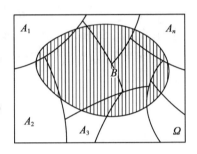

图 2-9　全概率公式证明示意图

$$P(B) = P(A_1 B + A_2 B + \cdots + A_n B) = P(A_1 B) + P(A_2 B) + \cdots + P(A_n B)$$
$$= P(A_1)P(B \mid A_1) + P(A_2)P(B \mid A_2) + \cdots + P(A_n)P(B \mid A_n)$$
$$= \sum_{i=1}^{n} P(A_i)P(B \mid A_i)$$

全概率公式通常用于将一个复杂事件的概率分解成一些简单事件的概率之和,从而求出所需的概率。其中事件 A_i 往往可看成导致事件 B 发生的原因,通常能够在事件 B 发生之前得出其概率 $P(A_i)$,故又称 $P(A_i)$ 为先验概率(prior probability);而事件 B 是由各互不相容事件 BA_i 全体之和构成的,故称 $P(B)$ 为全概率。应用全概率公式的关键是找到适当的完备事件组 $A_1, A_2, \cdots, A_n$。

例 2-9　设某药厂的某种药品是由甲、乙、丙三条不同的流水线生产的,这三条流水线的产量分别占总产量的 30%、45%、25%。又这三条流水线生产药品的次品率分别为 6%、5%、3%。现从出厂的该药品中任取一件,试求恰好抽到次品的概率是多少?

解:以 A_1、A_2、A_3 分别表示药品是由甲、乙、丙这三条流水线生产的事件,显然 A_1, A_2, A_3 是一完备事件组。又设 $B = \{$抽取的药品为次品$\}$,由题意知

$$P(A_1) = 0.3, \ P(A_2) = 0.45, \ P(A_3) = 0.25$$
$$P(B \mid A_1) = 0.06, \ P(B \mid A_2) = 0.05, \ P(B \mid A_3) = 0.03$$

则由全概率公式即式(2-11),所求的概率为

$$P(B) = P(A_1)P(B \mid A_1) + P(A_2)P(B \mid A_2) + P(A_3)P(B \mid A_3)$$
$$= 0.3 \times 0.06 + 0.45 \times 0.05 + 0.25 \times 0.03 = 0.048$$

二、逆概率公式(贝叶斯公式)

在实际问题中,我们还需解决与全概率公式相反的问题:已知各项先验概率 $P(A_i)$ 和对应的条件概率 $P(B \mid A_i)$,如果事件 B 已经发生,需求出此时事件 A_i 发生的条件概率 $P(A_i \mid B)$。

例 2-10　如果在例 2-9 中已知抽到的药品是次品,问该次品是由哪条流水线生产的可能性最大?

解:仍用例 2-9 中的事件表示符号,已知

$$P(A_1) = 0.3, \ P(A_2) = 0.45, \ P(A_3) = 0.25$$
$$P(B \mid A_1) = 0.06, \ P(B \mid A_2) = 0.05, \ P(B \mid A_3) = 0.03$$

欲回答此问题,需比较以下概率:

$$P(A_1 \mid B) = \frac{P(A_1 B)}{P(B)} = \frac{P(A_1) P(B \mid A_1)}{P(B)} = \frac{0.3 \times 0.06}{0.048} = 0.375$$

$$P(A_2 \mid B) = \frac{P(A_2 B)}{P(B)} = \frac{P(A_2) P(B \mid A_2)}{P(B)} = \frac{0.45 \times 0.05}{0.048} = 0.469$$

$$P(A_3 \mid B) = \frac{P(A_3 B)}{P(B)} = \frac{P(A_3) P(B \mid A_3)}{P(B)} = \frac{0.25 \times 0.03}{0.048} = 0.156$$

因为 $P(A_2 \mid B) = 0.469$ 最大,故当抽到次品时,该次品是由乙流水线生产的可能性最大。

一般地,我们可用下列逆概率公式(或贝叶斯公式)来解决此类问题。

定理 2-6(逆概率公式)　设事件 $A_1, A_2, \cdots, A_n$ 为随机试验的一个完备事件组,B 为任一事件,且 $P(A_i) > 0 (i = 1, 2, \cdots, n)$、$P(B) > 0$,则

$$P(A_j \mid B) = \frac{P(A_j) P(B \mid A_j)}{\sum\limits_{i=1}^{n} P(A_i) P(B \mid A_i)} = \frac{P(A_j) P(B \mid A_j)}{P(A_1) P(B \mid A_1) + \cdots + P(A_n) P(B \mid A_n)} \qquad 式(2\text{-}12)$$

证明:由条件概率公式,有

$$P(A_j \mid B) = \frac{P(A_j B)}{P(B)}$$

又由全概率公式即式(2-11)及乘法定理即式(2-9),代入上式得

$$P(A_j \mid B) = \frac{P(A_j) P(B \mid A_j)}{\sum\limits_{i=1}^{n} P(A_i) P(B \mid A_i)} = \frac{P(A_j) P(B \mid A_j)}{P(A_1) P(B \mid A_1) + \cdots + P(A_n) P(B \mid A_n)}$$

该公式于 1763 年由贝叶斯(Bayes)给出,故称为贝叶斯(Bayes)公式或逆概率公式。其中为区别于条件概率 $P(B \mid A_i)$,我们称 $P(A_i \mid B)$ 为后验概率(posterior probability),它表示在事件 B 已发生的条件下事件 A_i 发生的概率。

全概率公式和逆概率公式的应用条件是相同的,只是所需解决的问题不一样。若我们将事件 $A_1, A_2, \cdots, A_n$ 看作导致事件 B 发生的"原因",而事件 B 只能伴随着"原因"$A_1, A_2, \cdots, A_n$ 其中之一发生。又已知各"原因"A_i 的概率和在每个"原因"下事件 B 发生的概率,当我们要求出该事件 B 发生的概率时,通常用全概率公式;如果在进行该试验中,事件 B 已经发生,要求出由某个"原因"A_j 导致该结果发生的概率,往往用逆概率公式。

知识链接

贝叶斯与贝叶斯统计理论

贝叶斯(Thomas Bayes,1701—1761 年),英国数学家。他率先将归纳推理法用于概率论基础理论,并创立了贝叶斯统计理论,对统计决策函数、统计推断、统计估算等作出了贡献。1763 年他发表了这方面的论著,对现代概率论和数理统计都有很重要的作用。1758 年贝叶斯还出版了著作《机会的学说概论》。

贝叶斯对统计推理的主要贡献是使用了"逆概率"这个概念,并将它作为一种普遍的推理方法提出来。贝叶斯公式是他去世后在 1763 年出版的著作《机会问题的解法》中提出来的,经过多年的发展与完善,由此发展起来的一整套理论与方法成为"贝叶斯"理论,其重要组成部分是贝叶斯决策理论。贝叶斯决策就是在不完全信息下,对部分未知的状态用主观概率估计,然后用贝叶斯公式对发生概率进行修正,最后再利用期望值和修正概率作出最优决策。如今,贝叶斯统计理论在医学、信息学等自然科学及国民经济的许多领域中都获得了广泛的应用。

例 2-11　用血清法诊断肝癌,临床实践表明,肝癌患者中 95% 试验呈阳性,也有 2% 的非肝癌患者化验呈阳性。若将此法用于人口肝癌普查,设人口中的肝癌患病率为 0.2%,现某人在普查中化验结果呈阳性,求此人确患肝癌的概率。

解:令 $A = \{$被化验者确患癌症$\}$,$B = \{$被化验者化验结果呈阳性$\}$,由题意知

$$P(B \mid A) = 0.95,\ P(B \mid \overline{A}) = 0.02,\ P(A) = 0.002$$

又

$$P(\overline{A}) = 1 - P(A) = 0.998$$

由逆概率公式即式(2-12),所求概率为

$$P(A \mid B) = \frac{P(B \mid A)P(A)}{P(B \mid A)P(A) + P(B \mid \overline{A})P(\overline{A})} = \frac{0.95 \times 0.002}{0.95 \times 0.002 + 0.02 \times 0.998} = 0.087$$

该例表明,虽然血清法在肝癌临床诊断中的误诊率较低,但若用于肝癌普查,由于在总人口中的肝癌患病率非常低,仅靠该法来确诊某人患肝癌的概率也较低,不到 0.1,此时,需采用其他方法才能作出正确的诊断。同时我们还应注意不能混淆条件概率 $P(B \mid A)$ 和 $P(A \mid B)$,否则就会导致不良的结果。

知识链接

乔布斯的癌症治疗与大数据分析

乔布斯(Steve Jobs,1955—2011 年)是美国发明家、企业家、美国苹果公司联合创办人。他的卓越才智、热情和活力是苹果产品(苹果电脑、iPhone 手机、iPad 等)不断创新的源泉。2003 年乔布斯被诊断出患胰腺癌,2011 年 10 月不幸病逝。

乔布斯在与癌症斗争中,成为世界上第一个对自身所有 DNA(多达 30 亿碱基对的序列)进行排序的人,从而得到了他个人的包括整个基因密码的数据文档。这样,乔布斯的医生们能够基于他的特定基因组成分析这些 DNA 序列的特征,按所需效果用药;并在癌症病变导致药物快失效时,医生可以及时更换另一种药物。这种获得基因的所有数据而不仅仅是样本的大数据分析的治疗使乔布斯的生命延长了好几年。

综合练习二

(一)填空题

1. 若 $P(A) = 0.3$、$P(B) = 0.6$,则

(1)若 A 和 B 独立,则 $P(A+B) = $ _____,$P(B-A) = $ _____;

(2)若 A 和 B 互不相容,则 $P(A+B) = $ _____,$P(B-A) = $ _____;

(3)若 $A \subset B$,则 $P(A+B) = $ _____,$P(B-A) = $ _____。

2. 如果 A 与 B 相互独立,且 $P(A) = P(B) = 0.7$,则 $P(\overline{A}\,\overline{B}) = $ _____。

3. 在 4 次独立重复试验中,事件 A 至少出现一次的概率为 $\dfrac{65}{81}$,则在每次试验中事件 A 出现的概率为 _____。

(二)选择题

1. 在下列 4 个条件中,能使 $P(A-B) = P(A) - P(B)$ 一定成立的是(　　)

A. $A \subset B$ 　　　　　　　　　　　　B. A、B 独立

C. A、B 互不相容 　　　　　　　　　D. $B \subset A$

2. 以 A 表示事件"甲种药品畅销，乙种药品滞销"，则其 A 的对立事件是（　　）

A. 甲、乙两种药品均畅销
B. 甲种药品滞销，乙种药品畅销
C. 甲种药品滞销
D. 甲种药品滞销或乙种药品畅销

3. 有 100 张从 1 到 100 号的卡片，从中任取一张，取到卡号是 7 的倍数的概率是（　　）

A. $\dfrac{7}{50}$
B. $\dfrac{7}{100}$
C. $\dfrac{7}{48}$
D. $\dfrac{15}{100}$

4. 设 A 和 B 互不相容，且 $P(A) > 0$、$P(B) > 0$，则下列结论正确的是（　　）

A. $P(B \mid A) > 0$
B. $P(A) = P(A \mid B)$
C. $P(A \mid B) = 0$
D. $P(AB) = P(A)P(B)$

5. 设随机事件 A 与 B 相互独立，且 $P(B) = 0.5$、$P(A-B) = 0.3$，则 $P(B-A) = $（　　）

A. 0.1
B. 0.2
C. 0.3
D. 0.4

（三）计算题

1. 考察随机试验："掷一枚骰子，观察其出现的点数"。如果设

$$i = \{掷一枚骰子所出现的点数为 i\}, \quad i = 1, 2, \cdots, 6$$

试用 i 来表示该试验的基本事件、样本空间 Ω、事件 $A = \{出现奇数点\}$ 和事件 $B = \{点数至少是 4\}$。

2. 用事件 A、B、C 表示下列各事件：

(1) A 出现，但 B、C 不出现；

(2) A、B 出现，但 C 不出现；

(3) 三个都出现；

(4) 三个中至少有一个出现；

(5) 三个中至少有两个出现；

(6) 三个都不出现；

(7) 只有一个出现；

(8) 不多于一个出现；

(9) 不多于两个出现。

3. 从 52 张扑克牌中任取 4 张，求这 4 张花色不同的概率。

4. 在一本标准英语词典中共有 55 个由两个不同字母组成的单词，现从 26 个英文字母中任取两个字母排成一个字母对，求它恰是上述字典中的单词的概率。

5. 某产品共 20 件，其中有 4 件次品。从中任取 3 件，求下列事件的概率。

(1) 3 件中恰有 2 件次品；

(2) 3 件中至少有 1 件次品；

(3) 3 件全是次品；

(4) 3 件全是正品。

6. 房间里有 10 个人，分别佩戴着 1～10 号的纪念章，现等可能性地任选 3 人，记录其纪念章号码。试求：

(1) 最小号码为 5 的概率；

(2) 最大号码为 5 的概率。

7. 某大学学生中近视眼学生占 22%，色盲学生占 2%，其中既是近视眼又是色盲的学生占 1%。现从该校学生中随机抽查一人，试求：

(1) 被抽查的学生是近视眼或色盲的概率；

(2) 被抽查的学生既非近视眼又非色盲的概率。

8. 设 $P(A) = 0.5$、$P(B) = 0.3$ 且 $P(AB) = 0.1$。求：

(1) $P(A+B)$；

(2) $P(\overline{A}+B)$。

9. 假设接受一批药品时，检验其中一半，若不合格品不超过2%，则接收，否则拒收。假设该批药品共100件，其中有5件不合格，试求该批药品经检验被接收的概率。

10. 设 A、B 为任意两个事件，且 $P(A)>0$、$P(B)>0$。证明：

(1) 若 A 与 B 互不相容，则 A 和 B 不独立；

(2) 若 $P(B\mid A)=P(B\mid\overline{A})$，则 A 和 B 相互独立。

11. 已知 $P(A)=0.1$，$P(B)=0.3$，$P(A\mid B)=0.2$。求：

(1) $P(AB)$；

(2) $P(A+B)$；

(3) $P(B\mid A)$；

(4) $P(A\overline{B})$；

(5) $P(\overline{A}\mid\overline{B})$。

12. 某种动物活到12岁的概率为0.8，活到20岁的概率为0.4。问现年12岁的这种动物活到20岁的概率为多少？

13. 甲、乙、丙三人各自独立地去破译一密码，他们能译出该密码的概率分别为1/5、2/3、1/4，求该密码被破译的概率。

14. 有甲、乙两批种子，发芽率分别为0.8和0.7。在两批种子中各任意抽取一粒，求下列事件的概率：

(1) 两粒种子都能发芽；

(2) 至少有一粒种子能发芽；

(3) 恰好有一粒种子能发芽。

15. 设甲、乙两城的通信线路间有 n 个相互独立的中继站，每个中继站中断的概率均为 p。试求：

(1) 甲、乙两城间通信中断的概率；

(2) 若已知 $p=0.005$，问在甲、乙两城间至多只能设多少个中继站，才能保证两地间通信不中断的概率不小于0.95？

16. 在一定的条件下，每发射一发炮弹击中飞机的概率为0.6。现有若干门这样的炮独立地同时发射一发炮弹，问欲以99%的把握击中飞机，至少需要配置多少门这样的炮？

17. 甲袋中有3只白球，7只红球，15只黑球；乙袋中10只白球，6只红球，9只黑球。现从两袋中各取一球，求两球颜色相同的概率。

18. 在某地供应的某药品中，甲、乙两厂的药品各占65%、35%，且甲、乙两厂的该药品合格率分别为90%、80%，现用 A_1、A_2 分别表示甲、乙两厂的药品，B 表示合格品，试求 $P(A_1)$、$P(A_2)$、$P(B\mid A_1)$、$P(B\mid A_2)$、$P(A_1B)$ 和 $P(B)$。

19. 某地为甲种疾病多发区，其所辖的三个小区 A_1、A_2、A_3 的人口比例为 $9:7:4$，据统计资料，甲种疾病在这三个小区的发病率依次为 4‰、2‰、5‰，求该地甲种疾病的发病率。

20. 若某地成年人中肥胖者(A_1)占有10%、中等者(A_2)占82%、瘦小者(A_3)占8%，又肥胖者、中等者、瘦小者患高血压的概率分别为20%、10%、5%。试求：

(1) 该地成年人患高血压的概率；

(2) 若知某人患高血压，他最可能属于哪种体型？

21. 三个射手向一敌机射击，射中的概率分别为0.4、0.6和0.7。若一人射中，敌机被击落的概率为0.2；若两人射中，敌机被击落的概率为0.6；若三人射中，则敌机必被击落。试求：

（1）敌机被击落的概率；

（2）已知敌机被击落，求该机是三人击中的概率。

第二章
目标测试

第三章

随机变量及其分布

【学习要求】

1. 掌握离散型、连续型随机变量的分布及性质,数学期望和方差等常用数字特征的定义及其性质,二项分布、泊松分布、正态分布的性质及概率计算,离散型随机向量和连续型随机向量及其分布,二维随机向量的数字特征,中心极限定理及其应用。
2. 熟悉随机变量及其分布函数的概念,均匀分布、超几何分布、指数分布的性质。
3. 了解随机变量函数的分布、随机向量及分布函数的概念及性质、切比雪夫不等式和大数定律及其意义。
4. 了解用 SPSS 计算二项分布、泊松分布、正态分布等常用分布的概率。

通过对随机事件及其概率的研究,我们发现许多随机现象的试验结果即随机事件可直接用数量来描述。例如,掷骰子出现的点数;对一批药品随机抽检时出现的次品数;对一群动物注射某种药物,其血药浓度达到最大值的时间;等等。也有一些随机现象的试验结果不是数值形式,而表现为某种属性,但可以数量化。例如,掷一枚硬币的可能结果是"正面向上"和"反面向上",可以用 1 和 0 分别表示。对于某种新药的疗效观察试验结果,如果分为"治愈""显效""好转""无效",则可通过下列定义:

$$X = \begin{cases} 3, & 治愈 \\ 2, & 显效 \\ 1, & 好转 \\ 0, & 无效 \end{cases} \qquad 式(3\text{-}1)$$

使它与数值发生联系。一般来说,总可以用变量不同的取值对应于不同的试验结果来建立随机事件与数量之间的对应关系。由于试验结果的出现是随机的,所以对应的数值也是随机的。

定义 3-1 对于随机试验,若其试验结果可用一个取值带有随机性的变量来表示,且变量取这些值的概率是确定的,则称这种变量为随机变量(random variable),常用大写字母 X、Y 等表示。

由定义可知,随机变量 X 的取值将随试验结果的不同而不同,故 X 具有随机性;同时,由于各试验结果的出现具有一定的概率,则 X 的取值也具有确定的概率,因而 X 还具有统计规律性。这两个特性正是随机变量与普通变量的本质区别之所在。

引进随机变量后,随机事件就可用随机变量的取值来表示。例如,在药品随机抽检试验中,取随机变量 $X = \{药品抽检时出现的次品数\}$,则"次品不超过 4 件"的随机事件就可以用 $\{X \leqslant 4\}$ 来表示;同样,利用式(3-1)考察新药的疗效时,其结果为"显效"的事件可用 $\{X = 2\}$ 表示;等等。这样,对随机现象及其概率的研究就可以转化为对随机变量及其概率分布的研究。而对于随机变量,除要了解它的取值范围和取哪些值外,还应知道它取这些值的概率,而且一旦了解了随机变量的全部可能取值和取这些值的概率,也就了解了该随机变量的统计规律性。

定义 3-2 随机变量 X 的所有可能取值和它取这些值的概率称为 X 的概率分布(probability distribution)。

本章将学习随机变量 X 的概率分布、常用的数字特征及随机向量等知识,并用于解决诸如下列案例所提出的概率应用问题。

案例 3-1(血液化验)　某地区流行某种传染病,患者约占 3%,为此该地区的某校决定对全校 5 000 名师生进行抽血化验。现有两个化验方案:

(1)逐个化验;

(2)按 5 人一组分组,并将血液混在一起化验,若发现有问题再对 5 人逐个化验。

显然,方案(2)中各组的混合血液是否有问题是随机的。

问题:如何判定哪种方案更好?

案例 3-2(设备维修)　某制药车间有各自独立运行的设备 80 台,每台设备发生故障的概率均为 0.02,每台设备的故障需一人来维修。现考虑两种维修人员配备方案:

(1)由 4 人负责维修,每人承包 20 台;

(2)3 人共同负责 80 台设备的维修。

问题:如何计算这两种方案下 80 台设备发生故障而不能及时维修的概率,从而判定两种方案的优劣?

下面首先研究随机变量及其概率分布,并根据随机变量的取值不同而分为离散型随机变量和连续型随机变量这两大类来分别进行讨论。

第一节　随机变量及其概率分布

第一—四节
教学课件

一、离散型随机变量的分布

定义 3-3　如果随机变量 X 的取值仅为有限个或可列无穷多个数值,即可以一一列举出来,则称 X 是离散型随机变量(discrete random variable)。

例如,掷骰子试验中表示掷出点数的随机变量 X,其全部取值为 1,2,3,4,5,6;在药品随机抽检试验中表示抽得的次品数的随机变量 X,其所有可能取值也是有限个值,这些随机变量均为离散型随机变量。由于随机变量的特点在于其每个取值都具有一定的概率意义,故必须用其取值及相应的概率才能完整地表达随机变量。

定义 3-4　设离散型随机变量 X 的全部取值为 $x_k(k=1,2,\cdots)$,其相应的概率为 $P\{X=x_k\}=p_k$,则离散型随机变量 X 的分布律(distribution law)为

$$P\{X=x_k\}=p_k,\ k=1,2,\cdots$$

它表示离散型随机变量 X 的概率分布。该分布律还可表示为表 3-1 的形式:

表 3-1　离散型随机变量 X 的分布列

X	x_1	x_2	$\cdots$	x_k	$\cdots$
P	p_1	p_2	$\cdots$	p_k	$\cdots$

该表称为 X 的分布列。

显然,概率函数 $p_k(k=1,2,\cdots)$ 具有下列性质:

(1) $p_k\geq 0,\ k=1,2,\cdots$;　　　　　　　　　　　　　　　　　　　　式(3-2)

(2) $\sum\limits_{k=1}^{+\infty}p_k=1$。　　　　　　　　　　　　　　　　　　　　　式(3-3)

反之,凡满足上述两个性质的数列 $\{p_k\}$ 必为某个离散型随机变量对应取值的概率分布。

例 3-1　设有 8 件药品,其中 3 件是次品,现从中任意抽取 2 件,试求:

（1）抽样药品中次品数 X 的概率分布律；

（2）至多抽得 1 件次品的概率。

解：（1）可知 X 的取值为 $0,1,2$，相应的概率为

$$P\{X=0\}=\frac{C_3^0 C_5^2}{C_8^2}=\frac{5}{14}=0.357$$

$$P\{X=1\}=\frac{C_3^1 C_5^1}{C_8^2}=\frac{15}{28}=0.536$$

$$P\{X=2\}=\frac{C_3^2 C_5^0}{C_8^2}=\frac{3}{28}=0.107$$

即所求次品数 X 的概率分布列为

X	0	1	2
P	0.357	0.536	0.107

或表示为

$$P\{X=k\}=\frac{C_3^k C_5^{2-k}}{C_8^2},\ k=0,1,2$$

（2）所求的概率为

$$P\{X\leqslant 1\}=P\{X=0\}+P\{X=1\}=0.357+0.536=0.893$$

二、随机变量的分布函数

前面用概率分布律来全面描述离散型随机变量的统计规律性，但对于后面将讨论的连续型随机变量，其取值不能一一列举，故不能用这样的概率分布律来描述。为此，引入另一种能描述所有随机变量概率分布的方式，即研究随机变量 X 不大于实数 x 的值的累积概率，这就是随机变量的分布函数。

定义 3-5 设 X 为一个随机变量，对任意实数 x，称函数

$$F(x)=P\{X\leqslant x\},\ -\infty<x<+\infty$$

为随机变量 X 的分布函数（distribution function），记为 $X\sim F(x)$。

显然，分布函数 $F(x)$ 在 x 处的取值即为随机变量 X 落在 $(-\infty,x]$ 区间内的概率，故 $F(x)$ 是定义在整个实数轴上且取值在 $[0,1]$ 区间内的普通函数。

一般地，对任意随机变量的分布函数 $F(x)$ 都具有以下这些性质：

（1）$0\leqslant F(x)\leqslant 1$，且 $\lim\limits_{x\to -\infty}F(x)=F(-\infty)=0$，$\lim\limits_{x\to +\infty}F(x)=F(+\infty)=1$；

（2）$F(x)$ 为 x 的单调不减函数，即对 $x_1<x_2$，有 $F(x_1)\leqslant F(x_2)$；

（3）$F(x)$ 为 x 的右连续函数，即对任意的 x_0，$F(x_0)=\lim\limits_{x\to x_0+0}F(x)=F(x_0+0)$。

反之，凡具有上述性质的函数 $F(x)$ 必为某个随机变量的分布函数。

当随机变量 X 的分布函数给定时，一些常用事件的概率就可用 $F(x)$ 来表示：

$$P\{a<X\leqslant b\}=P\{X\leqslant b\}-P\{X\leqslant a\}=F(b)-F(a) \qquad 式(3-4)$$

$$P\{X>a\}=1-P\{X\leqslant a\}=1-F(a) \qquad 式(3-5)$$

$$P\{X=a\}=F(a)-F(a-0) \qquad 式(3-6)$$

其中 $F(a-0)=\lim\limits_{x\to a-0}F(x)$ 为 $F(x)$ 在 $x=a$ 点的左极限。

由此，由分布函数 $F(x)$ 就可得到 X 的任意取值范围相应的概率，这表明分布函数 $F(x)$ 完全刻画了随机变量 X 的概率分布。它的引入将许多概率问题转化为函数问题，由此就可以用数学分析的方

法来研究随机变量。

对离散型随机变量,只要将其概率函数累加起来,就能够求得分布函数。

$$F(x) = P\{X \leq x\} = \sum_{x_k \leq x} P\{X = x_k\} = \sum_{x_k \leq x} p_k \qquad 式(3\text{-}7)$$

其中 x_k 是离散型随机变量 X 的取值。

例 3-2　设随机变量 X 的概率分布律如下表所示:

X	-1	1	2
P	0.3	0.6	C

试求:

(1)常数 C;

(2)X 的分布函数 $F(x)$;

(3)$P\{X > 1.5\}$,$P\{1 < X \leq 2\}$,$P\{1 \leq X \leq 2\}$。

解:(1)由 p_k 的性质式(3-3)知

$$\sum_{k=1}^{3} p_k = 0.3 + 0.6 + C = 1$$

故 $C = 0.1$。

(2)注意,分布函数 $F(x)$ 的自变量 x 的取值是全体实数,而不只是随机变量 X 的可能取值。由 X 的概率分布律及式(3-7)可得

当 $x < -1$ 时,$F(x) = P\{X \leq x\} = P\{\varnothing\} = 0$;

当 $-1 \leq x < 1$ 时,$F(x) = P\{X \leq x\} = P\{X = -1\} = 0.3$;

当 $1 \leq x < 2$ 时,$F(x) = P\{X \leq x\} = P\{X = -1\} + P\{X = 1\} = 0.3 + 0.6 = 0.9$;

当 $x \geq 2$ 时,$F(x) = P\{X \leq x\} = P\{X = -1\} + P\{X = 1\} + P\{X = 2\} = 0.3 + 0.6 + 0.1 = 1$。

故 X 的分布函数为

$$F(x) = \begin{cases} 0, & x < -1 \\ 0.3, & -1 \leq x < 1 \\ 0.9, & 1 \leq x < 2 \\ 1, & x \geq 2 \end{cases}$$

(3)(法一)利用概率分布律求概率。

$$P\{X > 1.5\} = P\{X = 2\} = 0.1$$

$$P\{1 < X \leq 2\} = P\{X = 2\} = 0.1$$

$$P\{1 \leq X \leq 2\} = P\{X = 1\} + P\{X = 2\} = 0.6 + 0.1 = 0.7$$

(法二)利用分布函数法公式即式(3-4)和式(3-5)求概率。

$$P\{X > 1.5\} = 1 - P\{X \leq 1.5\} = 1 - F(1.5) = 1 - 0.9 = 0.1$$

$$P\{1 < X \leq 2\} = F(2) - F(1) = 1 - 0.9 = 0.1$$

$$P\{1 \leq X \leq 2\} = P\{1 < X \leq 2\} + P\{X = 1\} = F(2) - F(1) + 0.6 = 1 - 0.9 + 0.6 = 0.7$$

图 3-1 给出 $F(x)$ 的图形,$F(x)$ 的图形为一条介于 0 和 1 之间的阶梯形上升的右连续函数曲线,且分别在 $x = -1$、1 和 2 处有跳跃,其跳跃值分别为该处的概率函数值 0.3、0.6 和 0.1。

事实上,对离散型随机变量,总有

$$P\{X = x_k\} = F(x_k) - F(x_k - 0)$$

其中 $F(x_k - 0) = \lim_{x \to x_k - 0} F(x)$ 是左极限。

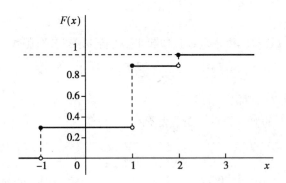

图 3-1　例 3-2 的分布函数 $F(x)$ 的图形

三、连续型随机变量的分布

连续型随机变量的特点是它可能取某一区间内的所有值,如考察灯管寿命的随机变量 X ,其取值可以是 $[0, +\infty)$ 内的任意一个数值;在对动物注射某种药物的试验中,其血药浓度达到最大的时间变量 X 的取值也充满某一区间。对于这样的连续型随机变量,一一列举其取值及其对应的概率是不可能的,也是没有意义的。通常对于连续型随机变量 X ,主要考虑事件 $\{a < X \leqslant b\}$ 的概率。

定义 3-6　设随机变量 X 在 $(-\infty, +\infty)$ 内取值,如果存在一个非负可积函数 $f(x)$,对任意实数 a 、 $b(a < b)$ 都有

$$P\{a < X \leqslant b\} = \int_a^b f(x)\,\mathrm{d}x \qquad\qquad 式(3\text{-}8)$$

则称 X 为连续型随机变量(continuous random variable), $f(x)$ 称为 X 的概率密度函数(probability density function),简称密度(density)。

根据式(3-8)和定积分的几何意义可知,连续型随机变量 X 在 a 与 b 之间的概率可以表示为概率密度 $f(x)$ 在 (a, b) 内的曲边梯形面积(图 3-2)。

由定义可知,连续型随机变量的密度有下列基本性质:

(1)对任意实数 x , $f(x) \geqslant 0$;　　　　　　式(3-9)

(2) $\int_{-\infty}^{+\infty} f(x)\,\mathrm{d}x = 1$ 。　　　　　式(3-10)

事实上,对于(2),有

$$\int_{-\infty}^{+\infty} f(x)\,\mathrm{d}x = P\{-\infty < X < +\infty\} = 1$$

图 3-2　连续型随机变量定义的几何图示

由图 3-2 可知,这两条性质表明曲线 $y = f(x)$ 位于 x 轴上方,且与 x 轴之间所夹的面积为 1。

反之,可以证明满足上述两条性质的可积函数 $f(x)$ 必为某个随机变量的密度。

由连续型随机变量的定义,可知其分布函数为

$$F(x) = P\{X \leqslant x\} = \int_{-\infty}^x f(x)\,\mathrm{d}x, \quad -\infty < x < +\infty \qquad 式(3\text{-}11)$$

再由数学分析及分布函数的有关性质可知,连续型随机变量 X 还具有下列性质,其中 $F(x)$ 、 $f(x)$ 分别为 X 的分布函数和密度:

(1) $F(x)$ 为连续函数;

(2) $P\{a < X \leqslant b\} = F(b) - F(a) = \int_a^b f(x)\,\mathrm{d}x$;　　　　式(3-12)

(3)若 $f(x)$ 在 x 点连续,则 $f(x) = F'(x)$ 　　　　式(3-13)

即 X 的密度是其分布函数的导数;

(4)连续型随机变量取任一实数 a 的概率为 0,即 $P\{X=a\}=0$。

事实上,对于(4),有

$$0 \leqslant P\{X=a\} \leqslant P\{(a-\Delta x)<X \leqslant a\} = \int_{a-\Delta x}^{a} f(x)\mathrm{d}x$$

则

$$0 \leqslant P\{X=a\} \leqslant \lim_{\Delta x \to 0+} \int_{a-\Delta x}^{a} f(x)\mathrm{d}x = 0$$

故 $P\{X=a\}=0$。

这样,在计算连续型随机变量 X 落在某个区间内的概率时,就不必介意该区间是开的还是闭的,亦即

$$P\{a<X<b\}=P\{a \leqslant X \leqslant b\}=P\{a \leqslant X<b\}=P\{a<X \leqslant b\}=\int_{a}^{b} f(x)\mathrm{d}x \qquad 式(3\text{-}14)$$

这表明,连续型随机变量在某个区间内取值的概率与区间端点无关。同时,该性质体现了与离散型随机变量截然不同的特性,并且表明概率为 0 的事件不一定都是不可能事件。

例 3-3 设随机变量 X 的概率密度为

$$f(x)=\begin{cases} \dfrac{1}{b-a}, & a \leqslant x \leqslant b \\ 0, & 其他 \end{cases}$$

则称 X 在区间 $[a,b]$ 内服从均匀分布(uniform distribution),试求其分布函数 $F(x)$。

解: 因 X 的概率密度为分段函数,由式(3-11)知 X 的分布函数为

当 $x<a$ 时,$F(x)=\int_{-\infty}^{x} f(x)\mathrm{d}x=\int_{-\infty}^{x} 0\mathrm{d}x=0$;

当 $a \leqslant x<b$ 时,$F(x)=\int_{-\infty}^{x} f(x)\mathrm{d}x=\int_{-\infty}^{a} 0\mathrm{d}x+\int_{a}^{x} \dfrac{1}{b-a}\mathrm{d}x=\dfrac{x-a}{b-a}$;

当 $x \geqslant b$ 时,$F(x)=\int_{-\infty}^{x} f(x)\mathrm{d}x=\int_{-\infty}^{a} 0\mathrm{d}x+\int_{a}^{b} \dfrac{1}{b-a}\mathrm{d}x+\int_{b}^{x} 0\mathrm{d}x=\dfrac{b-a}{b-a}=1$;

即

$$F(x)=\int_{-\infty}^{x} f(x)\mathrm{d}x=\begin{cases} 0, & x<a \\ \dfrac{x-a}{b-a}, & a \leqslant x<b \\ 1, & x \geqslant b \end{cases}$$

均匀分布的 $f(x)$ 和 $F(x)$ 的图形如图 3-3 和图 3-4 所示。

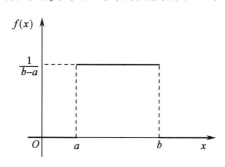

图 3-3 均匀分布的密度曲线

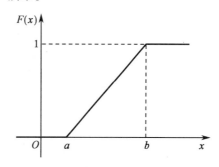

图 3-4 均匀分布的分布函数

注意:图中均匀分布的密度函数曲线是间断的,不连续;而其分布函数曲线总是连续变化的。

若随机变量 X 服从区间 $[a,b]$ 内的均匀分布,则 X 落在 $[a,b]$ 内的任一子区间 $(x_1,x_1+\Delta x]$ 内的概率为

$$P\{X \in (x_1,x_1+\Delta x]\}=\int_{x_1}^{x_1+\Delta x} \dfrac{1}{b-a}\mathrm{d}x=\dfrac{1}{b-a}(x_1+\Delta x-x_1)=\dfrac{1}{b-a} \cdot \Delta x$$

该概率只与子区间的长度 Δx 有关,而与具体的位置无关。这表明,服从均匀分布 $U[a,b]$ 的随机变量 X 在区间 $[a,b]$ 内取任一等长部分的可能性都是"均匀"相等的。

例 3-4   设连续型随机变量 X 的密度为

$$f(x) = \begin{cases} k(1-x^3), & 0 < x < 1 \\ 0, & 其他 \end{cases}$$

试求:

(1)常数 k;

(2) X 的分布函数 $F(x)$;

(3) $P\left\{-1 < X < \dfrac{1}{2}\right\}$。

解:(1)由密度的性质公式即式(3-10)可知

$$\int_{-\infty}^{\infty} f(x)\,dx = \int_{-\infty}^{0} 0\,dx + k\int_{0}^{1}(1-x^3)\,dx + \int_{1}^{\infty} 0\,dx = k\left[x - \frac{x^4}{4}\right]_{0}^{1} = \frac{3}{4}k = 1$$

故 $k = \dfrac{4}{3}$。

(2)因为 X 的密度为

$$f(x) = \begin{cases} \dfrac{4}{3}(1-x^3), & 0 < x < 1 \\ 0, & 其他 \end{cases}$$

由式(3-11)可知,X 的分布函数为

当 $x < 0$ 时,$F(x) = \displaystyle\int_{-\infty}^{x} f(x)\,dx = \int_{-\infty}^{x} 0\,dx = 0$;

当 $0 \leqslant x < 1$ 时,$F(x) = \displaystyle\int_{-\infty}^{x} f(x)\,dx = \int_{-\infty}^{0} 0\,dx + \int_{0}^{x} \frac{4}{3}(1-x^3)\,dx = \frac{4}{3}x - \frac{1}{3}x^4$;

当 $x \geqslant 1$ 时,$F(x) = \displaystyle\int_{-\infty}^{x} f(x)\,dx = \int_{-\infty}^{0} 0\,dx + \int_{0}^{1} \frac{4}{3}(1-x^3)\,dx + \int_{1}^{x} 0\,dx = \left[\frac{4}{3}x - \frac{1}{3}x^4\right]_{0}^{1} = 1$。

即 X 的分布函数为

$$F(x) = \begin{cases} 0, & x < 0 \\ \dfrac{4}{3}x - \dfrac{1}{3}x^4, & 0 \leqslant x < 1 \\ 1, & x \geqslant 1 \end{cases}$$

(3)(法一)利用概率密度公式即式(3-14)来解:

$$P\left\{-1 < X < \frac{1}{2}\right\} = \int_{-1}^{\frac{1}{2}} f(x)\,dx = \int_{-1}^{0} 0\,dx + \int_{0}^{\frac{1}{2}} \frac{4}{3}(1-x^3)\,dx = 0 + \frac{4}{3}\left[x - \frac{x^4}{4}\right]_{0}^{\frac{1}{2}}$$

$$= \frac{4}{3}\left(\frac{1}{2} - \frac{1}{64}\right) = \frac{31}{48} = 0.646$$

(法二)利用分布函数公式即式(3-12)来解:

$$P\left\{-1 < X < \frac{1}{2}\right\} = F\left(\frac{1}{2}\right) - F(-1) = \left(\frac{2}{3} - \frac{1}{48}\right) - 0 = \frac{31}{48} = 0.646$$

第二节   随机变量的数字特征

前面用概率分布律或密度去刻画随机变量的概率分布,但对一般随机变量,要完全确定其概率分布并不容易。而在许多实际问题中,有时只需了解随机变量的某些重要特征就够了。例如,对某种药

物的主要成分含量测定,通常只需考察相应测量结果的平均值和精确程度即可。所谓随机变量的数字特征(numerical characteristic)就是刻画随机变量的某种特征(如平均值、偏差程度)的量。一些常用的随机变量往往只要知道它的某几个数字特征,就可完全确定其概率分布。因此,随机变量数字特征不论在理论上,还是在实际应用中,都具有非常重要的作用。

这里将介绍随机变量的常用数字特征,即数学期望(均值)、方差与标准差、矩等。本章第六节还将在随机向量的基础上介绍协方差和相关系数等重要的数字特征。

一、数学期望

随机变量 X 的数学期望来源于通常的平均概念,体现随机变量的平均取值大小。下面对于离散型和连续型这两类常用的随机变量分别研究其数学期望。

(一)离散型随机变量的数学期望

对于取值为有限或可列个数值的离散型随机变量,当给定其概率分布律后,如何去求其平均取值即数学期望呢? 接下来先考察一个有关彩票回报的实例。

例 3-5　考察发行额很大的彩票的平均回报问题。现发行彩票 10 万张,每张 1 元。设置奖金如下表所示,共分五等,金额由 10 000 元至 10 元不等(表 3-2)。试计算每张彩票的平均获奖金额。

表 3-2　例 3-5 的奖金等级设置与频率

获奖等级	头奖	二等奖	三等奖	四等奖	五等奖	无奖
奖金/元	10 000	5 000	1 000	100	10	0
个数	1	2	10	100	1 000	98 887
频率	$1/10^5$	$2/10^5$	$10/10^5$	$100/10^5$	$1 000/10^5$	$98 887/10^5$

解:所求的每张彩票的平均获奖金额为

$$\frac{10\,000\times1+5\,000\times2+1\,000\times10+100\times100+10\times1\,000+0\times98\,887}{10^5}=\frac{50\,000}{10^5}=0.5$$

即每张彩票的平均获奖金额为 0.5 元,平均回报为一半。

上式还可表示为

$$10\,000\times\frac{1}{10^5}+5\,000\times\frac{2}{10^5}+1\,000\times\frac{10}{10^5}+100\times\frac{100}{10^5}+10\times\frac{1\,000}{10^5}+0\times\frac{98\,887}{10^5}=0.5$$

即为各等级获奖金额值与其频率的乘积之和。

类似地,对于给定概率分布律的离散型随机变量,求其平均取值时,只需用更稳定的概率取代上式中的频率,由此即可得到下列数学期望的定义。

定义 3-7　设离散型随机变量 X 的概率分布律为

$$P\{X=x_k\}=p_k,\ k=1,2,\cdots$$

若级数 $\sum\limits_{i=1}^{+\infty}x_kp_k$ 绝对收敛,则称 $\sum\limits_{i=1}^{+\infty}x_kp_k$ 为 X 的数学期望(mathematical expectation),记为 $E(X)$。即

$$E(X)=\sum\limits_{k=1}^{+\infty}x_kp_k \qquad\qquad 式(3\text{-}15)$$

数学期望是随机变量取值关于其概率的加权平均值,它反映随机变量 X 取值的真正"平均",故也称为均值(mean)。

例 3-6　现有甲、乙两种药物对每 8 人一组的患者进行治疗,假定被治疗对象的病情等基本状况大致相同,以 X、Y 分别表示这两种药物治疗的有效例数,根据临床治疗资料所得的 X、Y 的概率分布表分别见表 3-3 和表 3-4,试比较这两种药物的治疗效果。

表 3-3　X 的概率分布表

X	0	1	2	3	4	5	6	7	8
P	0.01	0.02	0.04	0.07	0.11	0.18	0.25	0.21	0.11

表 3-4　Y 的概率分布表

Y	0	1	2	3	4	5	6	7	8
P	0.05	0.08	0.09	0.14	0.23	0.19	0.12	0.07	0.03

解：问题归结为甲、乙两种药物治疗的平均有效例数即数学期望值之比较，由式（3-15）可知其值分别为

$$E(X) = 0 \times 0.01 + 1 \times 0.02 + \cdots + 7 \times 0.21 + 8 \times 0.11 = 5.50$$

$$E(Y) = 0 \times 0.05 + 1 \times 0.08 + \cdots + 7 \times 0.07 + 8 \times 0.03 = 4.00$$

因为 $E(X) > E(Y)$，即药物甲治疗的平均有效例数高于药物乙，说明药物甲的治疗效果较好。

例 3-7　若随机变量 X 的分布律为

$$P\{X = k\} = \frac{\lambda^k}{k!} e^{-\lambda}, \ k = 0, 1, 2, \cdots$$

其中 $\lambda > 0$ 是常数，则称 X 服从参数为 λ 的泊松分布（Poisson distribution），试求 $E(X)$。

解：$E(X) = \sum_{k=0}^{+\infty} k p_k = \sum_{k=1}^{+\infty} k \frac{\lambda^k}{k!} e^{-\lambda} = e^{-\lambda} \lambda \sum_{k=1}^{+\infty} \frac{\lambda^{k-1}}{(k-1)!} = \lambda e^{-\lambda} e^{\lambda} = \lambda$

即泊松分布的数学期望就是其参数 λ。

（二）连续型随机变量的数学期望

对于连续型随机变量 X，由于其概率分布不是通过各点的概率值定义，显然不能像离散型随机变量那样用级数 $\sum_{k=1}^{+\infty} x_k p_k$ 来定义其均值。但是可设想将连续型随机变量 X 的取值区间分成无穷多个小区间 $(x_k, x_k + \Delta x_k]$，设 X 的密度函数为 $f(x)$，则当 Δx_k 很小时，X 在每个小区间上取值的概率为

$$P\{x_k < X \leqslant x_k + \Delta x_k\} = \int_{x_k}^{x_k + \Delta x_k} f(x) \, dx \approx f(x_k) \Delta x_k$$

与前面均值的定义类似可得

$$E(X) \approx \sum_{k=1}^{n} x_k P\{x_k < X \leqslant x_k + \Delta x_k\} \approx \sum_{k=1}^{n} x_k f(x_k) \Delta x_k$$

当 $\max_k |\Delta x_k| \to 0$ 时，上列右式的极限为 $\int_{-\infty}^{+\infty} x f(x) \, dx$，由此就可得到连续型随机变量 X 的数学期望（均值）的定义。

定义 3-8　设连续型随机变量 X 的概率密度函数为 $f(x)$，若积分 $\int_{-\infty}^{+\infty} x f(x) \, dx$ 绝对收敛，则称 $\int_{-\infty}^{+\infty} x f(x) \, dx$ 为 X 的数学期望（或均值），记为 $E(X)$。即

$$E(X) = \int_{-\infty}^{+\infty} x f(x) \, dx \qquad \text{式（3-16）}$$

例 3-8　设随机变量 X 服从均匀分布，其概率密度为

$$f(x) = \begin{cases} \dfrac{1}{b-a}, & a \leqslant x \leqslant b \\ 0, & \text{其他} \end{cases}$$

试求其数学期望 $E(X)$。

解：$E(X) = \int_{-\infty}^{+\infty} x f(x) \, dx = \int_{-\infty}^{a} x \cdot 0 \, dx + \int_{a}^{b} x \cdot \dfrac{1}{b-a} \, dx + \int_{b}^{+\infty} x \cdot 0 \, dx = \dfrac{1}{b-a} \int_{a}^{b} x \, dx$

$$= \frac{1}{b-a}\left[\frac{x^2}{2}\right]_a^b = \frac{1}{2}\frac{b^2-a^2}{b-a} = \frac{1}{2}(b+a)$$

即 $E(X)$ 恰为区间 $[a, b]$ 的中点。

（三）随机变量函数的数学期望

对随机变量 X 的函数 $Y = g(X)$，Y 也是随机变量。当已知 X 的概率分布时，可根据下列定理，直接利用 X 的分布律或密度去求出 $Y = g(X)$ 的数学期望 $E[g(X)]$。

定理 3-1 对随机变量 X 的函数 $Y = g(X)$，设 $g(X)$ 的数学期望存在。

（1）若 X 为离散型随机变量，其分布律为 $P\{X = x_k\} = p_k, k = 1, 2, \cdots$

$$E(Y) = E[g(X)] = \sum_{k=1}^{+\infty} g(x_k)P\{X = x_k\} = \sum_{k=1}^{+\infty} g(x_k)p_k \qquad 式(3-17)$$

（2）若 X 为连续型随机变量，其概率密度为 $f(x)$，则

$$E(Y) = E[g(X)] = \int_{-\infty}^{+\infty} g(x)f(x)\mathrm{d}x \qquad 式(3-18)$$

（证明略）。

例 3-9 设随机变量 X 的概率分布律为

X	−1	0	1	2
P	0.15	0.1	0.3	0.45

试求 $Y = 2X^2 - 1$ 的数学期望 $E(Y)$。

解：对离散型随机变量 X，通常可利用下列表格法来求 $E(Y)$。

X	−1	0	1	2
$Y = 2X^2 - 1$	1	−1	1	7
P	0.15	0.1	0.3	0.45

则有

$$E(Y) = 1 \times 0.15 + (-1) \times 0.1 + 1 \times 0.3 + 7 \times 0.45 = 3.5$$

例 3-10 对某厂生产的六味地黄丸（球状）的直径 X 进行近似测量，其值服从区间 $[a, b]$ 内的均匀分布：

$$f(x) = \begin{cases} \dfrac{1}{b-a}, & a \le x \le b \\ 0, & 其他 \end{cases}$$

试求六味地黄丸体积 Y 的数学期望。

解：对直径 X，六味地黄丸的体积为

$$Y = \frac{4}{3}\pi\left(\frac{X}{2}\right)^3 = \frac{1}{6}\pi X^3$$

故由式(3-18)可知，Y 的数学期望为

$$E(Y) = E\left(\frac{1}{6}\pi X^3\right) = \int_{-\infty}^{+\infty} \frac{1}{6}\pi x^3 f(x)\mathrm{d}x = \int_a^b \frac{1}{6}\pi x^3 \frac{1}{b-a}\mathrm{d}x = \frac{\pi}{6(b-a)}\int_a^b x^3\mathrm{d}x$$

$$= \frac{\pi}{6(b-a)}\left[\frac{x^4}{4}\right]_a^b = \frac{\pi(b^4-a^4)}{24(b-a)} = \frac{\pi}{24}(a+b)(a^2+b^2)$$

（四）数学期望的性质

数学期望具有以下重要性质：

(1)设 C 为常数,则 $E(C)=C$;

(2)设 X 为随机变量,C 为常数,则 $E(CX)=C\cdot E(X)$;

(3)对任意常数 a、b,$E(aX+b)=aE(X)+b$;

(4)对任意随机变量 X、Y,$E(X+Y)=E(X)+E(Y)$,

一般地,对任意 n 个随机变量 $X_1,X_2,\cdots,X_n$,有

$$E(X_1+X_2+\cdots+X_n)=E(X_1)+E(X_2)+\cdots+E(X_n) \qquad 式(3\text{-}19)$$

(5)若 X、Y 相互独立,则 $E(XY)=E(X)\cdot E(Y)$。

这里仅对(3)就连续型情形给出证明。

证明:设 X 的密度为 $f(x)$,则

$$E(aX+b)=\int_{-\infty}^{+\infty}(ax+b)f(x)\mathrm{d}x=a\int_{-\infty}^{+\infty}xf(x)\mathrm{d}x+b\int_{-\infty}^{+\infty}f(x)\mathrm{d}x=aE(X)+b$$

在求解数学期望时,如能恰当利用上述性质,将使求解过程变得简捷有效。

下面就来考察本章开始时提出的案例3-1的血液化验问题。

案例3-1 解:第(1)种方案逐个化验要化验 5 000 次。

对于第(2)种方案,用 X_i 表示第 i 组化验的次数($i=1,2,\cdots,1\,000$),则 X_i 是一个随机变量,且 X_i ($i=1,2,\cdots,1\,000$)均服从相同的分布,其分布律为

X	1	6
P	$(1-0.03)^5$	$1-(1-0.03)^5$

各组化验次数 X_i 的数学期望(即平均化验次数)为

$$E(X_i)=1\times(1-0.03)^5+6\times\left[1-(1-0.03)^5\right]=1\times0.859+6\times0.141=1.705$$

所以,对于方案(2),由式(3-19)可知,化验总次数 X 的数学期望(平均化验次数)为

$$E(X)=E(X_1+X_2+\cdots+X_{1\,000})=E(X_1)+E(X_2)+\cdots+E(X_{1\,000})=1\,000\times1.705=1\,705$$

可见方案(2)显著优于方案(1),平均而言仅需化验 1 705 次,与方案(1)相比,大致可以减少 2/3 的工作量。

二、方差与标准差

(一)方差与标准差的概念

数学期望(均值)是随机变量的最重要的数字特征,它体现随机变量取值的平均程度。但有时不仅需要了解随机变量取值的平均数,还要知道随机变量取值偏离其均值的分散程度。例如,有甲、乙两台药品自动装瓶机,每瓶标准重量为 100(g)。若以 X、Y 表示这两台药品自动装瓶机所装的每瓶重量,由以往的装瓶结果可知,X、Y 的分布列为表 3-5 和表 3-6。

表 3-5 X 的概率分布表

X	99	100	101
P	0.2	0.6	0.2

表 3-6 Y 的概率分布表

Y	98	99	100	101	102
P	0.15	0.2	0.3	0.2	0.15

则哪台自动装瓶机的性能更好呢?已知 $E(X)=E(Y)=100$,即它们所装药瓶的平均重量均为 100(g)。显然,由此难以比较这两台装瓶机的优劣。但由分布律可看出,X 的取值较 Y 的取值更集中于均值 100,这表明甲装瓶机的性能优于乙装瓶机,那么应如何衡量这种随机变量取值偏离其均值的程度呢?

可以利用 $E[\,|X-E(X)|\,]$ 来表示。但因绝对值不便于计算,故通常将绝对值改为平方来考虑,即用 $E[\,(X-E(X))^2\,]$ 来衡量随机变量的取值与其均值 $E(X)$ 的偏离程度。

定义 3-9　对随机变量 X,若 $E[\,(X-E(X))^2\,]$ 存在,则称 $E[\,(X-E(X))^2\,]$ 为随机变量 X 的方差(variance),记为 $D(X)$ 或 $\mathrm{Var}(X)$。即

$$D(X) = E[\,(X-E(X))^2\,]$$

而称 $\sigma(X) = \sqrt{D(X)}$ 为 X 的标准差(standard deviation)。

由定义可知,方差 $D(X)$ 实际上为随机变量 X 的函数 $g(X) = (X-E(X))^2$ 的数学期望,故当 X 为离散型随机变量时,设其概率分布律为 $P\{X = x_k\} = p_k$, $k = 1, 2, \cdots$,则

$$D(X) = E[\,(X-E(X))^2\,] = \sum_{k=1}^{+\infty} (x_k - E(X))^2 p_k \qquad \text{式}(3\text{-}20)$$

而当 X 为连续型随机变量时,设其密度为 $f(x)$,则

$$D(X) = E[\,(X-E(X))^2\,] = \int_{-\infty}^{+\infty} (x - E(X))^2 f(x)\,\mathrm{d}x \qquad \text{式}(3\text{-}21)$$

显然,由方差的定义可知,方差是一个非负常数,该常数的大小刻画随机变量 X 的取值偏离其均值的分散程度。方差越大,X 的取值越分散;方差越小,则 X 的取值越集中。但方差的量纲与 X 的量纲不同,如果希望量纲一致,则可用标准差来反映 X 取值的分散程度。

在前面提到的自动装瓶机性能比较的例子中,由方差定义公式即式(3-20)知

$$D(X) = \sum_{k=1}^{3} (x_k - E(X))^2 p_k = (-1)^2 \times 0.2 + 0^2 \times 0.6 + 1^2 \times 0.2 = 0.4$$

$$D(Y) = \sum_{k=1}^{5} (y_k - E(Y))^2 p_k = (-2)^2 \times 0.15 + (-1)^2 \times 0.2 + 0^2 \times 0.3 + 1^2 \times 0.2 + 2^2 \times 0.15 = 1.6$$

因 $D(X) < D(Y)$,表明甲装瓶机所装的瓶重量较乙装瓶机而言更集中于均值 $100(\mathrm{g})$,即甲装瓶机的性能优于乙装瓶机。

在计算方差 $D(X)$ 时,还可利用下列定理。

定理 3-2(方差的重要公式)　对于任意随机变量 X,有

$$D(X) = E(X^2) - [E(X)]^2 \qquad \text{式}(3\text{-}22)$$

证明:利用数学期望的性质可得

$$D(X) = E[\,(X-E(X))^2\,] = E[\,X^2 - 2X \cdot E(X) + (E(X))^2\,]$$
$$= E(X^2) - 2E(X) \cdot E(X) + [E(X)]^2 = E(X^2) - [E(X)]^2$$

例 3-11　随机变量 X 服从参数为 λ 的泊松分布:

$$P\{X = k\} = \frac{\lambda^k}{k!}\mathrm{e}^{-\lambda}, \ k = 0, 1, 2, \cdots$$

其中 $\lambda > 0$ 是常数,试求 $D(X)$。

解:由例 3-7 可知,$E(X) = \lambda$。再由方差的重要公式即式(3-22)可知

$$D(X) = E(X^2) - [E(X)]^2 = \sum_{k=0}^{+\infty} k^2 \frac{\lambda^k}{k!}\mathrm{e}^{-\lambda} - \lambda^2 = \mathrm{e}^{-\lambda} \sum_{k=1}^{+\infty} [k(k-1) + k]\frac{\lambda^k}{k!} - \lambda^2$$

$$= \mathrm{e}^{-\lambda}\left[\sum_{k=2}^{+\infty} \frac{\lambda^{k-2}}{(k-2)!}\lambda^2 + \sum_{k=1}^{+\infty} \frac{\lambda^{k-1}}{(k-1)!}\lambda\right] - \lambda^2 = \mathrm{e}^{-\lambda}(\lambda^2 \mathrm{e}^{\lambda} + \lambda \mathrm{e}^{\lambda}) - \lambda^2$$

$$= \lambda^2 + \lambda - \lambda^2 = \lambda$$

即泊松分布的方差和数学期望均为其参数 λ。

例 3-12　设随机变量 X 服从 $[a, b]$ 内的均匀分布:

$$f(x) = \begin{cases} \dfrac{1}{b-a}, & a \leq x \leq b \\ 0, & \text{其他} \end{cases}$$

试求 X 的方差 $D(X)$。

解: 由例 3-8 可知, $E(X) = \dfrac{a+b}{2}$, 而

$$E(X^2) = \int_{-\infty}^{+\infty} x^2 f(x)\,\mathrm{d}x = \int_a^b x^2\,\frac{1}{b-a}\,\mathrm{d}x = \frac{1}{b-a}\left[\frac{x^3}{3}\right]_a^b = \frac{1}{b-a}\,\frac{b^3-a^3}{3} = \frac{1}{3}(b^2+ab+a^2)$$

再由方差的重要公式即式(3-22)得

$$D(X) = E(X^2) - [E(X)]^2 = \frac{1}{3}(b^2+ab+a^2) - \left(\frac{a+b}{2}\right)^2 = \frac{1}{12}(b-a)^2$$

（二）方差的性质

方差具有以下一些重要性质(设下列等式右边的方差均存在)。

(1)对任意常数 C, $D(C) = 0$；

(2)设 X 为随机变量, C 为常数, 则 $D(CX) = C^2 D(X)$；

(3) $D(aX+b) = a^2 D(X)$, $(a$、b 为常数)；

(4)若随机变量 X 与 Y 相互独立, 则 $D(X \pm Y) = D(X) + D(Y)$

一般地, 如果随机变量 $X_1, X_2, \cdots, X_n$ 相互独立, 则有

$$D(X_1 + X_2 + \cdots + X_n) = D(X_1) + D(X_2) + \cdots + D(X_n)$$

这里仅对(3)给出证明。

证明: 由方差的定义和数学期望的性质, 有

$$D(aX+b) = E[(aX+b) - E(aX+b)]^2 = E[(aX+b-aE(X)-b)^2]$$
$$= E[a^2(X-E(X))^2] = a^2 E[(X-E(X))^2] = a^2 D(X)$$

例 3-13 随机变量 X 的概率密度为

$$f(x) = \begin{cases} a+bx, & 0 < x < 2 \\ 0, & \text{其他} \end{cases}$$

已知 $E(X) = \dfrac{2}{3}$, 试求方差 $D(X)$ 和 $D(3X+2)$。

解: 因

$$\int_{-\infty}^{+\infty} f(x)\,\mathrm{d}x = \int_0^2 (a+bx)\,\mathrm{d}x = \left[ax + b\,\frac{x^2}{2}\right]_0^2 = 2a + 2b = 1$$

再由已知条件

$$E(X) = \int_{-\infty}^{+\infty} xf(x)\,\mathrm{d}x = \int_0^2 x(a+bx)\,\mathrm{d}x = \left[a\,\frac{x^2}{2} + b\,\frac{x^3}{3}\right]_0^2 = 2a + \frac{8}{3}b = \frac{2}{3}$$

联立以上两式解之得

$$a = 1, \quad b = -\frac{1}{2}$$

故

$$E(X^2) = \int_{-\infty}^{+\infty} x^2 f(x)\,\mathrm{d}x = \int_0^2 x^2\left(1 - \frac{x}{2}\right)\mathrm{d}x = \frac{2}{3}$$

从而

$$D(X) = E(X^2) - [E(X)]^2 = \frac{2}{3} - \left(\frac{2}{3}\right)^2 = \frac{2}{9}$$

$$D(3X+2) = 3^2 D(X) = 9 \times \frac{2}{9} = 2$$

在已知随机变量 X 的均值 $E(X)$ 和方差 $D(X)$ 时, 常考虑 X 的标准化随机变量(standard random variable)：

$$X^* = \frac{X - E(X)}{\sqrt{D(X)}}$$

对标准化随机变量 X^*, 有

$$E(X^*) = E\left(\frac{X-E(X)}{\sqrt{D(X)}}\right) = \frac{1}{\sqrt{D(X)}}(E(X)-E(X)) = 0$$

$$D(X^*) = D\left(\frac{X-E(X)}{\sqrt{D(X)}}\right) = \frac{1}{D(X)}D(X-E(X)) = \frac{D(X)}{D(X)} = 1$$

即对于标准化随机变量 X^*，其数学期望等于 0，其方差总为 1。

三、矩

除前面介绍的数学期望 $E(X)$ 和方差 $D(X)$ 外，常用的数字特征还有矩、协方差和相关系数等，其中协方差和相关系数将在本章第六节介绍。

定义 3-10　对随机变量 X 和非负整数 k，若 $E(X^k)$ 存在，则称 $E(X^k)$ 为 X 的 k 阶原点矩（origin moment），简称 k 阶矩；若 $E[(X-E(X))^k]$ 存在，则称 $E[(X-E(X))^k]$ 为 X 的 k 阶中心矩（central moment）。

显然，X 的均值 $E(X)$ 即为其一阶矩，而方差 $D(X)$ 为其二阶中心矩，故 X 的 k 阶矩和 k 阶中心矩就是其均值和方差的推广。又因 X 的矩（或中心矩）实际上都是 X 的函数的数学期望，故可由随机变量函数的数学期望的相应计算公式求得。

在已知 X 的均值 $E(X)$ 和方差 $D(X)$，而要求 X 的二阶矩 $E(X^2)$ 时，由方差的重要公式知

$$E(X^2) = D(X) + (E(X))^2 \qquad\qquad 式(3\text{-}23)$$

【SPSS 软件应用基础】

SPSS 函数概述

SPSS 函数是 SPSS 软件中事先编好的并能实现某些特定计算任务的一段计算机程序，执行这些程序段得到的计算结果称为函数值。使用时只需选用 SPSS 的具体函数形式——函数名（参数），SPSS 便会自动计算函数值。其中，函数名是 SPSS 已经规定好的。圆括号中的参数可以是常量（字符型常量应用引号引起来），也可以是变量或算术表达式。参数可有多个，各参数之间用逗号分隔。

SPSS 函数大致可以分成算术函数、统计函数、分布相关函数、查找函数、字符函数、缺失值函数、日期函数等类别。SPSS 的算术函数名主要有 Sqrt（平方根）、Sin（正弦）、Cos（余弦）、Exp（指数）、Ln（自然对数）等；统计函数名有 Mean（平均值）、Sd（标准差）、Variance（方差）、Sum（总和）、Cfvar（变异系数）、Max（最大值）、Min（最小值）等。

SPSS 的分布类函数用来产生一个服从某种统计分布的随机数序列或计算特定的函数值，函数值为数值型，可以通过【转换】→【计算变量】找到各种函数。SPSS 的主要的分布类函数如表 3-7 所示。

表 3-7　SPSS 的主要的分布类函数

函数名	表达式	功能
随机变量函数	Normal(x)	产生服从正态分布的随机数序列
	Uniform(x)	产生服从均匀分布的随机数序列
	RV.分布名（参数，…）	产生服从指定统计分布的随机数序列
概率密度函数	PDF.分布名（x，参数，…）	计算 x 取特定值的指定分布的概率或密度
累积概率分布函数	CDF.分布名（x，参数，…）	计算 x 对应的指定分布的累积概率
分位数（临界值）函数	PROBIT(p)	计算标准正态分布中累积概率为 p 的分位数
	IDF.分布名（p，参数，…）	计算指定统计分布中累积概率为 p 的分位数

第三节　常用离散型随机变量分布

医药应用中有许多现象的统计规律可用离散型随机变量的概率分布来描述。下面介绍几类常见

的离散型随机变量所服从的分布,简称为离散型分布。

一、二项分布

(一)伯努利试验

在医药模型中,许多试验只有相互对立的两个结果,如药物疗效的结果,有效或无效;生化试验的结果,阴性或阳性;毒性试验的结果,存活或死亡等。为了考察这些试验结果的统计规律,往往需要在相同的条件下独立重复地做 n 次试验。这种每次试验只有两个对立结果(A 和 $\overline{A}$)的 n 次独立重复试验称为 n 重伯努利试验(Bernoulli trial),对应的概率模型称为伯努利概型(Bernoulli probability model)。

显然, n 重伯努利试验是最简单的一类独立重复试验,其共同特征是:

(1)独立重复性:试验在相同条件下重复进行,每次试验结果互不影响。

(2)对立性:每次试验只能是两个相互对立的结果之一, A 或 $\overline{A}$ 出现,且每次试验中 A 事件发生的概率都是 p ,即 $P(A)=p$,($0<p<1$)。通常令 $P(\overline{A})=q$,则有 $q=1-p$ 。

伯努利试验模型是历史上研究最早、应用最广泛的概率试验模型之一,只要在独立重复试验中仅对某事件是否发生感兴趣,就可用伯努利概型来处理。例如,多次重复掷同一枚硬币,观察是否正面向上;用某种药物对多个同类患者进行治疗,观察各个患者的治疗是否有效;在一批产品中进行有放回抽样,观察抽到的是否为次品等,都属于伯努利试验的模型。

知识链接

伯努利——数学统计学家的显赫家族

伯努利(Bernoulli)是17—18世纪瑞士巴塞尔的堪称盛产数学家和自然科学家的大家族。祖孙三代,在欧洲历史上曾留下11位数学家,包括其最为杰出者——雅各布和丹尼尔。

雅各布·伯努利(Jacob Bernoulli,1654—1705年)曾获艺术硕士学位和神学学位,后又自学了数学和天文学,成为巴塞尔大学的数学教授。雅各布在数学上的重要贡献涉及微积分、解析几何、概率论及变分法等,在概率统计学方面作出卓越贡献。他创立了最早的伯努利大数定理,建立了描述独立重复试验序列的"伯努利概型",并撰写了最早的概率论专著——《猜度术》,从而将概率理论系统化,并加以发展。

丹尼尔·伯努利(Daniel Bernoulli,1700—1782年)是雅各布的侄子,巴塞尔大学医学博士,25岁成为俄国彼得堡科学院数学教授,后回瑞士任巴塞尔大学教授、英国皇家学会会员。他在代数学、概率论和微分方程等方面都有重要成果,在概率论中引入正态分布误差理论,发表了第一个正态分布表。由于在数学和物理学方面的杰出成就,他曾10次获得法兰西科学院的嘉奖。

伯努利家族在欧洲享有盛誉,传说年轻的丹尼尔·伯努利在一次穿越欧洲的旅行中与一个陌生人聊天,他自我介绍道:"我是丹尼尔·伯努利。"那个人当时就怒了,讽刺说:"我还是艾萨克·牛顿呢!"丹尼尔认为这是他听过的最衷心的赞扬。

定理 3-3　在 n 重伯努利试验中,设

$$X = \{n \text{ 重伯努利试验中事件 } A \text{ 发生的次数}\}$$

事件 A 恰好发生 k 次的概率为

$$P\{X=k\} = C_n^k p^k q^{n-k}, \ k=0,1,\cdots,n; q=1-p \qquad \text{式(3-24)}$$

证明:由于在 n 重伯努利试验中各次试验相互独立,且在每次试验中 $P(A)=p$,则事件 A 在指定的 k 次试验中发生,而在其余的 $(n-k)$ 次试验中不发生的概率应为

$$\underbrace{p \cdot p \cdots p}_{k\uparrow}\underbrace{(1-p)(1-p)\cdots(1-p)}_{(n-k)\uparrow} = p^k(1-p)^{n-k} = p^k q^{n-k}$$

在 n 次试验中,由于事件 A 在不同的 k 次试验中发生的情形共 C_n^k 种,且它们是互不相容的,其概率均为 $p^k q^{n-k}$,由概率的有限可加性,在 n 次试验中事件 A 恰好发生 k 次的概率为

$$P\{X=k\} = C_n^k p^k q^{n-k}, \quad k=0,1,\cdots,n$$

例 3-14 某药治某病的治愈率为 80%,今用该药治病 20 例。试求:

(1)有人未治愈的概率;

(2)恰有 2 例未治愈的概率;

(3)未治愈的不超过 2 例的概率。

解: 在大量人群中任选 20 人服药治疗,观察各患者是否未被治愈,就相当于做了 20 次独立重复试验,每次试验均考察事件 $A = \{$该患者未被治愈$\}$ 是否发生的伯努利概型,因为治愈率为 80%,则未治愈率为 20%,即 $P(A) = 0.2$。这即是 $n=20, p=0.2$ 的伯努利试验。

设 $$X = \{20 \text{人中未被治愈的人数}\}$$

由定理 3-3 及式(3-24)得

$$P\{X=k\} = C_{20}^k 0.2^k 0.8^{20-k}, \quad k=0,1,2,\cdots,n$$

(1)有人未治愈就是至少有 1 人未治愈,故所求的概率为

$$P\{X \geqslant 1\} = \sum_{k=1}^{20} C_{20}^k 0.2^k 0.8^{20-k} = 1 - P\{X=0\} = 1 - 0.8^{20} = 0.988\ 5$$

(2)恰有 2 例未治愈的概率为

$$P\{X=2\} = C_{20}^2 0.2^2 0.8^{18} = 0.136\ 9$$

(3)未治愈的人不超过 2 人的概率为

$$P\{X \leqslant 2\} = \sum_{k=0}^{2} C_{20}^k 0.2^k 0.8^{20-k} = 0.011\ 5 + 0.057\ 6 + 0.136\ 9 = 0.206\ 0$$

实际计算上述概率时,还可利用本书的二项分布表(附表 1)来查表进行。此时,只需对 $n=20$、$p=0.2$ 直接查附表 1 的 $P\{X \geqslant k\}$ 值可得:

(1)$P_1 = P\{X \geqslant 1\} = 0.988\ 47$;

(2)$P_2 = P\{X=2\} = P\{X \geqslant 2\} - P\{X \geqslant 3\} = 0.930\ 82 - 0.793\ 92 = 0.136\ 90$;

(3)$P_3 = P\{X \leqslant 2\} = 1 - P\{X \geqslant 3\} = 1 - 0.793\ 92 = 0.206\ 08$。

(二)两点分布

定义 3-11 若随机变量 X 的分布律为

$$P\{X=1\} = p, \quad P\{X=0\} = q \quad (0<p<1, q=1-p)$$

则称 X 服从参数为 p 的两点分布(two-point distribution)或 0-1 分布(0-1 distribution),记为 $X \sim B(1,p)$。两点分布的分布还可表示为下列分布列形式(表 3-8):

表 3-8 两点分布的分布列

X	0	1
P	q	p

两点分布 $B(1,p)$ 对应于一次伯努利试验中事件 A 发生次数的分布。在实际问题中,产品一次抽样中,抽到的是"次品"还是"正品";参加一次考试,成绩是"合格"还是"不合格";做一次药效试验,其疗效是"有效"还是"无效";等,都可用两点分布来描述。

对两点分布,其数学期望和方差分别为 $E(X) = p$ 和 $D(X) = pq$。

（三）二项分布

定义 3-12　若随机变量 X 的分布律为

$$P\{X=k\}=C_n^k p^k q^{n-k},\ k=0,1,\cdots,n$$

则称 X 服从二项分布（binomial distribution）或伯努利分布，记为 $X\sim B(n,p)$。这里 n、p 为参数，$q=1-p$，C_n^k 是组合数。二项分布的分布还可表示为下列分布列形式（表 3-9）：

表 3-9　二项分布的分布列

X	0	1	$\cdots$	k	$\cdots$	n
P	q^n	$C_n^1 p q^{n-1}$	$\cdots$	$C_n^k p^k q^{n-k}$	$\cdots$	p^n

对二项分布，有 $p_k=C_n^k p^k q^{n-k}\geqslant 0(k=0,1,\cdots,n)$，且

$$\sum_{k=0}^n p_k=\sum_{k=0}^n C_n^k p^k q^{n-k}=(p+q)^n=1$$

即满足分布概率 p_k 的基本性质即式（3-2）和式（3-3），同时 $p_k=C_n^k p^k q^{n-k}$ 恰好是二项式 $(p+q)^n$ 的通项，这也是二项分布名称的来历。

由定理 3-3 可知，二项分布对应于多重伯努利试验模型的分布。即若以 X 表示 n 重伯努利试验中事件 A 出现的次数，则随机变量 X 将服从二项分布 $B(n,p)$，其中 p 为每次试验中 A 事件发生的概率。

特别当 $n=1$ 时，二项分布化为两点分布，这时

$$P\{X=k\}=p^k q^{1-k},\ k=0,1$$

若 $X_i(i=1,2,\cdots,n)$ 相互独立且服从相同的两点分布 $B(1,p)$，则

$$X=X_1+X_2+\cdots+X_n\sim B(n,p)$$

为了对二项分布概型有较直观的深刻认识，图 3-5 给出对于 $p=0.2$ 及 $n=9$、16、25 的二项分布值 $P_n(k)$ 的相应图形。

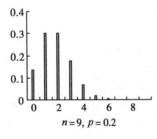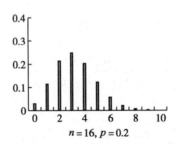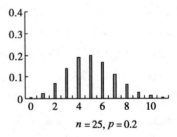

图 3-5　二项分布 $B(n,p)$ 概率分布

由图 3-5 可知，对于固定的 n、p，二项分布的概率 $P_n(k)$ 先随着 k 增大而单调增大到最大值，然后单调减少，通常称使分布概率 $P_n(k)$ 达最大的 k_0 为分布的最可能值（the most probable value）。对二项分布，可知其最可能值为

$$k_0=\begin{cases}(n+1)p-1\ \text{或}\ (n+1)p, & \text{当}(n+1)p\ \text{为整数}\\ [(n+1)p], & \text{当}(n+1)p\ \text{为非整数}\end{cases}\qquad\text{式（3-25）}$$

其中 $[(n+1)p]$ 表示对 $(n+1)p$ 之值取整。

对二项分布 $B(n,p)$，其数学期望为

$$E(X)=\sum_{k=0}^n k p_k=\sum_{k=1}^n k C_n^k p^k q^{n-k}=\sum_{k=1}^n \frac{kn!}{k!(n-k)!}p^k q^{n-k}=np\sum_{k=1}^n \frac{(n-1)!}{(k-1)!(n-k)!}p^{k-1}q^{(n-1)-(k-1)}$$

$$=np\sum_{k=1}^n C_{n-1}^{k-1}p^{k-1}q^{(n-1)-(k-1)}=np(p+q)^{n-1}=np$$

类似的计算可得其方差和标准差分别为

$$D(X) = npq, \ \sigma(X) = \sqrt{D(X)} = \sqrt{npq}$$

计算二项分布的概率时,还可利用本书的二项分布表(附表1)来查表进行。

例3-15　设某地区流行某种传染病,人们受感染的概率为20%,在该地区某单位共有30人,试求:

(1)该单位最可能被传染的人数和相应概率;

(2)该单位被传染人数的平均数、标准差;

(3)现对该单位每人都注射一种据称能预防该传染病的疫苗,注射后至多有1人被传染,试推断该疫苗是否真的较为有效?

解:考察这30人是否被传染的问题,可归结为 $n = 30$ 的 n 重伯努利试验问题。令

$$X = \{30 \text{人中被传染的人数}\}$$

则 X 将服从 $n = 30$、$p = 0.2$ 的二项分布 $B(30, 0.2)$。

(1)由式(3-25)知,由于 $(n+1)p = 31 \times 0.2 = 6.2$ 不为整数,故最可能值 $k_0 = [6.2] = 6$,即最可能有6人被传染。相应的概率为

$$P\{X = 6\} = C_{30}^6 (0.2)^6 (0.8)^{24} = 0.179\,46$$

或查附表1得

$$P\{X = 6\} = P\{X \geqslant 6\} - P\{X \geqslant 7\} = 0.572\,49 - 0.393\,03 = 0.179\,46$$

(2)即需求 X 的均值 $E(X)$、标准差 $\sigma(X)$:

$$E(X) = np = 30 \times 0.2 = 6$$

$$\sigma(X) = \sqrt{D(X)} = \sqrt{npq} = \sqrt{30 \times 0.2 \times 0.8} = \sqrt{4.8} = 2.19$$

故该单位被传染人数的平均数为6人,标准差为2人。

(3)若该疫苗完全无效,则该单位30人被传染的概率仍为0.2,而30人中至多有1人被传染的概率为

$$P\{X \leqslant 1\} = P\{X = 0\} + P\{X = 1\} = (0.8)^{30} + C_{30}^1 (0.2)(0.8)^{29} = 0.001\,24 + 0.009\,28 = 0.010\,52$$

或查附表1得

$$P\{X \leqslant 1\} = 1 - P\{X \geqslant 2\} = 1 - 0.989\,48 = 0.010\,52$$

显然,此概率0.010 52非常小。这表示在正常情况下,如果该疫苗完全无效,则不大可能发生这种情形,由此就可认为该疫苗真的有效。

实际上通常约定概率不超过0.05的事件为小概率事件,因为概率很小,认为这种小概率事件在一次试验中几乎不可能发生,这就是"小概率事件原理"。一旦小概率事件发生,被视为反常,就有理由认为原来的假设或导致它发生的原因不成立,这就是上述判断的依据。

【**SPSS软件应用**】　在SPSS中,用SPSS概率函数PDF.BINOM可计算二项分布的概率值 $P\{X = x\}$;用SPSS累积分布函数CDF.BINOM可计算二项分布的累积概率值 $P\{X \leqslant x\}$。即

$$P\{X = x\} = \text{PDF.BINOM}(x, n, p); \ P\{X \leqslant x\} = \text{CDF.BINOM}(x, n, p)$$

其中 n, p 分别为二项分布的参数。

下面用SPSS软件求例3-15中(1)和(3)的概率值,例中二项分布为 $B(30, 0.2)$。

对例3-15(1),在SPSS中打开空白数据集,在首列输入6,选择菜单【转换】→【计算变量】,在对话框【计算变量】中(图3-6),在【目标变量】中输入新变量名P1,再在【函数组】中选定:PDF与非中心PDF,在【函数和特殊变量】中选定二项分布的概率函数:Pdf.Binom,点击↑,则在【数字表达式】中出现PDF.BINOM(?,?,?),根据函数提示说明,依次输入参数值6、30和0.2;点击 确定 ,在数据集窗口即可得概率 $P\{X = 6\}$ 的值P1为0.179 46。

对例3-15(3),用SPSS来求 $P\{X \leqslant 1\}$ 的值。与上述操作类似,选择菜单【转换】→【计算变

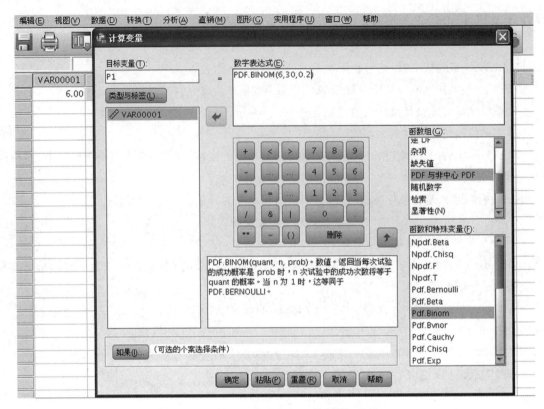

图3-6　对话框【计算变量】计算概率值

量】，在【目标变量】中输入 P2，再在【函数组】中选定：CDF 与非中心 CDF，在【函数和特殊变量】中选定二项分布累积概率函数 CDF.Binom，点击 ↑，再在【数字表达式】中选定：CDF.BINOM（1，30，0.2）；点击 确定 ，在数据集窗口即得分位数 $P\{X \le 1\}$ 值 P2 为 0.010 52。

二、泊松分布

定义 3-13　若随机变量 X 的分布律为

$$P\{X=k\} = \frac{\lambda^k}{k!}\mathrm{e}^{-\lambda},\ k=0,1,2,\cdots$$

其中 $\lambda > 0$ 是常数，则称 X 服从参数为 λ 的泊松分布（Poisson distribution），记为 $X \sim P(\lambda)$。

因 $\lambda > 0$，对泊松分布，有 $p_k = \frac{\lambda^k}{k!}\mathrm{e}^{-\lambda} \ge 0, k = 0,1,\cdots,$ 且

$$\sum_{k=0}^{+\infty} p_k = \sum_{k=0}^{+\infty}\frac{\lambda^k}{k!}\mathrm{e}^{-\lambda} = \mathrm{e}^{-\lambda}\left(\sum_{k=0}^{+\infty}\frac{\lambda^k}{k!}\right) = \mathrm{e}^{-\lambda}\mathrm{e}^{\lambda} = 1$$

即它确实构成一个分布的概率函数。

对前面讨论的二项分布，当 n 很大时其概率计算颇为烦琐。对此，法国数学家泊松（S.D.Poisson）提出下列泊松定理，并得到 n 很大、p 较小时的泊松近似公式来帮助进行计算。

定理 3-4（泊松定理）　设 $np_n \rightarrow \lambda (>0)$ 为常数，则对任一确定正整数 k，有

$$\lim_{n \rightarrow +\infty} C_n^k p_n^k (1-p_n)^{n-k} = \frac{\lambda^k}{k!}\mathrm{e}^{-\lambda}\ （证明略）$$

由此定理可知，当 n 很大、p 较小时（一般只要 $n \ge 20$、$p \le 0.1$ 时），对任一确定的 k，有下列泊松近似公式（其中 $\lambda = np$）：

$$C_n^k p^k q^{n-k} \approx \frac{\lambda^k}{k!}\mathrm{e}^{-\lambda}\ （其中 \lambda = np）\qquad\qquad 式（3-26）$$

泊松定理表明,当 $np_n \to \lambda$(常数)时,二项分布 $B(n,p)$ 以泊松分布 $P(\lambda)$ 为其极限分布。这表明泊松分布可作为描述大量试验中稀疏现象(小概率事件)发生次数的概率分布模型,同时还常用于研究单位时间或空间内某事件发生次数的分布。例如,某地区生三胞胎数,某种少见病(如食管癌)发病数的分布,细菌、红细胞等在单位面积或容积内计数结果的分布,放射性物质在单位时间内放射出的 α 粒子数,电话总机在单位时间内接到的呼叫数的分布等均服从泊松分布。图 3-7 给出 $\lambda = 5$ 的泊松分布概率分布图。

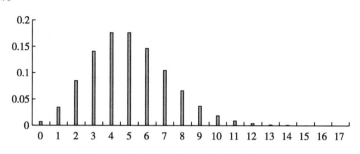

图 3-7 泊松分布($\lambda = 5$)的概率分布

显然,作为二项分布的极限分布,对固定的 λ,泊松分布的 p_k 具有与二项分布类似的上升下降性。其最可能值为

$$k_0 = \begin{cases} \lambda \text{ 或 } \lambda - 1, & \lambda \text{ 为整数} \\ [\lambda], & \lambda \text{ 为非整数} \end{cases}$$

其中 $[\lambda]$ 表示对 λ 的值取整。

对泊松分布,由例 3-7 和例 3-11 可知其数学期望和方差均为其参数 λ:

$$E(X) = \lambda \,; D(X) = \lambda$$

即泊松分布的分布律由其数学期望或方差 λ 唯一确定。

一般可利用泊松分布表(附表 2)计算泊松分布的概率。

下面就可考察本章开始时提出的案例 3-2 的设备维修问题。

案例 3-2 解:显然维修人员能否及时维修设备,取决于同一时刻发生故障的设备台数。

(1)对方案(1),由 4 人负责维修,每人承包 20 台。设

$$A_i = \{\text{第 } i \text{ 人维修的 20 台设备发生故障而不能及时维修}\}, i = 1,2,3,4$$
$$X = \{\text{第 1 人负责的 20 台设备同时发生故障的台数}\}$$

此时 X 服从 $n = 20$、$p = 0.02$ 的二项分布 $B(20, 0.02)$,从而

$$P\{X = k\} = C_{20}^k (0.02)^k (0.98)^{20-k}, k = 0,1,\cdots,20$$

则

$$P(A_1) = P\{X \geqslant 2\} = 1 - P\{X \leqslant 1\} = 1 - P\{X = 0\} - P\{X = 1\}$$
$$= 1 - (0.98)^{20} - 20 \times 0.02 \times (0.98)^{19} = 1 - 0.667\,6 - 0.272\,5 = 0.059\,9$$

或查附表 1 直接得 $P(A_1) = P\{X \geqslant 2\} = 0.059\,9$。

故所求的概率为

$$P(A_1 + A_2 + A_3 + A_4) = 1 - P(\overline{A_1})P(\overline{A_2})P(\overline{A_3})P(\overline{A_4}) = 1 - (P(\overline{A_1}))^4$$
$$= 1 - (1 - P(A_1))^4 = 1 - (1 - 0.059\,9)^4 = 0.218\,9$$

(2)考虑方案(2),3 人共同负责 80 台设备的维修。设

$$Y = \{80 \text{ 台设备中同时发生故障的台数}\}$$

则 Y 服从 $n = 80$、$p = 0.02$ 的二项分布 $B(80, 0.02)$。此时因为 $n = 80 \geqslant 20$,$p = 0.02 \leqslant 0.1$,所以可以利用泊松近似公式来计算。

由 $\lambda = np = 80 \times 0.02 = 1.6$，利用泊松分布表（附表 2），所求的概率为

$$P\{Y \geqslant 4\} = \sum_{k=4}^{80} C_{80}^{k}(0.02)^{k}(0.98)^{80-k} \approx \sum_{k=4}^{80} \frac{(1.6)^{k}}{k!} e^{-1.6} = 0.078\ 8$$

该概率小于方案（1）的概率，故方案（2）优于方案（1）。

在该案例中，虽然方案（2）平均每人至少需维修 26 台，比方案（1）增加 30% 的工作量，但是其管理质量反而显著提高了。这也体现了概率统计的研究对于国民经济特别是生产管理等方面问题的解决所具有的重要意义。

【SPSS 软件应用】 在 SPSS 中，用 SPSS 概率函数 PDF.POISSON 可计算泊松分布的概率值 $P\{X = x\}$；用 SPSS 累积分布函数 CDF.POISSON 可计算泊松分布的累积概率值 $P\{X \leqslant x\}$。即

$$P\{X = x\} = \text{PDF.POISSON}(x, \lambda)；\quad P\{X \leqslant x\} = \text{CDF.POISSON}(x, \lambda)$$

其中 λ 为泊松分布 $P(\lambda)$ 的参数。

下面用 SPSS 软件求案例 3-2（2）中泊松分布 $P(\lambda)$（$\lambda = 1.6$）的概率 $P\{Y \geqslant 4\}$ 的值。

在 SPSS 的数据集中输入 3，与前面计算的累积概率函数值类似，选择菜单【转换】→【计算变量】，在【目标变量】中输入 P3，在【数字表达式】中选定：CDF.POISSON(3, 1.6)；点击 确定，在数据集窗口即可得累积概率 $P\{Y \leqslant 3\}$ 值 P3 为 0.921 2。故

$$P\{Y \geqslant 4\} = 1 - P\{Y \leqslant 3\} = 1 - 0.921\ 2 = 0.078\ 8$$

三、超几何分布

定义 3-14　若随机变量 X 的分布律为

$$P\{X = k\} = \frac{C_{M}^{k} C_{N-M}^{n-k}}{C_{N}^{n}},\ k = 0, 1, \cdots, \min(M, n)$$

则称 X 服从参数为 N, M, n 的超几何分布（hypergeometric distribution），记为 $X \sim H(N, M, n)$。其中 $M \leqslant N$，$n \leqslant N$、N、M、n 均为正整数。

超几何分布常用于药品、疫苗等的质量管理与流行病学的阳性抽检研究。例如，在产品不放回抽样检测中，设有一批 N 个同类产品中有 M 个次品，现从中任取 n 个，则这 n 个抽样产品中次品数 X 就服从参数为 N, M, n 的超几何分布 $H(N, M, n)$。例 3-1 就是超几何分布的应用例子。

对超几何分布，当 $N \to +\infty$ 时，$\frac{M}{N} \to p$，而 n、k 不变时，有

$$\lim_{N \to +\infty} \frac{C_{M}^{k} C_{N-M}^{n-k}}{C_{N}^{n}} = C_{n}^{k} p^{k} q^{n-k}$$

即超几何分布以二项分布为其极限分布。例如，在产品抽样检验中，当产品总数很多时，无放回抽样的超几何分布可以当作有放回抽样的二项分布来近似计算。

第四节　常用连续型随机变量分布

下面介绍常见的连续型随机变量所服从的分布，简称连续型分布。

一、正态分布

正态分布

正态分布是概率论与数理统计的理论与应用中最重要的分布，它的应用极为广泛。该分布最早是由法国数学家棣莫弗（De Moivre，1667—1754 年）于 1733 年提出的，德国数学家高斯（C.F.Gauss，1777—1855 年）在研究误差理论时曾用它来刻画误差，因此也称高斯分布（Gaussian distribution）。许多统计分析方法都是以正态分布理论为基础的，许

多随机变量,如工厂产品质量指标、农作物产量及人的身高、体重、红细胞数和胆固醇含量等都服从或近似服从正态分布。这些随机变量的共同特点是其数值多数集中在均值附近的中间状态,偏离均值较远的数值出现较少,即"中间多,两头少"的分布形态。实际上,如果有许多随机因素影响某一数量指标,而每个随机因素都不起主要作用(作用微小)时,则该数量指标服从正态分布(可由中心极限定理证明)。另外有许多重要的分布如二项分布等可以用正态分布近似,还有许多重要的分布如 t 分布、χ^2 分布等可以由正态分布导出。

知识链接

"数学王子"高斯与正态分布

德国著名数学家、天文学家高斯(C. F. Gauss,1777—1855 年)被认为是历史上最伟大的数学家之一,并有"数学王子"的美誉。

1792 年,15 岁的高斯进入卡罗琳学院,在那里,他独立发现了二项式定理的一般形式、数论上的"二次互反律"、素数定理及算术-几何平均数等,发展了数学分析理论。

1795 年,18 岁的高斯转入哥廷根大学,其间发现了质数分布定理和最小二乘法,大学一年级(19 岁)的高斯发明了用圆规和直尺绘制正十七边形的尺规作图法,解决了 2 000 年来悬而未决的几何难题。通过对足够多的测量数据误差的处理后,成功地得到钟形曲线即正态分布曲线。该函数被命名为标准正态分布或高斯分布,并在概率计算中大量使用。其后他在谷神星轨迹测定、代数学基本定理证明、非欧几里得几何创立、微分几何及大地测量学等方面的研究都有重大贡献。

现今德国 10 马克的印有高斯头像的钞票还印有正态分布的密度曲线。

(一)正态分布

定义 3-15 若随机变量 X 的概率密度为

$$f(x) = \frac{1}{\sqrt{2\pi}\,\sigma} e^{-\frac{(x-\mu)^2}{2\sigma^2}}, \quad -\infty < x < +\infty$$

其中 μ、$\sigma(>0)$ 均为常数,则称 X 服从正态分布(normal distribution),记为 $X \sim N(\mu, \sigma^2)$。

正态分布的分布函数为

$$F(x) = \int_{-\infty}^{x} \frac{1}{\sqrt{2\pi}\,\sigma} e^{-\frac{(x-\mu)^2}{2\sigma^2}} \, dx, \quad -\infty < x < +\infty$$

它是介于 $[0,1]$ 之间且单调递增的连续函数,并有 $F(\mu) = 0.5$。

正态分布的概率密度图和分布函数图分别见图 3-8 和图 3-9。

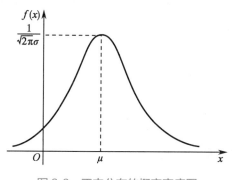

图 3-8 正态分布的概率密度图

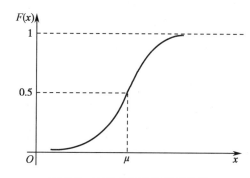

图 3-9 正态分布的分布函数图

对正态分布,其数学期望为

$$E(X) = \int_{-\infty}^{+\infty} xf(x)\,\mathrm{d}x = \int_{-\infty}^{+\infty} x\,\frac{1}{\sqrt{2\pi}\,\sigma}\mathrm{e}^{-\frac{(x-\mu)^2}{2\sigma^2}}\mathrm{d}x$$

进行积分变换，令 $t = \dfrac{x-\mu}{\sigma}$，得

$$E(X) = \int_{-\infty}^{+\infty}(\sigma\cdot t+\mu)\frac{1}{\sqrt{2\pi}}\mathrm{e}^{-\frac{t^2}{2}}\mathrm{d}t = \frac{\sigma}{\sqrt{2\pi}}\int_{-\infty}^{\infty}t\mathrm{e}^{-\frac{t^2}{2}}\mathrm{d}t + \mu\int_{-\infty}^{+\infty}\frac{1}{\sqrt{2\pi}}\mathrm{e}^{-\frac{t^2}{2}}\mathrm{d}t = \frac{\sigma}{\sqrt{2\pi}}\Big[-\mathrm{e}^{-\frac{t^2}{2}}\Big]_{-\infty}^{+\infty} + \mu = \mu$$

而正态分布的方差为

$$D(X) = E\big[(X-\mu)^2\big] = \int_{-\infty}^{+\infty}(x-\mu)^2\,\frac{1}{\sqrt{2\pi}\,\sigma}\mathrm{e}^{-\frac{(x-\mu)^2}{2\sigma^2}}\mathrm{d}x$$

进行积分变换，令 $t = \dfrac{x-\mu}{\sigma}$，得

$$D(X) = \frac{\sigma^2}{\sqrt{2\pi}}\int_{-\infty}^{+\infty}t^2\mathrm{e}^{-\frac{t^2}{2}}\mathrm{d}t = \frac{\sigma^2}{\sqrt{2\pi}}\Big(\Big[-t\mathrm{e}^{-\frac{t^2}{2}}\Big]_{-\infty}^{+\infty} + \int_{-\infty}^{+\infty}\mathrm{e}^{-\frac{t^2}{2}}\mathrm{d}t\Big) = \sigma^2\frac{1}{\sqrt{2\pi}}\sqrt{2\pi} = \sigma^2$$

即正态分布 $N(\mu,\sigma^2)$ 的参数 μ、σ^2 分别为其数学期望 $E(X)$、方差 $D(X)$，而正态分布 $N(\mu,\sigma^2)$ 完全由其数学期望 μ 和方差 σ^2 确定。

正态分布的概率密度 $f(x)$ 曲线称为正态曲线（normal curve），如图 3-10 和图 3-11 所示，其重要特征为：

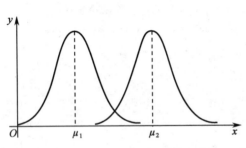

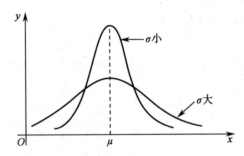

图 3-10　正态分布不同 μ 的密度曲线　　　图 3-11　正态分布不同 σ 的密度曲线

（1）正态曲线为 x 轴上方的"钟形"光滑曲线，关于 $x=\mu$ 对称，并在 $x=\mu$ 达到最大值 $\dfrac{1}{\sqrt{2\pi}\,\sigma}$。这表明随机变量 X 的取值主要集中在 $x=\mu$ 附近，μ 的值确定 $f(x)$ 曲线的位置（图 3-10）；且离 $x=\mu$ 越远，$f(x)$ 的值也就越小。

（2）当 $x\rightarrow\pm\infty$ 时，$f(x)\rightarrow0$。即 $f(x)$ 曲线以 x 轴为其渐近线，且在 $x=\mu+\sigma$ 和 $x=\mu-\sigma$ 处有拐点。

（3）标准差 σ 值决定曲线的陡缓程度，即 σ 越大，曲线越平坦，分布越分散；σ 越小，曲线越陡峭，分布越集中（图 3-11）。可见 σ 的大小决定曲线的形状，刻画 X 取值的集中程度。

（4）正态曲线下的总面积等于 1，即

$$\int_{-\infty}^{+\infty}\frac{1}{\sqrt{2\pi}\,\sigma}\mathrm{e}^{-\frac{(x-\mu)^2}{2\sigma^2}}\mathrm{d}x = 1$$

这是所有概率密度必须具有的性质，正态分布也不例外。

服从正态分布的随机变量称为正态变量（normal variable）。可以证明，正态变量具有下列重要性质：

定理 3-5　（1）若 X 服从正态分布 $N(\mu,\sigma^2)$，则对任意常数 a、b，有
$$aX+b \sim N(a\mu+b,\,a^2\sigma^2)$$

（2）若 $X \sim N(\mu_1,\sigma_1^2)$，$Y \sim N(\mu_2,\sigma_2^2)$，且 X 与 Y 相互独立，则
$$X \pm Y \sim N(\mu_1\pm\mu_2,\,\sigma_1^2+\sigma_2^2)$$

（证明略）。

该定理可推广到多个随机变量的一般情形:有限个相互独立而且服从正态分布的随机变量,其任何线性组合也服从正态分布。

(二)标准正态分布

对于正态分布 $N(\mu, \sigma^2)$,当 $\mu = 0$、$\sigma = 1$ 时,称 X 服从标准正态分布(standard normal distribution),记为 $X \sim N(0, 1)$。对标准正态分布,通常用 $\varphi(x)$ 表示其密度、用 $\Phi(x)$ 表示分布函数,即

$$\varphi(x) = \frac{1}{\sqrt{2\pi}} e^{-\frac{x^2}{2}}, \quad -\infty < x < +\infty$$

$$\Phi(x) = \int_{-\infty}^{x} \frac{1}{\sqrt{2\pi}} e^{-\frac{x^2}{2}} \mathrm{d}x, \quad -\infty < x < +\infty$$

标准正态分布的密度曲线是关于 y 轴对称的对称"钟形"曲线(图 3-12)。

由于正态分布的广泛应用,为计算方便,人们编制了标准正态分布表(附表 3)。若随机变量 X 服从标准正态分布,即 $X \sim N(0, 1)$,需求

$$P\{a < X \leqslant b\} = \Phi(b) - \Phi(a)$$

则利用标准正态分布表(附表 3)直接查 $\Phi(b)$、$\Phi(a)$ 的值即可得到。

对于负的 x 值,利用其密度 $\varphi(x)$ 对称性及密度曲线与 x 轴所围的面积是 1(图 3-12),可得

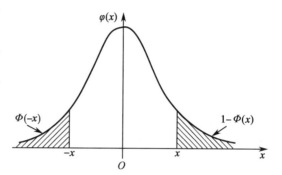

图 3-12　$\Phi(-x) = 1 - \Phi(x)$ 图示

$$\Phi(-x) = 1 - \Phi(x) \qquad \text{式(3-27)}$$

由此即可转化为 x 的正值问题,查标准正态分布表(附表 3)即得。

例 3-16　设 $X \sim N(0, 1)$,求:

(1) $P\{0.5 < X < 1.5\}$;

(2) $P\{|X| > 2\}$。

解:(1) $P\{0.5 < X < 1.5\} = \Phi(1.5) - \Phi(0.5) = 0.933\,2 - 0.691\,5 = 0.241\,7$

(2) $P\{|X| > 2\} = 1 - P\{|X| \leqslant 2\} = 1 - P\{-2 \leqslant X \leqslant 2\} = 1 - [\Phi(2) - \Phi(-2)] = 2 - 2\Phi(2)$

$$= 2 - 2 \times 0.977\,25 = 0.045\,5$$

若随机变量 X 服从一般正态分布,即 $X \sim N(\mu, \sigma^2)$,对于给定的 μ 和 σ,只要将 X 转化为其标准化随机变量 U,就有

$$U = \frac{X - \mu}{\sigma} \sim N(0, 1)$$

就可化为服从标准正态分布的随机变量问题。对应地,有下列重要结果:

定理 3-6　若 $X \sim N(\mu, \sigma^2)$,$F(x)$ 为其分布函数,则有

$$F(x) = \Phi\left(\frac{x - \mu}{\sigma}\right) \qquad \text{式(3-28)}$$

(证明略)

其中 $\Phi(x)$ 为标准正态分布的分布函数,其值可由本书附表 3 查得。

由式(3-28)对 $X \sim N(\mu, \sigma^2)$,有

$$P\{X > x\} = 1 - F(x) = 1 - \Phi\left(\frac{x - \mu}{\sigma}\right) \qquad \text{式(3-29)}$$

$$P\{a < X \leqslant b\} = F(b) - F(a) = \Phi\left(\frac{b - \mu}{\sigma}\right) - \Phi\left(\frac{a - \mu}{\sigma}\right) \qquad \text{式(3-30)}$$

这样,有关一般正态分布 $N(\mu,\sigma^2)$ 的概率计算问题就可化为服从标准正态分布 $N(0,1)$ 的概率问题,查标准正态分布表(附表3)即可解决。

由式(3-30)和式(3-27)可知:

$$P\{\mu-\sigma\leqslant X\leqslant\mu+\sigma\}=\Phi\left(\frac{\mu+\sigma-\mu}{\sigma}\right)-\Phi\left(\frac{\mu-\sigma-\mu}{\sigma}\right)=\Phi(1)-\Phi(-1)$$

$$=2\Phi(1)-1=0.682\ 7=68.27\%$$

$$P\{\mu-2\sigma\leqslant X\leqslant\mu+2\sigma\}=\Phi\left(\frac{\mu+2\sigma-\mu}{\sigma}\right)-\Phi\left(\frac{\mu-2\sigma-\mu}{\sigma}\right)=\Phi(2)-\Phi(-2)$$

$$=2\Phi(2)-1=0.954\ 5=95.45\%$$

$$P\{\mu-3\sigma\leqslant X\leqslant\mu+3\sigma\}=\Phi\left(\frac{\mu+3\sigma-\mu}{\sigma}\right)-\Phi\left(\frac{\mu-3\sigma-\mu}{\sigma}\right)=\Phi(3)-\Phi(-3)$$

$$=2\Phi(3)-1=0.997\ 3=99.73\%$$

这表明,当 $X\sim N(\mu,\sigma^2)$ 时,随机变量 X 在区间 $[\mu-2\sigma,\mu+2\sigma]$ 内取值的概率达到95.45%,而在区间 $[\mu-3\sigma,\mu+3\sigma]$ 内取值的概率达到99.73%,仅有不到0.3%的值落在 $[\mu-3\sigma,\mu+3\sigma]$ 之外,即 X 的值几乎全部落在区间 $[\mu-3\sigma,\mu+3\sigma]$ 内,这称为"3σ-原则"(图3-13)。该原则在实际问题的统计推断中,特别是在产品的质量检测中有重要作用。

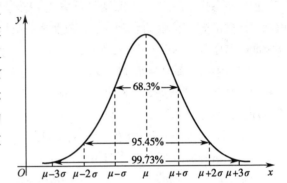

图3-13　正态分布"3σ-原则"的示意图

例3-17　设 $X\sim N(3,2^2)$,求:

(1) $P\{-2<X<4\}$;

(2) $P\{|X|>2\}$。

解:(1) $P\{-2<X<4\}=\Phi\left(\frac{4-3}{2}\right)-\Phi\left(\frac{-2-3}{2}\right)=\Phi(0.5)-\Phi(-2.5)$

$$=\Phi(0.5)-(1-\Phi(2.5))=0.691\ 46-1+0.993\ 79=0.685\ 25$$

(2) $P\{|X|>2\}=P\{X>2\}+P\{X<-2\}=(1-P\{X\leqslant2\})+P\{X<-2\}$

$$=1-\Phi\left(\frac{2-3}{2}\right)+\Phi\left(\frac{-2-3}{2}\right)=1-\Phi(-0.5)+\Phi(-2.5)$$

$$=1-(1-\Phi(0.5))+(1-\Phi(2.5))$$

$$=0.691\ 46+1-0.993\ 79=0.697\ 67$$

例3-18　已知某种药片的片重 X(单位:mg)服从正态分布 $N(\mu,\sigma^2)$,其中 $\mu=150$mg。

(1)若已知 $\sigma=5$,试求药片的片重 X 在140与155之间的概率;

(2) σ 为何值时,$P\{145\leqslant X\leqslant155\}=0.8$?

解:(1)因药片的片重 $X\sim N(150,5^2)$,则所求的概率为

$$P\{140\leqslant X\leqslant155\}=\Phi\left(\frac{155-150}{5}\right)-\Phi\left(\frac{140-150}{5}\right)=\Phi(1)-\Phi(-2)=\Phi(1)-(1-\Phi(2))$$

$$=0.841\ 35-1+0.977\ 25=0.818\ 6$$

(2) $P\{145\leqslant X\leqslant155\}=\Phi\left(\frac{155-150}{\sigma}\right)-\Phi\left(\frac{145-150}{\sigma}\right)$

$$=\Phi\left(\frac{5}{\sigma}\right)-\Phi\left(-\frac{5}{\sigma}\right)=2\Phi\left(\frac{5}{\sigma}\right)-1=0.8$$

即

$$\Phi\left(\frac{5}{\sigma}\right)=\frac{1+0.8}{2}=0.9$$

查附表3,得 $\dfrac{5}{\sigma}=1.28$,故 $\sigma=3.906$。

(三)标准正态分布的临界值

定义 3-16 对于标准正态随机变量 X 和给定的 $\alpha(0<\alpha<1)$,称满足

$$P\{X>u_\alpha\}=\int_{u_\alpha}^{+\infty}\frac{1}{\sqrt{2\pi}}\mathrm{e}^{-\frac{x^2}{2}}\mathrm{d}x=\alpha$$

的点 u_α 为标准正态分布的上侧 α 临界值(upside α critical value)或 α 分位数(α quantile)(图 3-14)。

对于给定的 α,由临界值定义公式得

$$P\{X>u_\alpha\}=1-P\{X\leqslant u_\alpha\}=1-\varPhi(u_\alpha)=\alpha$$

从而 $\qquad\qquad \varPhi(u_\alpha)=1-\alpha \qquad\qquad$ 式(3-31)

查附表3即可以得到临界值 u_α 之值。

例如,给定 $\alpha=0.05$,由式(3-31)得 $\varPhi(u_{0.05})=$ $1-0.05=0.95$,查本书附表3中概率为0.95的临界值,即得 $u_{0.05}=1.645$。

对于一般正态变量 $X\sim N(\mu,\sigma^2)$,若要求 $P\{X>x_0\}=\alpha$ 的临界值 $x_0(x_0>0)$,可先由 $\varPhi(u_\alpha)=$ $1-\alpha$ 查附表3得 u_α,再由 $\dfrac{x_0-\mu}{\sigma}=u_\alpha$ 即可求得临界

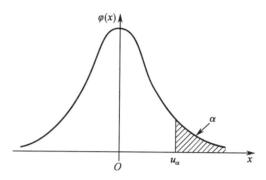

图 3-14　标准正态分布的上侧 α 临界值

值 $x_0=\mu+u_\alpha\sigma$。

例 3-19 某省高考采用标准化计分方法,并认为考生的成绩 X 近似服从正态分布 $N(500,100^2)$。如果该省的本科生录取率为42.8%,问该省的本科生录取分数线应该划定在多少分以上?

解: (法一)设录取分数线应该划定在 x_0 分以上,则应有 $P\{X>x_0\}=0.428$。

因为 $X\sim N(\mu,\sigma^2)$,其中 $\mu=500$、$\sigma^2=100^2$,则

$$P\{X>x_0\}=1-P\{X\leqslant x_0\}=1-F(x_0)=1-\varPhi\left(\frac{x_0-\mu}{\sigma}\right)=0.428$$

从而有 $\qquad\qquad\qquad \varPhi\left(\dfrac{x_0-\mu}{\sigma}\right)=1-0.428=0.572$

查表得 $\dfrac{x_0-\mu}{\sigma}=0.18$,故 $x_0=\mu+0.18\sigma=500+0.18\times100=518$。

即该省的本科生录取分数线应该划定在518分以上。

(法二)设录取分数线应该划定在 x_0 分以上,x_0 应由 $P\{X>x_0\}=0.428$ 来确定,其中 $X\sim N(\mu,\sigma^2)$。由于 $\varPhi(u_\alpha)=1-0.428=0.572$,查标准正态分布表(附表3)得 $u_\alpha=0.18$,则有

$$x_0=\mu+u_\alpha\sigma=500+0.18\times100=518$$

【SPSS 软件应用】 在 SPSS 中,用 SPSS 累积分布函数 CDF.NORMAL 可计算正态分布 $N(\mu,\sigma^2)$ 的累积概率值 $P\{X\leqslant x\}$;用 SPSS 分位数函数 IDF.NORMAL 可计算正态分布 $N(\mu,\sigma^2)$ 的分位数值 x_α。即

$$P\{X\leqslant x\}=\mathrm{CDF.NORMAL}(x,\mu,\sigma);\quad x_\alpha=\mathrm{IDF.NORMAL}(1-\alpha,\mu,\sigma)$$

其中 μ、σ 为正态分布 $N(\mu,\sigma^2)$ 的参数。

下面用 SPSS 软件来求解例 3-18 的(1)和例 3-19。

对例 3-18(1),正态分布为 $N(150,5^2)$,在 SPSS 的数据集中输入155,选择菜单【转换】→【计算变量】,在【数字表达式】中分别选定:CDF.NORMAL(155,150,5) 和 CDF.NORMAL(140,150,5),即可分别得累积概率 $P\{X\leqslant155\}$ 和 $P\{X\leqslant140\}$ 的值为 0.841 34 和 0.022 75。故

$$P\{140\leqslant X\leqslant155\}=P\{X\leqslant155\}-P\{X\leqslant140\}=0.841\,34-0.022\,75=0.818\,59$$

对例 3-19,正态分布为 $N(500, 100^2)$,所求的 x_0 即该正态分布的分位数 $x_{0.428}$: $P\{X > x_0\} = 0.428$。在 SPSS 中,选择菜单【转换】→【计算变量】,在【目标变量】中输入新变量名 I1,再在【函数组】中选定递 DF,在【函数和特殊变量】中选定正态分布的分位数函数:Idf.Normal,点击 ⬆,根据函数提示说明,在【数字表达式】设定:IDF.NORMAL(0.572, 500, 100);点击 确定,即可在数据集中得到所求的分位数 x_0 的值为 518.15。

二、指数分布

定义 3-17   若随机变量 X 的概率密度为

$$f(x) = \begin{cases} \lambda e^{-\lambda x}, & x \geqslant 0 \\ 0, & x < 0 \end{cases}$$

其中 $\lambda > 0$ 为常数,则称 X 服从参数为 λ 的指数分布(exponential distribution),记为 $X \sim E(\lambda)$。

指数分布的分布函数为

$$F(x) = \begin{cases} 1 - e^{-\lambda x}, & x \geqslant 0 \\ 0, & x < 0 \end{cases}$$

指数分布的密度函数曲线如图 3-15 所示。

指数分布的数学期望和方差分别为

$$E(X) = \frac{1}{\lambda}; \ D(X) = \frac{1}{\lambda^2}$$

指数分布常用于描述各种"寿命",如动物寿命、电子元件寿命、电力设备寿命等概率分布模型。此外,许多"等待时间",如电话中的通话时间和其

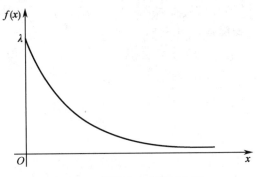

图 3-15　指数分布的密度函数

他随机服务系统时间都认为服从指数分布,故指数分布在排队论和可靠性理论等领域有广泛的应用。

例 3-20   已知某批医用电子监测仪的使用寿命 X 服从的参数是 λ 的指数分布,且其平均寿命为 1 000 小时,现从中任取 1 台,试求它能正常使用 1 000 小时以上的概率。

解:对医用电子监测仪的使用寿命 X,已知 X 服从的参数是 λ 的指数分布,而且平均寿命是 1 000 小时,即

$$E(X) = \frac{1}{\lambda} = 1\ 000, \ \lambda = \frac{1}{1\ 000}$$

因此 X 服从的概率分布密度为

$$f(x) = \begin{cases} \dfrac{1}{1\ 000} e^{-\frac{x}{1\ 000}}, & x \geqslant 0 \\ 0, & \text{其他} \end{cases}$$

则所求的概率为

$$P\{X > 1\ 000\} = \int_{1\ 000}^{+\infty} \frac{1}{1\ 000} e^{-\frac{x}{1\ 000}} \mathrm{d}x = \left[-e^{-\frac{x}{1\ 000}} \right]_{1\ 000}^{+\infty} = e^{-1} \approx 0.368$$

【SPSS 软件应用】   在 SPSS 中,用 SPSS 累积分布函数 CDF.EXP 可计算指数分布的累积概率值 $P\{X \leqslant x\}$;用 SPSS 分位数函数 IDF.EXP 可计算指数分布的分位数值 x_α。即

$$P\{X \leqslant x\} = \text{CDF.EXP}(x, \lambda); \ x_\alpha = \text{IDF.EXP}(1 - \alpha, \lambda)$$

其中 λ 为指数分布 $E(\lambda)$ 的参数。

下面用 SPSS 软件来求解例 3-20。

对例 3-20,指数分布为 $E(\lambda)$, $\lambda = 1/1\ 000 = 0.001$。在 SPSS 中,与前面计算的累积概率函数值类似,选择菜单【转换】→【计算变量】,在【数字表达式】中选定:CDF.EXP(1 000, 0.001),即可得累积概

率 $P\{X \leqslant 1\ 000\}$ 的值为 0.632 1。故

$$P\{X \geqslant 1\ 000\} = 1 - P\{X \leqslant 1\ 000\} = 1 - 0.632\ 1 = 0.367\ 9$$

此外,前面讨论过的均匀分布也是常用的连续型分布,参见前面的例 3-3、例 3-8 和例 3-12。均匀分布可作为数值计算中舍入误差的估计、公共汽车候车时间等的分布模型。

第五节 随机变量函数的分布

在实际问题中经常会碰到需要考虑随机变量 X 的函数的情形。

第五—七节
教学课件

例如,在统计物理中,已知分子运动速度的绝对值 X 服从麦克斯韦(Maxwell)分布,需求出其动能 $Y = \frac{1}{2}mX^2$ 的概率分布;又如设随机变量 $X \sim N(\mu, \sigma^2)$,考虑 $U = \frac{X-\mu}{\sigma}$ 是否服从标准正态分布 $N(0,1)$。

随机变量函数的分布

当随机变量 X 取值 x 时,随机变量 Y 取相应值 $y = g(x)$,则称 Y 为随机变量 X 的函数,记为 $Y = g(X)$,显然 Y 也为随机变量。

需要解决的问题是,若已知随机变量 X 的概率分布,求 $Y = g(X)$ 的概率分布。下面分别就 X 作为离散型随机变量和连续型随机变量两种情形来讨论。

一、离散型随机变量函数的分布

若已知离散型随机变量 X 的分布律为

$$P\{X = x_k\} = p_k,\ k = 1, 2, \cdots$$

或分布列(表 3-10):

表 3-10 离散型随机变量 X 的分布列

X	x_1	x_2	$\cdots$	x_k	$\cdots$
P	p_1	p_2	$\cdots$	p_k	$\cdots$

由于 X 取值为 x_k 时,$Y = g(X)$ 相应地取值 $g(x_k)$,当所有 $g(x_k)$ 的值互不相等时,就得到 Y 的分布律为

$$P\{Y = g(x_k)\} = P\{X = x_k\} = p_k,\ k = 1, 2, \cdots$$

或 Y 的分布列(表 3-11):

表 3-11 随机变量 Y 的分布列

Y	$g(x_1)$	$g(x_2)$	$\cdots$	$g(x_k)$	$\cdots$
P	p_1	p_2	$\cdots$	p_k	$\cdots$

如果其中有某些 $g(x_i)$ 相等,则应对它们进行适当的并项,即将对应于相等值 $g(x_i)$ 的相应概率加起来作为 Y 取 $g(x_i)$ 值的概率,从而得到对应的 Y 分布列。

例 3-21 设随机变量 X 的分布律为

X	-1	0	1	2	3
P	0.15	0.1	0.3	0.2	0.25

试求 $Y = X^2 + 1$ 的分布列。

解:对离散型随机变量 X,通常可利用下列表格法来求其函数的分布律。

X	-1	0	1	2	3
$Y=X^2+1$	2	1	2	5	10
P	0.15	0.1	0.3	0.2	0.25

将 $Y=2$ 的两个概率值 0.15 和 0.3 相加作为其概率值,再将 Y 的所有取值按从小到大的顺序排列,即可得 Y 的分布律。

Y	1	2	5	10
P	0.1	0.45	0.2	0.25

二、连续型随机变量函数的分布

设 X 为连续型随机变量,其概率密度 $f_X(x)$ 已知,则 X 的函数 $Y=g(X)$ 也为连续型随机变量,通常需由 X 的已知密度 $f_X(x)$ 去求出 $Y=g(X)$ 的概率密度 $f_Y(y)$。下面通过实例说明解决此类问题的一般方法——分布函数法。

例 3-22　设随机变量 X 服从参数为 λ 的指数分布:

$$f(x)=\begin{cases} \lambda \mathrm{e}^{-\lambda x}, & x>0 \\ 0, & x\leqslant 0 \end{cases}$$

其中 $\lambda>0$ 为常数,试求 $Y=X^3$ 所服从的密度 $f_Y(y)$。

解:先考虑 $Y=X^3$ 的分布函数。由题意,X 的取值范围为 $(0,+\infty)$,函数 $y=x^3$ 在 $(0,+\infty)$ 内严格单调,其取值范围也为 $(0,+\infty)$。

显然,当 $y\leqslant 0$ 时,$F_Y(y)=P\{Y\leqslant y\}=0$。

当 $y>0$ 时,$F_Y(y)=P\{Y\leqslant y\}=P\{X^3\leqslant y\}=P\{X\leqslant y^{1/3}\}=\int_0^{y^{1/3}}f_X(x)\mathrm{d}x$

两边对 y 求导,得

$$f_Y(y)=\left(\int_0^{y^{1/3}}f_X(x)\mathrm{d}x\right)'=f_X(y^{1/3})(y^{1/3})'=\frac{1}{3}y^{-2/3}f_X(y^{1/3})=\frac{1}{3}y^{-2/3}\lambda\exp(-\lambda y^{1/3})$$

故 Y 的密度为

$$f_Y(y)=\begin{cases} \dfrac{1}{3}y^{-2/3}\lambda\exp(-\lambda y^{1/3}), & y>0 \\ 0, & y\leqslant 0 \end{cases}$$

这里首先考虑 $Y=g(X)$ 的分布函数 $F_Y(y)=P\{Y\leqslant y\}$,再利用 $Y=g(X)$ 使 $P\{g(X)\leqslant y\}$ 转化为 X 在某区间内的概率,由于 X 服从的 $f_X(x)$ 已知,由此即可求得 $F_Y(y)$,对 y 求导后即得 $f_Y(y)$。这种方法对于求连续型随机变量 X 的函数的密度具有一般性,通常称之为分布函数法。

当 $y=g(x)$ 为严格单调函数时,有下列便于应用的结果。

定理 3-7　设随机变量 X 的密度有

$$f_X(x)=\begin{cases} >0, & a<x<b \\ 0, & \text{其他} \end{cases}$$

其中 a 可为 $-\infty$、b 可为 $+\infty$,而 $y=g(x)$ 在 (a,b) 上恒满足 $g'(x)>0$(或恒有 $g'(x)<0$),即 $y=g(x)$ 在 (a,b) 上严格单调。记 $y=g(x)$ 的反函数为 $x=h(y)$,则连续型随机变量 $Y=g(X)$ 的概率密度为

$$f_Y(y)=\begin{cases} f_X[h(y)]\cdot|h'(y)|, & \alpha<y<\beta \\ 0, & \text{其他} \end{cases}$$
式(3-32)

其中 $\alpha = \min\{g(a), g(b)\}$，$\beta = \max\{g(a), g(b)\}$。（证明略）

例 3-23　已知随机变量 $X \sim N(\mu, \sigma^2)$，求 $Y = \dfrac{X-\mu}{\sigma}$（$\sigma > 0$）的密度 $f_Y(y)$。

解： 因随机变量 $X \sim N(\mu, \sigma^2)$，则 X 的密度为

$$f_X(x) = \frac{1}{\sqrt{2\pi}\,\sigma} e^{-\frac{(x-\mu)^2}{2\sigma^2}}, \quad -\infty < x < +\infty$$

由 $y = \dfrac{x-\mu}{\sigma}$，$y' = \dfrac{1}{\sigma} > 0$，则 y 为 x 的严格单调函数。又 $y = \dfrac{x-\mu}{\sigma}$ 的反函数为

$$x = h(y) = \sigma y + \mu, \quad \text{则 } h'(y) = \sigma$$

由定理 3-7 的式（3-32）可知，Y 的密度为

$$f_Y(y) = f_X[h(y)] \cdot |h'(y)| = f_X(\sigma y + \mu) \cdot |\sigma| = \frac{1}{\sqrt{2\pi}\,\sigma} e^{-\frac{(\sigma y + \mu - \mu)^2}{2\sigma^2}} \sigma = \frac{1}{\sqrt{2\pi}} e^{-\frac{y^2}{2}}, \quad -\infty < y < +\infty,$$

是标准正态分布的概率密度 $\varphi(x)$。即

$$Y = \frac{X-\mu}{\sigma} \sim N(0, 1)$$

对于前面的例 3-22，由于 $Y = X^3$ 的对应函数 $y = x^3$ 在 $f_X(x)$ 的非零区间 $(0, +\infty)$ 上为严格单调增加的，故可利用定理 3-7 的公式直接计算 $Y = X^3$ 的密度。此时，由 $y = x^3$ 得其反函数为

$$x = h(y) = y^{1/3}, \quad h'(y) = \frac{1}{3} y^{-2/3}$$

故由式（3-32）知，Y 的密度为

$$f_Y(y) = \begin{cases} f_X[h(y)] \cdot |h'(y)| \\ 0, \end{cases} = \begin{cases} f_X[y^{1/3}] \cdot \left| \dfrac{1}{3} y^{-2/3} \right| \\ 0, \end{cases} = \begin{cases} \dfrac{1}{3} y^{-2/3} \lambda \exp(-\lambda y^{1/3}), & y > 0 \\ 0, & y \leq 0 \end{cases}$$

显然，当 $y = g(x)$ 是 $f_X(x)$ 的非零区间上的严格单调函数时，就可利用定理 3-7 的公式很方便地直接求出 Y 的密度 $f_Y(y)$。但当 $y = g(x)$ 不是严格单调函数时，就不能应用上述定理的公式，而只能利用分布函数法。

第六节　随机向量

前面讨论了随机变量及其概率分布，但在实际问题中，还有许多随机现象是由多个随机因素造成的，需同时考虑多个随机变量。例如，考虑炮弹落地点的位置时，需同时考察弹着点的横坐标 X 和纵坐标 Y；在研究某地区的儿童身体素质时，往往需同时考察其身高 X_1、体重 X_2 和胸围 X_3 等多个随机变量。此时，不仅要研究这些随机变量各自的统计规律，还要研究它们彼此之间的统计相依关系，即需将与同一随机现象相联系的多个随机变量作为一个整体（即向量）来研究。n 个随机变量 $X_1, X_2, \cdots, X_n$ 构成的向量 $X = (X_1, X_2, \cdots, X_n)$ 称为 n 维随机向量（n dimensional random vector）。

随机向量

这里主要讨论二维随机向量及其概率分布，其结论可推广到 n 维随机向量。

一、二维随机向量及其分布

（一）二维随机向量的分布函数

定义 3-18　以随机变量 X、Y 作为分量所构成的向量 (X, Y) 称为二维随机向量（two dimensional random vector）或称二维随机变量。

二维随机向量 (X, Y) 的性质，不仅与随机变量 X 和 Y 各自的性质有关，而且还依赖于 X 与 Y 之间

的相互关系。为了全面了解随机变量(X,Y)的概率特性，首先引进联合分布函数的概念。

定义 3-19 设(X,Y)为二维随机向量，对任意实数x、y，二元函数

$$F(x,y) = P\{X \leqslant x, Y \leqslant y\}$$

称为二维随机向量(X,Y)的联合分布函数（joint distribution function）。

几何上，若将随机向量(X,Y)看成平面上随机点的坐标，则联合分布函数$F(x,y)$在(x,y)处的值就是随机点(X,Y)落在以(x,y)为顶点的左下方的无穷矩形区域内的概率，如图 3-16 所示。

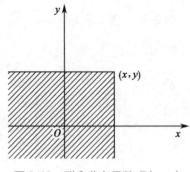

图 3-16 联合分布函数$F(x,y)$取值的几何图示

联合分布函数$F(x,y)$具有下列性质：

（1）$0 \leqslant F(x,y) \leqslant 1$，且

$$F(-\infty, -\infty) = \lim_{\substack{x \to -\infty \\ y \to -\infty}} F(x,y) = 0, \ F(+\infty, +\infty) = \lim_{\substack{x \to +\infty \\ y \to +\infty}} F(x,y) = 1$$

对于任意固定的y或x，还有

$$F(-\infty, y) = \lim_{x \to -\infty} F(x,y) = 0, \ F(x, -\infty) = \lim_{y \to -\infty} F(x,y) = 0$$

（2）$F(x,y)$是x、y的单调不减函数；

（3）$F(x,y)$关于自变量x、y均为右连续。

定义 3-20 二维随机向量(X,Y)中分量X（或Y）的概率分布称为X（或Y）的边缘分布。

由(X,Y)的分布函数$F(x,y)$，就可得到X的边缘分布函数（marginal distribution function），记为$F_X(x)$：

$$F_X(x) = P\{X \leqslant x\} = P\{X \leqslant x, Y < +\infty\} = \lim_{y \to +\infty} F(x,y) = F(x, +\infty)$$

同理可得到Y的边缘分布函数为

$$F_Y(y) = P\{Y \leqslant y\} = P\{X < +\infty, Y \leqslant y\} = \lim_{x \to +\infty} F(x,y) = F(+\infty, y)$$

与一维随机变量类似，下面对二维随机向量的讨论也只对于离散型和连续型随机向量这两大类来进行。

（二）二维离散型随机向量

定义 3-21 若二维随机向量(X,Y)的可能取值(x,y)为有限多个或可列无穷多个值(x_i, y_j)，$(i, j = 1, 2, \cdots)$，则称(X,Y)为二维离散型随机向量（two dimensional discrete random vector）。称

$$P\{X = x_i, Y = y_j\} = p_{ij}, \ i, j = 1, 2, \cdots$$

为离散型随机向量(X,Y)的联合分布律或X和Y的联合概率分布。

联合概率分布中的联合概率p_{ij}具有下列性质：

（1）$p_{ij} \geqslant 0, i, j = 1, 2, \cdots$；

（2）$\sum\limits_{i=1}^{+\infty} \sum\limits_{j=1}^{+\infty} p_{ij} = 1$。

对二维离散型随机向量(X,Y)，可得X和Y的概率分布分别为

$$P\{X = x_i\} = \sum_{j=1}^{+\infty} p_{ij} = p_{i\cdot}, \ i = 1, 2, \cdots$$

$$P\{Y = y_j\} = \sum_{i=1}^{+\infty} p_{ij} = p_{\cdot j}, \ j = 1, 2, \cdots$$

并分别称为(X,Y)关于X和关于Y的边缘概率分布律（marginal probability distribution），而$p_{i\cdot}(i = 1, 2, \cdots)$和$p_{\cdot j}(j = 1, 2, \cdots)$称为相应的边缘概率（marginal probability）。其中$p_{i\cdot}$中的"·"表示由p_{ij}关于i求和而得到；同样，$p_{\cdot j}$表示由p_{ij}关于j求和的结果。

例 3-24 在一个装有 7 只正品、3 只次品的药品盒中,分别进行两次有放回和无放回的药品抽样,令

$$X = \begin{cases} 1, & \text{第一次抽样得正品} \\ 0, & \text{第一次抽样得次品}; \end{cases} \qquad Y = \begin{cases} 1, & \text{第二次抽样得正品} \\ 0, & \text{第二次抽样得次品} \end{cases}$$

试就有放回抽样和无放回抽样这两种情形分别给出 (X, Y) 的联合分布律和边缘分布律。

解: 根据 X、Y 取值的实际含义,由概率计算知识可得到下列概率分布表(表 3-12 和表 3-13),以分别表示有放回抽样和无放回抽样时 (X, Y) 的联合分布律和边缘分布律。

表 3-12　有放回抽样时的概率分布表

X	Y		$p_{i\cdot}$
	0	1	
0	$\frac{3}{10} \cdot \frac{3}{10}$	$\frac{3}{10} \cdot \frac{7}{10}$	$\frac{3}{10}$
1	$\frac{7}{10} \cdot \frac{3}{10}$	$\frac{7}{10} \cdot \frac{7}{10}$	$\frac{7}{10}$
$p_{\cdot j}$	$\frac{3}{10}$	$\frac{7}{10}$	1

表 3-13　无放回抽样时的概率分布表

X	Y		$p_{i\cdot}$
	0	1	
0	$\frac{3}{10} \cdot \frac{2}{9}$	$\frac{3}{10} \cdot \frac{7}{9}$	$\frac{3}{10}$
1	$\frac{7}{10} \cdot \frac{3}{9}$	$\frac{7}{10} \cdot \frac{6}{9}$	$\frac{7}{10}$
$p_{\cdot j}$	$\frac{3}{10}$	$\frac{7}{10}$	1

表 3-12 和表 3-13 的中间部分构成 (X, Y) 的联合分布律,边缘部分构成 (X, Y) 的边缘分布律,其边缘概率是由中间的联合分布律同一行或同一列相加而得到的。显然,X、Y 的边缘分布律为同一分布,即表 3-14 和表 3-15。

表 3-14　X 的边缘分布列

X	0	1
P	$\frac{3}{10}$	$\frac{7}{10}$

表 3-15　Y 的边缘分布列

Y	0	1
P	$\frac{3}{10}$	$\frac{7}{10}$

（三）二维连续型随机向量

定义 3-22 对二维随机向量 (X, Y),若存在非负可积函数 $f(x, y)$,使得对任意二维矩形

$D = \{(x, y) : a < x \leqslant b, c < y \leqslant d\}$，都有

$$P\{a < X \leqslant b, c < Y \leqslant d\} = \int_a^b \int_c^d f(x, y)\,\mathrm{d}x\mathrm{d}y$$

则称(X, Y)为二维连续型随机向量（two dimensional continuous random vector），而称$f(x, y)$为(X, Y)的联合概率密度函数（joint probability density function），简称联合密度（joint density）。

二维连续型随机向量(X, Y)的联合密度$f(x, y)$具有下列性质：

(1) $f(x, y) \geqslant 0$。

(2) $\int_{-\infty}^{+\infty} \int_{-\infty}^{+\infty} f(x, y)\,\mathrm{d}x\mathrm{d}y = 1$。   式(3-33)

(3) 设G为xoy平面上的任一区域，则有

$$P\{(X, Y) \in G\} = \iint\limits_G f(x, y)\,\mathrm{d}x\mathrm{d}y$$

即(X, Y)落在区域G中的概率等于$f(x, y)$在G上的二重积分，即以G为底面，$z = f(x, y)$为顶面的柱体体积。

(4) 若$f(x, y)$在点(x, y)处连续，则

$$\frac{\partial^2 F(x, y)}{\partial x \partial y} = f(x, y)$$

对二维连续型随机向量(X, Y)，其联合分布函数为

$$F(x, y) = P\{X \leqslant x, Y \leqslant y\} = \int_{-\infty}^x \int_{-\infty}^y f(x, y)\,\mathrm{d}x\mathrm{d}y$$

则X的边缘分布函数为

$$F_X(x) = F(x, +\infty) = \int_{-\infty}^x \left(\int_{-\infty}^{+\infty} f(x, y)\,\mathrm{d}y \right) \mathrm{d}x$$

其分布密度

$$f_X(x) = \int_{-\infty}^{+\infty} f(x, y)\,\mathrm{d}y \qquad\qquad 式(3-34)$$

称为X的边缘概率密度（marginal probability density），简称边缘密度（marginal density）。

同样，Y的边缘分布函数为

$$F_Y(y) = F(+\infty, y) = \int_{-\infty}^y \left(\int_{-\infty}^{+\infty} f(x, y)\,\mathrm{d}x \right) \mathrm{d}y$$

其分布密度

$$f_Y(y) = \int_{-\infty}^{+\infty} f(x, y)\,\mathrm{d}x \qquad\qquad 式(3-35)$$

称为Y的边缘概率密度，简称边缘密度。

显然，$f_X(x)$、$f_Y(y)$也分别为X、Y的边缘分布的密度函数。

例3-25   设连续型随机向量(X, Y)具有联合密度

$$f(x, y) = \begin{cases} Ce^{-(2x+3y)}, & x > 0, y > 0 \\ 0, & 其他 \end{cases}$$

试求：

(1) 常数C；

(2) X、Y的边缘密度。

解：(1) 由式(3-33)可知

$$\int_{-\infty}^{+\infty} \int_{-\infty}^{+\infty} f(x, y)\,\mathrm{d}x\mathrm{d}y = \int_0^{+\infty} \int_0^{+\infty} Ce^{-(2x+3y)}\,\mathrm{d}x\mathrm{d}y = C\left(\int_0^{+\infty} e^{-2x}\,\mathrm{d}x \right) \left(\int_0^{+\infty} e^{-3y}\,\mathrm{d}y \right)$$

$$= C \cdot \frac{1}{2} \cdot \frac{1}{3} = \frac{C}{6} = 1$$

故 $C = 6$。

（2）由式（3-34）可知，X 的边缘密度为

$$f_X(x) = \int_{-\infty}^{+\infty} f(x,y)\,\mathrm{d}y = \begin{cases} \int_0^{+\infty} 6\mathrm{e}^{-(2x+3y)}\,\mathrm{d}y, & x>0 \\ 0, & x\leqslant 0 \end{cases} = \begin{cases} 2\mathrm{e}^{-2x}, & x>0 \\ 0, & x\leqslant 0 \end{cases}$$

由式（3-35）可知，Y 的边缘密度为

$$f_Y(y) = \int_{-\infty}^{+\infty} f(x,y)\,\mathrm{d}x = \begin{cases} \int_0^{+\infty} 6\mathrm{e}^{-(2x+3y)}\,\mathrm{d}x, & y>0 \\ 0, & y\leqslant 0 \end{cases} = \begin{cases} 3\mathrm{e}^{-3y}, & y>0 \\ 0, & y\leqslant 0 \end{cases}$$

下面简要介绍最常用的二维随机向量所服从的分布——二维正态分布。

定义 3-23　若二维随机向量 (X,Y) 的联合密度为，对任意 x、y

$$f(x,y) = \frac{1}{2\pi\sigma_1\sigma_2\sqrt{1-\rho^2}} \exp\left\{ -\frac{1}{2(1-\rho^2)} \left[\left(\frac{x-\mu_1}{\sigma_1}\right)^2 - 2\rho\left(\frac{x-\mu_1}{\sigma_1}\right)\left(\frac{y-\mu_2}{\sigma_2}\right) + \left(\frac{y-\mu_2}{\sigma_2}\right)^2 \right] \right\}$$

其中 μ_1、μ_2、$\sigma_1>0$、$\sigma_2>0$、$|\rho|<1$ 均为常数，则称 (X,Y) 服从二维正态分布（two dimensional normal distribution），记为 $(X,Y) \sim N(\mu_1,\mu_2,\sigma_1^2,\sigma_2^2,\rho)$。

二维正态分布的联合密度 $f(x,y)$ 的曲面形状如图 3-17 所示。

设二维随机向量 $(X,Y) \sim N(\mu_1,\mu_2,\sigma_1^2,\sigma_2^2,\rho)$，不难证明，$X$ 的边缘密度为

$$f_X(x) = \frac{1}{\sqrt{2\pi}\,\sigma_1} \mathrm{e}^{-\frac{(x-\mu_1)^2}{2\sigma_1^2}}, \quad -\infty < x < +\infty$$

即 $X \sim N(\mu_1,\sigma_1^2)$。而 Y 的边缘密度为

$$f_Y(y) = \frac{1}{\sqrt{2\pi}\,\sigma_2} \mathrm{e}^{-\frac{(y-\mu_2)^2}{2\sigma_2^2}}, \quad -\infty < y < +\infty,$$

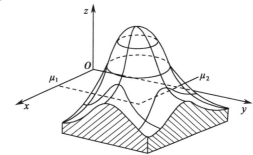

图 3-17　二维正态分布的密度图

即 $Y \sim N(\mu_2,\sigma_2^2)$。这表明二维正态分布的边缘分布仍为正态分布，且 μ_1、σ_1^2 分别为 X 的均值和方差，μ_2、σ_2^2 分别为 Y 的均值和方差。

二、随机变量的独立性

前面研究过随机事件之间的独立性，对于随机变量，也有相应的独立性概念。

定义 3-24　设 X、Y 是 2 个随机变量，若对任意的 $a<b$，$c<d$，事件 $\{a<X<b\}$ 与 $\{c<Y<d\}$ 均相互独立，则称随机变量 X 与 Y 相互独立（mutual independence）。

下面不加证明地给出二维离散型和连续型随机向量 (X,Y) 中 X 与 Y 相互独立的定理。

定理 3-8　（1）设 (X,Y) 为二维离散型随机向量，则 X 与 Y 相互独立的充要条件是对任何 $i,j = 1,2,\cdots$，有

$$P\{X=x_i, Y=y_j\} = P\{X=x_i\}P\{Y=y_j\}$$

也即
$$p_{ij} = p_{i\cdot} \cdot p_{\cdot j} \qquad\qquad 式（3-36）$$

（2）设 (X,Y) 为二维连续型随机向量，则 X 与 Y 相互独立的充要条件是：对于一切 x、y，有

$$f(x,y) = f_X(x) \cdot f_Y(y) \qquad\qquad 式（3-37）$$

其中 $f(x,y)$、$f_X(x)$ 和 $f_Y(y)$ 分别为 (X,Y) 的联合密度、X 的边缘密度和 Y 的边缘密度。

这表明，当 X、Y 相互独立时，X、Y 的边缘分布也就完全确定了它们的联合分布，即可将二维随机向量问题转化为一维随机变量的问题。

应注意的是，在利用随机变量的独立性解决问题时，有时还可以从问题的实际意义出发来判断随

机变量的独立性,然后再用公式或有关性质进行推导运算。

例 3-26　对例 3-24,试就有放回抽样和无放回抽样这两种情形分别考察随机变量 X 与 Y 是否相互独立。

解:由离散型随机变量 X 与 Y 相互独立的充分必要条件,即对一切 i、j,有

$$P\{X = x_i, Y = y_j\} = P\{X = x_i\}P\{Y = y_j\}$$

(1)在有放回抽样时,由例 3-24 的解中表 3-12 可知,式(3-36)对所有 i、j 均成立,故 X 与 Y 相互独立。

(2)在无放回抽样时,由例 3-24 的解中表 3-13 可知,X 与 Y 不相互独立。例如

$$P\{X = 0, Y = 0\} = \frac{3}{10} \cdot \frac{2}{9} \neq \frac{3}{10} \cdot \frac{3}{10} = P\{X = 0\} \cdot P\{Y = 0\}$$

由于 X 与 Y 分别对应于两次抽样的结果,故上述变量的独立性与实际抽样时的独立性的直观意义是完全一致的。

同时还可以看到,虽然这两种情形所对应的 X、Y 的边缘分布律完全一样,但它们的联合分布律却截然不同。这表明,(X, Y) 的联合分布律不能由边缘分布律唯一确定,也即二维随机向量的性质并不能由其分量的个别性质所决定,还决定于分量之间的相互关系,这也表明了研究随机向量的重要意义。

例 3-27　对例 3-25 中给定联合密度的连续型随机向量 (X, Y),试考察 X 与 Y 是否相互独立?

解:利用例 3-25 所解得的边缘密度可知

$$f_X(x)f_Y(y) = \begin{cases} 2e^{-2x} \cdot 3e^{-3y}, & x > 0, y > 0 \\ 0, & \text{其他} \end{cases} = \begin{cases} 6e^{-2x-3y}, & x > 0, y > 0 \\ 0, & \text{其他} \end{cases} = f(x, y)$$

即式(3-37)成立,故 X 与 Y 相互独立。

例 3-28　设 $X \sim N(\mu_1, \sigma_1^2)$,$Y \sim N(\mu_2, \sigma_2^2)$,且 X 与 Y 相互独立,试求 (X, Y) 的联合分布密度。

解:因 $X \sim N(\mu_1, \sigma_1^2)$,$Y \sim N(\mu_2, \sigma_2^2)$,则 X 与 Y 的边缘密度分别为

$$f_X(x) = \frac{1}{\sqrt{2\pi}\,\sigma_1}e^{-\frac{(x-\mu_1)^2}{2\sigma_1^2}}, \quad -\infty < x < +\infty$$

$$f_Y(y) = \frac{1}{\sqrt{2\pi}\,\sigma_2}e^{-\frac{(y-\mu_2)^2}{2\sigma_2^2}}, \quad -\infty < y < +\infty$$

因为 X 与 Y 相互独立,由式(3-37)可知,(X, Y) 的联合分布密度为

$$f(x, y) = f_X(x) \cdot f_Y(y) = \frac{1}{2\pi\sigma_1\sigma_2}e^{-\frac{1}{2}\left[\frac{(x-\mu_1)^2}{\sigma_1^2} + \frac{(y-\mu_2)^2}{\sigma_2^2}\right]}, \quad -\infty < x, y < +\infty$$

与前面服从 $N(\mu_1, \mu_2, \sigma_1^2, \sigma_2^2, \rho)$ 的联合密度相比,可知这对应于 $\rho = 0$ 时的联合密度。实际上,不难证明 $\rho = 0$ 是二维正态分布的随机变量 X 与 Y 相互独立的充要条件。因此,ρ 是判断 X 与 Y 是否独立的参数。

三、协方差和相关系数

在本章第二节中介绍了一维随机变量的主要数字特征——数学期望(均值)和方差、标准差等,这里将介绍刻画两个随机变量之间协同变化和线性相关程度的常用数字特征——协方差与相关系数。

（一）协方差

定义 3-25　对随机变量 X 与 Y,若 $E[(X - E(X))(Y - E(Y))]$ 存在,则称它为 X 与 Y 的协方差(covariance),记为 $\mathrm{Cov}(X, Y)$(或 σ_{XY})。即

$$\mathrm{Cov}(X, Y) = E[(X - E(X))(Y - E(Y))]$$

当 X、Y 均为离散型随机变量,设 (X, Y) 的联合分布为

$$P\{X=x_i, Y=y_j\}=p_{ij},\ i,j=1,2,\cdots$$

则有

$$\mathrm{Cov}(X,Y)=\sum_{i=1}^{+\infty}\sum_{j=1}^{+\infty}(x_i-E(X))(y_j-E(Y))p_{ij}$$

当 X、Y 均为连续型随机变量时，设 (X,Y) 的联合密度为 $f(x,y)$，则有

$$\mathrm{Cov}(X,Y)=\int_{-\infty}^{+\infty}\int_{-\infty}^{+\infty}(x-E(X))(y-E(Y))f(x,y)\mathrm{d}x\mathrm{d}y$$

二维随机向量 (X,Y) 的性质一般不能由其分量 X、Y 的各自性质所决定，还有赖于 X 与 Y 之间的相互关系。而协方差 $\mathrm{Cov}(X,Y)$ 正是刻画 X 与 Y 间的相互联系的一个重要数字特征。例如，当 X 与 Y 相互独立时，有

$$\mathrm{Cov}(X,Y)=E[(X-E(X))(Y-E(Y))]=E(X-E(X))\cdot E(Y-E(Y))=0$$

这表明，当协方差 $\mathrm{Cov}(X,Y)$ 非零时，X 与 Y 必定不相互独立，而存在某种联系。

在求 $\mathrm{Cov}(X,Y)$ 时，还常用下列简化公式：

$$\mathrm{Cov}(X,Y)=E(XY)-E(X)E(Y)$$

可以证明，协方差具有以下一些性质：

（1）$\mathrm{Cov}(X,Y)=\mathrm{Cov}(Y,X)$；

（2）对常数 a、b，$\mathrm{Cov}(aX,bY)=ab\mathrm{Cov}(Y,X)$；

（3）$\mathrm{Cov}(X_1+X_2,Y)=\mathrm{Cov}(X_1,Y)+\mathrm{Cov}(X_2,Y)$；

（4）$D(X\pm Y)=D(X)+D(Y)\pm 2\mathrm{Cov}(X,Y)$；

（5）当 X 与 Y 相互独立时，$\mathrm{Cov}(X,Y)=0$，但反之却未必成立。

对于服从二维正态分布 $N(\mu_1,\mu_2,\sigma_1^2,\sigma_2^2,\rho)$ 的正态随机向量 (X,Y)，可以证明 X 与 Y 的协方差为 $\mathrm{Cov}(X,Y)=\rho\sigma_1\sigma_2$。

（二）相关系数

定义 3-26　对随机变量 X、Y，设 $D(X)>0$、$D(Y)>0$ 及 $\mathrm{Cov}(X,Y)$ 均存在，则称

$$\frac{\mathrm{Cov}(X,Y)}{\sqrt{D(X)}\sqrt{D(Y)}}$$

为 X 与 Y 的相关系数（correlation coefficient），记为 ρ_{XY}（或 ρ）。即

$$\rho_{XY}=\frac{\mathrm{Cov}(X,Y)}{\sqrt{D(X)}\sqrt{D(Y)}}$$

可以证明，相关系数 ρ 具有下列重要性质：

（1）$|\rho_{XY}|\leqslant 1$；

（2）$|\rho_{XY}|=1$ 的充分必要条件是存在常数 a、b 使得 $P\{Y=aX+b\}=1$。

上述性质表明，相关系数 ρ_{XY} 是刻画 X 与 Y 间的线性相关程度的数字特征。一般而言，$|\rho_{XY}|$ 越大，表明 X 与 Y 间的线性关系越密切，当 $|\rho_{XY}|=1$ 时，X 与 Y 间存在线性关系 $Y=aX+b$ 的概率为 1，即在概率意义上认为 X 与 Y 线性相关；反之，当 $|\rho_{XY}|$ 越小时，X 与 Y 之间的线性关系越弱，当 $\rho_{XY}=0$ 时，X 与 Y 间不存在线性关系（但可能存在其他曲线关系），称 X 与 Y 不相关。

定义 3-27　如果 X 与 Y 的相关系数 $\rho_{XY}=0$，则称 X 与 Y 不相关（non-correlation）。

容易证明，X 与 Y 不相关有以下几个等价条件：

（1）$\rho_{XY}=0$；

（2）$\mathrm{Cov}(X,Y)=0$；

（3）$E(XY)=E(X)\cdot E(Y)$；

（4）$D(X\pm Y)=D(X)+D(Y)$。

这些条件相互等价的证明都较简单，此处从略。

由前面的协方差性质(5)可知,若 X 与 Y 相互独立,则 X 与 Y 一定不相关,反之却未必成立。因为 X 与 Y 不相关,只表示 X 与 Y 之间没有线性关系,但可能存在其他关系,故未必相互独立。

不过对于服从二维正态分布 $N(\mu_1,\mu_2,\sigma_1^2,\sigma_2^2,\rho)$ 的 (X,Y),X 与 Y 的不相关性和独立性是等价的。因不难得知 $\text{Cov}(X,Y)=\rho\sigma_1\sigma_2$,又 $D(X)\sigma_1^2$、$D(Y)=\sigma_2^2$,则

$$\rho_{XY}=\frac{\text{Cov}(X,Y)}{\sqrt{D(X)}\sqrt{D(Y)}}=\frac{\rho\sigma_1\sigma_2}{\sigma_1\sigma_2}=\rho$$

由于二维正态分布的 X 与 Y 独立性等价于 $\rho=0$,即 X 与 Y 的不相关性。至此,明确了二维正态分布 $N(\mu_1,\mu_2,\sigma_1^2,\sigma_2^2,\rho)$ 的各个参数的意义,而二维正态分布完全由 X、Y 各自的均值 μ_1,μ_2、方差 σ_1^2,σ_2^2 和 X 与 Y 的相关系数 ρ 所唯一确定。

例 3-29　设二维离散随机变量 (X,Y) 的分布律为

X	Y		
	-1	0	1
-1	$\frac{1}{8}$	$\frac{1}{8}$	$\frac{1}{8}$
0	$\frac{1}{8}$	0	$\frac{1}{8}$
1	$\frac{1}{8}$	$\frac{1}{8}$	$\frac{1}{8}$

试求 $\text{Cov}(X,Y)$ 和 ρ_{XY},并问 X 与 Y 是否独立,为什么?

解:可知 X 与 Y 的边缘分布律分别为

X	-1	0	1
P	$\frac{3}{8}$	$\frac{2}{8}$	$\frac{3}{8}$

和

Y	-1	0	1
P	$\frac{3}{8}$	$\frac{2}{8}$	$\frac{3}{8}$

则

$$E(X)=E(Y)=(-1)\times\frac{3}{8}+0\times\frac{2}{8}+1\times\frac{3}{8}=0$$

$$E(X^2)=E(Y^2)=(-1)^2\times\frac{3}{8}+0^2\times\frac{2}{8}+1^2\times\frac{3}{8}=\frac{3}{4}$$

从而

$$D(X)=E(X^2)-(E(X))^2=\frac{3}{4}$$

同理

$$D(Y)=\frac{3}{4}$$

又由于

$$E(XY)=\sum_{i=1}^{3}\sum_{j=1}^{3}x_iy_jp_{ij}=\sum_{i=1}^{3}x_i\sum_{j=1}^{3}y_jp_{ij}$$

$$=(-1)\times\left[(-1)\times\frac{1}{8}+0\times\frac{1}{8}+1\times\frac{1}{8}\right]+0+1\times\left[(-1)\times\frac{1}{8}+0\times\frac{1}{8}+1\times\frac{1}{8}\right]=0$$

故

$$\text{Cov}(X,Y)=E(XY)-E(X)\cdot E(Y)=0$$

从而

$$\rho_{XY}=\frac{\text{Cov}(X,Y)}{\sqrt{D(X)}\cdot\sqrt{D(Y)}}=0$$

但因为

$$P\{X=-1,Y=-1\} = \frac{1}{8} \neq P\{X=-1\}P\{Y=-1\} = \frac{3}{8} \times \frac{3}{8} = \frac{9}{64}$$

所以 X 与 Y 不独立。

注意:由于 $\rho_{XY}=0$,即 X 与 Y 不相关,但 X 与 Y 不独立。此题说明不相关未必就独立。

第七节 极限理论

中心极限
定理

概率论和数理统计是从数量侧面研究随机现象的统计规律性的数学学科,而随机现象的统计规律性只有在大量的重复试验或观察中才能显示出来。这里将讨论的大数定律和中心极限定理正是对这种"大量"的随机现象进行研究的理论,用它们能够解释很多实际现象,其中包括独立重复试验中事件发生的频率为何具有稳定性,以及在实际问题中许多随机现象为何服从或近似服从正态分布等,从而为利用正态分布解决实际问题提供严谨的理论基础。

一、大数定律

第二章中曾指出,在独立重复试验中,事件 A 发生的频率随着试验次数的增大,将稳定地在某个常数(即该事件出现的概率值)附近摆动,这就是随机事件的"频率稳定性"。前面仅直观地描述了这种频率稳定性,而本节介绍的大数定律将给出这种"频率稳定性"的确切含义和理论根据。下面先介绍切比雪夫不等式。

(一)切比雪夫不等式

定理 3-9[切比雪夫(Chebyshev)不等式] 设随机变量 X 的 $E(X)$、$D(X)$ 均存在,则对任意正数 ε,有

$$P\{|X-E(X)| \geq \varepsilon\} \leq \frac{D(X)}{\varepsilon^2}$$

该不等式称为切比雪夫不等式(Chebyshev inequality)。

(证明略)

显然,切比雪夫不等式还可表示为下列等价形式:

$$P\{|X-E(X)| < \varepsilon\} \geq 1 - \frac{D(X)}{\varepsilon^2}$$

切比雪夫不等式表明,当方差 $D(X)$ 越小时,事件 $\{|X-E(X)| \geq \varepsilon\}$ 发生的可能性越小,即 X 的取值越集中在 $E(X)=\mu$ 附近。这进一步表明方差 $D(X)$ 确实刻画了随机变量取值的分散程度。同时切比雪夫不等式还可以在仅知道 X 的均值和方差时,估计出 X 的概率。

例如,对 $EX=\mu$,$\sqrt{D(X)}=\sigma$,取 $\varepsilon=2\sigma$、3σ 时,可得

$$P\{\mu-2\sigma<X<\mu+2\sigma\} = P\{|X-\mu|<2\sigma\} \geq 1 - \frac{\sigma^2}{(2\sigma)^2} = 1-\frac{1}{4} = 0.75$$

$$P\{\mu-3\sigma<X<\mu+3\sigma\} = P\{|X-\mu|<3\sigma\} \geq 1 - \frac{\sigma^2}{(3\sigma)^2} = 1-\frac{1}{9} \approx 0.8889$$

上述估计对服从任何分布的 X 皆适用。

例 3-30 已知正常成年男子的每毫升血液中的白细胞数 X 均值 $\mu=7300$、方差 $\sigma^2=700^2$ 的随机变量,试估计白细胞数 X 在 5900~8700 的概率。

解: 对白细胞数 X,已知 $\mu=7300$,$\sigma^2=700^2$,则由切比雪夫不等式

$$P\{5900<X<8700\} = P\{-1400<X-7300<1400\} = P\{|X-7300|<1400\}$$

$$\geqslant 1 - \frac{700^2}{1\,400^2} = \frac{3}{4} = 0.75$$

故白细胞数 X 在 5 900 ~ 8 700 的概率不小于 0.75。

(二) 大数定律

将概率论中一切有关大量随机现象的平均结果具有稳定性的定理称为大数定律 (law of large numbers)。大数定律的内容很丰富,这里仅不加证明地介绍两个常用的大数定律。

定理 3-10[切比雪夫 (Chebyshev) 大数定律]　设 $X_1, X_2, \cdots, X_n, \cdots$ 为相互独立且服从同一分布的随机变量序列,其 $E(X_k) = \mu$、$D(X_k) = \sigma^2 (k = 1, 2, \cdots)$ 均存在且有限,则对任意正数 $\varepsilon > 0$,有

$$\lim_{n \to +\infty} P\left\{ \left| \frac{1}{n} \sum_{k=1}^{n} X_k - \mu \right| \geqslant \varepsilon \right\} = 0$$

或等价地,

$$\lim_{n \to +\infty} P\left\{ \left| \frac{1}{n} \sum_{k=1}^{n} X_k - \mu \right| < \varepsilon \right\} = 1$$

该结果可简记为 $\frac{1}{n} \sum_{k=1}^{n} X_k \xrightarrow{P} \mu$,称为 $\frac{1}{n} \sum_{k=1}^{n} X_k$ 依概率收敛于 μ。

另外,辛钦还证明了在该定理中, $D(X_k) = \sigma^2$ 存在有限的条件亦可省去,此时大数定律结果依然成立。

定理 3-11[伯努利 (Bernoulli) 大数定律]　设 X 为 n 重独立重复试验中事件 A 发生的次数, p 为事件 A 在每次试验中发生的概率, $0 < p < 1$,则对任意正数 $\varepsilon > 0$,有

$$\lim_{n \to +\infty} P\left\{ \left| \frac{X}{n} - p \right| \geqslant \varepsilon \right\} = 0 \quad 或 \quad \lim_{n \to +\infty} P\left\{ \left| \frac{X}{n} - p \right| < \varepsilon \right\} = 1$$

即事件 A 发生的频率 $\frac{X}{n} \xrightarrow{P} p$。

伯努利大数定律以严格的数学形式描述"频率稳定性",从而为概率的统计定义提供理论根据。它表明,在 n 重伯努利试验中,事件 A 发生的频率 $\frac{X}{n}$ 随着 n 的增大将依概率收敛于事件 A 发生的概率 p。即当 n 足够大时,事件 A 发生的频率与其概率出现较大偏差的可能性很小,这正是"频率稳定性"。这样在解决实际问题时,在试验或观察次数很大时,用事件 A 的频率作为其概率的近似值也是完全合理的。

二、中心极限定理

在本章第四节讨论正态分布时曾指出,如果随机变量是受许多独立的随机因素的影响而形成的,而且每个因素的影响又是微小的,都起不到主导作用,则这样的随机变量一般都近似地服从正态分布。中心极限定理 (central limit theorem) 的理论就为上述事实提供严格的理论依据。这里只不加证明地介绍其中最常用的两个中心极限定理。

定理 3-12[勒维 - 林德贝格 (Levy-Lindeberg) 中心极限定理]　设随机变量 $X_1, X_2, \cdots, X_n, \cdots$ 相互独立并且服从同一分布,又 $E(X_k) = \mu$、$D(X_k) = \sigma^2 (k = 1, 2, \cdots)$ 均存在且有限,则对任意实数 x,有

$$\lim_{n \to +\infty} P\left\{ \frac{\sum_{k=1}^{n} X_k - n\mu}{\sqrt{n}\,\sigma} \leqslant x \right\} = \frac{1}{\sqrt{2\pi}} \int_{-\infty}^{x} e^{-\frac{t^2}{2}} dt = \Phi(x)$$

其中 $\Phi(x)$ 是标准正态分布 $N(0, 1)$ 的分布函数。

该定理又称为独立同分布中心极限定理，其证明可利用数学分析及特征函数性质证得，此处从略。

对独立同分布的随机变量序列 $X_1, X_2, \cdots, X_n, \cdots$，由于

$$E(X_k) = \mu,\ D(X_k) = \sigma^2,\ k = 1, 2, \cdots$$

从而

$$E\left(\sum_{k=1}^{n} X_k\right) = n\mu,\ D\left(\sum_{k=1}^{n} X_k\right) = n\sigma^2$$

故 $Y_n = \dfrac{\sum\limits_{k=1}^{n} X_k - n\mu}{\sqrt{n}\,\sigma}$ 是 $\sum\limits_{k=1}^{n} X_k$ 的标准化随机变量。该中心极限定理表明，在 n 充分大时，其 $\sum\limits_{k=1}^{n} X_k$ 的标准化随机变量 Y_n 近似地服从标准正态分布 $N(0,1)$，即

$$Y_n = \frac{\sum_{k=1}^{n} X_k - n\mu}{\sqrt{n}\,\sigma} \sim N(0,1)\ (\text{近似})$$

从而有

$$\sum_{k=1}^{n} X_k \sim N(n\mu, n\sigma^2)\ (\text{近似})$$

实际上，可以证明，只要随机变量 $X_1, X_2, \cdots, X_n, \cdots$ 相互独立，且具有有限的数学期望和方差，即使 $X_1, X_2, \cdots, X_n, \cdots$ 不服从同一分布，中心极限定理相应结论依然成立。

例 3-31 用机器对某种新药口服液装瓶，由于机器会有误差，所以每瓶新药口服液的净重为一随机变量，其期望值为 100g，标准差为 10g。现一箱内装 200 瓶，试求一箱新药口服液净重超过 20 500g 的概率。

解： 设一箱新药口服液的净重为 X，箱中第 k 瓶新药口服液的净重为 X_k，$k = 1, 2, \cdots, 200$。显然，$X = X_1 + X_2 + \cdots + X_{200}$，且 $X_1, X_2, \cdots, X_{200}$ 相互独立，并有

$$E(X_k) = \mu = 100,\ D(X_k) = \sigma^2 = 10^2,\ k = 1, 2, \cdots, 200$$

则所求的概率为

$$P\{X > 20\ 500\} = 1 - P\left\{\frac{X - n\mu}{\sqrt{n}\,\sigma} \leqslant \frac{20\ 500 - n\mu}{\sqrt{n}\,\sigma}\right\}$$

$$= 1 - \varPhi\left(\frac{20\ 500 - n\mu}{\sqrt{n}\,\sigma}\right) \approx 1 - \varPhi(3.54) = 1 - 0.999\ 8 = 0.000\ 2$$

作为上述定理的特例，有下列伯努利试验情形的中心极限定理。

定理 3-13[棣莫弗-拉普拉斯（De Moivre-Laplace）中心极限定理] 设 X 为 n 重伯努利试验中事件 A 发生的次数，p 为每次试验中事件 A 发生的概率，$0 < p < 1$，则对任意实数 x，有

$$\lim_{n \to +\infty} P\left\{\frac{X - np}{\sqrt{npq}} \leqslant x\right\} = \int_{-\infty}^{x} \frac{1}{\sqrt{2\pi}} e^{-\frac{t^2}{2}}\, \mathrm{d}t = \varPhi(x)$$

其中 $\varPhi(x)$ 是标准正态分布 $N(0,1)$ 的分布函数，$q = 1 - p$。

由该定理知，若 X 服从二项分布 $B(n, p)$，则 X 的标准化随机变量 $\dfrac{X - np}{\sqrt{npq}}$ 将以正态分布 $N(0,1)$ 为其极限分布。实际应用该定理时，只要 n 足够大（$n > 30$），即有

$$\frac{X - np}{\sqrt{npq}} \sim N(0,1) \quad (\text{近似})$$

如果 X 服从二项分布 $B(n, p)$，当 n 很大时，要求出

$$P\{x_1 \leqslant X \leqslant x_2\} = \sum_{x_1 \leqslant k \leqslant x_2} C_n^k p^k q^{n-k}$$

其计算量是非常大的。而利用该中心极限定理，当 n 足够大时，即有

$$P\{x_1 \leqslant X \leqslant x_2\} = P\left\{\frac{x_1-np}{\sqrt{npq}} \leqslant \frac{X-np}{\sqrt{npq}} \leqslant \frac{x_2-np}{\sqrt{npq}}\right\} \approx \varPhi\left(\frac{x_2-np}{\sqrt{npq}}\right) - \varPhi\left(\frac{x_1-np}{\sqrt{npq}}\right) \quad\text{式（3-38）}$$

$$P\{X=k\} = P\{k-0.5 < X < k+0.5\} = P\left\{\frac{k-0.5-np}{\sqrt{npq}} \leqslant \frac{X-np}{\sqrt{npq}} \leqslant \frac{k+0.5-np}{\sqrt{npq}}\right\}$$

$$\approx \varPhi\left(\frac{k+0.5-np}{\sqrt{npq}}\right) - \varPhi\left(\frac{k-0.5-np}{\sqrt{npq}}\right)$$

其中 $\varPhi(x)$ 为 $N(0,1)$ 的分布函数，查本书的附表 3 即可求得其比较精确的近似值。

例 3-32　某制药车间有相互独立的同类设备 200 台，每台发生故障的概率为 0.02。设每台设备的故障需一名维修人员来排除，问：

（1）发生故障的设备在 2~10 台的概率；

（2）要保证设备发生故障时能及时排除的概率达到 99.9%，需配备多少名维修人员？

解：维修人员能否及时排除故障，取决于同一时刻发生故障的设备数 X。依题意，将 200 台设备是否发生故障视为次数 $n=200$ 的独立重复试验，则 $X \sim B(200, 0.02)$。

由于 $n=200$ 很大，则可利用中心极限定理及式（3-38）来解题。其中 $p=0.02$，$np=4$，$npq=3.92$。

（1）所求的概率为

$$P\{2 \leqslant X \leqslant 10\} \approx \varPhi\left(\frac{10-np}{\sqrt{npq}}\right) - \varPhi\left(\frac{2-np}{\sqrt{npq}}\right) = \varPhi\left(\frac{6}{\sqrt{3.92}}\right) - \varPhi\left(\frac{-2}{\sqrt{3.92}}\right)$$

$$= \varPhi(3.03) - (1-\varPhi(1.01)) = 0.9989 - (1-0.8437) = 0.8426$$

即所求的概率约为 84.26%。

（2）依题意，应求出最小的 m，使得 $P\{X \leqslant m\} \geqslant 0.999$。由中心极限定理得

$$P\{X \leqslant m\} = P\left\{\frac{X-np}{\sqrt{npq}} \leqslant \frac{m-np}{\sqrt{npq}}\right\} \approx \varPhi\left(\frac{m-np}{\sqrt{npq}}\right) = \varPhi\left(\frac{m-4}{\sqrt{3.92}}\right) \geqslant 0.999,$$

查附表 3 得：$\dfrac{m-4}{\sqrt{3.92}} \geqslant 3.09$，即 $m \geqslant 10.12$。

故 $m=11$，即需配备 11 名维修人员即可。

这里利用中心极限定理解决了"设备维修问题"。

本章 SPSS 软件应用提要

统计内容			SPSS 软件应用实现的菜单选项
统计分布的概率值、累积概率值或临界值（分位数）的计算			【转换】→【计算变量】（SPSS 函数计算）
SPSS 函数计算	二项分布	概率值	$P\{X=x\} = \text{PDF.BINOM}(x, n, p)$
		累积概率值	$P\{X \leqslant x\} = \text{CDF.BINOM}(x, n, p)$
	泊松分布	概率值	$P\{X=x\} = \text{PDF.POISSON}(x, \lambda)$
		累积概率值	$P\{X \leqslant x\} = \text{CDF.POISSON}(x, \lambda)$
	正态分布	累积概率值	$P\{X \leqslant x\} = \text{CDF.NORMAL}(x, \mu, \sigma)$
		临界值（分位数）	$x_\alpha = \text{IDF.NORMAL}(1-\alpha, \mu, \sigma)$
	指数分布	累积概率值	$P\{X \leqslant x\} = \text{CDF.EXP}(x, \lambda)$
		临界值（分位数）	$x_\alpha = \text{IDF.EXP}(1-\alpha, \lambda)$

综合练习三

（一）填空题

1. 设随机变量 X 的分布函数为

$$F(x) = P(X \leqslant x) = \begin{cases} 0, & x < -1 \\ 0.3, & -1 \leqslant x < 1 \\ 0.8, & 1 \leqslant x < 3 \\ 1, & x \geqslant 3 \end{cases}$$

则 X 的分布律为

X	-1	1	3
P			

2. 已知 X 服从二项分布 $B(n,p)$，且 $E(X)=6$，$D(X)=4.2$，则 $n=$ _____，$p=$ _____。

3. 设随机变量 X_1、X_2 相互独立，且 X_1 服从二项分布 $B(20,0.7)$，X_2 服从 $\lambda=3$ 的泊松分布 $P(3)$。记 $Y=X_1-2X_2+2$，则 $E(Y)=$ _____，$D(Y)=$ _____。

4. 设随机变量 X 服从参数为 1 的泊松分布，则 $P\{X=E(X^2)\}=$ _____。

5. 设总体 X 服从参数为 2 的指数分布，$X_1,X_2,\cdots,X_n$ 为来自总体的简单随机样本，则当 $n \to \infty$ 时，$Y_n = \dfrac{1}{n}\sum_{k=1}^{n} X_k$ 依概率收敛于 _____。

（二）选择题

1. 设离散型随机变量 X 的概率分布为

$$P\{X=k\} = ab^k, \quad k=1,2,\cdots$$

其中 $a>0$，$b>0$ 为常数，则下列结论正确的是（　　）

A. b 是大于 0 的任意实数　　　　　B. $b=a+1$

C. $b=\dfrac{1}{1+a}$　　　　　　　　D. $b=\dfrac{1}{a-1}$

2. 设有一群人中受某病感染患病的占 20%。现随机地从此群人中抽出 50 人，则患病人数的数学期望和方差分别是（　　）

A. 25 和 8　　　　B. 10 和 2.8　　　　C. 25 和 64　　　　D. 10 和 8

3. 设 X_1、X_2 是随机变量，其数学期望、方差都存在，C 是常数，下列命题中

(1) $E(CX_1+b)=CE(X_1)+b$　　　　(2) $E(X_1+X_2)=E(X_1)+E(X_2)$

(3) $D(CX_1+b)=C^2 D(X_1)+b$　　　　(4) $D(X_1+X_2)=D(X_1)+D(X_2)$

正确的有（　　）

A. 4 个　　　　B. 3 个　　　　C. 2 个　　　　D. 1 个

4. 正态分布有 2 个参数 μ 与 σ，（　　）相应的正态曲线的形状越扁平

A. μ 越大　　　B. σ 越大　　　C. μ 越小　　　D. σ 越小

5. 随机变量 X、Y 的相关系数 $\rho_{XY}=0$，则下列错误的是（　　）

A. X、Y 必相互独立　　　　　　B. X、Y 必不相关

C. 必有 $E(XY)=E(X)E(Y)$　　　　D. 必有 $D(X+Y)=D(X)+D(Y)$

6. 设随机变量 X、Y 不相关，且 $E(X)=2$、$E(Y)=1$、$D(X)=3$，则 $E[X(X+Y-2)]=$（　　）

A. -3　　　　B. 3　　　　C. -5　　　　D. 5

（三）计算题

1. 下面两表是否可作为离散型随机变量的分布列？为什么？

X	-1	0	2
P	-0.5	0.9	0.6

X	0	1	2
P	0.6	0.1	0.15

2. 一盒中有5枚纪念章，编号为1，2，3，4，5。从中任取3枚，用 X 表示取出的纪念章的最大号码，求 X 的分布律。

3. 进行某种试验，成功的概率为3/4，失败的概率为1/4。以 X 表示直到试验成功所需试验的次数，试求：

（1）X 的概率分布；

（2）X 取偶数的概率。

4. 设随机变量 X 的分布列为

X	0	1	2	3
P	0.4	0.2	p_3	0.1

试求：

（1）p_3；

（2）$P\{0 < X < 3\}$；

（3）$F(x)$。

5. 设随机变量 X 的分布列为

X	-2	0	2
P	0.4	0.3	0.3

试求 $E(X)$、$E(X^2)$、$E(3X+5)$、$D(X)$、$D(3X+5)$。

6. 甲、乙两批原料过筛后得知颗粒分布如下：

粒度	百分比/%	
	甲	乙
180	5	20
200	15	20
220	60	20
240	15	20
260	5	20

平均说来，哪一批颗粒较粗？哪一批颗粒的均匀性较差？

7. 设随机变量 X 的概率分布为

$$P\{X = k\} = \frac{a}{N}, \ k = 1, 2, \cdots, N$$

试确定常数 a，并计算 $E(X)$ 及 $D(X)$。

8. 设 X 服从的概率分布为

$$P\{X = k\} = pq^{k-1}, \ k = 1, 2, \cdots$$

其中 $0<p<1$，$q=1-p$ 是常数，则称 X 服从参数为 p 的几何分布 $g(p)$。试求 $E(X)$。

9. 设随机变量 X 的概率密度为

$$f(x)=\begin{cases}Cx, & 0<x<1\\ 0, & 其他\end{cases}$$

试求：

(1)常数 C；

(2)X 落在 $(0.3, 0.7)$ 内的概率。

10. 设随机变量 X 的分布函数为

$$F(x)=\begin{cases}1-e^{-x}, & x\geqslant 0\\ 0, & x<0\end{cases}$$

试求：

(1)$P\{X<4\}$，$P\{X>1\}$；

(2)概率密度函数 $f(x)$。

11. 设随机变量 X 的概率密度为

$$f(x)=\begin{cases}x, & 0\leqslant x<1\\ 2-x, & 1\leqslant x\leqslant 2\\ 0, & 其他\end{cases}$$

试求：

(1)分布函数 $F(x)$；

(2)数学期望 $E(X)$。

12. 设随机变量 X 在 $[0,5]$ 内服从均匀分布，试求方程 $4t^2+4Xt+(X+2)=0$ 中 t 有实根的概率。

13. 某车间有 20 台车床独立工作，每台车床开车时间占总工作时间的 0.3，开车时每台车床需用的电力是 1 单位。问：

(1)车间需要电力的最可能值是多少单位？

(2)若供给车间 9 单位电力，则因电力不足而耽误生产的概率是多少？

(3)供给车间至少多少单位电力，才能使因电力不足而耽误生产的概率 $<1\%$？

14. 设 X 服从二项分布 $B(2,p)$、Y 服从二项分布 $B(3,p)$，若已知 $P\{X\geqslant 1\}=5/9$，试求 $P\{Y\geqslant 1\}$ 的值。

15. 某地的胃癌发病率为 0.01%，现普查 5 万人，试求：

(1)没有胃癌患者的概率；

(2)胃癌患者少于 5 人的概率。

16. 一电话交换台每分钟接到的呼唤次数服从参数为 4 的泊松分布，试求：

(1)一分钟内有 8 次呼唤的概率；

(2)一分钟内呼唤次数 >10 次的概率。

17. 设 $X\sim N(5,2^2)$，查表计算概率：

(1)$P\{4\leqslant X<7\}$；

(2)$P\{|X|>1\}$。

18. 将一温度调节器放置在贮存某种液体的容器内，调节器调整在 $d℃$，则液体温度 X 是一个随机变量，且 $X\sim N(d,0.5^2)$。

(1)若 $d=90$，求 $X<89$ 的概率；

(2)若要保持液体温度至少为 80℃的概率不小于 0.99，问 d 至少为多少？

19. 某工厂生产的螺栓长度(cm)服从 $\mu=10.05$，$\sigma=0.06$ 的正态分布。若规定长度在 10.05 ± 0.12 内

为合格品,求任取一螺栓为不合格品的概率。

20. 设 $X \sim N(\mu, \sigma^2)$,若 $P\{|X-\mu| < C\} = 0.5$,则称 C 为 X 的可能偏差,问 C/σ 等于多少?

21. 设随机变量 $X \sim N(60, 3^2)$,求临界值 x_1, x_2,使 X 分别落在区间 $(-\infty, x_1), (x_1, x_2), (x_2, +\infty)$ 内的概率之比为 $3:4:5$。

22. 设随机变量 X 的密度函数为

$$f(x) = \begin{cases} e^{-x}, & x \geq 0 \\ 0, & x < 0 \end{cases}$$

试求:

(1) $Y_1 = 2X$ 的数学期望;

(2) $Y_2 = e^{-2X}$ 的数学期望。

23. 已知随机变量 X 的概率分布为

X	-2	-0.5	0	0.5	4
P	1/8	1/4	1/8	1/6	1/3

求下列随机变量的分布律:

(1) $2X + 1$;

(2) X^2;

(3) $\sin\left(\dfrac{\pi}{2} X\right)$。

24. 设随机变量 X 的概率密度为

$$f(x) = \begin{cases} 2x, & 0 < x < 1 \\ 0, & 其他 \end{cases}$$

试求 $Y = 2X$ 的密度。

25. 已知球体直径 X 在 (a, b) 内服从均匀分布,其中 $0 < a < b$。试求:

(1) 球体积 Y 的概率密度;

(2) $P\{0 < Y < C\}$ 的值 $(0 < C < \dfrac{\pi}{6} b^3)$。

26. 从一只装有 3 支蓝笔、2 支红笔、3 支绿笔的盒子中随机抽取 2 支,若 X、Y 分别表示抽出的蓝笔数和红笔数,试求 (X, Y) 的联合分布律。

27. 已知 (X, Y) 的联合概率分布为

X	Y		
	1	2	3
1	$\dfrac{1}{6}$	$\dfrac{1}{9}$	$\dfrac{1}{18}$
2	$\dfrac{1}{3}$	$\dfrac{1}{a}$	$\dfrac{1}{b}$

试问 a、b 为何值时 X、Y 相互独立?

28. 设 (X, Y) 的联合密度为

$$f(x, y) = \begin{cases} Axy, & 0 < x < 1, 0 < y < 1 \\ 0, & 其他 \end{cases}$$

试求:

（1）常数 A；

（2）边缘密度 $f_X(x)$，$f_Y(y)$；

（3）X 与 Y 是否相互独立？

29. 设随机向量 (X,Y) 服从正态分布，并且已知 $E(X)=0$，$E(Y)=0$，$D(X)=16$，$D(Y)=25$，$\mathrm{Cov}(X,Y)=16$，求 (X,Y) 的联合概率密度 $f(x,y)$。

30. 已知 $D(X)=25$，$D(Y)=36$，$\rho_{XY}=0.4$，试求 $D(X+Y)$ 和 $D(X-Y)$。

31. 设随机变量 X 的 $E(X)=12$，$D(X)=9$，用切比雪夫不等式估计 $P\{6<X<18\}$ 的概率下限。

32. 某炮群对空中目标进行 80 次射击中，每次炮弹命中颗数的目标期望值为 2，标准差为 1.2。求当射击 80 次时，命中目标的炮弹总颗数在 $130 \sim 190$ 颗的概率近似值。

33. 根据孟德尔遗传理论，红、黄 2 种番茄杂交第二代红果植株和黄果植株的比例为 $3:1$。现在种植杂交种 400 株，试求黄果植株在 $84 \sim 117$ 的概率。

34. 某计算机网络有 120 个终端，每个终端有 5% 的时间在工作。假设各终端工作与否相互独立，求终端工作的个数在 $10 \sim 20$ 个的概率。

（四）上机训练题

1. 对计算题第 15 题，利用 SPSS 统计函数来求解。

2. 对计算题第 16 题，利用 SPSS 统计函数来求解。

3. 对计算题第 17 题的概率计算问题，利用 SPSS 统计函数来求解。

第三章
目标测试 1

第三章
目标测试 2

第三章
目标测试 3

第四章

抽 样 分 布

第四章
教学课件

前面两章介绍了概率论的内容，本章起将学习数理统计的基本理论。统计研究的目的在于探索说明总体的数量特征即统计规律性。如果掌握的统计数据是研究对象的全体即总体的全面调查资料，则可直接计算总体的特征指标（如总体的均值、方差、总体率等）等来描述总体的相应数量特征和规律。但现实情况比较复杂，有些现象的范围很广，不可能也没有必要对总体中的每个个体都进行一一测定。这就需要从总体中抽取部分个体进行调查，再利用从样本中所获得的信息来估计和推断总体的数量特征即统计规律性，这称为统计推断（statistical inference）。

案例 4-1 要检验一批电池的使用寿命，由于测试是破坏性的，不可能对每个电池进行测试。只能抽取一部分电池进行测试，据此来推断该批电池的平均使用寿命。

案例 4-2 某公司研制了一种治疗高血压的新药，现要考察该新药对高血压患者治疗的有效率，显然不可能对所有高血压患者用该药进行一一治疗，而只能抽取一部分高血压患者作为样本进行临床治疗，进而根据该部分高血压患者治疗有效的比例来推断该药对全体高血压患者治疗的有效率。

上列案例表明，当总体的个体数很多时，或者总体的范围难以确定时，或者对于破坏性试验，只能从中抽取一部分个体进行调查，以此来推断所研究的总体的状况和规律，即进行统计推断。统计推断是统计研究的基本内容，包括抽样分布、参数估计和假设检验等内容。本章首先介绍一些数理统计的基本概念，再介绍有关抽样分布等知识。

第一节　数理统计基本概念

一、总体与样本

在数理统计中，将研究对象全体称为总体（population），将组成总体的每个基本单元称为个体（individual）。总体可根据所含个体的个数是有限或无限分为有限总体（finite population）或无限总体（infinite population），有时也将个体数相当多的有限总体作为无限总体来处理。例如，研究在某一工艺条件下生产的一批针剂，总体就是这批针剂的全体，每支针剂都是这个总体的一个个体；研究某地区在校大学生的生长发育状况，总体就是该地区的全体在校大学生，个体就是该地区的每个在校大学生。在实际问题中，往往是对总体的一个或者若干个数量指标进行研究。例如，对针剂，希望知道它的有效期、药物含量等；对在校大学生的生长发育状况，希望了解他们的身高、体重等。这时总体是指这些数量指标取值的全体，而这些数量指标就可看成前面讨论的随机变量 X，这样对总体的研究便

归结为对随机变量 X 的研究。例如,每个在校大学生的身高或体重,受遗传、营养、运动等因素影响,是随机变量;而对其生长发育状况的总体研究,就归结为对随机变量身高或体重的研究。在统计理论中就可用随机变量 X 来代表总体,总体就是随机变量 X 可能取值的全体,个体就是 X 的每个可能取值。若随机变量 X 所服从的分布是 $F(x)$,就称总体是具有分布 $F(x)$ 的总体。总体 X 的数字特征即总体的特征指标称为总体的参数(parameter)。

在概率论研究中,总是已知总体(即随机变量)所服从的分布及其参数,研究随机试验出现各种结果的可能性的大小。而在实际问题中,随机试验的总体情况包括参数往往是未知的,反而需要通过研究对其进行估计推断。此时一般采用抽样的方法:从总体中抽取部分个体进行观察试验,得到抽样数据,再应用概率论原理,对总体情况作出估计推断。

定义 4-1 在一个总体 X 中抽取 n 个个体 $X_1, X_2, \cdots, X_n$,称为抽样(sampling);这 n 个个体所组成的集合称为总体的一个容量为 n 的样本(sample),样本所含个体的数目 n 称为样本容量(sample size)或样本大小。当 $n \geqslant 30$ 时称为大样本(large sample),否则称为小样本(small sample)。

由于 $X_1, X_2, \cdots, X_n$ 是从总体 X 中随机抽取出来的,可以看成 n 个随机变量。而在一次抽样后,则是一组具体的数值,称为一组样本观测值或样本值,记为 $x_1, x_2, \cdots, x_n$,样本值 $x_1, x_2, \cdots, x_n$ 就是随机变量 $X_1, X_2, \cdots, X_n$ 的取值。在不引起混淆的情况下,也用 $x_1, x_2, \cdots, x_n$ 泛指一次抽样后的结果。

抽样的目的在于利用样本的观测结果来推断总体的统计规律,为此从总体中抽取样本时,当然要求样本具有代表性,即每个个体被抽到的机会均等,而且每次抽取的个体 X_i 与总体 X 具有相同的分布;同时还要求各次的抽取是相互独立的,即各次抽取的结果 X_i 互不影响,这种抽样方法称为简单随机抽样(simple random sampling),由简单随机抽样得到的样本称为简单随机样本,即简单随机样本中的个体之间是独立同分布的(independent identified distributed)。

定义 4-2 如果样本 $X_1, X_2, \cdots, X_n$ 相互独立且与总体 X 具有相同的分布,则称样本 $X_1, X_2, \cdots, X_n$ 为简单随机样本(simple random sample),简称样本(sample)。

实际抽样的方法很多,常见的还有分层抽样、序贯抽样、整群抽样等。不同的抽样方法,得到的样本不一定是简单随机样本。为讨论方便,今后所提到的样本都指的是简单随机样本,即每个个体都能反映总体特性、个体之间相互独立。例如,在药品质量抽样检查中,抽样样品只能随机抽取,不能有意识地选优,否则就违反了随机性原则,个体不具有代表性。再例如,在产品合格抽样检测中,对有限总体若采用有放回抽样,则满足独立性要求;若采用无放回抽样,则不满足独立性要求。值得注意的是,对无限总体或者总体所含的个体数足够多,通常认为无放回抽样近似满足独立性和代表性条件。在实际应用中,即使总体个数 N 是有限的,但只要无放回抽样的样本容量 n 较小,如不超过总体的 5%,也可认为不影响总体的分布而近似满足独立性条件,就按有放回抽样来处理,以简化计算。

二、统计量

样本是总体的代表与反映,是对总体进行统计推断的基本依据。但在抽取样本后,一般不直接利用样本进行总体的估计推断,而是对样本进行处理,使样本中所包含的相关信息得到集中和提炼,这就是针对不同的问题来构造某种样本的函数,这种样本的函数在统计中称为统计量。

定义 4-3 样本 $X_1, X_2, \cdots, X_n$ 的不含任何未知参数的函数 $\varphi(X_1, X_2, \cdots, X_n)$ 称为统计量(statistic)。

注意,统计量完全依赖于样本 $X_1, X_2, \cdots, X_n$,不应含有分布的任何未知参数。例如,设总体 $X \sim N(\mu, \sigma^2)$,其中参数 μ 已知,σ^2 未知,$X_1, X_2, \cdots, X_n$ 是总体 X 的一个样本,则 $X_1^* = \min\{X_1, X_2, \cdots, X_n\}$,$\sum_{i=1}^{n}(X_i - \mu)^2$ 是统计量,而 $\sum_{i=1}^{n} \frac{(X_i - \mu)^2}{\sigma^2}$ 就不是统计量,因为其中含有未知参数 σ^2。

一般地,若 $X_1, X_2, \cdots, X_n$ 是来自总体 X 的样本,则常用的样本统计量主要有:

样本均值(mean): $\bar{X} = \frac{1}{n} \sum_{i=1}^{n} X_i$

样本方差(variance)：$S^2 = \dfrac{1}{n-1}\sum_{i=1}^{n}(X_i - \overline{X})^2 = \dfrac{1}{n-1}\left(\sum_{i=1}^{n}X_i^2 - n(\overline{X})^2\right)$

样本标准差(standard deviation)：$S = \sqrt{S^2} = \sqrt{\dfrac{1}{n-1}\sum_{i=1}^{n}(X_i - \overline{X})^2}$

其中 $\overline{X}$ 刻画了样本的平均(集中)程度,可用于估计总体 X 的均值 μ；S^2 和 S 刻画了样本的离散(变异)程度,并可分别用于估计总体 X 的方差 σ^2 和标准差 σ。

此外,还有可用于比较不同均值样本变异程度的统计量：

样本变异系数(coefficient of variation)：$CV = \dfrac{S}{|\overline{X}|} \times 100\%$

和反映样本均值的变异程度的统计量：

样本标准误(standard error)：$S_{\bar{x}} = \dfrac{S}{\sqrt{n}}$

以及反映曲线形状的统计量(如偏度系数、峰度系数等)。当泛指一次抽样结果时,样本 $X_1, X_2, \cdots, X_n$ 是 n 个随机变量,则样本均值 $\overline{X}$、样本方差 S^2 等统计量也都是随机变量；当特指一次具体的抽样结果时,样本值 $x_1, x_2, \cdots, x_n$ 是 n 个具体的数值,从而其样本均值 $\bar{x}$ 与样本方差 s^2

$$\bar{x} = \frac{1}{n}\sum_{i=1}^{n}x_i \ ; \ s^2 = \frac{1}{n-1}\sum_{i=1}^{n}(x_i - \bar{x})^2$$

等也都是具体的数值,即在前面第一章第二节中介绍的样本均值、样本方差等测度值,其特征意义也相同。例如,样本标准差反映每个样本数据偏离其样本均值的绝对偏差,样本变异系数反映样本数据偏离其样本均值的相对偏差,而样本标准误是用来衡量以样本均值来推断估计总体均值时的平均误差等。

后面在不引起混淆的情况下,对样本和统计量赋予双重意义：泛指时为随机变量,特指时为相应数值。

图 4-1 给出了总体、参数与简单随机样本、统计量等数理统计基本概念之间的关系。

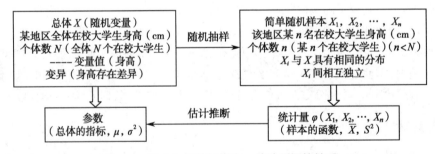

图 4-1 总体、参数与样本、统计量间的关系

知识链接

G.H. 盖洛普与民意测验统计

G.H. 盖洛普(George Horace Gallup, 1901—1984 年)是美国舆论统计学家和民意测验统计的创始人,先后获得文学士、心理学硕士和新闻学博士学位,1929 年起任德雷克大学新闻学系主任、哥伦比亚大学新闻学院客座教授,1935 年在新泽西州的普林斯顿创立美国舆论研究所,正式举办各种全国性民意调查。

1936年，曾此前20年都正确预测了总统选举获胜者的《文摘》杂志，通过其收回的240万份问卷结果，预测共和党总统候选人兰登(A.Landon)将获得57%的选票而击败民主党总统候选人罗斯福(F.D.Roosevslt)，而共和党人一般比民主党人更富裕。刚成立的盖洛普研究所仅随机抽取了2 000名选民，根据年龄、性别、教育程度、职业、经济收入、宗教信仰等标准，在全国各地区按比例选择测验对象，派调查员亲自去调查访问，其抽样预测分析结果表明罗斯福将获得54%的选票而获胜。真实选举结果是罗斯福获得压倒多数的62%的选票而当选总统。虽然盖洛普预测也有误差，但其总的趋势表明盖洛普民意测验的正确性。

1936年对总统候选人的正确预测，为盖洛普和他的研究所赢得威望，并使他的研究所成为美国甚至世界上最负盛名的民意调查机构。其后，盖洛普在进行每4年一届的总统选举预测中，总是用2 000左右的样本代表近2亿的成年选民进行快速预测，除在1948年错报外，其余各次的预测结果都是正确的，而且平均误差在2%之内。盖洛普也逐渐成为民意测验的代名词。

第二节　抽样分布

抽样分布(sampling distribution)是指统计量作为随机变量所服从的概率分布，抽样分布是统计推断的基础。这里主要讨论与常用统计量样本均值与样本方差相关的常用抽样分布。在大多数情形下，统计量服从正态分布或以正态分布为渐近分布，所以正态分布是最常用的抽样分布。此外，χ^2分布、t分布、F分布等抽样分布也起重要作用。

一、样本均值的分布

设从总体X中随机抽取一个样本$X_1, X_2, \cdots, X_n$，则$X_1, X_2, \cdots, X_n$是n个相互独立且服从与总体相同分布的随机变量。由于正态分布是最常见的分布之一，故先考虑在总体X服从正态分布$N(\mu, \sigma^2)$时，样本均值$\overline{X}$的抽样分布。

定理4-1　设总体$X \sim N(\mu, \sigma^2)$，$X_1, X_2, \cdots, X_n$是来自总体X的样本，则对其样本均值$\overline{X}$有

$$\overline{X} = \frac{1}{n} \sum_{i=1}^{n} X_i \sim N\left(\mu, \frac{\sigma^2}{n}\right) \qquad \text{式(4-1)}$$

即样本均值$\overline{X}$的抽样分布仍为正态分布，且

$$E(\overline{X}) = \mu, \ D(\overline{X}) = \frac{\sigma^2}{n}$$

将样本均值$\overline{X}$标准化后，即有

$$U = \frac{\overline{X} - \mu}{\sigma/\sqrt{n}} \sim N(0, 1) \qquad \text{式(4-2)}$$

证明：因总体$X \sim N(\mu, \sigma^2)$，则样本$X_1, X_2, \cdots, X_n$均服从正态分布$N(\mu, \sigma^2)$且相互独立。根据正态分布的性质(第三章第四节)，

$$\overline{X} = \frac{1}{n} \sum_{i=1}^{n} X_i = \frac{1}{n} X_1 + \frac{1}{n} X_2 + \cdots + \frac{1}{n} X_n$$

作为正态变量$X_1, X_2, \cdots, X_n$的线性函数仍为正态变量，且有

$$E(\overline{X}) = E\left(\frac{1}{n} \sum_{i=1}^{n} X_i\right) = \frac{1}{n} E\left(\sum_{i=1}^{n} X_i\right) = \frac{1}{n} \sum_{i=1}^{n} E(X_i) = \frac{1}{n} \sum_{i=1}^{n} \mu = \mu$$

$$D(\overline{X}) = D\left(\frac{1}{n}\sum_{i=1}^{n}X_i\right) = \frac{1}{n^2}D\left(\sum_{i=1}^{n}X_i\right) = \frac{1}{n^2}\sum_{i=1}^{n}D(X_i) = \frac{1}{n^2}\sum_{i=1}^{n}\sigma^2 = \frac{\sigma^2}{n}$$

因此有

$$\overline{X} = \frac{1}{n}\sum_{i=1}^{n}X_i \sim N\left(\mu, \frac{\sigma^2}{n}\right)$$

样本均值 $\overline{X}$ 的标准差为 $\dfrac{\sigma}{\sqrt{n}}$，称为标准误（standard error），记为 $\sigma_{\overline{X}} = \dfrac{\sigma}{\sqrt{n}}$。

当总体的分布不是正态分布和近似正态分布时，只要抽样个数 n 比较大，由中心极限定理可知，样本均值 $\overline{X}$ 的渐近分布仍为正态分布 $N\left(\mu, \dfrac{\sigma^2}{n}\right)$，即

定理 4-2   若总体 X 的均值 μ 和方差 σ^2 存在有限，则当样本容量 n 充分大时，不管总体服从什么分布，总近似地有

$$\overline{X} = \frac{1}{n}\sum_{i=1}^{n}X_i \sim N\left(\mu, \frac{\sigma^2}{n}\right)$$

上述定理表明，样本均值 $\overline{X}$ 的数学期望与总体的数学期望是一致的，而且样本均值 $\overline{X}$ 的方差仅为总体方差的 $1/n$。由此若用样本均值 $\overline{X}$ 去估计总体均值 μ 时，平均而言是没有偏差（无系统偏差）的，而且 n 越大越准确。实际计算时，当总体分布未知时，对大样本情形（$n \geqslant 30$），就可以应用上述定理。

例 4-1   从均值 $\mu = 18$ 和方差 $\sigma^2 = 36$ 的总体中随机抽取一个样本容量为 64 的样本，求其样本均值 $\overline{X}$ 落在 $16 \sim 19$ 的概率。

解： 因为样本容量 $n = 64（>30）$ 为大样本情形，则由定理 4-2，不论总体是何分布，样本均值 $\overline{X}$ 近似服从均值为 $\mu = 18$、方差为

$$\frac{\sigma^2}{n} = \frac{36}{64} = \frac{9}{16}$$

的正态分布，即近似地有

$$\overline{X} \sim N\left(18, \frac{9}{16}\right)$$

故所求的概率为

$$P\{16 \leqslant \overline{X} \leqslant 19\} = F(19) - F(16) = \Phi\left(\frac{19-18}{3/4}\right) - \Phi\left(\frac{16-18}{3/4}\right) = \Phi(1.333) - \Phi(-2.667)$$

$$= \Phi(1.333) - 1 + \Phi(2.667) = 0.908\,2 - 1 + 0.996\,2 = 0.904\,4$$

二、χ^2 分布

卡方分布

定义 4-4   设随机变量 $X_1, X_2, \cdots, X_n$ 相互独立，且都服从标准正态分布 $N(0,1)$，则称

$$\chi^2 = X_1^2 + X_2^2 + \cdots + X_n^2$$

服从自由度为 n 的 χ^2 分布（chi-square distribution），记为 $\chi^2 \sim \chi^2(n)$。

$\chi^2(n)$ 分布的概率密度函数为

$$f(x) = \begin{cases} \dfrac{1}{2^{\frac{n}{2}}\Gamma\left(\dfrac{n}{2}\right)} x^{\frac{n}{2}-1}\mathrm{e}^{-\frac{x}{2}}, & x \geqslant 0 \\ 0, & x < 0 \end{cases}$$

在统计中,用自由度(degree of freedom, df)来表示统计量中独立变量的个数,其计算公式为 $df = n - r$。其中 n 是统计量中变量的个数,r 是这些变量之间存在的约束条件个数。例如,统计量 $\chi^2 = X_1^2 + X_2^2 + \cdots + X_n^2$ 中有 n 个无约束条件的独立变量 X_i,故 χ^2 分布的自由度 $df = n$。又如统计量样本方差

$$S^2 = \frac{1}{n-1} \sum_{i=1}^{n} (X_i - \overline{X})^2$$

中有 n 个变量 $(X_i - \overline{X})$,满足一个约束条件

$$\sum_{i=1}^{n} (X_i - \overline{X}) = X_1 + X_2 + \cdots + X_n - n\overline{X} = 0$$

故 S^2 的自由度 $df = n - 1$。

$\chi^2(n)$ 分布的密度函数曲线如图 4-2 所示。

从图 4-2 中可看到,$\chi^2(n)$ 分布是不对称的偏态分布,只在第一象限取值,并随着自由度 n 的增大逐渐趋于对称。实际上当 $n \to \infty$ 时,χ^2 分布的极限分布为正态分布。

$\chi^2(n)$ 分布具有可加性:设 $\chi_1^2 \sim \chi^2(n_1)$、$\chi_2^2 \sim \chi^2(n_2)$,且 χ_1^2 与 χ_2^2 相互独立,则

$$\chi_1^2 + \chi_2^2 \sim \chi^2(n_1 + n_2); \quad \chi_1^2 - \chi_2^2 \sim \chi^2(n_1 - n_2)$$

对服从 $\chi^2(n)$ 分布的 χ^2,其均值和方差分别为

$$E(\chi^2) = n; \quad D(\chi^2) = 2n$$

当总体服从正态分布 $N(\mu, \sigma^2)$ 时,由 $\chi^2(n)$ 分布的可加性可得到与样本方差

$$S^2 = \frac{1}{n-1} \sum_{i=1}^{n} (X_i - \overline{X})^2$$

相关的下列重要定理。

定理 4-3 设 $X_1, X_2, \cdots, X_n$ 是来自正态总体 $X \sim N(\mu, \sigma^2)$ 的样本,则

$$\frac{(n-1)S^2}{\sigma^2} \sim \chi^2(n-1) \qquad\qquad 式(4-3)$$

且 $\overline{X}$ 与 S^2 相互独立。(证明略)

实际应用中,常需用到 χ^2 分布的 α 临界值。对于不同的自由度 n 和 α,本书附表 5 中编制的 χ^2 分布表列出上侧 α 临界值 $\chi_\alpha^2(n)$,满足

$$P\{\chi^2 > \chi_\alpha^2(n)\} = \alpha$$

可用于有关 χ^2 分布的概率计算问题(图 4-3)。

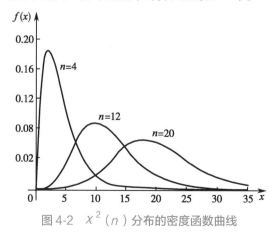

图 4-2 $\chi^2(n)$ 分布的密度函数曲线

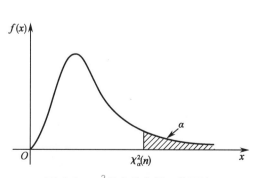

图 4-3 χ^2 分布的上侧 α 临界值

例如,查附表 5 的 χ^2 分布表,得 $\chi_{0.05}^2(10) = 18.307$,即 $P\{\chi^2(10) > 18.307\} = 0.05$。

而当自由度 n 很大时,对 χ^2 分布,有

$$\sqrt{2\chi^2} \sim N(\sqrt{2n-1}, 1)(近似)$$

故附表 5 中仅列出 $n \leqslant 45$ 时相应的值。对 $n > 45$,有

$$\chi_\alpha^2(n) \approx \frac{1}{2}(u_\alpha + \sqrt{2n-1})^2 \qquad\qquad 式(4\text{-}4)$$

其中 u_α 是标准正态分布 $N(0,1)$ 的上侧 α 临界值,满足 $P\{U > u_\alpha\} = \alpha$,其值可由标准正态分布双侧临界值表(附表 4)查得。

例如,$\alpha = 0.05$、$n = 50$ 时,有

$$\chi_{0.05}^2(50) \approx \frac{1}{2}(u_{0.05} + \sqrt{2 \times 50 - 1})^2 = \frac{1}{2}(1.64 + \sqrt{99})^2 = 67.163$$

【SPSS 软件应用】 在 SPSS 中,用 SPSS 累积分布函数 CDF.CHISQ 可计算 χ^2 分布的累积概率值 $P\{\chi^2 \leqslant x\}$;用 SPSS 分位数函数 IDF.CHISQ 可计算 χ^2 分布的 α 分位数 $\chi_\alpha^2(n)$。即

$$P\{\chi^2(n) \leqslant x\} = \text{CDF.CHISQ}(x, n);\ \chi_\alpha^2(n) = \text{IDF.CHISQ}(1 - \alpha, n)$$

其中 n 为 χ^2 分布的自由度。

下面用 SPSS 软件求概率 $P\{\chi^2(10) > 25\}$ 和分位数 $\chi_{0.05}^2(50)$ 的值。

在 SPSS 中打开空白数据集,在首列输入 25,选择菜单【转换】→【计算变量】,在【目标变量】中输入新变量名 P1,再在【函数组】中选定:CDF 与非中心 CDF,在【函数和特殊变量】中选定 χ^2 分布的概率函数:Cdf.Chisq,点击 ⬆,则在【数字表达式】设定:CDF.CHISQ(25, 10);点击 确定,在数据集窗口即可得概率 $P\{\chi^2(10) \leqslant 25\}$ 的值 P 为 0.994 6。因此,

$$P\{\chi^2(10) > 25\} = 1 - P\{\chi^2(10) < 25\} = 1 - 0.994\ 6 = 0.005\ 4$$

为计算分位数 $\chi_{0.05}^2(50)$ 的值,可执行上述类似的操作,选择菜单【转换】→【计算变量】,在【目标变量】中输入新变量名 I1,再在【函数组】中选定:逆 DF,在【函数和特殊变量】中选定 χ^2 分布分位数函数:Idf.Chisq,点击 ⬆,在【数字表达式】设定:IDF.CHISQ(0.95, 50);点击 确定,即可在数据集中得到 $\chi_{0.05}^2(50)$ 的值为 67.50。

三、t 分布

定义 4-5 设随机变量 $X \sim N(0,1)$、$Y \sim \chi^2(n)$,且 X 与 Y 相互独立,则称

$$T = \frac{X}{\sqrt{Y/n}}$$

服从自由度为 n 的 t 分布(t distribution),记为 $T \sim t(n)$。并将服从 t 分布的统计量称为 t 统计量。

$t(n)$ 分布的概率密度函数为

$$f(x) = \frac{\Gamma\left(\dfrac{n+1}{2}\right)}{\sqrt{n\pi}\,\Gamma\left(\dfrac{n}{2}\right)}\left(1 + \frac{x^2}{n}\right)^{-\frac{n+1}{2}}, \quad -\infty < x < +\infty$$

其密度曲线图形如图 4-4 所示。

从图 4-4 中可看到,t 分布的曲线关于 y 轴对称,并且形状类似于标准正态分布 $N(0,1)$ 的密度曲线图形。当 $n \to \infty$ 时,它的极限是标准正态分布 $N(0,1)$。但当 n 较小时,其差异明显。因此,对大样本情形($n \geqslant 30$),t 分布可用标准正态分布近似。

在实际应用中,总体的方差(及标准差)往往是未知的,此时需用样本方差 S^2 代替总体方差 σ^2,或用样本标准差 S 代替总体标准差 σ。对此,有:

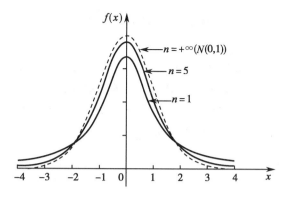

图 4-4 t 分布的密度曲线图

定理 4-4 设 $X_1, X_2, \cdots, X_n$ 是来自正态总体 $X \sim N(\mu, \sigma^2)$ 的样本，$\overline{X}$ 与 S^2 分别是样本均值与样本方差，则

$$T = \frac{\overline{X} - \mu}{S/\sqrt{n}} \sim t(n-1) \qquad 式(4-5)$$

（证明略）。

通常称 $\dfrac{S}{\sqrt{n}}$ 为样本标准误（sample standard error），记为 $S_{\overline{X}}$，即 $S_{\overline{X}} = \dfrac{S}{\sqrt{n}}$。

在研究两个正态总体均值的统计推断时，需要考察分别来自两个正态总体的样本均值之差的分布。对此，有

定理 4-5 设 $X_1, \cdots, X_{n_1}$ 和 $Y_1, \cdots, Y_{n_2}$ 分别是来自同方差的正态总体 $X \sim N(\mu_1, \sigma^2)$ 和 $Y \sim N(\mu_2, \sigma^2)$ 的两个相互独立的样本，其样本均值和样本方差分别为 $\overline{X}$、$\overline{Y}$ 和 S_x^2、S_y^2，则

$$T = \frac{(\overline{X} - \overline{Y}) - (\mu_1 - \mu_2)}{S\sqrt{\dfrac{1}{n_1} + \dfrac{1}{n_2}}} \sim t(n_1 + n_2 - 2) \qquad 式(4-6)$$

其中

$$S^2 = \frac{(n_1 - 1)S_x^2 + (n_2 - 1)S_y^2}{n_1 + n_2 - 2}, \; S_x^2 = \frac{1}{n_1 - 1}\sum_{i=1}^{n_1}(X_i - \overline{X})^2, \; S_y^2 = \frac{1}{n_2 - 1}\sum_{i=1}^{n_2}(Y_i - \overline{Y})^2$$

（证明略）。

本书的附表 6 给出 t 分布表。根据其自由度 $n(n \leqslant 45)$ 和 α，可查到满足

$$P\{T > t_\alpha(n)\} = \alpha$$

的上侧临界值 $t_\alpha(n)$ 的值。如 $t_{0.01}(10) = 2.764$，$t_{0.025}(10) = 2.228$。

对双侧临界值 $t_{\alpha/2}(n)$，由 t 分布的对称性可知 $P\{|T| > t_{\alpha/2}(n)\} = \alpha$ 的临界值就是 $P\{T > t_{\alpha/2}(n)\} = \alpha/2$ 的临界值。如 $t_{0.01/2}(10) = t_{0.005}(10) = 3.169$。

而当 $n > 45$ 时，$t_\alpha(n)$ 可用标准正态分布 $N(0, 1)$ 的上侧临界值 u_α 来近似。即

$$t_\alpha(n) \approx u_\alpha$$

【SPSS 软件应用】 在 SPSS 中，用 SPSS 函数 CDF.T 可计算 t 分布的累积概率值 $P\{T \leqslant x\}$；用 SPSS 函数 IDF.CHISQ 可计算 t 分布的 α 分位数 $t_\alpha(n)$。即

$$P\{T(n) \leqslant x\} = \text{CDF.T}(x, n); \; t_\alpha(n) = \text{IDF.T}(1-\alpha, n)$$

其中 n 为 t 分布的自由度。

下面用 SPSS 软件求概率 $P\{T(50) > 2\}$ 和分位数 $t_{0.025}(10)$ 的值。

在 SPSS 的数据集中输入 2，选择菜单【转换】→【计算变量】，在【目标变量】中输入 P2，选定函数

CDF.T，并根据函数提示说明，在【数字表达式】中选定：CDF.T(2,50)；点击 确定，在数据集窗口得概率 $P\{T(50)\leqslant 2\}$ 值 P2 为 0.974 5。故

$$P\{T(50)>2\}=1-P\{T(50)\leqslant 2\}=1-0.974\,5=0.025\,5$$

考虑用 SPSS 来求分位数 $t_{0.025}(10)$ 的值，其对应的累积概率为 $1-0.025=0.975$。与上述操作类似，选择菜单【转换】→【计算变量】，在【目标变量】中输入 I2，【数字表达式】中选定：IDF.T(0.975,10)；点击 确定，在数据集窗口即得分位数 $t_{0.025}(10)$ 值 I2 为 2.228。

知识链接

W.S. 戈塞特与 t 分布

W.S. 戈塞特（William Sealy Gosset，1876—1937 年）是小样本统计理论和方法的开创者，推断统计学的先驱。在牛津大学攻读化学和数学毕业后，戈塞特在酿酒厂担任酿造化学技师，从事统计和实验工作。

经过多年的潜心研究，戈塞特终于在 1908 年导出重要的 t 分布，并以"Student"的笔名在《生物统计学》杂志发表了著名论文《均值的可能误差》，提出 t 分布并引入小样本估计，故 t 分布又称为"Student（学生）分布"。该论文开创了小样本统计理论的先河，为研究样本分布理论奠定了重要基础，被统计学家誉为统计推断理论发展史上的里程碑。

戈塞特在 1907—1937 年发表了 22 篇统计学论文，引入了均值、方差、方差分析、样本等概率统计的一些基本概念和术语，研究与建立了相关系数的抽样分布、泊松分布应用中的样本误差问题；比较研究了平均误差的两种计算方法。被现代数理统计学的主要奠基人 R.A.费希尔誉为"统计学中的法拉第"。

四、F 分布

定义 4-6 设随机变量 $X_1\sim\chi^2(n_1)$、$X_2\sim\chi^2(n_2)$，且 X_1 与 X_2 相互独立，则称

$$F=\frac{X_1/n_1}{X_2/n_2}$$

服从自由度为 (n_1,n_2) 的 F 分布（F distribution），并记为 $F\sim F(n_1,n_2)$。其中 n_1、n_2 分别称为 F 分布的第一（分子）自由度、第二（分母）自由度。

F 的概率密度函数为

$$f(x)=\begin{cases}\dfrac{\Gamma\left(\dfrac{n_1+n_2}{2}\right)}{\Gamma\left(\dfrac{n_1}{2}\right)\Gamma\left(\dfrac{n_2}{2}\right)}\left(\dfrac{n_1}{n_2}\right)^{\frac{n_1}{2}}x^{\frac{n_2}{2}-1}\left(1+\dfrac{n_1}{n_2}x\right)^{-\frac{n_1+n_2}{2}}, & x>0\\ 0, & x\leqslant 0\end{cases}$$

其密度曲线图形如图 4-5 所示。

从图 4-5 中可看到，F 分布的密度曲线随自由度 (n_1,n_2) 的取值不同而对应不同的曲线，且只在第一象限取值。注意，F 分布总是不对称的偏态分布，而且不以正态分布为其极限分布。

在实际应用中，需要考虑分别来自正态总体的两个样本方差比的分布。对此，有

定理 4-6 设 $X_1,\cdots,X_{n_1}$ 与 $Y_1,\cdots,Y_{n_2}$ 是分别来自正态总体 $X\sim N(\mu_1,\sigma_1^2)$ 和 $Y\sim N(\mu_2,\sigma_2^2)$ 的两个相互独立的样本，S_x^2、S_y^2 分别是它们的样本方差。

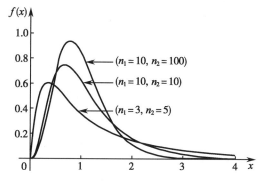

图 4-5 F 分布的密度曲线图

$$S_x^2 = \frac{1}{n_1-1}\sum_{i=1}^{n_1}(X_i-\overline{X})^2;\ S_y^2 = \frac{1}{n_2-1}\sum_{i=1}^{n_2}(Y_i-\overline{Y})^2$$

则

$$F = \frac{S_x^2/\sigma_1^2}{S_y^2/\sigma_2^2} \sim F(n_1-1,n_2-1) \qquad\qquad 式(4\text{-}7)$$

（证明略）。

本书的附表 7 给出 F 分布表。根据分子和分母自由度 n_1 和 n_2 可查出在 4 种常用 $\alpha(\alpha=0.10$、0.05、0.025、0.01）下的上侧 α 临界值 $F_\alpha(n_1,n_2)$，满足

$$P\{F > F_\alpha(n_1,n_2)\} = \alpha$$

例如，当 $n_1=5,n_2=10$ 时，$F_{0.10}(5,10)=2.52$，$F_{0.05}(5,10)=3.33$，$F_{0.025}(5,10)=4.24$，$F_{0.01}(5,10)=5.64$。

注意，F 分布中的两个自由度 n_1 与 n_2 不可倒置。实际上，对于 F 分布，有

定理 4-7 如果随机变量 $X \sim F(n_1,n_2)$，则随机变量

$$\frac{1}{X} \sim F(n_2,n_1)$$

结合服从 F 分布的随机变量定义（定义 4-6），即可得到该定理，其证明留作课后练习。

利用该定理的结论，还可推得 F 分布左侧临界值的公式

$$F_{1-\alpha}(n_1,n_2) = \frac{1}{F_\alpha(n_2,n_1)}$$

附表 7 的 F 分布表只给出对应于 $\alpha=0.10$、0.05、0.025、0.01 的上侧 α 临界值 $F_\alpha(n_1,n_2)$。利用上式，就可得到相应于 $\alpha=0.90$、0.95、0.975、0.99 的 F 分布左侧临界值 $F_\alpha(n_1,n_2)$。

例如，对 $n_1=10$、$n_2=5$、$\alpha=0.05$，查表得 $F_{0.05}(10,5)=4.74$，而

$$F_{0.95}(10,5) = \frac{1}{F_{0.05}(5,10)} = \frac{1}{3.33} = 0.30$$

【SPSS 软件应用】 在 SPSS 中，用 SPSS 累积分布函数 CDF.F 可计算 F 分布的累积概率值 $P\{F \leqslant x\}$；用 SPSS 函数 IDF.F 可计算 F 分布的 α 分位数 $F_\alpha(n_1,n_2)$。即

$$P\{F(n_1,n_2) \leqslant x\} = \text{CDF.F}(x,n_1,n_2);\ F_\alpha(n_1,n_2) = \text{IDF.F}(1-\alpha,n_1,n_2)$$

其中 n_1,n_2 为 F 分布的自由度。

下面用 SPSS 软件求概率 $P\{F(10,5) < 0.3\}$ 和分位数 $F_{0.95}(10,5)$ 的值。

在 SPSS 的数据集中输入 0.3，与前面计算概率函数值类似，选择菜单【转换】→【计算变量】，在【目标变量】中输入 P3，在【数字表达式】中选定：CDF.F(0.3,10,5)；点击 确定 ，在数据集窗口即可得概率 $P\{F(10,5) < 0.3\}$ 值 P3 为 0.049 7。

考虑用 SPSS 来求分位数 $F_{0.95}(10,5)$ 的值，其对应的累积概率为 $1-0.95=0.05$。与上述操作类

似,选择菜单【转换】→【计算变量】,在【目标变量】中输入 I3,在【数字表达式】中设定:
IDF.F$(0.05, 10, 3)$;点击 确定 ,在数据集窗口即可得分位数 $F_{0.95}(10, 5)$ 值为 0.300 7。

本章 SPSS 软件应用提要

统计内容			SPSS 软件应用实现的菜单选项
统计分布的概率值和临界值(分位数)计算			【转换】→【计算变量】(SPSS 函数计算)
SPSS 函数计算	χ^2 分布	概率分布值	$P\{\chi^2(n) \leqslant x\} = \text{CDF.CHISQ}(x, n)$
		临界值(分位数)	$\chi_\alpha^2(n) = \text{IDF.CHISQ}(1-\alpha, n)$
	t 分布	概率分布值	$P\{T(n) \leqslant x\} = \text{CDF.T}(x, n)$
		临界值(分位数)	$t_\alpha(n) = \text{IDF.T}(1-\alpha, n)$
	F 分布	概率分布值	$P\{F(n_1, n_2) \leqslant x\} = \text{CDF.F}(x, n_1, n_2)$
		临界值(分位数)	$F_\alpha(n_1, n_2) = \text{IDF.F}(1-\alpha, n_1, n_2)$

综合练习四

(一)填空题

1. 设总体 $X \sim N(\mu, \sigma^2)$,其中 μ、σ^2 为已知数,$X_1, X_2, \cdots, X_n$ 来自 X 的一个样本,$\overline{X}$、S^2 分别为样本均值和方差且相互独立,则样本均值 $\overline{X} \sim$ _____ 分布,而统计量 $\dfrac{\overline{X}-\mu}{\sigma/\sqrt{n}} \sim$ _____ 分布,统计量 $\dfrac{\overline{X}-\mu}{S/\sqrt{n}} \sim$ _____ 分布,统计量 $\dfrac{(n-1)S^2}{\sigma^2} \sim$ _____ 分布。

2. 设 $x_1, x_2, \cdots, x_{20}$ 是来自 $N(10, 1)$ 的一个简单样本,$\bar{x}$ 是其样本均值,则 $\bar{x}$ 服从 _____ 分布,$E(\bar{x}) =$ _____,$D(\bar{x}) =$ _____;$P\{\bar{x} > 10\} =$ _____。

3. 设 Q、U 是两个相互独立的随机变量,并且已知

$$\frac{Q}{\sigma^2} \sim \chi^2(n-p-1), \quad \frac{U}{\sigma^2} \sim \chi^2(p)$$

其中 σ^2 为常数,则 $\dfrac{(n-p-1)U}{pQ}$ 服从 _____ 分布,$\dfrac{Q}{\sigma^2} + \dfrac{U}{\sigma^2}$ 服从 _____ 分布。

(二)选择题

1. 关于随机抽样,下列说法正确的是(   )

A. 抽样时应使得总体的每个个体都有同等的机会被抽取

B. 研究者在抽样时应精心挑选个体,以使样本更能代表总体

C. 随机抽样即随意抽取个体

D. 为确保样本具有更好的代表性,样本容量应比较大

2. 设 $X_1, X_2, \cdots, X_n$ 是总体 $N(\mu, \sigma^2)$ 的一个样本,其中 μ, σ^2 已知,则下列选项错误的是(   )

A. $\overline{X} \sim N\left(\mu, \dfrac{\sigma^2}{n}\right)$

B. $\dfrac{\overline{X}-\mu}{\sigma/\sqrt{n}} \sim N(0, 1)$

C. $\dfrac{(n-1)S^2}{\sigma^2} \sim \chi^2(n)$

D. $\dfrac{\overline{X}-\mu}{S/\sqrt{n}} \sim t(n-1)$

3. 设随机变量 $X \sim t(n)(n>1)$，$Y = \dfrac{1}{X^2}$，则（　　）

A. $Y \sim \chi^2(n)$ 　　　　　　　　　　　B. $Y \sim \chi^2(n-1)$

C. $Y \sim F(n,1)$ 　　　　　　　　　　　D. $Y \sim F(1,n)$

（三）计算题

1. 总体 $X \sim N(\mu, \sigma^2)$，其中 μ 未知，σ^2 为已知参数，$X_1, X_2, \cdots, X_n$ 是从总体抽取的一组样本，则下列各式中哪些属于统计量？

（1）$\sum\limits_{i=1}^{n}(X_i - \sigma)^2$ 　　　　　　（2）$\sum\limits_{i=1}^{n}(X_i - \mu)$ 　　　　　　（3）$\sum\limits_{i=1}^{n}(X_i - \overline{X})^2$

（4）$\dfrac{1}{n}(X_1^2 + X_2^2 + \cdots + X_n^2)$ 　　　（5）$\mu^2 + \dfrac{1}{3}(X_1 + X_2 + X_3)$ 　　　（6）$\dfrac{1}{\sigma^2}\sum\limits_{i=1}^{n}X_i^2$

2. 设对总体 X 得到一个容量为 10 的样本值：

$$4.5,\ 2.0,\ 1.0,\ 1.5,\ 3.5,\ 4.5,\ 6.5,\ 5.0,\ 3.5,\ 4.0$$

试求样本均值 $\overline{x}$、样本方差 S^2 和样本标准差 S。

3. 在总体 $N(52, 6.3^2)$ 中随机地抽取一个容量为 36 的样本，求样本平均值 $\overline{X}$ 落在 $50.8 \sim 53.8$ 的概率。

4. 查表求下列各临界值。

（1）$\chi^2_{0.01}(10)$，$\chi^2_{0.10}(12)$，$\chi^2_{0.99}(60)$，$\chi^2_{0.95}(16)$；

（2）$t_{1-0.10}(4)$，$t_{0.99}(10)$，$t_{1-0.05}(12)$，$t_{0.975}(60)$；

（3）$F_{0.99}(10,9)$，$F_{0.95}(10,9)$，$F_{0.10}(28,2)$，$F_{0.05}(10,8)$。

5. 已知随机变量 $T \sim t(n)$，求证 $T^2 \sim F(1,n)$。

6. 已知随机变量 $X \sim F(n_1, n_2)$，试证随机变量 $Y = \dfrac{1}{X} \sim F(n_2, n_1)$。

（四）上机训练题

1. 对计算题第 2 题，利用 SPSS 统计函数来计算其结果。

2. 对计算题第 3 题，利用 SPSS 统计函数来进行计算。

3. 对计算题第 4 题，利用 SPSS 统计函数来计算其临界值（分位数）。

第四章
目标测试

第五章

参 数 估 计

第五章
教学课件

【学习要求】

1. 掌握点估计的矩估计法、估计量的判别标准、正态总体参数(均值和方差)的区间估计、二项分布总体率的区间估计。
2. 熟悉点估计与区间估计的概念和基本思想。
3. 了解最大似然估计法、泊松分布参数的区间估计。
4. 了解用 SPSS 进行正态总体参数的点估计与区间估计的运算。

在医药生产与科研中,有时总体的分布类型已知,但总体分布中经常含有未知参数。为了获取总体的未知参数,往往需要通过样本观测值来统计推断总体中的未知参数,这类问题称为参数估计,如下列案例所示。

案例 5-1(小鼠体重) 在某动物中心随机挑选 10 只 5 周龄的 ICR 种小鼠,体重分别为(单位:g):

20, 21, 20, 20, 22, 19, 18, 20, 21, 22

问题:能否根据该组样本观测值来推断该动物中心 5 周龄 ICR 种小鼠体重的均值 μ 和方差 σ^2?

参数估计(parameter estimation)是统计推断的基本方法之一,它要解决的基本问题是如何根据一组样本观测值 $x_1, x_2, \cdots, x_n$ 来估计总体分布中的未知参数 θ。用来估计总体参数的样本统计量称为估计量(estimator)。

参数估计通常分为两类:一是点估计(point estimation),就是以某个适当统计量的观测值作为未知参数的估计值,如采用某次抽样调查所得的 101 例健康男子血清总胆固醇的均值 4.80mmol/L 作为健康成年男子血清总胆固醇的总体均值;二是区间估计(interval estimation),就是在给定的概率 $(1-\alpha)$ 下,用两个统计量的观测值所确定的区间来估计未知参数的大致范围。

第一节　参数的点估计

定义 5-1 设总体为 X,而 $X_1, X_2, \cdots, X_n$ 是 X 的一个样本,$x_1, x_2, \cdots, x_n$ 是相应的一组样本值,现构造一个适当的统计量 $\hat{\theta}(X_1, X_2, \cdots X_n)$,用它的观测值 $\hat{\theta}(x_1, x_2, \cdots, x_n)$ 来估计未知参数 θ,则称 $\hat{\theta}(X_1, X_2, \cdots, X_n)$ 为 θ 的估计量(estimator),称 $\hat{\theta}(x_1, x_2, \cdots x_n)$ 为 θ 的估计值(estimate value)。

估计量作为样本统计量是一个随机变量,同一个估计量,当样本取不同值时所得的估计值往往是不同的。在不致混淆的情况下,将估计量 $\hat{\theta}(X_1, X_2, \cdots, X_n)$ 和估计值 $\hat{\theta}(x_1, x_2, \cdots x_n)$ 都称为 θ 的估计,并都简记为 $\hat{\theta}$。

用于求参数点估计的方法有矩估计法、最大似然估计法、顺序统计量估计法和最小二乘法等多种。这里介绍最常用的矩估计法和最大似然估计法,而最小二乘法将在相关分析与回归分析一章(第九章)中介绍。

一、矩估计法

矩估计法是由英国统计学家 K. 皮尔逊于 1894 年提出的最古老的参数估计方法之一,目前仍被广泛应用。矩(moment)是以均值为基础而定义的数字特征,其中均值是一阶矩,方差是二阶中心矩。由大数定律可知,样本矩将依概率收敛于相应的总体矩,样本矩的连续函数将依概率收敛于相应总体矩的连续函数。因此,可以用样本矩作为相应总体矩的估计量,用样本矩的连续函数作为相应总体矩连续函数的估计量,这种估计法称为矩估计法(moment estimation method)。

设总体 X 的分布函数为 $F(x;\theta_1,\theta_2,\cdots,\theta_r)$,其中 $\theta_1,\theta_2,\cdots,\theta_r$ 为未知参数,而 $X_1,X_2,\cdots,X_n$ 为来自总体 X 的样本,假定总体 X 的一阶直到 r 阶原点矩 $E(X^k)(k=1,2,\cdots,r)$ 存在。则根据矩估计法,有下列方程成立:

$$\begin{cases} E(X) = \dfrac{1}{n}\sum_{i=1}^{n} X_i \\[2mm] E(X^2) = \dfrac{1}{n}\sum_{i=1}^{n} X_i^2 \\[2mm] \cdots \\[2mm] E(X^r) = \dfrac{1}{n}\sum_{i=1}^{n} X_i^r \end{cases} \qquad 式(5\text{-}1)$$

其中,总体 X 的各阶原点矩 $E(X),E(X^2),\cdots,E(X^r)$ 与 X 的分布有关,是参数 $\theta_1,\theta_2,\cdots,\theta_r$ 的函数。例如,X 服从正态分布 $N(\mu,\sigma^2)$,则 $E(X)=\mu$,而 $E(X^2)=\mu^2+\sigma^2$。因此,上式实际上是关于 θ_1,$\theta_2,\cdots,\theta_r$ 的 r 元联立方程组。设其解为 $\hat{\theta}_1,\hat{\theta}_2,\cdots,\hat{\theta}_r$,显然,这些解是样本 $X_1,X_2,\cdots,X_n$ 的函数,即为未知参数 $\theta_1,\theta_2,\cdots,\theta_r$ 的矩估计量。

在实际应用中,不管总体 X 服从什么分布,样本均值 $\overline{X}$ 都可作为总体均值 μ 的矩估计量,样本方差 S^2 可作为总体方差 σ^2 的矩估计量,样本标准差 S 可作为总体标准差 σ 的矩估计量,即

$$\hat{\mu}=\overline{X}=\frac{1}{n}\sum_{i=1}^{n}X_i;\ \hat{\sigma}^2=S^2=\frac{1}{n-1}\sum_{i=1}^{n}(X_i-\overline{X})^2;\ \hat{\sigma}=S=\sqrt{\frac{1}{n-1}\sum_{i=1}^{n}(X_i-\overline{X})^2}$$

利用上述公式就可解决案例 5-1 的小鼠体重的均值和方差的点估计值问题。

案例 5-1 解:由 10 只小鼠的体重计算得:

$$\hat{\mu}=\bar{x}=\frac{1}{n}\sum_{i=1}^{n}x_i=20.3;\ \hat{\sigma}^2=S^2=\frac{1}{n-1}\sum_{i=1}^{n}(x_i-\bar{x})^2=1.57$$

故该动物中心 5 周龄 ICR 种小鼠体重 μ 的矩估计值是 20.3,方差 σ^2 的矩估计值是 1.57。

【SPSS 软件应用】 首先建立对应的 SPSS 数据集〈小鼠体重数据〉,包括一个数值变量:小鼠体重。

在 SPSS 中打开该数据集,选择菜单【分析】→【描述统计】→【描述】,在对话框【描述统计】中选定:小鼠体重→变量(V);点击【选项】,保留已选项,再选定 ☑ 方差,点击 继续 ,再点击 确定 。即可得如图 5-1 所示的小鼠体重数据的常用样本统计量,包括均值、方差、标准差等估计值。

描述统计量

	N	极小值	极大值	均值	标准差	方差
小鼠体重	10	18.00	22.00	20.300 0	1.251 67	1.567
有效的N（列表状态）	10					

图 5-1 案例 5-1 小鼠体重数据的【描述统计】输出结果

故样本均值为 20.3,样本方差为 1.567,分别为小鼠体重的均值、方差的点估计值。

例 5-1 已知某药品监测仪的寿命 X 服从指数分布,其密度函数为:

$$f(x)=\begin{cases} \lambda e^{-\lambda x}, & x\geqslant 0 \\ 0, & x<0 \end{cases}$$

试用矩估计法求未知参数 λ 的点估计量。

解：先求 X 的总体均值为

$$\mu = E(X) = \int_{-\infty}^{+\infty} xf(x)\,\mathrm{d}x = \int_0^{+\infty} x\lambda \mathrm{e}^{-\lambda x}\,\mathrm{d}x = \frac{1}{\lambda}$$

由矩估计法，令

$$\frac{1}{\lambda} = \frac{1}{n}\sum_{i=1}^{n} X_i$$

解之得 λ 的矩估计量为

$$\hat{\lambda} = \frac{n}{\displaystyle\sum_{i=1}^{n} X_i} = \frac{1}{\overline{X}}$$

例 5-2 设总体 X 服从正态分布 $N(\mu, \sigma^2)$，$X_1, X_2, \cdots, X_n$ 为抽自总体 X 的样本，试求未知参数 μ 和 σ^2 的矩估计量。

解：对于正态总体 $N(\mu, \sigma^2)$，$E(X) = \mu$，而

$$E(X^2) = D(X) + [E(X)]^2 = \sigma^2 + \mu^2$$

由矩估计法得

$$\begin{cases} \mu = \dfrac{1}{n}\sum_{i=1}^{n} X_i \\[3mm] \sigma^2 + \mu^2 = \dfrac{1}{n}\sum_{i=1}^{n} X_i^2 \end{cases}$$

解上述方程组得到 μ 和 σ^2 的矩估计量为

$$\hat{\mu} = \frac{1}{n}\sum_{i=1}^{n} X_i = \overline{X}$$

$$\hat{\sigma}^2 = \frac{1}{n}\sum_{i=1}^{n} X_i^2 - \left(\frac{1}{n}\sum_{i=1}^{n} X_i\right)^2 = \frac{1}{n}\sum_{i=1}^{n}(X_i - \overline{X})^2$$

矩估计法的优点是直观、简便、适用性广，特别是直接求总体数字特征，如总体均值与方差的矩估计量时，并不一定要知道总体服从什么分布。但是，对某些特定的分布，它可能不如某个专门的估计量好；矩估计量也可能不是唯一的，如参数为 λ 的泊松分布的均值与方差均为分布参数 λ，因而 $\overline{X}$ 与 S^2 都可作为 λ 的矩估计量；当样本容量较大时，用它所得参数估计值的精度一般不如最大似然估计法得到的估计值的精度；另外，矩估计法对于那些原点矩不存在的总体是不适用的。

二、最大似然估计法

最大似然估
计法

矩估计法在应用时并不需要知道总体的分布形式，适用范围较广。然而，当总体的分布类型已知时，如果仍用矩估计法，将浪费很多已知信息，而最大似然估计法充分利用分布类型已知的条件，所得估计量更接近总体的情况。

在随机抽样中，样本 $X_1, X_2, \cdots, X_n$ 的取值是随机的，若 $X_1, X_2, \cdots, X_n$ 的观测值为 $x_1, x_2, \cdots, x_n$，则有理由认为取到 $x_1, x_2, \cdots, x_n$ 的概率较大，从而可选取总体中适当的参数，使取到该样本值的概率达到最大。这就是最大似然估计法（maximum likelihood estimation method）的基本思想。

设总体 X 为随机变量，其分布的概率函数 $P\{X = x\} = P(x, \theta)$ 或密度函数 $f(x, \theta)$ 形式已知，而 θ 为未知参数，$x_1, x_2, \cdots, x_n$ 为样本观测值，称

$$L(\theta) = \prod_{i=1}^{n} P(x_i, \theta) = P(x_1, \theta)P(x_2, \theta)\cdots P(x_n, \theta)$$

或
$$L(\theta) = \prod_{i=1}^{n} f(x_i, \theta) = f(x_1, \theta) f(x_2, \theta) \cdots f(x_n, \theta)$$

为似然函数(likelihood function)。当 $\theta = \hat{\theta}$ 时,似然函数达到最大值,即
$$L(\hat{\theta}) = \max_{\theta} L(\theta)$$

则称 $\hat{\theta} = \hat{\theta}(x_1, x_2, \cdots x_n)$ 为参数 θ 最大似然估计值(maximum likelihood estimate value),称 $\hat{\theta} = \hat{\theta}(X_1, X_2, \cdots, X_n)$ 为 θ 的最大似然估计量(maximum likelihood estimator)。当 $L(\theta)$ 可导时,最大似然估计量 $\hat{\theta}$ 可由方程

$$\frac{dL(\theta)}{d\theta} = 0 \text{ 或 } \frac{d\ln L(\theta)}{d\theta} = 0 \qquad\qquad 式(5\text{-}2)$$

解出。上述方程称为似然方程(likelihood equation)。

例 5-3　设总体 X 服从参数为 λ 的指数分布,其密度函数为
$$f(x; \lambda) = \begin{cases} \lambda e^{-\lambda x}, & x \geq 0 \\ 0, & x < 0 \end{cases}$$

$x_1, x_2, \cdots, x_n$ 为样本观测值,求 λ 的最大似然估计量。

解:似然函数为
$$L(\lambda) = \prod_{i=1}^{n} \lambda e^{-\lambda x_i} = \lambda^n e^{-\lambda \sum_{i=1}^{n} x_i} \quad (x_i > 0, i = 1, 2, \cdots, n)$$

取对数得
$$\ln L(\lambda) = n \ln \lambda - \lambda \sum_{i=1}^{n} x_i$$

对 λ 求导并令其为 0,得似然方程为
$$\frac{d \ln L(\lambda)}{d\lambda} = \frac{n}{\lambda} - \sum_{i=1}^{n} x_i = 0$$

解得 λ 的最大似然估计值为
$$\hat{\lambda} = \frac{n}{\sum_{i=1}^{n} x_i} = \frac{1}{\bar{x}}$$

则 λ 的最大似然估计量为
$$\hat{\lambda} = \frac{n}{\sum_{i=1}^{n} X_i} = \frac{1}{\bar{X}}$$

最大似然估计法充分利用总体分布的类型和样本信息,因而它的应用较广,但有时参数的最大似然估计量不能由解似然方程得到,有时似然方程不易求解,有时似然方程的解也不一定使似然函数极大等,这些因素都使得最大似然估计法的应用受到一定的限制。尽管如此,最大似然估计法仍是参数估计的最重要和最好的方法之一。

三、估计量的判别标准

为了估计同一总体参数,不同的估计法可能得到不同的估计量,由此产生如何评判估计量是否优良的判别标准问题。一般说来,一个好的估计量应具备无偏性、有效性和一致性。

(一)无偏性

由于估计量是样本的函数,是随机变量,对于不同的样本观测值会得到不同的估计值,自然希望这些估计量尽可能地接近参数真值。如果估计量的数学期望恰好等于未知参数的真值,这就是估计量的无偏性。

定义 5-2 设 $\hat{\theta}$ 是未知参数 θ 的估计量,如果 $E(\hat{\theta}) = \theta$,则称 $\hat{\theta}$ 为 θ 的无偏估计量(unbiased estimator),否则称为有偏估计量(biased estimator)。

此时 $\hat{\theta}$ 是一个随机变量,它取的值应围绕参数的真值 θ 上下波动,即 $\hat{\theta}$ 的平均值应与 θ 值相同。也就是说,如果相互独立地重复多次用无偏估计量 $\hat{\theta}$ 进行实际估计,所得的所有估计值的算术平均值与 θ 的真值相当,即平均而言,估计是无偏的。

例 5-4 设 $X_1, X_2, \cdots, X_n$ 是来自总体 X 的一个样本,证明:

(1)样本均值 $\overline{X} = \dfrac{1}{n}\sum\limits_{i=1}^{n} X_i$ 是总体均值 μ 的无偏估计量。

(2)样本方差 $S^2 = \dfrac{1}{n-1}\sum\limits_{i=1}^{n}(X_i-\overline{X})^2$ 是总体方差 σ^2 的无偏估计量。

证明:(1)利用数学期望的性质,有

$$E(\overline{X}) = E\left(\frac{1}{n}\sum_{i=1}^{n} X_i\right) = \frac{1}{n}E\left(\sum_{i=1}^{n} X_i\right) = \frac{1}{n}\sum_{i=1}^{n} E(X_i) = \frac{1}{n}\sum_{i=1}^{n} E(X) = E(X) = \mu$$

即 $\overline{X}$ 是总体均值 μ 的无偏估计量。

(2)对样本方差 S^2,有

$$E(S^2) = E\left(\frac{1}{n-1}\sum_{i=1}^{n}(X_i-\overline{X})^2\right) = \frac{1}{n-1}E\left(\sum_{i=1}^{n} X_i^2 - n\overline{X}^2\right) = \frac{1}{n-1}\left(\sum_{i=1}^{n} E(X_i^2) - nE(\overline{X}^2)\right)$$

$$= \frac{1}{n-1}\left(\sum_{i=1}^{n}\left[D(X_i) + (E(X_i))^2\right] - n\left[D(\overline{X}) + (E(\overline{X}))^2\right]\right)$$

$$= \frac{1}{n-1}\left(\sum_{i=1}^{n}(\sigma^2 + \mu^2) - n\left(\frac{\sigma^2}{n} + \mu^2\right)\right) = \frac{1}{n-1}(n-1)\sigma^2 = \sigma^2$$

即样本方差 $S^2 = \dfrac{1}{n-1}\sum\limits_{i=1}^{n}(X_i-\overline{X})^2$ 的理论平均值等于总体方差 σ^2:$E(S^2) = \sigma^2$。而统计量二阶中心矩 $\mu_2 = \dfrac{1}{n}\sum\limits_{i=1}^{n}(X_i-\overline{X})^2$ 不是总体方差 σ^2 的无偏估计量,事实上

$$E(\mu_2) = E\left(\frac{1}{n}\sum_{i=1}^{n}(X_i-\overline{X})^2\right) = \frac{n-1}{n}\sigma^2 \neq \sigma^2$$

(二)有效性

在实际应用中,不仅希望估计量是无偏的,更希望估计量 $\hat{\theta}$ 与被估计的总体参数 θ 间的偏差尽可能小,使估计值的可靠性更高。通常用均方误差 $E[(\hat{\theta}-\theta)^2]$ 来表示估计量偏差的大小,当估计量 $\hat{\theta}$ 是总体参数 θ 的无偏估计量,即 $E(\hat{\theta}) = \theta$ 时,

$$E[(\hat{\theta}-\theta)^2] = E[(\hat{\theta}-E(\hat{\theta}))^2] = D(\hat{\theta})$$

此时方差 $D(\hat{\theta})$ 越小,估计量 $\hat{\theta}$ 的可能值就越可能集中在被估计总体参数 θ 的附近,对总体参数的估计和推断也就越有效。

定义 5-3 设 $\hat{\theta}_1, \hat{\theta}_2$ 为总体未知参数 θ 的两个无偏估计量,若 $D(\hat{\theta}_1) < D(\hat{\theta}_2)$,则称 $\hat{\theta}_1$ 比 $\hat{\theta}_2$ 更有效(effective)。

例 5-5 设 $X_1, X_2, \cdots, X_n$ 是来自总体 X 的一个样本,证明样本均值 $\overline{X} = \dfrac{1}{n}\sum\limits_{i=1}^{n} X_i$ 比总体均值 μ 的另一无偏估计量 X_1 更有效。

证明:由于 X_1 与总体 X 服从同一分布,则 $E(X_1) = \mu$,$D(X_1) = \sigma^2$,即 X_1 是 μ 的无偏估计量。再由前面例 5-4 可知,$\overline{X}$ 也是 μ 的无偏估计量,而且 $D(\overline{X}) = \dfrac{\sigma^2}{n}$,故只要 $n > 1$ 就有

$$D(\overline{X}) = \frac{\sigma^2}{n} < D(X_1) = \sigma^2$$

因此 $\overline{X}$ 比 X_1 更有效。

这说明用 $\overline{X}$ 和 X_1 来估计 μ 时,虽都是无偏的,但 $\overline{X}$ 的值在 μ 附近更集中些(因为方差小)。从这个意义上讲,$\overline{X}$ 作为 μ 的估计量比 X_1 更有效。

(三)一致性

在样本容量 n 一定的条件下,前面讨论了估计量的无偏性、有效性。当样本容量 n 无限增大时,无偏估计量未必比有偏估计量更优,有些总体参数不一定存在无偏估计量,也有些参数可能存在不止一个无偏估计量。在这种情况下要兼顾到无偏性和有效性。n 越大,估计量 $\hat{\theta}(X_1, X_2, \cdots, X_n)$ 接近待估计参数真值的可能性会越大,估计也就越精确,这就是估计量的一致性。

定义 5-4　设 $\hat{\theta}(X_1, X_2, \cdots, X_n)$ 是参数 θ 的估计量,如果对任意给定的 $\varepsilon > 0$,均有

$$\lim_{n \to +\infty} P\{|\hat{\theta} - \theta| < \varepsilon\} = 1$$

即 $\hat{\theta}$ 依概率收敛于 θ,则称 $\hat{\theta}$ 是参数 θ 的一致估计量(consistent estimator)。

若总体 X 的数学期望 μ 和方差 σ^2 存在,则由切比雪夫大数定律有

$$\lim_{n \to +\infty} P\left\{\left|\frac{1}{n}\sum_{i=1}^{n} X_i - \mu\right| < \varepsilon\right\} = 1$$

这就说明,样本均值 $\overline{X}$ 是总体均值 μ 的一致估计量。同理可证,样本的 k 阶原点矩 $\frac{1}{n}\sum_{i=1}^{n} X_i^k$ 是总体 k 阶原点矩 $E(X^k)$ 的一致估计量。

可以证明,对一般总体 X,样本均值 $\overline{X}$、样本方差 S^2 分别是总体均值 μ、方差 σ^2 的无偏、一致估计量。对于正态总体 X 而言,$\overline{X}$ 和 S^2 则分别是 μ 和 σ^2 的最优无偏、一致估计量。

第二节　正态总体参数的区间估计

区间估计的概念

一、区间估计的概念

参数的点估计直接用估计量 $\hat{\theta}$ 来估计参数 θ 的值,方法简单,可以估计参数 θ 值的大小,但没有考虑到抽样误差的影响,估计的正确程度很难评价。因为估计值随样本而变,对同一估计量 $\hat{\theta}$ 来说,不同的样本观察值得出的估计值不尽相同。这样,估计量 $\hat{\theta}$ 与参数 θ 之间会有一定的偏差,所以需要估计出参数 θ 所在的范围及这个范围包含参数 θ 值的可靠程度。这样的范围通常用区间的形式给出,而用区间对参数 θ 所在的范围进行估计称为区间估计(interval estimation)。

定义 5-5　设 θ 为总体的未知参数,若样本确定的两个统计量 $\hat{\theta}_1 = \hat{\theta}_1(X_1, X_2, \cdots, X_n)$ 和 $\hat{\theta}_2 = \hat{\theta}_2(X_1, X_2, \cdots, X_n)$,且 $\hat{\theta}_1 < \hat{\theta}_2$,对于预先给定的 α 值($0 < \alpha < 1$),满足

$$P\{\hat{\theta}_1 < \theta < \hat{\theta}_2\} = 1 - \alpha$$

则称随机区间 $(\hat{\theta}_1, \hat{\theta}_2)$ 为 θ 的 $(1-\alpha)$ 或 $100(1-\alpha)\%$ 置信区间(confidence interval)。其中 $\hat{\theta}_1$ 为置信下限(confidence lower limit),$\hat{\theta}_2$ 为置信上限(confidence upper limit),$(1-\alpha)$ 或 $100(1-\alpha)\%$ 称为置信度(confidence level)。

α 越小,则 $(1-\alpha)$ 就越大,θ 在区间 $(\hat{\theta}_1, \hat{\theta}_2)$ 内的概率就越大。但是,α 越小,区间 $(\hat{\theta}_1, \hat{\theta}_2)$ 的长度就越大,而过大的区间长度对于区间估计来说就失去了意义。那么是否区间越小越好呢?也不是。因为区间太小,置信概率 $(1-\alpha)$ 就会变小,θ 不在区间 $(\hat{\theta}_1, \hat{\theta}_2)$ 内的概率就会增大。对于给定的置信

概率$(1-\alpha)$,使$(\hat{\theta}_1, \hat{\theta}_2)$平均长度最小的区间估计是最好的区间估计。

通常α取为0.05、0.01,有时也取为0.1。当α取0.05时,表示在总体中抽取100个容量为n的样本,每取定一个样本就得到一个固定的区间$(\hat{\theta}_1, \hat{\theta}_2)$,其中大约有95个区间包含待估计的参数$\theta$,大约有5个区间不包含$\theta$,即区间$(\hat{\theta}_1, \hat{\theta}_2)$包含参数$\theta$的可靠性为95%。

后面为方便起见,在不引起混淆的情况下,对样本和统计量即使用小写字母表示,都赋予双重意义:泛指时为随机变量,特指时为相应数值。

二、正态总体均值的区间估计

正态总体均值的区间估计

设$x_1, x_2, \cdots, x_n$为来自正态总体$N(\mu, \sigma^2)$的一个样本,$\bar{x}$和S^2分别是样本均值和样本方差。现考察正态总体均值μ的区间估计。

(一)σ^2已知时总体均值的区间估计

由于样本均值$\bar{x} \sim N(\mu, \dfrac{\sigma^2}{n})$,从而随机变量为

$$U = \frac{\bar{x}-\mu}{\sigma/\sqrt{n}} \sim N(0,1)$$

于是,对于给定的$1-\alpha$,查标准正态分布的临界值$u_{\alpha/2}$,使下式成立:

$$P\{|U| < u_{\alpha/2}\} = 1-\alpha$$

如图5-2所示。

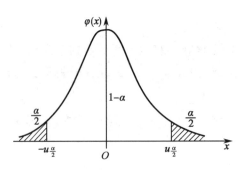

图5-2 标准正态分布的双侧临界值

即

$$P\left\{\left|\frac{\bar{x}-\mu}{\sigma/\sqrt{n}}\right| < u_{\alpha/2}\right\} = 1-\alpha$$

由括弧内的不等式可得

$$|\bar{x}-\mu| < u_{\alpha/2}\frac{\sigma}{\sqrt{n}}$$

即

$$\bar{x} - u_{\alpha/2}\frac{\sigma}{\sqrt{n}} < \mu < \bar{x} + u_{\alpha/2}\frac{\sigma}{\sqrt{n}}$$

故

$$P\left\{\bar{x} - u_{\alpha/2}\frac{\sigma}{\sqrt{n}} < \mu < \bar{x} + u_{\alpha/2}\frac{\sigma}{\sqrt{n}}\right\} = 1-\alpha$$

于是总体均值μ的$(1-\alpha)$置信区间为

$$\left(\bar{x} - u_{\alpha/2}\frac{\sigma}{\sqrt{n}}, \quad \bar{x} + u_{\alpha/2}\frac{\sigma}{\sqrt{n}}\right) \qquad\qquad 式(5-3)$$

也可写成$\bar{x} \pm u_{\alpha/2}\dfrac{\sigma}{\sqrt{n}}$。

在统计计算中,由于α常取0.05和0.01,因此以下2个临界值应熟记。

$$u_{0.05/2} = 1.96, \quad u_{0.01/2} = 2.58$$

例 5-6 设正态总体 $N(\mu, 0.1^2)$ 容量为 4 的样本均值为 5.58，试求总体均值 μ 的 99% 置信区间。

解： 已知 $\bar{x} = 5.58$，$\sigma = 0.1$，$n = 4$。又 $1 - \alpha = 0.99$、$\alpha = 0.01$，故 $u_{0.01/2} = 2.58$。于是

$$\bar{x} \pm u_{\alpha/2} \frac{\sigma}{\sqrt{n}} = 5.58 \pm 2.58 \times \frac{0.1}{\sqrt{4}} = 5.58 \pm 0.129$$

即总体均值 μ 的 99% 置信区间为 $(5.451, 5.709)$。

（二）σ^2 未知时总体均值的区间估计

当总体方差未知时，可用总体方差 σ^2 的无偏估计量样本方差 S^2 来代替 σ^2，即将随机变量 $\frac{\bar{x} - \mu}{\sigma/\sqrt{n}}$ 换成 $\frac{\bar{x} - \mu}{S/\sqrt{n}}$。则由式（4-5）可知

$$T = \frac{\bar{x} - \mu}{S/\sqrt{n}} \sim t(n-1)$$

对于给定的置信度 $(1 - \alpha)$ 及自由度 $df = n - 1$，查 t 分布的临界值 $t_{\alpha/2}(n-1)$，使

$$P\{\,|T| < t_{\alpha/2}(n-1)\,\} = 1 - \alpha$$

如图 5-3 所示。

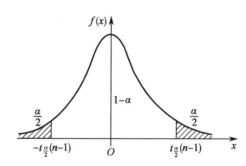

图 5-3　t 分布的双侧临界值

即

$$P\left\{\left|\frac{\bar{x} - \mu}{S/\sqrt{n}}\right| < t_{\alpha/2}(n-1)\right\} = 1 - \alpha$$

从而

$$P\left\{\bar{x} - t_{\alpha/2}(n-1)\frac{S}{\sqrt{n}} < \mu < \bar{x} + t_{\alpha/2}(n-1)\frac{S}{\sqrt{n}}\right\} = 1 - \alpha$$

于是总体均值 μ 的 $(1 - \alpha)$ 置信区间为

$$\left(\bar{x} - t_{\alpha/2}(n-1)\frac{S}{\sqrt{n}},\ \ \bar{x} + t_{\alpha/2}(n-1)\frac{S}{\sqrt{n}}\right) \qquad\qquad 式（5-4）$$

也可写成 $\bar{x} \pm t_{\alpha/2}(n-1)\dfrac{S}{\sqrt{n}}$。

例 5-7 设有 12 例儿童的 100ml 血所含钙的实测数据为（单位：μg）：

　　　　54.8, 72.3, 53.6, 64.7, 43.6, 58.3, 63.0, 49.6, 66.2, 52.5, 61.2, 69.9

已知该含钙量服从正态分布，试求该组儿童的每 100ml 血平均含钙量的 90% 置信区间。

解： 由实测数据的计算可得

$$\bar{x} = 59.14,\quad S^2 = 74.15,\quad S = \sqrt{S^2} = 8.61$$

又对于 $1 - \alpha = 0.90$、$\alpha = 0.1$，而自由度 $n - 1 = 11$，查 t 分布表得临界值为

$$t_{\alpha/2}(n-1) = t_{0.05}(11) = 1.796$$

则
$$\bar{x} \pm t_{\alpha/2}(n-1)\frac{S}{\sqrt{n}} = 59.14 \pm 1.796 \times \frac{8.61}{\sqrt{12}} = 59.14 \pm 4.46$$

故所求平均含钙量的90%置信区间为(54.68, 63.60)。

【SPSS软件应用】 首先建立对应的SPSS数据集<儿童血钙实测数据>,包括一个数值变量:血钙量。如图5-4所示。

在SPSS中打开该数据集,选择菜单【分析】→【描述统计】→【探索】,在对话框【探索】中选定:血钙量→因变量列表(D);点击选项【统计量】,在对话框【探索:统计量】中(图5-5)设定:

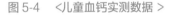

✓ 描述性 均值的置信区间(C):90 %

	血钙量
1	54.8
2	72.3
3	53.6
4	64.7
5	43.6
6	58.3
7	63.0
8	49.6
9	66.2
10	52.5
11	61.2
12	69.9
13	
14	

图5-4 <儿童血钙实测数据>

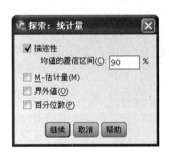

图5-5 对话框【探索:统计量】

点击 继续,最后点击 确定。即可得如图5-6所示的儿童血钙含量的常用描述统计量,包括均值的90%置信区间下限和上限。

描述			统计量	标准误
血钙量	均值		59.142	2.485 9
	均值的90%置信区间	下限	54.677	
		上限	63.606	
	5%修整均值		59.274	
	中值		59.750	
	方差		74.154	
	标准差		8.611 2	
	极小值		43.6	
	极大值		72.3	
	范围		28.7	
	四分位距		13.1	
	偏度		-.180	.637
	峰度		-.683	1.232

图5-6 【探索:统计量】输出的常用描述统计量

由图5-6结果知,所求儿童血钙平均含量的90%置信区间为(54.677, 63.606)。

上述计算对大、小样本情形都适用。但在大样本情况下,由于t分布接近标准正态分布,因此总体均值的$(1-\alpha)$置信区间也可用下式表示:

$$\bar{x} \pm u_{\alpha/2} \frac{S}{\sqrt{n}}$$

对非正态总体,当总体标准差未知时,可用总体方差 σ^2 的无偏估计量——样本方差 S^2 来代替 σ^2。当 n 充分大时,近似有

$$\frac{\bar{x} - \mu}{S/\sqrt{n}} \sim N(0, 1)$$

于是,总体均值 μ 的 $(1-\alpha)$ 置信区间为

$$\bar{x} \pm u_{\alpha/2} \frac{S}{\sqrt{n}}$$

例5-8 已知某地 744 名健康女工的红细胞计数单位:万/mm^3 的样本均值 $\bar{x} = 433.63$,样本标准差 $S = 41.28$。试求健康女工红细胞计数的 95% 置信区间。

解: 已知 $\bar{x} = 433.63$,$S = 41.28$,又对 $\alpha = 0.05$,$u_{0.05/2} = 1.96$,代入上式得

$$\bar{x} \pm u_{\alpha/2} \frac{S}{\sqrt{n}} = 433.63 \pm 1.96 \frac{41.28}{\sqrt{744}} = 433.63 \pm 2.97$$

即该地区健康女子红细胞计数的 95% 置信区间为 $(430.66, 436.60)$ 万/mm^3。

三、正态总体方差的区间估计

正态总体
方差的区
间估计

设 $x_1, x_2, \cdots, x_n$ 为来自正态总体 $N(\mu, \sigma^2)$ 的一组样本值,参数 μ 和 σ^2 未知,要求根据样本值确定方差 σ^2 的 $(1-\alpha)$ 置信区间。

由于样本方差 S^2 是 σ^2 的无偏估计量,并且式(4-3)可知

$$\chi^2 = \frac{(n-1)S^2}{\sigma^2} \sim \chi^2(n-1)$$

由 χ^2 分布曲线形状的非对称性,对于给定的置信度 $(1-\alpha)$ 及自由度 $df = n-1$,查 χ^2 分布表(附表5),得 $\chi^2_{1-\alpha/2}(n-1)$ 和 $\chi^2_{\alpha/2}(n-1)$,使得

$$P\{\chi^2 \leqslant \chi^2_{1-\alpha/2}\} = \frac{\alpha}{2}, \text{且} P\{\chi^2 \geqslant \chi^2_{\alpha/2}\} = \frac{\alpha}{2}$$

于是

$$P\left\{\chi^2_{1-\alpha/2} < \frac{(n-1)S^2}{\sigma^2} < \chi^2_{\alpha/2}\right\} = 1-\alpha$$

如图 5-7 所示。

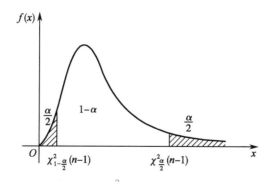

图 5-7 χ^2 分布的双侧临界值

即

$$P\left\{\frac{(n-1)S^2}{\chi^2_{\alpha/2}} < \sigma^2 < \frac{(n-1)S^2}{\chi^2_{1-\alpha/2}}\right\} = 1-\alpha$$

所以 σ^2 的置信度为 $(1-\alpha)$ 的置信区间为

$$\left(\frac{(n-1)S^2}{\chi^2_{\alpha/2}},\ \frac{(n-1)S^2}{\chi^2_{1-\alpha/2}}\right) \qquad \text{式}(5\text{-}5)$$

例 5-9 从同一批号的阿司匹林片中随机抽取 10 片,测定其溶解 50% 所需的时间 T_{50}。结果如下(单位:min):

$$5.3,\ 3.6,\ 5.1,\ 6.6,\ 4.9,\ 6.5,\ 5.2,\ 3.7,\ 5.4,\ 5.0$$

求总体方差的 90% 置信区间。

解: 由样本值计算得 $S^2 = 0.956$,又已知 $n = 10$,且对 $1-\alpha = 0.9, \alpha = 0.1, df = 10-1 = 9$,查 $\chi^2(9)$ 临界值表,得

$$\chi^2_{0.1/2}(9) = \chi^2_{0.05}(9) = 16.919,\ \chi^2_{1-0.1/2}(9) = \chi^2_{0.95}(9) = 3.325$$

于是

$$\frac{(n-1)S^2}{\chi^2_{\alpha/2}} = \frac{9\times0.956}{16.916} = 0.509,\ \frac{(n-1)S^2}{\chi^2_{1-\alpha/2}} = \frac{9\times0.956}{3.325} = 2.588$$

所以总体方差的 90% 置信区间为 $(0.509,\ 2.588)$。

【SPSS 软件应用】 首先建立对应的 SPSS 数据集<阿司匹林片溶解时间>,包括 1 个数值变量:溶解时间。

在 SPSS 中打开该数据集,选择菜单【转换】→【计算变量】,在对话框【计算变量】利用 SPSS 函数 Variance 和 IDF.CHISQ,在【目标变量】和【数字表达式】中设定如下新变量的值:

样本方差:Var = Variance(5.3, 3.6, 5.1, 6.6, 4.9, 6.5, 5.2, 3.7, 5.4, 5.0)

$\chi^2(9)$ 分布的两个分位数:Ch1 = IDF.CHISQ(0.95, 9);Ch2 = IDF.CHISQ(0.05, 9)

置信区间下限、上限:C1 = 9 * Var/Ch1;C2 = 9 * Var/Ch2

所得的数据结果如图 5-8 所示。

	溶解时间	Var	ch1	ch2	C1	C2	变量
1	5.3	.956	16.919	3.325	.508 4	2.587	

图 5-8 例 5-9 的利用【计算变量】所得的 SPSS 数据结果

故所求方差的 90% 置信区间为 $(0.508,\ 2.587)$。

第三节 二项分布和泊松分布参数的区间估计

一、大样本正态近似法

(一)二项分布总体率 P 的区间估计

二项分布总体率的区间估计

设总体的容量为 N,其中具有某种特征的个体个数为 M,则 $P = \dfrac{M}{N}$ 称为具有某种特征的个体的总体率(population rate),如阳性率、治愈率等。但总体率通常是未知的,只能通过从总体中随机抽取样本来对其进行估计。

设从总体中抽取容量为 n 的样本,其中具有某种特征的个体数为 m,则 $p = \dfrac{m}{n}$ 称为具有某种特征的个体的样本率(sample rate)。

例如,对 100 个服用某种药物的患者进行观察,然后将患者分成两类,一类是服药有效,另一类是服药无效。若有效人数为 60 人,则样本有效率为 60%,但该种药物的总体有效率不会恰好等于 60%,可能比 60% 高,也可能比 60% 低,因此,需要根据样本率对总体率进行区间估计。

在总体中随机抽取 n 个个体,具有某种特征的个体数 m 是服从二项分布的随机变量。由于 p 是

m 的简单变形, 故 p 也是一个服从二项分布的随机变量, 且可求得

$$E(p) = P;\ D(p) = \frac{P(1-P)}{n}$$

因此, 当样本容量 n 充分大时, 由中心极限定理可知

$$p = \frac{m}{n} \sim N\left(P, \frac{P(1-P)}{n}\right)（近似）$$

若令

$$U = \frac{p-P}{\sqrt{\dfrac{P(1-P)}{n}}}$$

则 U 近似服从 $N(0,1)$。但由于总体率 P 未知, 可以证明样本率 p 是总体率 P 的一致、无偏估计量, 因此可将样本率作为总体率的估计值, 即

$$\hat{P} = p = \frac{m}{n}$$

当 n 充分大且 p 和 $1-p$ 的值都不靠近 0 和 1 时, 用样本 p 代替总体率 P, 得

$$U = \frac{p-P}{\sqrt{\dfrac{p(1-p)}{n}}} \sim N(0,1)（近似）$$

对于给定的 α 值, 查标准正态分布双侧临界值表(附表4)得 $u_{\alpha/2}$, 使得下式成立:

$$P\left\{\left|\frac{p-P}{\sqrt{\dfrac{p(1-p)}{n}}}\right| < u_{\alpha/2}\right\} = 1-\alpha$$

即

$$P\left\{p - u_{\alpha/2}\sqrt{\frac{p(1-p)}{n}} < P < p + u_{\alpha/2}\sqrt{\frac{p(1-p)}{n}}\right\} = 1-\alpha$$

于是总体率 P 的 $1-\alpha$ 的置信区间为

$$\left(p - u_{\alpha/2}\sqrt{\frac{p(1-p)}{n}},\ p + u_{\alpha/2}\sqrt{\frac{p(1-p)}{n}}\right) \qquad 式(5\text{-}6)$$

或写成 $p \pm u_{\alpha/2}\sqrt{\dfrac{p(1-p)}{n}}$。

例 5-10 对 100 只小鼠给予有机磷农药 100mg/kg 灌胃后有 80 只死亡, 试求给予该有机磷农药 100mg/kg 灌胃引起小鼠死亡率的 95% 置信区间。

解: 已知 $n=100$, 样本死亡率为 $p=80/100=0.80$, 对 $\alpha=0.05$, 得 $u_{\alpha/2}=1.96$。

则

$$p \pm u_{\alpha/2}\sqrt{\frac{p(1-p)}{n}} = 0.80 \pm 1.96 \times \sqrt{\frac{0.8(1-0.8)}{100}} = 0.80 \pm 0.078$$

即置信区间为 $(0.722, 0.878)$, 故给予该有机磷农药 100mg/kg 灌胃引起小鼠总体死亡率的 95% 置信区间为 $(72.2\%, 87.8\%)$。

(二)二项分布总体率 P 区间估计的样本容量

样本容量的大小是抽样估计中自然产生的一个问题。对区间估计来说, 估计样本容量大小的方法在于通过置信区间的宽度来控制估计的精度, 从而确定样本容量的大小。

若要求置信区间的宽度不超过给定的正数 δ, 则由 $u_{\alpha/2}\sqrt{\dfrac{p(1-p)}{n}} \leq \delta/2$ 解出

$$n \geq \frac{u_{\alpha/2}^2 p(1-p)}{(\delta/2)^2}$$

其中 p 可用预试验或预调查的结果代入，或凭以往经验得出的粗略估计值。若关于 p 一无所知，可令 $p = 0.5$ 代入得到 n 的值。

例 5-11　某药厂的质量控制负责人希望估计一批片剂产品中片重为 199 ~ 205mg 的合格片所占百分比的 95% 置信区间，要求估计的精度范围为 ± 5%。据以往经验，合格片约占 80%，问大约应称重多少药片？

解：已知 $p = 0.8$、$\delta/2 = 0.05$，又对 $1 - \alpha = 0.95$、$\alpha = 0.05$，得 $u_{\alpha/2} = 1.96$，则

$$n \geqslant \frac{u_{\alpha/2}^2 p(1-p)}{(\delta/2)^2} = \frac{1.96^2 \times 0.8 \times 0.2}{0.05^2} = 245.9$$

因此应称重 246 片即符合要求。

（三）泊松分布参数 λ 的区间估计

若随机变量 X 服从参数 λ 的泊松分布，则总体均值和总体方差都等于 λ，即 $E(X) = \lambda$，$D(X) = \lambda$。

若由此总体 X 中随机抽取容量为 n 的一个样本 $X_1, X_2, \cdots, X_n$，得样本均值为 $\overline{X} = \frac{1}{n} \sum_{i=1}^{n} X_i$，则

$$E(\overline{X}) = E\left(\frac{1}{n} \sum_{i=1}^{n} X_i\right) = \frac{1}{n} \sum_{i=1}^{n} E(X_i) = \frac{1}{n} n\lambda = \lambda$$

$$D(\overline{X}) = D\left(\frac{1}{n} \sum_{i=1}^{n} X_i\right) = \frac{1}{n^2} \sum_{i=1}^{n} D(X_i) = \frac{1}{n^2} n\lambda = \frac{\lambda}{n}$$

当样本容量 n 充分大时，由中心极限定理可知，$\overline{X} = \frac{1}{n} \sum_{i=1}^{n} \overline{X}_i$ 近似服从 $N\left(\lambda, \frac{\lambda}{n}\right)$ 分布，若令 $U = \frac{\overline{X} - \lambda}{\sqrt{\lambda/n}}$，则 U 近似服从 $N(0, 1)$ 分布。

由于样本均值 $\overline{X}$ 是参数 λ 的无偏估计量，故有

$$\hat{\lambda} = \overline{X} = \frac{1}{n} \sum_{i=1}^{n} X_i$$

当 n 充分大时，用样本均值代替参数 λ 计算 $\overline{x}$ 的总体标准差 $\sigma_{\overline{x}}$，即 $\sigma_{\overline{x}} \approx \sqrt{\overline{X}/n}$。于是，$\frac{\overline{X} - \lambda}{\sqrt{\overline{X}/n}}$ 近似服从 $N(0, 1)$ 分布。

在实际工作中，由于实验所得的数据往往是样本总计数 $\sum_{i=1}^{n} x_i$，鉴于此，记 $X = \sum_{i=1}^{n} x_i$，这时 $\overline{x} = \frac{X}{n}$，$\sigma_{\overline{x}} = \frac{\sqrt{X}}{n}$，从而 $\frac{X/n - \lambda}{\sqrt{X}/n}$ 近似服从 $N(0, 1)$ 分布。

对于给定的 α，查得 $u_{\alpha/2}$，使得下式成立：

$$P\left\{\left|\frac{X/n - \lambda}{\sqrt{X}/n}\right| < u_{\alpha/2}\right\} = 1 - \alpha$$

即

$$P\left\{\frac{X}{n} - u_{\alpha/2}\frac{\sqrt{X}}{n} < \lambda < \frac{X}{n} + u_{\alpha/2}\frac{\sqrt{X}}{n}\right\} = 1 - \alpha$$

或写成

$$P\left\{X - u_{\alpha/2}\sqrt{X} < n\lambda < X + u_{\alpha/2}\sqrt{X}\right\} = 1 - \alpha$$

故总体均值 λ 的 $(1-\alpha)$ 置信区间为

$$\left(\frac{X}{n} - u_{\alpha/2}\frac{\sqrt{X}}{n}, \ \frac{X}{n} + u_{\alpha/2}\frac{\sqrt{X}}{n}\right) \tag{式(5-7)}$$

而总体总计数 $n\lambda$ 的 $(1-\alpha)$ 置信区间为

$$\left(X - u_{\alpha/2}\sqrt{X}, \ X + u_{\alpha/2}\sqrt{X}\right)$$

例5-12　用计数器记录某放射性标本的脉冲数,已知20分钟的读数为11 286,试求20分钟内总脉冲数和每分钟平均脉冲数的95%置信区间。

解:因 $X = \sum_{i=1}^{20} x_i = 11\ 286$, $n = 20$, $\alpha = 0.05$, $u_{\alpha/2} = 1.96$, 于是

$$X \pm u_{\alpha/2}\sqrt{X} = 11\ 286 \pm 1.96 \times \sqrt{11\ 286} = 11\ 286 \pm 208$$

所以20分钟内总脉冲数的95%置信区间为(11 078,11 494),而每分钟平均脉冲数的95%置信区间为(553.9,574.7)。

二、小样本精确估计法

(一)二项分布总体率 P 的区间估计

样本容量 n 不够大时,不宜用上述正态近似法,可采用查表法。

当具有某种特征的个体的总体率为 P 时,在总体中随机抽取 n 个个体组成一个样本,其中具有该种特征的个体数 m 是服从二项分布的随机变量。为了确定总体率 P 的置信区间,可根据二项分布的分布函数进行精确的计算。但由于计算工作非常复杂,因此,人们将计算后所得的结果制作成二项分布参数 P 的置信区间表(附表8),只要根据 $1-\alpha$ 的值,便可以从表中查得总体率 P 的 $(1-\alpha)$ 置信区间。

例5-13　给10只同品系的动物分别注射某药物,结果有4只死亡,求总体死亡率的99%置信区间。

解:因为 $n = 10$, $m = 4$, $\alpha = 0.01$,查附表8得置信区间下限为0.077,上限为0.809,所以总体死亡率的99%置信区间为(7.7%,80.9%)。

(二)泊松分布参数λ的区间估计

设随机变量 X 服从参数为λ的泊松分布,与二项分布类似,可根据其分布函数计算出置信区间上限和下限的精确值。但由于计算工作繁杂,为方便起见,已制作出泊松分布参数λ的置信区间表(附表9),只要根据置信度 $(1-\alpha)$ 和样本总计数 X,便可以从表中查得总体总计数 $n\lambda$ 的 $(1-\alpha)$ 置信区间,分别除以 n 后便得参数λ的 $(1-\alpha)$ 置信区间。

例5-14　用一种培养基培养某种细菌,经一段时间后的菌落有12个,试估计同样条件下该菌落数的99%置信区间。

解:因为 $X = 12$, $1-\alpha = 0.99$,查附表9得(4.94,24.14),即同样条件下该菌落数的99%置信区间为(4.94,24.14)。

本章 SPSS 软件应用提要

统计内容	SPSS 软件应用实现的菜单选项
均值和方差的点估计值	【分析】→【描述统计】→【描述】(案例5-1)
正态总体均值的区间估计	【分析】→【描述统计】→【探索】(例5-7)
正态总体方差的区间估计	【转换】→【计算变量】(多个函数计算)(例5-9)

知识链接

K.皮尔逊——现代统计学的创立者

K.皮尔逊(Karl Pearson,1857—1936年)是英国著名的统计学家和生物学家,现代统计学的奠基人。曾在剑桥大学攻读数学,1884年进入伦敦大学教授数学与力学。1896年39岁时被选入英国皇家学会。K.皮尔逊的贡献和影响是多方面的,最重要的是为现代统计学打下基础。

K. 皮尔逊首先探求处理数据方法,首创了频数分布表与图;提出了多种概率分布曲线及其表达式,推进了次数分布曲线理论的发展和应用。1900 年他独立地重新发现了卡方(χ^2)分布,提出了有名的卡方(χ^2)检验法;他还提出和研究了复相关、偏相关、相关比等概念和方法,不仅发展了高尔登的相关和回归理论,而且为之建立了数学基础;同时他还提出了似然函数、矩估计方法,推导出概差并编制了各种概差计算表。统计学上的一些术语,如"总体""众数""标准差""变差系数"等都出自 K. 皮尔逊。

同时他还不断运用统计方法对生物学、遗传学、优生学作出新的贡献,并将生物统计方法提炼成为一般处理统计资料的通用方法,发展了统计方法论,被誉为"现代统计学之父"。

综合练习五

(一)填空题

1. 用样本 $X_1, \cdots, X_n$ 估计总体参数,总体均值的一个无偏估计量是_____,总体方差的无偏估计量是_____。

2. 设 $\hat{\theta}_1$ 和 $\hat{\theta}_2$ 分别是 θ 的两个无偏估计量,则 $k_1 =$ _____, $k_2 =$ _____时,$k_1 \hat{\theta}_1 + k_2 \hat{\theta}_2$ 是 θ 的无偏估计量,且 $k_2 = 2k_1$。

3. 已知一批零件的长度 X(单位:cm)服从正态分布 $N(\mu, 1)$,从中随机抽取 16 个零件,得到长度的平均值为 40cm,则 μ 的置信度为 0.95 的置信区间是_____。(标准正态分布函数值 $\Phi(1.96) = 0.975$,$\Phi(1.645) = 0.95$)

(二)选择题

1. 设总体 $X \sim N(\mu, \sigma^2)$,$X_1, X_2, \cdots, X_n (n \geq 3)$ 是来自总体 X 的简单样本,则下列估计量中,不是总体参数 μ 的无偏估计量的是(   )

    A. $\overline{X}$

    B. $X_1 + X_2 + \cdots + X_n$

    C. $0.1(6X_1 + 4X_n)$

    D. $X_1 + X_2 - X_3$

2. 设总体 $X \sim N(\mu, \sigma^2)$,$X_1, X_2, \cdots, X_n$ 为来自总体 X 的一个样本,则 σ^2 的最大似然估计量是(   )

    A. $\dfrac{1}{n} \sum_{i=1}^{n} (X_i - \overline{X})^2$

    B. $\dfrac{1}{n-1} \sum_{i=1}^{n} (X_i - \overline{X})^2$

    C. $\dfrac{1}{n} \sum_{i=1}^{n} X_i^2$

    D. $\overline{X}^2$

3. 已知 σ^2 时,区间 $\overline{x} \pm 1.96 \dfrac{\sigma}{\sqrt{n}}$ 的含义是(   )

    A. 95%的总体均值在此范围内

    B. 样本均值的 95% 置信区间

    C. 95%的样本均值在此范围内

    D. 总体均值的 95% 置信区间

4. 设总体 $X \sim N(\mu, \sigma^2)$,且 μ、σ 均未知。若样本容量和样本值不变,则总体均值 μ 的置信区间长度 L 与置信度 $1-\alpha$ 的关系是(   )

    A. 当 $1-\alpha$ 缩小时,L 增大

    B. 当 $1-\alpha$ 缩小时,L 缩短

    C. 当 $1-\alpha$ 缩小时,L 不变

    D. 以上三个都不对

(三)计算题

1. 设 $X_1, X_2, \cdots X_n$,是在区间 $[0, \theta]$ 内服从均匀分布的总体 X 的样本,试求未知参数 θ 的矩估

计量。

2. 设 $X_1, X_2, \cdots X_n$ 是来自正态总体 $N(\mu, 1)$ 的一个样本，试证明以下三个估计量 $\hat{\mu}_1 = \frac{1}{3}X_1 + \frac{2}{3}X_2$，$\hat{\mu}_2 = \frac{1}{4}X_1 + \frac{3}{4}X_2$，$\hat{\mu}_3 = \frac{1}{2}X_1 + \frac{1}{2}X_2$ 都是 μ 的无偏估计量，并确定哪个最有效？

3. 设总体 X 的概率密度为

$$f(x) = \begin{cases} (\theta+1)\chi^{\theta}, & 0 < x < 1 \\ 0, & 其他 \end{cases}$$

其中 $\theta > -1$ 是未知参数，$X_1, X_2, \cdots X_n$ 是来自该总体 X 的一个样本，试分别用矩估计法和最大似然估计法求 θ 的估计量。

4. 试对下列样本数据求总体均值和方差的无偏估计量。

(1) 5, -3, 2, 0, 8, 6;

(2) 10, 15, 14, 15, 16。

5. 某合成车间的产品在正常情况下含水量服从 $N(\mu, \sigma^2)$，其中 $\sigma^2 = 0.25$，现连续测试 9 批，得样本均值为 2，试计算置信度 $(1-\alpha)$ 为 0.99 时总体均值 μ 的置信区间。

6. 已知 $n = 9$，$\bar{x} = 2$，$\sum_{i=1}^{n} x_i^2 = 288$，且总体服从正态分布，试计算总体均值 μ 的 95% 置信区间。

7. 设正态总体的方差 σ^2 已知，问抽取的样本容量 n 应多大，才能使总体均值 μ 的置信度为 0.95 的置信区间长不大于 L。

8. 对某地区随机调查 180 名 20 岁青年的身高，得均值为 167.10(cm)，标准差为 4.90(cm)，求该地区 20 岁男青年平均身高的 95% 置信区间。

9. 采用尾容积测压法测得大白鼠的血压(kPa)如下：

15.6, 16.9, 18.8, 14.3, 14.7, 15.2, 15.3, 17.1, 16.9, 16.3

试求大白鼠血压总体均值的 95% 置信区间。

10. 试比较下列各情况下总体率的 95% 置信区间的宽窄与样本容量 n 的大小关系，并说明 n 较小时，若 n 次试验中某事件发生 m 次，将 $\frac{m}{n}$ 作为概率 p 的近似值是否妥当？

(1) $n = 10$，$m = 5$;

(2) $n = 60$，$m = 30$;

(3) $n = 200$，$m = 100$;

(4) $n = 1\,000$，$m = 500$。

11. 为测定某药物的成分含量，任取 16 个样品测得 $\bar{x} = 3$，$S^2 = 3.26$。假设被测总体服从正态分布，试求：

(1) 总体均值 μ 的 95% 置信区间；

(2) 总体方差 σ^2 的 90% 置信区间。

12. 某医院用复方当归注射液静脉滴注治疗脑动脉硬化症 22 例，其中显效者 10 例。问该药显效的 95% 与 99% 置信区间分别为多少？

13. 用计数器测定某放射性标本，10 分钟的脉冲数为 16 784，试求 10 分钟总脉冲数及平均每分钟脉冲数的 95% 置信区间。

(四)上机训练题

1. 对计算题第 4 题，利用 SPSS 统计函数来计算其结果。

2. 对计算题第 9 题，利用 SPSS 函数来计算其结果。

3. 测得 9 个蓄电池的电容量(单位:A·h)如下：

138，139，140，143，141，142，142，137，139

设电容量服从正态分布 $N(\mu,\sigma^2)$，利用 SPSS，求：

(1)总体方差 σ^2 的 95% 置信区间；

(2)总体均值 μ 的 95% 置信区间。

第五章
目标测试 1

第五章
目标测试 2

第六章

参数假设检验

【学习要求】

1. 掌握假设检验的基本步骤,单样本正态总体均值和方差的检验,两个正态总体的方差齐性检验,两独立样本正态总体均值比较检验,两配对样本正态总体均值比较检验,总体率(大样本)检验。

2. 熟悉假设检验的基本原理和两类错误,单、双侧检验的正确应用,非正态总体均值(大样本)检验。

3. 了解用 SPSS 进行单样本、两独立样本、两配对样本正态总体均值检验的运算。

假设检验(hypothesis test)亦称显著性检验(significance test),就是先对总体的参数或分布作出某种假设,如假设两总体均值相等、总体服从正态分布或两总体分布相同等,然后用适当的统计方法计算某检验统计量,根据检验统计量大小来推断此假设应当被接受或拒绝,它是统计推断的另一重要方面。

假设检验可以分为两类:一类是已知总体的分布类型,对其未知的总体参数进行假设检验,称为参数检验(parameter test),主要讨论总体参数(均值、方差、总体率等)的检验;另一类是对分布类型未知的总体进行假设检验,称为非参数检验(nonparameter test),主要包括总体分布形式的假设检验、随机变量独立性的假设检验等。本章主要介绍有关总体参数(均值、方差、总体率等)的参数检验问题。

第一节　假设检验概论

参数假设
检验第一
——二节

一、假设检验问题

为考察假设检验问题,我们先来看两个假设检验的案例。

案例 6-1(包装重量)　某药厂用自动包装机包装葡萄糖,按规定每袋葡萄糖的标准重量为500g,若已知包装机包装的每袋葡萄糖重量服从正态分布,且按以往标准知总体方差 $\sigma^2 = 6.5^2$。某日开工后,为检验包装机工作是否正常,随机抽取 6 袋葡萄糖,测得其平均重量 $\bar{x} = 504.5g$。

问题:该日自动包装机包装的平均重量是否还是500g?

案例 6-2(次品检测)　根据国家有关质量标准,某厂生产的某种药品的次品率 P 不得超过0.6%。现从该厂生产的一批药品中随机抽取 150 件进行检测,发现其中有 2 件次品。

问题:该批药品的次品率是否已超标?($\alpha = 0.05$)

在案例 6-1 中,某日随机抽取的 6 袋葡萄糖的平均重量 $\bar{x} = 504.5g$,与标准重量500g相比差4.5g,该差异究竟是因为自动包装机工作不正常造成的实质性差异,还是纯粹由于随机因素引起的随机误差? 显然,该日生产的每袋葡萄糖的平均重量就是总体参数 μ,该案例的问题要回答 μ 是否等于500? 即 $\mu = \mu_0$ 是否成立,像这样要回答总体参数是否等于某个数值的问题就是一个假设检验问题。

在假设检验中,通常将所要进行检验的假设称为原假设(null hypothesis)或零假设,用 H_0 表示;而将与原假设对立的假设称为备择假设(alternative hypothesis)或对立假设,用 H_1 表示。

例如对案例 6-1,应检验的是

$$原假设 H_0 : \mu = 500; 备择假设 H_1 : \mu \neq 500$$

而案例 6-2 同样也是一个假设检验问题,应检验的是

$$原假设 H_0 : P = 0.006; 备择假设 H_1 : P > 0.006$$

二、假设检验的基本原理

假设检验的基本思想是所谓概率性质的反证法,即为了检验原假设是否正确,首先假定原假设 H_0 成立,在原假设 H_0 成立的条件下根据抽样理论和样本信息进行推断,如果得到矛盾的结论,就拒绝原假设;否则,则不拒绝原假设。这里在概率性质的反证法中运用了小概率原理(small probability principle),即小概率事件在一次试验中几乎不可能发生。如果小概率事件在一次试验中发生了,即认为不合理或出现矛盾,则可推断原假设不成立。

例如,对案例 6-1,应检验原假设 $H_0 : \mu = 500(= \mu_0)$ 是否成立。为此,首先假定原假设 H_0 成立,则总体 X 服从 $N(\mu_0, 6.5^2)$,再用样本去检验 H_0 的真伪。由于样本所包含的信息较分散,一般需要构造一个检验统计量去进行判断。案例 6-1 是正态总体均值 μ 的参数检验问题,在方差 σ^2 已知和原假设 H_0 成立下,考虑 μ 的无偏估计量 $\overline{X}$ 的抽样分布,有

$$\overline{X} \sim N(\mu_0, \frac{\sigma^2}{n})$$

故可以取 $$U = \frac{\overline{X} - \mu_0}{\sigma / \sqrt{n}} \sim N(0, 1) \qquad\qquad 式(6\text{-}1)$$

作为检验统计量。

对于给定的一个小概率 $\alpha (0 < \alpha < 1)$,通常取 $\alpha = 0.05$,可查标准正态分布双侧临界值表(附表4)得到临界值 $u_{\alpha/2}$,使得

$$P\{ |U| > u_{\alpha/2} \} = \alpha (对应地,有 P\{ U > u_{\alpha/2} \} = \alpha/2)$$

此时,事件 $\{ |U| > u_{\alpha/2} \} = \left\{ \left| \frac{\overline{X} - \mu_0}{\sigma / \sqrt{n}} \right| > u_{\alpha/2} \right\}$ 是个概率不超过 α 的小概率事件。对于一次抽样的样本值,计算统计量 U 的观测值,如果落在上述小概率事件的范围内,则表明小概率事件在一次抽样试验中居然发生了,这与小概率原理相矛盾,故拒绝原假设 H_0。

对案例 6-1,由题中条件得 $\bar{x} = 504.5, \mu_0 = 500, \sigma^2 = 6.5^2$,则检验统计量 U 的观测值为

$$u = \frac{\bar{x} - \mu_0}{\sigma / \sqrt{n}} = \frac{504.5 - 500}{6.5 / \sqrt{6}} = 1.696$$

再由附表 4 查得临界值 $u_{\alpha/2} = u_{0.025} = 1.96$。

由于 $|u| = 1.696 < 1.96$,即小概率事件在一次抽样试验中没有发生,故接受原假设 $H_0 : \mu = 500$,即认为该日自动包装机包装的平均重量还是 500g。

在假设检验中,将事先给定的小概率 α 称为显著性水平(significance level);将拒绝 H_0 还是接受 H_0 的界限值称为临界值(critical value);将拒绝原假设 H_0 的区域称为拒绝域(rejection region)。

例如,在案例 6-1 中,检验的显著性水平 $\alpha = 0.05$,临界值 $u_{\alpha/2} = 1.96$,拒绝域为 $\{ |u| > 1.96 \}$。

如图 6-1 所示,如果由样本值所得到的检验统计量的值落在拒绝域中,则认为原假设 H_0 不成立,则拒绝原假设 H_0;否则,就接受原假设 H_0。

三、假设检验的一般步骤

综上所述,我们可得到进行假设检验的一般步骤为:

(1)建立原假设 H_0 和备择假设 H_1(假设);

(2)确定检验统计量及其分布,并由给定样本值计算检验统计量的值,若用统计软件还可计算对应的概率 P 值(统计量);

(3)根据显著性水平 α,查表求出临界值并确定拒绝域(查表);

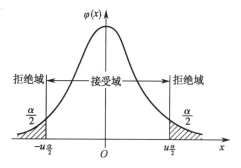

图 6-1　假设检验的拒绝域

(4)作出判断,若统计量的值落在拒绝域内,或者 P 值 $<\alpha$,则拒绝原假设 H_0,接受 H_1;否则,就接受原假设 H_0(统计判断)。

四、假设检验的两类错误

由于假设检验是根据小概率原理由样本信息推断总体特征及统计规律,而抽样的随机性使得假设检验有可能发生以下两类错误(表 6-1)。

第一类错误:当原假设 H_0 为真时,拒绝 H_0 的结论,则犯了第一类错误(type I error),此类错误又称拒真错误。发生第一类错误的概率就是显著性水平 α,即 $P\{$拒绝 $H_0 \mid H_0$ 为真$\} = \alpha$。

第二类错误:当原假设 H_0 不真时,却没有拒绝 H_0 的结论,则犯了第二类错误(type II error),此类错误又称取伪错误。发生第二类错误的概率一般记为 β,即 $P\{$接受 $H_0 \mid H_0$ 为假$\} = \beta$。

表 6-1　统计判断所犯的两类错误

检验结论	实际情况	
	H_0 为真	H_0 为假
接受 H_0	正确	第二类错误(取伪)
拒绝 H_0	第一类错误(拒真)	正确

两类错误所造成的后果是不一样的。例如,要求检验某种新药是否提高疗效,进行假设 H_0:该药未提高疗效,则第一类错误是将未提高疗效的新药误认为提高了疗效,此时若推广使用该新药,则对患者不利;而第二类错误则是将疗效确有提高的新药误认为与原药疗效相同,而没有推广使用此新药,这当然也会带来经济上的损失。而犯两类错误的概率 α 和 β 间是有一定关系的,就是说要想降低犯第二类错误的概率 β,就会增加犯第一类错误的概率 α;反之亦然。最理想的方法是使犯两类错误的概率同时降低。

要想同时降低犯两类错误的概率,只有增大样本容量,即增加试验次数,而这又可能会导致人力、物力的耗费。故在实际应用中,要根据研究的具体内容来确定如何控制两类错误。如检验药品的外观指标时,通常使 α 尽量小些,以控制犯第一类错误的概率;而当检验药品的质量指标时,则重点控制第二类错误,使 β 尽量小些,以免不合格药品损害人体健康。通常的做法是限制犯第一类错误的概率 α,然后适当确定样本容量使犯第二类错误的概率 β 尽可能小。

知识链接

J. 奈曼与假设检验理论

J. 奈曼（Jerzy Splawa Neyman，1894—1981 年）是美国统计学家、现代统计学的奠基人之一。奈曼原籍波兰，1938 年任美国加州大学伯克利分校教授，并开创了该校的统计研究中心。

奈曼在大学就读期间就独立证明了 5 个关于勒贝格积分的定理，后又拓展了抽样理论，并为波兰政府完成了一套复杂的分层抽样方案。

自 1927 年起，奈曼在伦敦大学与英国统计学家 E. 皮尔逊（K. 皮尔逊之子）合作研究，发展了假设检验理论，并发表了多篇重要的相关文献，包括两类错误、备择假设、似然比检验、一致最优检验、功效函数、最佳临界域等概念和方法，奠定了假设检验的理论基础。1937 年他发表了有关置信区间估计的理论成果。

奈曼和 E. 皮尔逊因区间估计和假设检验的 Neyman-Pearson 理论而一起名垂数理统计发展史。

第二节　单样本正态总体的参数检验

单样本总体均值的 u 检验

在医药研究中经常通过抽样来检验药品的某个指标（如重量、药物含量等）是否达到指定要求，这就需要进行单个总体的参数假设检验。本节主要介绍单样本正态总体均值和方差的检验。

一、方差已知时单样本正态总体的均值检验

设单个样本 $X_1, \cdots, X_n$ 来自正态总体 $N(\mu, \sigma^2)$，方差 σ^2 已知，需对总体均值 μ 进行检验。

（一）已知方差 σ^2，检验 $H_0: \mu = \mu_0$；$H_1: \mu \neq \mu_0$（双侧检验）

检验步骤为：

（1）建立原假设 $H_0: \mu = \mu_0$，备择假设 $H_1: \mu \neq \mu_0$；

（2）在 $H_0: \mu = \mu_0$ 成立时，构造检验统计量

$$U = \frac{\overline{X} - \mu_0}{\sigma / \sqrt{n}} \sim N(0, 1)$$

代入样本值，并计算 U 检验统计量的观测值 u，用统计软件还可求得其对应的概率 P；

（3）对于给定的显著性水平 α，查标准正态分布双侧临界值表（附表4），得到临界值 $u_{\alpha/2}$，使得

$$P\{|U| > u_{\alpha/2}\} = \alpha（对应地，有 P\{U > u_{\alpha/2}\} = \alpha/2）$$

（4）统计判断：当 $|u| > u_{\alpha/2}$ 时，拒绝 H_0，接受 H_1，即认为 μ 与 μ_0 的差异有显著性；当 $|u| < u_{\alpha/2}$ 时，接受 H_0，认为 μ 与 μ_0 的差异无显著性。

该检验运用服从标准正态分布 $N(0, 1)$ 的检验统计量 U，故称为 u 检验（u test）或 z 检验（z test）。

例 6-1　某药厂正常情况下生产的某药膏含甘草酸量（单位：%）$X \sim N(4.45, 0.108^2)$。现随机抽查 5 支药膏，其含甘草酸量分别为：

$$4.40, 4.25, 4.21, 4.33, 4.46$$

若方差不变，问此时药膏的平均含甘草酸量 μ 是否有显著变化？（$\alpha = 0.05$）

解：应检验 $H_0: \mu = 4.45$；$H_1: \mu \neq 4.45$。

由题中的条件和计算得 $\sigma^2 = 0.108^2, n = 5, \mu_0 = 4.45, \bar{x} = 4.33$，则检验统计量 U 的值为

$$u = \frac{\bar{x} - \mu_0}{\sigma / \sqrt{n}} = \frac{4.33 - 4.45}{0.108 / \sqrt{5}} = -2.485$$

对于给定的显著性水平 $\alpha = 0.05$，查附表 4，得到临界值 $u_{\alpha/2} = u_{0.025} = 1.96$。

因为 $|u| = 2.485 > 1.96$，所以拒绝 H_0，而接受 H_1，即在显著性水平 0.05 上，认为此药膏的平均含甘草酸量 μ 有显著变化。

上述假设检验方法称为临界值法（critical value method）。而对例 6-1 进行的假设检验，也可按如下另一方法的步骤进行：

（1）建立原假设 $H_0 : \mu = \mu_0$；备择假设 $H_1 : \mu \neq \mu_0$。

（2）计算检验统计量：$U = \dfrac{\bar{X} - \mu_0}{\sigma / \sqrt{n}}$ 的观测值。

（3）利用正态分布表计算概率 P 值：$P = P\left\{ |U| > \left| \dfrac{\bar{x} - \mu_0}{\sigma / \sqrt{n}} \right| \right\}$。

（4）对于给定的显著性水平 α，若 $P < \alpha$，则在此 α 水平上拒绝 H_0；若 $P > \alpha$，则在此 α 水平上接受 H_0。

例如，对例 6-1，已计算出 $u = -2.485$，相应的 P 值为（查附表 3）：

$$
\begin{aligned}
P &= P\{ |U| > |-2.485| \} = P\{U > 2.485\} + P\{U < -2.485\} \\
&= 1 - P\{U \leqslant 2.485\} + P\{U < -2.485\} = 1 - \Phi(2.485) + \Phi(-2.485) \\
&= 2(1 - \Phi(2.485)) \approx 2(1 - 0.993\ 43) = 0.013
\end{aligned}
$$

对于给定的 $\alpha = 0.05$，因为 $P = 0.013 < 0.05$，所以在 $\alpha = 0.05$ 的水平上拒绝 H_0。

上述方法可称为 P 值法（P-value method）。所谓 P 值（P-value），是指在 H_0 成立的条件下从总体中抽样，抽到现有的样本及更加极端的情况出现的概率值。临界值法和 P 值法的原理相同，效果大同小异，只是看问题的角度不同。P 值法的计算要求较高，利用计算机统计软件（如 SAS、SPSS 等）进行检验的均可采用 P 值法；而平时练习一般查书中统计附表的临界值进行，故常用临界值法。

在例 6-1 中，所做的检验原假设是 $H_0 : \mu = \mu_0$，而备择假设 $H_1 : \mu \neq \mu_0$ 等价于 $\mu < \mu_0$ 或 $\mu > \mu_0$，即不论 $\mu < \mu_0$ 还是 $\mu > \mu_0$ 均拒绝原假设 $\mu = \mu_0$，相应的两个拒绝域为 $\{u < -u_{\alpha/2}\}$ 和 $\{u > u_{\alpha/2}\}$，这对应于图 6-1 中的两个拒绝域，分别在分布曲线区域两侧的尾部，每侧占 $\alpha/2$，这类检验称为双侧检验（two-sided test）。

（二）已知方差 σ^2，检验 $H_0 : \mu = \mu_0$；$H_1 : \mu > \mu_0$（或 $H_1 : \mu < \mu_0$）（单侧检验）

在实际工作中，有时需要推断总体均值是否大于（或小于）某已知数，此时原假设为 $H_0 : \mu = \mu_0$；备择假设为 $H_1 : \mu > \mu_0$（或 $H_1 : \mu < \mu_0$）。

检验步骤为：

（1）建立原假设 $H_0 : \mu = \mu_0$；备择假设 $H_1 : \mu > \mu_0$（或 $H_1 : \mu < \mu_0$）。

（2）在 $H_0 : \mu = \mu_0$ 成立时，构造检验统计量

$$U = \frac{\bar{X} - \mu_0}{\sigma / \sqrt{n}} \sim N(0, 1)$$

代入样本值，并计算检验统计量 u 值。

（3）对于给定的显著性水平 α，查标准正态分布双侧临界值表（附表 4），得到临界值 u_α，使得 $P\{U > u_\alpha\} = \alpha$，参见第三章图 3-14（或 $P\{U < -u_\alpha\} = \alpha$，图 6-2）。

（4）统计判断：当 $u > u_\alpha$ 时，或者对应的 P 值 $< \alpha$，拒绝 H_0，接受 H_1，即认为 μ 显著大于 μ_0；当 $u < u_\alpha$ 时，接受

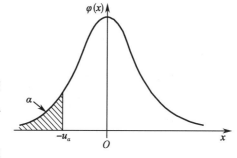

图 6-2　标准正态分布的下侧临界值

H_0，不能认为 μ 显著大于 μ_0（或当 $u < -u_\alpha$ 时，或者对应的 P 值 $< a$，拒绝 H_0，接受 H_1，即认为 μ 显著小于 μ_0；当 $u > -u_\alpha$ 时，接受 H_0，不能认为 μ 显著小于 μ_0）。

由于上述检验的拒绝域为 $\{u > u_\alpha\}$（或 $\{u < -u_\alpha\}$），这对应于图 3-14（或图 6-2）中分布曲线区域单侧的尾部，这类假设检验称为单侧检验（one-sided test）。

显然，单侧检验与双侧检验的主要步骤类似，只是在备择假设、临界值和拒绝域上有差异，用表 6-2 加以比较。

表 6-2　双侧检验与单侧检验的差异

检验假设			统计量	临界值	拒绝域
双侧	$H_0 : \mu = \mu_0$	$H_1 : \mu \neq \mu_0$	$U = \dfrac{\overline{X} - \mu_0}{\sigma / \sqrt{n}}$	$u_{\alpha/2}$	$\lvert u \rvert > u_{\alpha/2}$
单侧		$H_1 : \mu > \mu_0$（或 $H_1 : \mu < \mu_0$）		u_α	$u > u_\alpha$（或 $u < -u_\alpha$）

为便于应用，这里列出显著性水平 $\alpha = 0.05$ 和 $\alpha = 0.01$ 对应的临界值，供查阅：

$$\alpha = 0.05 \text{ 时}, u_{\alpha/2} = u_{0.025} = 1.96, u_\alpha = u_{0.05} = 1.64$$

$$\alpha = 0.01 \text{ 时}, u_{\alpha/2} = u_{0.005} = 2.58, u_\alpha = u_{0.01} = 2.33$$

例 6-2　一药厂生产的药品的某项指标服从正态分布 $N(60, 4^2)$。经工艺革新后，随机抽取容量为 30 的样本，算得样本均值为 64。如果方差不变，能否认为工艺革新提高了药品该项指标的均值 μ？（$\alpha = 0.01$）

显然，本题需进行单侧检验。在单侧检验问题中，通常将题目中提问所倾向的情形作为备择假设 H_1。

解：应检验 $H_0 : \mu = 60$；$H_1 : \mu > 60$。

由题中的条件可知 $\mu_0 = 60$，$\sigma^2 = 4^2$，$n = 30$，$\bar{x} = 64$，则检验统计量 U 的值为

$$u = \frac{\bar{x} - \mu_0}{\sigma / \sqrt{n}} = \frac{64 - 60}{4 / \sqrt{30}} = 5.48$$

对于给定的 $\alpha = 0.01$，查标准正态分布双侧临界值表（附表 4），得到临界值 $u_\alpha = u_{0.01} = 2.33$。

因为 $u = 5.48 > 2.33$，即 $P < 0.01$，所以拒绝 H_0，接受 H_1，即在 0.01 的显著性水平上，认为工艺革新提高了药品该项指标的均值 μ。

单样本总体均值的 t 检验

二、方差未知时单样本正态总体的均值检验

实际应用中，正态总体的方差 σ^2 通常是未知的，故我们常用 t 检验来进行均值的检验。

设单个样本 $X_1, \cdots, X_n$ 来自正态总体 $N(\mu, \sigma^2)$，其中 σ^2 未知，要检验原假设 $H_0 : \mu = \mu_0$ 是否成立。

此时 $U = \dfrac{\overline{X} - \mu_0}{\sigma / \sqrt{n}}$ 含有未知参数 σ，不能作为 μ 的检验统计量。而样本方差 $S^2 = \dfrac{1}{n-1} \sum_{i=1}^{n} (X_i - \overline{X})^2$ 是总体方差 σ^2 的无偏估计，所以可用 S 代替 σ，在原假设 $H_0 : \mu = \mu_0$ 成立时得到统计量为

$$T = \frac{\overline{X} - \mu_0}{S / \sqrt{n}} \qquad \text{式(6-2)}$$

由抽样分布理论可知，
$$T = \frac{\overline{X} - \mu_0}{S / \sqrt{n}} \sim t(n-1)$$

故用 T 代替 U 作为检验统计量即可进行检验。

检验步骤为：

（1）建立原假设 $H_0: \mu = \mu_0$；备择假设 $H_1: \mu \neq \mu_0$（双侧检验）。

（2）在 $H_0: \mu = \mu_0$ 成立时，构造检验统计量

$$T = \frac{\overline{X} - \mu_0}{S/\sqrt{n}} \sim t(n-1)$$

代入样本值，并计算检验统计量 T 的观测值 t。

（3）对于给定的显著性水平 α，由 t 分布表（附表6）查得临界值 $t_{\alpha/2}(n-1)$，使得

$$P\{|T| > t_{\alpha/2}\} = \alpha \text{（第五章图5-3）}$$

（4）当 $|t| > t_{\alpha/2}$ 时，或对应 P 值 $< \alpha$，拒绝 H_0，接受 H_1，即认为 μ 与 μ_0 的差异有显著性；当 $|t| < t_{\alpha/2}$ 时，或者对应的 P 值 $> \alpha$，接受 H_0，认为 μ 与 μ_0 的差异无显著性。

上述检验运用服从 t 分布的检验统计量 T，所以称为 t 检验（t test）。

在均值检验的实际应用中，正态总体的方差通常是未知的，故常用 t 检验来进行其均值的检验。

例6-1(续)　对前面例6-1中药膏所含甘草酸量的检验问题，假定其方差未知，其他条件不变，试检验其平均含甘草酸量 μ 是否仍为4.45？（$\alpha = 0.05$）

解： 应检验 $H_0: \mu = 4.45$；$H_1: \mu \neq 4.45$。

本例与例6-1不同，为方差未知情形，必须用 t 检验进行。由题中的条件和计算得 $n = 5$，$\mu_0 = 4.45, \bar{x} = 4.33, S = 0.103$，则检验统计量 T 的值为

$$t = \frac{\bar{x} - \mu_0}{S/\sqrt{n}} = \frac{4.33 - 4.45}{0.103/\sqrt{5}} = -2.605$$

对于给定的 $\alpha = 0.05$ 和自由度 $n - 1 = 4$，查 t 分布表（附表6），得到临界值

$$t_{\alpha/2}(n-1) = t_{0.025}(4) = 2.776。$$

因为 $|t| = 2.605 < t_{0.025}(4) = 2.776, P > 0.05$，所以接受 H_0，即在0.05的显著性水平上，认为药膏的平均含甘草酸量 μ 与4.45无显著性差异，即 μ 仍为4.45。

【SPSS 软件应用】首先建立对应的 SPSS 数据集〈药膏的甘草酸量〉，包括1个数值变量：甘草酸量，如图6-3所示。

在 SPSS 中打开该数据集，选择菜单【分析】→【比较均值】→【单样本 T 检验】，在对话框【单样本T 检验】中（图6-4）选定：

甘草酸量→检验变量（T）；检验值（V）：4.45。

点击 确定 ，即可得如图6-5所示的 t 检验的 SPSS 输出结果。

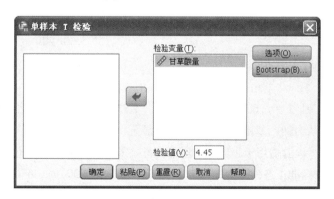

图6-3　数据集〈药膏的甘草酸量〉　　　　　图6-4　对话框【单样本 T 检验】

单个样本统计量

	N	均值	标准差	均值的标准误
甘草酸量	5	4.330 0	0.103 20	0.046 15

单个样本检验

	检验值=4.45					
					差分的95%置信区间	
	t	df	Sig.（双侧）	均值差值	下限	上限
甘草酸量	−2.600	4	0.060	−0.120 00	−0.248 1	0.008 1

图 6-5   单样本 t 检验的 SPSS 输出结果

在图 6-5 的 SPSS 输出结果中,在单个样本统计量表中给出了检测数据的样本均值 4.33、样本标准差 0.103 2 和样本标准误 0.046 15;在单个样本检验表中给出了 t 检验的 t 值为 −2.600,而 Sig.(双侧)即为双侧检验概率 P 值 = 0.060。

因为对显著性水平 $\alpha = 0.05$,$P = 0.06 > 0.05$,所以接受 H_0,即在 0.05 的显著性水平上,认为药膏的平均含甘草酸量 μ 与 4.45 无显著性差异。

上述过程为双侧检验的步骤,单侧检验的步骤与其相比的异同之处见表 6-3。

表 6-3   总体方差未知时单个正态总体均值的 t 检验

检验假设			统计量	临界值	拒绝域
双侧	$H_0:\mu=\mu_0$	$H_1:\mu\neq\mu_0$	$T=\dfrac{\overline{X}-\mu_0}{S/\sqrt{n}}$	$t_{\alpha/2}$	$\lvert t\rvert>t_{\alpha/2}$
单侧		$H_1:\mu>\mu_0$ （或 $H_1:\mu<\mu_0$）		t_α	$t>t_\alpha$ （或 $t<-t_\alpha$）

例 6-3   正常人的脉搏平均数为 72 次/min,现测得 20 例慢性四乙基铅中毒患者脉搏(单位:次/min)的均值为 63.50,标准差为 5.60。若四乙基铅中毒患者的脉搏数服从正态分布,问四乙基铅中毒患者的脉搏是否低于正常人?($\alpha = 0.05$)

解: 应检验 $H_0:\mu=72$;$H_1:\mu<72$。

由题知 $n=20,\mu_0=72,\bar{x}=63.50,S=5.60$,则检验统计量 T 的值为

$$t=\frac{\bar{x}-\mu_0}{S/\sqrt{n}}=\frac{63.50-72}{5.60/\sqrt{20}}=-6.788$$

对于给定的 $\alpha=0.05$ 和自由度 $n-1=19$,查 t 分布表(附表 6),得到临界值

$$t_\alpha(n-1)=t_{0.05}(19)=1.729。$$

因为 $t=-6.788<-t_{0.05}(19)=-1.729$,$P<0.05$,所以拒绝 H_0,接受 H_1,即在 0.05 的显著性水平上,认为四乙基铅中毒患者的脉搏显著低于正常人。

t 检验适用于小样本情形总体方差未知时正态总体均值的检验。当样本容量 n 增大时,t 分布趋近于标准正态分布 $N(0,1)$,故大样本情形($n>30$)时,近似地有

$$U=\frac{\overline{X}-\mu_0}{S/\sqrt{n}}\sim N(0,1)\qquad\qquad 式(6-3)$$

此时总体方差未知时正态总体均值的检验一般用近似 u 检验即可。

例6-4　某制药厂生产复合维生素,要求每50g维生素中含铁2 400mg,现从某次生产过程中随机抽取50份样品,测得铁的平均含量(mg)为2 385.5,标准差为32.8,若已知复合维生素中的含铁量服从正态分布,问这批产品的平均含铁量是否合格?($\alpha = 0.05$)

解: 依题意,应检验 $H_0 : \mu = 2 400$; $H_1 : \mu \neq 2 400$ 。

由于样本容量 $n = 50 > 30$,是大样本情形,故可用近似 u 检验。

由题中已知 $n = 50, \mu_0 = 2 400, \bar{x} = 2 385.5, S = 32.8$,则检验统计量 U 的值为

$$u = \frac{\bar{x} - \mu_0}{S / \sqrt{n}} = \frac{2 385.5 - 2 400}{32.8 / \sqrt{50}} = -3.126$$

对于给定的 $\alpha = 0.05$,查附表4,得到临界值 $u_{\alpha/2} = u_{0.025} = 1.96$ 。

因 $|u| = 3.126 > 1.96, P < 0.05$,故拒绝 H_0 ,接受 H_1 ,即认为这批产品的平均含铁量不合格。

三、单样本正态总体的方差检验

设 $X_1, \cdots, X_n$ 是来自正态总体 $N(\mu, \sigma^2)$ 的一个样本,其中均值 μ 、方差 σ^2 未知,要检验原假设 $H_0 : \sigma^2 = \sigma_0^2$ 是否成立(其中 σ_0^2 已知)。

为检验正态总体的方差 σ^2 ,可考察 σ^2 的无偏估计量——样本方差 S^2 及其相关抽样分布。由抽样分布原理知,在原假设 $H_0 : \sigma^2 = \sigma_0^2$ 成立时,统计量为

$$\chi^2 = \frac{(n-1)S^2}{\sigma_0^2} \sim \chi^2(n-1) \qquad \text{式(6-4)}$$

显然,该 χ^2 统计量即可作为检验正态总体方差 σ^2 的检验统计量。

检验步骤为:

(1)建立原假设 $H_0 : \sigma^2 = \sigma_0^2$;备择假设 $H_1 : \sigma^2 \neq \sigma_0^2$ (双侧检验)。

(2)在原假设 $H_0 : \sigma^2 = \sigma_0^2$ 成立时,构造检验统计量

$$\chi^2 = \frac{(n-1)S^2}{\sigma_0^2} \sim \chi^2(n-1)$$

由样本值计算检验统计量 χ^2 值。

(3)对于给定的显著性水平 α ,由 χ^2 分布表(附表5)查得临界值

$$\chi^2_{1-\alpha/2}(n-1) \text{ 和 } \chi^2_{\alpha/2}(n-1)$$

使得　　　　　 $P\{\chi^2 < \chi^2_{1-\alpha/2}\} = \alpha/2$ 且 $P\{\chi^2 > \chi^2_{\alpha/2}\} = \alpha/2$ (第五章图5-7)

(4)统计判断:若 $\chi^2 < \chi^2_{1-\alpha/2}$ 或 $\chi^2 > \chi^2_{\alpha/2}$,则拒绝 H_0 ,认为 σ^2 与 σ_0^2 的差异显著;若 $\chi^2_{1-\alpha/2} < \chi^2 < \chi^2_{\alpha/2}$,则接受 H_0 ,认为 σ^2 与 σ_0^2 的差异不显著。

上述步骤为双侧检验过程,单侧检验与双侧检验的异同点如表6-4所示。

表6-4　单个正态总体方差的 χ^2 检验

检验假设		统计量	临界值	拒绝域
双侧	$H_1 : \sigma^2 \neq \sigma_0^2$	$\chi^2 = \frac{(n-1)S^2}{\sigma_0^2}$	$\chi^2_{\alpha/2}, \chi^2_{1-\alpha/2}$	$\chi^2 < \chi^2_{1-\alpha/2}$ 或 $\chi^2 > \chi^2_{\alpha/2}$
单侧	$H_0 : \sigma^2 = \sigma_0^2$　$H_1 : \sigma^2 > \sigma_0^2$ (或 $H_1 : \sigma^2 < \sigma_0^2$)		χ^2_{α} (或 $\chi^2_{1-\alpha}$)	$\chi^2 > \chi^2_{\alpha}$ (或 $\chi^2 < \chi^2_{1-\alpha}$)

上述检验运用服从 χ^2 分布的检验统计量 χ^2 ,所以称为 χ^2 检验(chi-square test)或卡方检验。

例6-5　根据长期正常生产的资料可知,某药厂生产的利巴韦林药片的重量(单位:mg)服从正态

分布，其方差为 0.25。现从某日生产的药片中随机抽出 20 片，测得样本方差为 0.43。试问该日生产的利巴韦林药片的重量波动与平时有无显著性差异？（$\alpha = 0.01$）

解：根据题意，应进行方差的显著性检验 $H_0:\sigma^2 = 0.25$；$H_1:\sigma^2 \neq 0.25$（双侧检验）。

已知 $\sigma_0^2 = 0.25$，$n = 20$，$S^2 = 0.43$，则 χ^2 检验统计量的值为

$$\chi^2 = \frac{(n-1)S^2}{\sigma_0^2} = \frac{(20-1)\times 0.43}{0.25} = 32.68$$

对于给定的 $\alpha = 0.01$ 和自由度 $n-1 = 19$，由 χ^2 分布表（附表 5）查得临界值为

$$\chi^2_{1-\alpha/2}(n-1) = \chi^2_{1-0.01/2}(19) = \chi^2_{0.995}(19) = 6.844$$

$$\chi^2_{\alpha/2}(n-1) = \chi^2_{0.01/2}(19) = \chi^2_{0.005}(19) = 38.582$$

因为 $6.844 < \chi^2 < 38.582$，$P > 0.01$，故接受 H_0，认为 σ^2 与 0.25 的差异无显著性，即该日生产的利巴韦林药片重量的波动与平时无显著性差异。

【SPSS 软件应用】　在 SPSS 中打开数据编辑窗口，在首列输入 0.43，选择菜单【转换】→【计算变量】，在对话框【计算变量】中利用 SPSS 的 χ^2 分布函数 IDF.CHISQ，在【目标变量】和【数字表达式】中设定如下新变量的值：

$$\chi^2 \text{检验统计量值}: x_0 = 19 * 0.43 / 0.25;$$

$$\chi^2 \text{分布的累积概率值}: P_0 = \text{IDF.CHISQ}(x0, 19);$$

$$\chi^2 \text{检验概率} P \text{值}: P = 1 - P_0$$

所得的数据结果如图 6-6 所示。

	VAR00001	x0	P0	P	变量	变
1	.43	32.68	.974	.026		

图 6-6　例 6-5 的利用【计算变量】所得的 SPSS 数据结果

因为 χ^2 检验的 P 值 $= 0.026 > \alpha/2 = 0.005$，故接受 H_0，认为 σ^2 与 0.25 无显著性差异，即该日生产的利巴韦林药片重量的波动与平时无显著性差异。

若上例问的是该日生产的利巴韦林药片的重量波动是否高于平时的波动？则可用单侧检验，应检验

$$H_0:\sigma^2 = 0.25;\quad H_1:\sigma^2 > 0.25。$$

此时计算过程不变，得 $\chi^2 = 32.68$。对于给定的 $\alpha = 0.01$ 和自由度 $n-1 = 19$，由 χ^2 分布表（附表 5）查得临界值 $\chi^2_\alpha(n-1) = \chi^2_{0.01}(19) = 36.191$。

因为 $\chi^2 = 32.68 < \chi^2_{0.01} = 36.191$，$P > 0.01$，故接受 H_0，拒绝 H_1，即在 0.01 的显著性水平上，尚不能认为该日生产的利巴韦林药片的重量波动高于平时的波动。

参数假设检验第三—五节

两独立样本的均值比较检验

第三节　两独立样本的均值比较检验

在医药研究中我们还经常需要进行两种处理之间的比较问题，如临床上比较新药和旧药对治疗某种疾病的效果，在动物身上做比较试验来鉴定某种药物是否使用产生的区别，在制药工业中比较两种工艺间的优劣。根据两组数据之间是否独立，常进行不同的试验设计：成组设计和配对设计。本节先介绍成组设计对应的两独立样本的均值比较检验。

试验时如果将试验对象随机分为两组，一组作为对照组，另一组作为试验组，或者给两组以不同的处理，观察同一个指标的变化，这样的设计中两个样本相互独立，我们称之为成组设计（two-group design），这里要求两个总体都是正态分布。

设总体 $X \sim N(\mu_1, \sigma_1^2)$，总体 $Y \sim N(\mu_2, \sigma_2^2)$，且 X 与 Y 相互独立，$X_1, \cdots X_{n_1}$ 与 $Y_1, \cdots, Y_{n_2}$ 是分别来自总体 X 和 Y 的相互独立的样本，其样本均值、样本方差分别为 $\overline{X}$、$\overline{Y}$ 和 S_1^2、S_2^2。其中：

$$\overline{X} = \frac{1}{n_1} \sum_{i=1}^{n_1} X_i, \quad \overline{Y} = \frac{1}{n_2} \sum_{j=1}^{n_2} Y_j, \quad S_1^2 = \frac{1}{n_1-1} \sum_{i=1}^{n_1} (X_i - \overline{X})^2, \quad S_2^2 = \frac{1}{n_2-1} \sum_{j=1}^{n_2} (Y_j - \overline{Y})^2$$

一、方差齐性检验

方差相等（或差异无显著性）的总体称为具有方差齐性的总体，因此检验两个（或多个）总体方差是否相等的假设检验又称为方差齐性检验（homogeneity test for variance）。

（一）两个正态总体的方差齐性检验

现考察两个总体的方差齐性检验，即检验原假设 $H_0: \sigma_1^2 = \sigma_2^2$ 是否成立。对此，由抽样分布理论可知

$$F = \frac{S_1^2 / \sigma_1^2}{S_2^2 / \sigma_2^2} \sim F(n_1-1, n_2-1)$$

在原假设 $H_0: \sigma_1^2 = \sigma_2^2$ 成立时，即可得到检验统计量为

$$F = \frac{S_1^2}{S_2^2} \sim F(n_1-1, n_2-1) \qquad\qquad 式(6\text{-}5)$$

由此即可进行两个总体的方差齐性检验。

检验步骤为：

（1）建立原假设 $H_0: \sigma_1^2 = \sigma_2^2$；备择假设 $H_1: \sigma_1^2 \neq \sigma_2^2$（双侧检验）。

（2）在原假设 $H_0: \sigma_1^2 = \sigma_2^2$ 成立时，构造检验统计量

$$F = \frac{S_1^2}{S_2^2} \sim F(n_1-1, n_2-1)$$

并由样本值计算 F 检验统计量的值 $F = \dfrac{S_1^2}{S_2^2}$，用统计软件还可求得其对应的概率 P 值。

（3）对于给定的显著性水平 α，由 F 分布表（附表7）查得临界值

$$F_{1-\alpha/2}(n_1-1, n_2-1) \text{ 和 } F_{\alpha/2}(n_1-1, n_2-1)$$

使得 $\qquad\qquad P\{F < F_{1-\alpha/2}\} = \alpha/2$ 且 $P\{F > F_{\alpha/2}\} = \alpha/2$（图6-7）

根据 F 分布的特性，总有

$$F_{1-\alpha/2}(n_1-1, n_2-1) < 1 < F_{\alpha/2}(n_1-1, n_2-1)$$

为简化计算，实际处理时，总取较大的样本方差作分子 S_1^2，使得 $F = \dfrac{S_1^2}{S_2^2} > 1$。此时只需查得上侧临界值 $F_{\alpha/2}(n_1-1, n_2-1)$ 即可，当 $F > F_{\alpha/2}(n_1-1, n_2-1)$ 时，就可拒绝 H_0；否则，则接受 H_0。

（4）统计判断：当 $F > F_{\alpha/2}$ 时，拒绝 H_0，认为 σ_1^2 与 σ_2^2 的差异有显著性；当 $F < F_{\alpha/2}$ 时，接受 H_0，认为 σ_1^2 与 σ_2^2 的差异无显著性。

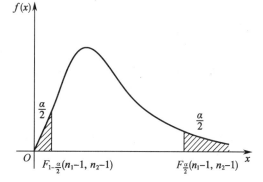

图6-7　F 分布的双侧临界值

注意：在上述检验中，只需查上侧临界值 $F_{\alpha/2}(n_1-1, n_2-1)$ 就够了，而在本书的附表7中也只能查到 $F_{\alpha/2}(n_1-1, n_2-1)$ 的值。有时如需计算左侧临界值 $F_{1-\alpha/2}(n_1-1, n_2-1)$，则可利用下列公式进行：

$$F_{1-\alpha/2}(n_1-1, n_2-1) = \frac{1}{F_{\alpha/2}(n_2-1, n_1-1)}$$

现将两个正态总体方差齐性的 F 检验的双侧和单侧检验异同汇总于表 6-5 中。

表 6-5　两个正态总体方差的 F 检验

检验假设			统计量	临界值	拒绝域
双侧	$H_0: \sigma_1^2 = \sigma_2^2$	$H_1: \sigma_1^2 \neq \sigma_2^2$	$F = \dfrac{S_1^2}{S_2^2}$	$F_{\alpha/2}$	$F > F_{\alpha/2}$
单侧		$H_1: \sigma_1^2 > \sigma_2^2$		F_α	$F > F_\alpha$

上述检验运用服从 F 分布的检验统计量 F，故称为 F 检验（F test）。

例 6-6　用 24 只豚鼠均分成两组做支管灌流试验，记录流速（滴/min）如下：

对照组 x	46	30	38	48	60	46	26	58	46	48	44	48
用药组 y	54	46	50	52	52	58	64	56	54	54	58	36

假定豚鼠灌流试验的流速服从正态分布，试检验这两组灌流试验流速的方差是否有显著性差异？（$\alpha = 0.05$）

解：应检验 $H_0: \sigma_1^2 = \sigma_2^2$；$H_1: \sigma_1^2 \neq \sigma_2^2$（双侧检验）。

由题意及数据计算得 $n_1 = n_2 = 12$，$\bar{x} = 44.83$，$S_1^2 = 96.33$，$\bar{y} = 52.83$，$S_2^2 = 48.33$，则 F 检验统计量的值为

$$F = \frac{S_1^2}{S_2^2} = \frac{96.33}{48.33} = 1.993 > 1$$

对显著性水平 $\alpha = 0.05$，查 F 分布表（附表 7）得 $F_{\alpha/2}(n_1-1, n_2-1) = F_{0.025}(11, 11) \approx 3.45$。

因 $F = 1.993 < F_{0.025}(11, 11) \approx 3.45$，$P > 0.05$，故接受 H_0，即认为这两组灌流试验流速的方差无显著性差异。

若上例问的是：试检验对照组灌流试验流速的方差是否显著高于用药组？则可用单侧检验，应检验

$$H_0: \sigma_1^2 = \sigma_2^2 ;\ H_1: \sigma_1^2 > \sigma_2^2 \text{（单侧检验）}$$

此时计算结果不变，得 $F = 1.993$。对显著性水平 $\alpha = 0.05$，查 F 分布表（附表 7）得单侧临界值

$$F_\alpha(n_1-1, n_2-1) = F_{0.05}(11, 11) \approx 2.79$$

因 $F = 1.993 < F_{0.05}(11, 11) \approx 2.79$，$P > 0.05$，故接受 H_0，拒绝 H_1，即不认为对照组灌流试验流速的方差显著高于用药组。

（二）多个总体的方差齐性检验

在 SPSS 等统计软件的应用中，对于多个总体的方差齐性检验一般用下面介绍的列文（Levene）检验法，而且所检验的数据资料可以不要求具有正态性。

设有从 K 个总体中独立随机抽取的样本 $\{x_{i1}, x_{i2}, \cdots, x_{in_i}\}$，其样本均值为 $\bar{X}_i$，$i = 1, \cdots, K$。其中 n_i 为各样本的样本容量，且有 $n_1 + n_2 + \cdots + n_K = N$。

应检验的假设为：

$$H_0: \sigma_1^2 = \sigma_2^2 = \cdots = \sigma_K^2 = \sigma^2, \text{即各总体方差相等}; H_1: \text{各总体方差不全相等}$$

在 H_0 成立的条件下，列文（Levene）检验的统计量为

$$F = \frac{(N-K)\sum\limits_{i=1}^{K} n_i(\bar{Z}_i - \bar{Z})^2}{(K-1)\sum\limits_{i=1}^{K}\sum\limits_{j=1}^{n_i}(Z_{ij} - \bar{Z}_i)^2} \sim F(K-1, N-K)$$

其中 $Z_{ij} = |x_{ij} - X^*|$（X^*可根据数据资料选择下列三者之一：第 i 个样本的样本均值 $\overline{X}_i$、中位数 Me_i 和截除 10% 样本容量后的样本均值 $\overline{X}'_i$）（$i = 1, 2, \cdots, K; j = 1, 2, \cdots, n_i$）。

列文（Levene）检验的计算量较大，一般都借助统计软件来计算 Levene 统计量的值和对应的概率 P 值。对于给定的显著性水平 α，若 P 值 $< \alpha$，就拒绝 H_0，接受 H_1，即认为多个总体的方差齐性成立；否则，则认为多个总体的方差齐性不成立。

二、方差已知时两独立样本的均值比较检验

对两独立样本的正态总体均值比较的假设检验问题，应检验 $H_0 : \mu_1 = \mu_2$ 是否成立，也就是检验 $H_0 : \mu_1 - \mu_2 = 0$ 是否成立。

当总体方差 σ_1^2、σ_2^2 已知时，由抽样分布理论可知

$$U = \frac{\overline{X} - \overline{Y} - (\mu_1 - \mu_2)}{\sqrt{\dfrac{\sigma_1^2}{n_1} + \dfrac{\sigma_2^2}{n_2}}} \sim N(0, 1) \qquad \text{式(6-6)}$$

在原假设 $H_0 : \mu_1 = \mu_2$ 成立时，即得到检验统计量为

$$U = \frac{\overline{X} - \overline{Y}}{\sqrt{\dfrac{\sigma_1^2}{n_1} + \dfrac{\sigma_2^2}{n_2}}} \sim N(0, 1) \qquad \text{式(6-7)}$$

由此即可用 u 检验进行检验，其检验步骤与单个正态总体的 u 检验类似。

例 6-7 设甲、乙两台机器生产同类型药品，其生产的药品重量（g）分别服从方差 $\sigma_1^2 = 70$ 与 $\sigma_2^2 = 90$ 的正态分布。从甲机器生产的药品中随机取出 35 件，其平均重量 $\overline{x} = 137g$；又独立地从乙机器生产的药品中随机取出 45 件，其平均重量 $\overline{y} = 130g$。问这两台机器生产的药品就重量而言有无显著性差异？（$\alpha = 0.01$）

解： 设甲机器生产的药品重量 $X \sim N(\mu_1, 70)$，乙机器生产的药品重量 $Y \sim N(\mu_2, 90)$。由题意应检验 $H_0 : \mu_1 = \mu_2$；$H_1 : \mu_1 \neq \mu_2$（双侧检验）。

由题意可知 $n_1 = 35, \overline{x} = 137, \sigma_1^2 = 70, n_2 = 45, \overline{y} = 130, \sigma_2^2 = 90$，则

$$u = \frac{\overline{x} - \overline{y}}{\sqrt{\dfrac{\sigma_1^2}{n_1} + \dfrac{\sigma_2^2}{n_2}}} = \frac{137 - 130}{\sqrt{\dfrac{70}{35} + \dfrac{90}{45}}} = \frac{7}{\sqrt{4}} = 3.5$$

对 $\alpha = 0.01$，查附表 4，得到临界值 $u_{\alpha/2} = u_{0.005} = 2.58$。

因 $|u| = 3.5 > u_{\alpha/2} = 2.58, P < 0.01$，则拒绝 H_0，接受 H_1，即认为这两台机器生产的药品重量差异有显著性。

三、方差未知时两独立样本的均值比较检验

（一）大样本情形

在实际应用中，总体方差 σ_1^2、σ_2^2 通常是未知的。此时对于大样本情形，即两个样本容量 n_1、n_2 都足够大（>30），就可分别用样本方差 S_1^2、S_2^2 近似代替未知的 σ_1^2、σ_2^2，得到检验统计量为

$$U = \frac{\overline{X} - \overline{Y}}{\sqrt{\dfrac{S_1^2}{n_1} + \dfrac{S_2^2}{n_2}}} \sim N(0, 1) \qquad \text{式(6-8)}$$

由此仍可以用上述 u 检验来进行检验。

例 6-8　研究中成药显微定量法,按一定的程序镜检六味地黄丸中茯苓的菌丝数,检测 75 次,得菌丝数目的均值 $\bar{x}=56.5$,方差 $S_1^2=9.4$;镜检熟地黄的棕色核状物数,检测 65 次,得棕色状物数目的均值 $\bar{y}=65$,方差 $S_2^2=5.5$。假设这两组数据对应的总体均服从正态分布,问六味地黄丸中的菌丝数与棕色核状物数有无极显著性差异?($\alpha=0.01$)

解:由题意应检验 $H_0:\mu_1=\mu_2$;$H_1:\mu_1\ne\mu_2$。

由题中的条件可知 $n_1=75,\bar{x}=56.5,S_1^2=9.4;n_2=65,\bar{y}=65,S_2^2=5.5$。

本例属于大样本情形,故可用 u 检验进行检验。

则
$$u=\frac{\bar{x}-\bar{y}}{\sqrt{\dfrac{S_1^2}{n_1}+\dfrac{S_2^2}{n_2}}}=\frac{56.5-65}{\sqrt{\dfrac{9.4}{75}+\dfrac{5.5}{65}}}=-18.55$$

对 $\alpha=0.01$,查附表 4,得到临界值 $u_{\alpha/2}=u_{0.005}=2.58$。

因 $|u|=18.55>u_{\alpha/2}=2.58$,拒绝 H_0,接受 H_1,即认为六味地黄丸中的菌丝数与棕色核状物数有极显著性差异($\alpha=0.01$)。

(二)小样本情形

对于总体方差 σ_1^2、σ_2^2 未知又是小样本情形,需要分情况加以检验。

1. 总体方差未知但相等($\sigma_1^2=\sigma_2^2=\sigma^2$)的均值比较检验　假定两小样本独立地来自方差相等的两个正态总体 $N(\mu_1,\sigma^2)$ 和 $N(\mu_2,\sigma^2)$,将 $\sigma_1^2=\sigma_2^2=\sigma^2$ 代入式(6-6)得

$$U=\frac{\bar{X}-\bar{Y}-(\mu_1-\mu_2)}{\sqrt{\dfrac{\sigma_1^2}{n_1}+\dfrac{\sigma_2^2}{n_2}}}=\frac{\bar{X}-\bar{Y}-(\mu_1-\mu_2)}{\sigma\sqrt{\dfrac{1}{n_1}+\dfrac{1}{n_2}}} \qquad 式(6-9)$$

由于 σ^2 未知,需要用由样本方差 S_1^2、S_2^2 得到的样本方差的合并方差 S^2 进行估计:

$$S^2=\frac{(n_1-1)S_1^2+(n_2-1)S_2^2}{n_1+n_2-2} \qquad 式(6-10)$$

特别地,当 $n_1=n_2$ 时,
$$S^2=\frac{S_1^2+S_2^2}{2}$$

当用 S 代替式(6-9)中的 σ 时,右式成为

$$\frac{\bar{X}-\bar{Y}-(\mu_1-\mu_2)}{S\sqrt{\dfrac{1}{n_1}+\dfrac{1}{n_2}}}$$

由抽样分布理论知,该变量服从自由度为(n_1+n_2-2)的 t 分布,故在原假设 H_0 成立时,

$$T=\frac{\bar{X}-\bar{Y}}{S\sqrt{\dfrac{1}{n_1}+\dfrac{1}{n_2}}}\sim t(n_1+n_2-2) \qquad 式(6-11)$$

由此进行相应的 t 检验即可。

现将均值比较的相应 t 检验的单侧与双侧检验方法的异同列于表 6-6 中。

表6-6　总体方差相等时两个正态总体均值比较的 t 检验

检验假设		统计量	临界值	拒绝域
双侧	$H_1 : \mu_1 \neq \mu_2$	$T = \dfrac{\bar{X} - \bar{Y}}{S\sqrt{\dfrac{1}{n_1} + \dfrac{1}{n_2}}}$	$t_{\alpha/2}$	$\lvert t \rvert > t_{\alpha/2}$
单侧	$H_0 : \mu_1 = \mu_2$ $H_1 : \mu_1 > \mu_2$ （或 $H_1 : \mu_1 < \mu_2$）	$S = \sqrt{\dfrac{(n_1 - 1)S_1^2 + (n_2 - 1)S_2^2}{n_1 + n_2 - 2}}$	t_α	$t > t_\alpha$ （或 $t < -t_\alpha$）

例 6-6(续)　在前面的例 6-6 中,已知条件不变,试检验这两组灌流试验流速的均值是否有显著性差异?($\alpha = 0.05$)

解: 由题意,应检验 $H_0 : \mu_1 = \mu_2$; $H_1 : \mu_1 \neq \mu_2$ 。

由例 6-6 的解可知这两个总体的方差未知但相等,故可用上述 t 检验进行检验。

又已知 $n_1 = n_2 = 12$, $\bar{x} = 44.83$, $S_1^2 = 96.33$, $\bar{y} = 52.83$, $S_2^2 = 48.33$,则

$$S^2 = (S_1^2 + S_2^2)/2 = (96.33 + 48.33)/2 = 72.33, \quad S = \sqrt{72.33} = 8.505$$

又检验统计量 T 的值为

$$t = \frac{\bar{x} - \bar{y}}{S\sqrt{\dfrac{1}{n_1} + \dfrac{1}{n_2}}} = \frac{44.83 - 52.83}{8.505\sqrt{\dfrac{1}{12} + \dfrac{1}{12}}} = -2.304$$

对于给定的 $\alpha = 0.05$,查 t 分布表(附表6),得临界值 $t_{\alpha/2}(n_1 + n_2 - 2) = t_{0.025}(22) = 2.074$ 。

因 $\lvert t \rvert = 2.304 > t_{0.025}(22) = 2.074$, $P < 0.05$,则拒绝 H_0 ,接受 H_1 ,即认为这两组灌流试验流速的均值有显著性差异。

【SPSS 软件应用】　在 SPSS 中,对例 6-6 的数据,将两组豚鼠的支管灌流试验的流速数据录入同一观测变量"灌流流速"中,是数值变量;同时设置分组变量"组别",输入 1 和 2,分别代表数据来自对照组和用药组,是名义变量;所建的 SPSS 数据集 <豚鼠灌流试验流速> 见图 6-8。

在 SPSS 中打开该数据集,选择菜单【分析】→【比较均值】→【独立样本 T 检验】,在对话框【独立样本 T 检验】中(图 6-9)选定:

　　　灌流流速→检验变量(T);组别→分组变量(G)

点击选项【定义组(D)】,在对话框【定义组】中(图 6-10)设定两组在组别变量中的取值:

⊙使用指定值(U)　　　　组 1(1):输入 1 ;组 2(2):输入 2

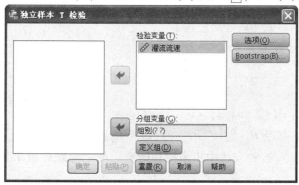

图 6-9　对话框【独立样本 T 检验】

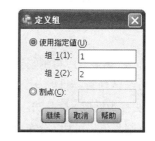

图 6-8　数据集 <豚鼠灌流试验流速>

图 6-10　对话框【定义组】

点击 继续 ,最后点击 确定 。即可得如图 6-11 所示的两个独立样本 t 检验的 SPSS 输出结果。

组统计量

	组别	N	均值	标准差	均值的标准误
灌流流速	1	12	44.83	9.815	2.833
	2	12	52.83	6.952	2.007

独立样本检验

		方差方程的Levene检验		均值方程的t检验				
		F	Sig.	t	df	Sig.(双侧)	均值差值	标准误差值
灌流流速	假设方差相等	.839	.370	-2.304	22	.031	-8.000	3.472
	假设方差不相等			-2.304	19.818	.032	-8.000	3.472

图 6-11　两独立样本 t 检验的 SPSS 主要输出结果

图 6-11 的输出结果中首先给出的"组统计量表"分别给出了对照组(1)和用药组(2)各自流速的基本描述统计量;两组灌流流速的平均值分别为 44.83 和 52.83,数值大小有一定差异。

在"独立样本检验表"中给出了这两组独立样本的 t 检验结果,可通过以下两步完成。

(1)两总体方差是否相等的 F 检验:在"方差方程的 Levene 检验"中,F 统计量的观察值 F 为 0.839,对应的概率 P 值(Sig.)为 0.370 $> \alpha = 0.05$,因此认为两总体的方差无显著性差异。

(2)两总体均值是否相等的检验:在 SPSS 中进行两独立样本 t 检验时,应首先对方差是否相等的 F 检验结果进行判断。根据方差是否相等,分别观察分析结果中"假设方差相等"行和"假设方差不相等"行的 t 检验概率值。现由(1)Levene 的 F 检验结果知两总体方差无显著性差异,因此应看第一行(假设方差相等)的 t 检验结果。此时,T 统计量的观测值 t 为 -2.304,对应的双侧率 P 值[Sig.(双侧)]为 0.031 $< \alpha = 0.05$,故拒绝 H_0,即认为两组灌流试验流速的均值有显著性差异。

2. 总体方差未知且不相等 $(\sigma_1^2 \neq \sigma_2^2)$ **的均值比较检验**　在小样本且两个总体方差不等 $(\sigma_1^2 \neq \sigma_2^2)$ 的情况下,既不可用 t 检验,也不可用前述的 u 检验。实际工作中有各种近似的方法,这里介绍一种较简单的近似法,其检验步骤为:

(1)建立原假设 $H_0 : \mu_1 = \mu_2$;备择假设 $H_1 : \mu_1 \neq \mu_2$。

(2)在 $H_0 : \mu_1 = \mu_2$ 成立时,构造检验统计量:

$$T' = \frac{\overline{X} - \overline{Y}}{\sqrt{\dfrac{S_1^2}{n_1} + \dfrac{S_2^2}{n_2}}} \sim t(df) \qquad 式(6\text{-}12)$$

(3)对于给定的 α,按下式计算自由度:

$$df = (n_1 + n_2 - 2)\left(\frac{1}{2} + \frac{S_1^2 \cdot S_2^2}{S_1^4 + S_2^4}\right) \qquad 式(6\text{-}13)$$

查 t 分布表(附表 6),得到临界值 $t_{\alpha/2}$,使得 $P\{|T'| > t_{\alpha/2}\} = \alpha$。

(4)统计判断:当 $|t'| > t_{\alpha/2}$ 时,拒绝 H_0,接受 H_1;当 $|t'| < t_{\alpha/2}$ 时,接受 H_0。

该法称为近似 t 检验法。必须指出的是,这种方法中用来检验的统计量 T' 与统计量 T 是不同的,但查临界值仍可用 t 分布表(附表 6)。

例 6-9　某医生对 30~45 岁的 10 名男性肺癌患者和 50 名健康男性进行研究,观察某项指标得肺癌患者此项指标数值的均值为 6.21,方差为 3.204,健康男性此项指标的均值为 4.34,方差为 0.314。

若已知两组男性此项指标的对应总体均服从正态分布,问男性肺癌患者与健康男性此项指标的均值是否有显著性差异?($\alpha = 0.05$)

解:因为两总体方差 σ_1^2、σ_2^2 未知,而 $S_1^2 = 3.204$,$S_2^2 = 0.314$,故先进行两总体方差齐性的 F 检验。

根据题意,首先应检验 $H_0 : \sigma_1^2 = \sigma_2^2$;$H_1 : \sigma_1^2 \neq \sigma_2^2$(双侧检验)。

已知 $n_1 = 10$,$n_2 = 50$,$S_1^2 = 3.204$,$S_2^2 = 0.314$,则 F 检验统计量的值为

$$F = \frac{S_1^2}{S_2^2} = \frac{3.204}{0.314} = 10.20$$

对显著性水平 $\alpha = 0.05$,查 F 分布表(附表7)得 $F_{\alpha/2}(n_1 - 1, n_2 - 1) = F_{0.025}(9, 49) < 2.45$。

因 $F = 10.20 > 2.45 > F_{0.025}(9, 49)$,$P < 0.05$,故拒绝 H_0,即认为两总体方差不等。

然后再进行两总体均值比较,可用上述近似 t 检验法进行。

应检验 $H_0 : \mu_1 = \mu_2$;$H_1 : \mu_1 \neq \mu_2$。

已知 $n_1 = 10$,$n_2 = 50$,$S_1^2 = 3.204$,$S_2^2 = 0.314$,$\bar{x} = 6.21$,$\bar{y} = 4.34$,则近似 T' 检验统计量的值为

$$t' = \frac{\bar{x} - \bar{y}}{\sqrt{\dfrac{S_1^2}{n_1} + \dfrac{S_2^2}{n_2}}} = \frac{6.21 - 4.34}{\sqrt{\dfrac{3.204}{10} + \dfrac{0.314}{50}}} = 3.272$$

又

$$df = (n_1 + n_2 - 2)\left(\frac{1}{2} + \frac{S_1^2 \cdot S_2^2}{S_1^4 + S_2^4}\right) = (10 + 50 - 2)\left(\frac{1}{2} + \frac{3.204 \times 0.314}{3.204^2 + 0.314^2}\right) = 34.63$$

对 $\alpha = 0.05$,取 $df = 35$,查 t 分布表(附表6),得临界值 $t_{\alpha/2}(35) = t_{0.025}(35) = 2.030$。

因 $|t'| = 3.272 > t_{0.025}(35) = 2.030$,则 $P < 0.05$,故拒绝 H_0,接受 H_1,即认为男性肺癌患者与健康男性此项指标的均值差异有显著性。

第四节 两配对样本的均值比较检验

两配对样本的均值比较检验

在前面讨论的成组设计的 t 检验中,我们实际上是假设了来自这两个正态总体的样本是相互独立的。但实际情况不总是这样,有时两组数据资料是成对出现并且是相互关联的。例如为了考察一种抗高血压药的效果,测试 n 个高血压患者服药前后的血压为 $x_1, \cdots, x_n$ 与 $y_1, \cdots y_n$,其中 (x_i, y_i) 是同一个患者服药前后的血压,此时的试验设计称为配对设计。

所谓配对设计(paired design),就是将研究对象按某些特征或条件配成对子,每对研究对象分别施加两种不同的处理方法,然后比较两种处理结果的差异。配对试验设计一般可分为两种情况,一是同一受试对象分别接受两种不同的处理,二是两个同质受试对象即条件相同的受试对象配成对子分别接受两种不同的处理。

在配对设计下所得的两组数据(两个样本)不是相互独立的,不能看作两个独立总体的样本进行统计处理。进行配对比较时,将先求出配对对子数据的差值 d,并将这些差值 d 看成是一个新的总体的随机样本,而差值的变化可以理解为大量、微小、独立的随机因素综合作用的结果。如果此差值 d 服从正态分布 $N(\mu_d, \sigma_d^2)$,其中 μ_d 是差值 d 的总体均值,σ_d^2 是差值 d 的总体方差,那么在配对设计下,检验两种结果的差异是否有显著性,就相当于检验差值 d 的总体均值 μ_d 是否为 0,即原假设为

$$H_0 : \mu_d = 0$$

从而将配对比较归结为当 σ_d^2 未知时各对数值的差值 d 的单个正态总体均值的分析,这可用前面介绍的 t 检验来解决,其检验统计量为

$$T = \frac{\bar{d} - \mu_d}{S_d / \sqrt{n}} = \frac{\bar{d}}{S_d / \sqrt{n}} \qquad \text{式(6-14)}$$

其中 $\bar{d}$ 为差值 d 的样本均值，S_d 是差值 d 的样本标准差，n 为配对对子数。

例 6-10 为比较两种方法对乳酸饮料中脂肪含量的测定结果是否不同，若已知两种方法对乳酸饮料中脂肪含量的测定结果均服从正态分布，现随机抽取 10 份乳酸饮料制品，分别用甲、乙两种方法测定其结果如表 6-7(1)~(3)栏，问两法测定结果是否不同？（$\alpha = 0.05$）

解：本例属于配对设计的检验问题。应检验 $H_0 : \mu_d = 0$；$H_1 : \mu_d \neq 0$。

由题意及计算得：

表 6-7 甲、乙两法对乳酸饮料中脂肪含量（%）的测定结果及计算表

编号	甲法	乙法	差值 d
(1)	(2)	(3)	(4) = (2) - (3)
1	0.840	0.580	0.260
2	0.591	0.509	0.082
3	0.674	0.500	0.174
4	0.632	0.316	0.316
5	0.687	0.337	0.350
6	0.978	0.517	0.461
7	0.750	0.454	0.296
8	0.730	0.512	0.218
9	1.200	0.997	0.203
10	0.870	0.506	0.364
合计	—	—	2.724

$$n = 10, \quad \sum_{i=1}^{n} d_i = 2.724, \quad \sum_{i=1}^{n} d_i^2 = 0.848\,3, \quad \bar{d} = \frac{1}{n}\sum_{i=1}^{n} d_i = \frac{2.724}{10} = 0.272\,4$$

$$S_d = \sqrt{\frac{1}{n-1}\Big[\sum_{i=1}^{n} d_i^2 - n(\bar{d})^2\Big]} = \sqrt{\frac{0.848\,3 - 10 \times 0.272\,4^2}{10-1}} = 0.108\,7$$

则

$$t = \frac{\bar{d}}{S_d/\sqrt{n}} = \frac{0.272\,4}{0.108\,7/\sqrt{10}} = 7.925$$

对于 $\alpha = 0.05$ 和 $n - 1 = 9$，查 t 分布表（附表 6），得到临界值 $t_{\alpha/2}(n-1) = t_{0.025}(9) = 2.262$。

因为 $|t| = 7.925 > t_{\alpha/2}(9) = 2.262$，$P < 0.05$，故拒绝 H_0，接受 H_1，即可以认为两法的测定结果不同。

【SPSS 软件应用】 首先建立对应的 SPSS 数据集 <两法测定脂肪含量>，包括两个数值变量：甲法脂肪含量、乙法脂肪含量，如图 6-12 所示。

在 SPSS 中打开该数据集，选择菜单【分析】→【比较均值】→【配对样本 T 检验】，在对话框【配对样本 T 检验】中（图 6-13）选定：

甲法脂肪含量→成对变量(V)：Variable 1；

乙法脂肪含量→成对变量(V)：Variable 2

点击 确定 。即得如图 6-14 的配对样本 t 检验的 SPSS 输出结果。

	甲法脂肪含量	乙法脂肪含量
1	.84	.58
2	.59	.51
3	.67	.50
4	.63	.32
5	.69	.34
6	.98	.52
7	.75	.45
8	.73	.51
9	1.20	1.00
10	.87	.51

图 6-12 数据集 <两法测定脂肪含量>

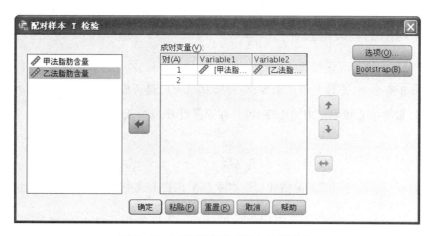

图 6-13 对话框【配对样本 T 检验】

成对样本检验

	成对差分							
			均值的	差分95%置信区间				Sig.
	均值	标准差	标准误	下限	上限	t	df	(双侧)
甲法脂肪含量 －乙法脂肪含量	.272 40	.108 68	.034 37	.194 65	.350 15	7.926	9	.000

图 6-14 配对样本 t 检验的 SPSS 主要输出结果

图 6-14 的 SPSS 主要输出结果中,成对样本检验表给出了配对样本 t 检验的 t 值为 7.926,"Sig.(双侧)"即为双侧检验概率 P 值 = 0.000。

因为对显著性水平 $\alpha = 0.05$,$P = 0.00 < 0.05$,所以拒绝 H_0,接受 H_1,即在 0.05 的显著性水平上,认为甲、乙两法测定的脂肪含量结果有显著性差异。

如果上例问的是甲法的测量结果是否显著高于乙法? 则可用单侧检验

$$H_0 : \mu_d = 0 \, ; \; H_1 : \mu_d > 0 \, (\text{单侧检验})$$

此时计算过程不变,求得 $t = 7.925$。对于给定的 $\alpha = 0.05$ 和自由度 $n - 1 = 9$,查 t 分布表(附表6),得到临界值 $t_\alpha(n-1) = t_{0.05}(9) = 1.833$。

因为 $t = 7.925 > t_\alpha(9) = 1.833$,$P < 0.05$,故拒绝 H_0,接受 H_1,即可以认为甲法的测量结果显著高于乙法。

第五节 非正态总体参数的假设检验

前面讨论的假设检验都是在总体服从正态分布的假定下进行的,大部分对样本容量没有任何限制,如对单个正态总体的均值检验,只要 σ^2 已知,不论样本大小均可用 u 检验。σ^2 未知时,只要样本容量足够大,无论是单个总体或两个总体,均可用 u 检验。但在实际工作中,有时会遇到总体不服从正态分布甚至不知道总体分布的情况。此时检验总体参数的统计量的确切分布一般不易求出,往往借助统计量的极限分布,对总体参数进行近似检验,但此时要求样本容量必须足够大,在医药问题中通常要求 $n > 30$。

一、总体均值的假设检验

（一）单个总体均值的假设检验

设总体并非正态分布，总体均值 μ 未知，应检验 $H_0:\mu=\mu_0$ 是否成立。若总体方差 σ^2 已知，当 n 足够大（$n>30$）时，根据中心极限定理的原理可知，在原假设 $H_0:\mu=\mu_0$ 成立时，近似地有

$$U=\frac{\overline{X}-\mu_0}{\sigma/\sqrt{n}}\sim N(0,1)$$

若总体方差 σ^2 未知，可用其无偏估计量样本方差 S^2 代替上式中的 σ^2，此时近似地有

$$U\approx\frac{\overline{X}-\mu_0}{S/\sqrt{n}}\sim N(0,1) \qquad\qquad 式（6-15）$$

故大样本下非正态总体均值的假设检验也可用 u 检验进行。

例 6-11　已知某地正常人的血清转铁蛋白含量（单位：mg/dl）均值为 273.18，某医生随机抽取 100 名病毒性肝炎患者，测得血清转铁蛋白含量均值为 230.08，方差为 12.50^2，问病毒性肝炎患者的血清转铁蛋白含量均值是否低于正常人？（$\alpha=0.01$）

解：应检验 $H_0:\mu=273.18$；$H_1:\mu<273.18$（单侧检验）。

由题中的条件可知 $\mu_0=273.18$，$n=100$，$\bar{x}=230.08$，$S^2=12.50^2$，则检验统计量 U 的值为

$$u\approx\frac{\bar{x}-\mu_0}{S/\sqrt{n}}=\frac{230.08-273.18}{12.50/\sqrt{100}}=-34.48$$

对于给定的 $\alpha=0.01$，查附表 4，得到临界值 $u_\alpha=u_{0.01}=2.326$。

因为 $u=-34.48<-u_\alpha=-2.326$，则 $P<0.01$，故拒绝 H_0，接受 H_1，即在 0.01 的显著性水平上，认为病毒性肝炎患者的血清转铁蛋白含量均值低于正常人。

（二）两个总体均值比较的假设检验

对于两个非正态总体均值比较的大样本，即两个样本容量 n_1、n_2 都足够大（>30），应检验 $H_0:\mu_1=\mu_2$ 是否成立。此时，在原假设 $H_0:\mu_1=\mu_2$ 成立时，近似地有

$$U=\frac{\overline{X}-\overline{Y}}{\sqrt{\dfrac{\sigma_1^2}{n_1}+\dfrac{\sigma_2^2}{n_2}}}\sim N(0,1)$$

当 σ_1^2、σ_2^2 未知时，可分别用其样本方差 S_1^2、S_2^2 近似代替，从而有统计量

$$U\approx\frac{\overline{X}-\overline{Y}}{\sqrt{\dfrac{S_1^2}{n_1}+\dfrac{S_2^2}{n_2}}}\sim N(0,1) \qquad\qquad 式（6-16）$$

同样可用 u 检验进行检验。

例 6-12　某地随机抽取正常成年男子和正常成年女子各 150 名，测定其红细胞计数（单位：$10^{12}/L$），男性的均值为 4.71、方差为 0.50^2，女性的均值为 4.22、方差为 0.55^2。问男、女的红细胞计数有无显著性差异？（$\alpha=0.05$）

解：应检验 $H_0:\mu_1=\mu_2$；$H_1:\mu_1\neq\mu_2$（双侧检验）。

已知 $n_1=n_2=150$，$\bar{x}=4.71$，$\bar{y}=4.22$，$S_1^2=0.50^2$，$S_2^2=0.55^2$，则

$$u\approx\frac{\bar{x}-\bar{y}}{\sqrt{\dfrac{S_1^2}{n_1}+\dfrac{S_2^2}{n_2}}}=\frac{4.71-4.22}{\sqrt{\dfrac{0.50^2+0.55^2}{150}}}=8.074$$

对于给定的 $\alpha = 0.05$，查附表 4，得到临界值 $u_{\alpha/2} = u_{0.05/2} = 1.96$。

因为 $|u| = 8.074 > u_{\alpha/2} = 1.96$，则 $P < 0.05$，所以拒绝 H_0，接受 H_1，即认为男、女的红细胞计数有显著性差异。

二、总体率的假设检验

（一）大样本情形（u 检验）

1. 单个总体率的检验　设有一个样本，其样本率为 $p = \dfrac{m}{n}$，它来自总体率为 P 的总体，现需根据样本资料来检验总体率 P 与已知定值 P_0 是否有显著性差异。即应检验假设

$$H_0 : P = P_0 ; \quad H_1 : P \neq P_0 （双侧检验）$$

如第五章第三节所述，样本率 $p = \dfrac{m}{n}$ 是总体率 P 的无偏估计量，且为随机变量。当样本容量 n 充分大（$n \geqslant 50$）时，由中心极限定理可知 p 近似服从正态分布 $N\left(P, \dfrac{P(1-P)}{n}\right)$，则

$$U \approx \frac{p - P}{\sqrt{\dfrac{P(1-P)}{n}}} \sim N(0,1) （近似）\qquad 式(6\text{-}17)$$

在原假设 $H_0 : P = P_0$ 成立时，得到检验统计量为

$$U \approx \frac{p - P_0}{\sqrt{\dfrac{P_0(1-P_0)}{n}}} \sim N(0,1) \qquad 式(6\text{-}18)$$

由此即可进行相应的 u 检验。

上述总体率 u 检验的单侧与双侧检验方法的异同列于表 6-8 中。

表 6-8　单个总体率的 u 检验（大样本）

检验假设			统计量	临界值	拒绝域
双侧	$H_0 : P = P_0$	$H_1 : P \neq P_0$	$U \approx \dfrac{p - P_0}{\sqrt{\dfrac{P_0(1-P_0)}{n}}}$	$u_{\alpha/2}$	$\|u\| > u_{\alpha/2}$
单侧		$H_1 : P > P_0$（或 $H_1 : P < P_0$）		u_α（或 $-u_\alpha$）	$u > u_\alpha$（或 $u < -u_\alpha$）

下面我们就可以用上述检验法来解决前面案例 6-2 的次品检测问题。

案例 6-2　解：依题意，应进行单侧检验：$H_0 : P = 0.006$；$H_1 : P > 0.006$。

已知 $P_0 = 0.006$，$n = 150$，$m = 2$，而样本率

$$p = \frac{m}{n} = \frac{2}{150} = 0.013\ 3$$

则检验统计量 U 的值为

$$u \approx \frac{p - P_0}{\sqrt{\dfrac{P_0(1-P_0)}{n}}} = \frac{0.013\ 3 - 0.006}{\sqrt{\dfrac{0.006 \times 0.994}{150}}} = \frac{0.007\ 3}{0.006\ 3} = 1.158$$

对于给定的 $\alpha = 0.05$，查附表 4，得到临界值 $u_\alpha = u_{0.05} = 1.645$。

因为 $u = 1.158 < u_{0.05} = 1.645$，则 $P > 0.05$，故接受 H_0，即认为该批药品的次品率没有超标。

2. 两个总体率的比较检验　设有两个相互独立的样本率 $p_1 = \dfrac{m_1}{n_1}$ 和 $p_2 = \dfrac{m_2}{n_2}$,分别来自总体率为 P_1 和 P_2 的两个总体,要检验两个总体率的差异是否有显著性。此时应检验假设

$$H_0 : P_1 = P_2 \; ; \; H_1 : P_1 \neq P_2 (双侧检验)$$

对大样本情形 $(n_1 \geqslant 30, n_2 \geqslant 30)$,由抽样分布理论可知

$$U \approx \frac{(p_1 - p_2) - (P_1 - P_2)}{\sqrt{\dfrac{P_1(1-P_1)}{n_1} + \dfrac{P_2(1-P_2)}{n_2}}} \sim N(0,1)$$

在原假设 $H_0 : P_1 = P_2$ 成立的条件下,则 $P_1 = P_2 = P$,就有

$$U \approx \frac{p_1 - p_2}{\sqrt{P(1-P)\left(\dfrac{1}{n_1} + \dfrac{1}{n_2}\right)}} \qquad\qquad 式(6\text{-}19)$$

由于总体率 P 一般是未知的,故取两个样本率 p_1 和 p_2 的加权均值作其估计值,以 p 表示:

$$P \approx p = \frac{n_1 p_1 + n_2 p_2}{n_1 + n_2} = \frac{m_1 + m_2}{n_1 + n_2}$$

从而

$$U \approx \frac{p_1 - p_2}{\sqrt{p(1-p)\left(\dfrac{1}{n_1} + \dfrac{1}{n_2}\right)}} \qquad\qquad 式(6\text{-}20)$$

由此即可进行相应的 u 检验。

现将两个总体率比较的单侧与双侧检验方法异同之处列于表 6-9 中。

表 6-9　两个总体率比较的 u 检验（大样本）

检验假设		统计量	临界值	拒绝域
双侧	$H_1 : P_1 \neq P_2$	$U \approx \dfrac{p_1 - p_2}{\sqrt{p(1-p)\left(\dfrac{1}{n_1} + \dfrac{1}{n_2}\right)}}$	$u_{\alpha/2}$	$\lvert u \rvert > u_{\alpha/2}$
单侧	$H_1 : P_1 > P_2$（或 $H_1 : P_1 < P_2$）	$p = \dfrac{m_1 + m_2}{n_1 + n_2}$	u_α（或 $-u_\alpha$）	$u > u_\alpha$（或 $u < -u_\alpha$）

（注：$H_0 : P_1 = P_2$ 适用于双侧与单侧两种情形）

例 6-13　某医生为比较槟榔煎剂和阿的平的驱虫效果,用槟榔煎剂治疗 54 例绦虫患者,有效率为 81.48%;用米帕林治疗 36 例绦虫患者,有效率为 66.67%。问两种药物的驱虫效果有无显著性差异?（$\alpha = 0.05$）

解:应检验 $H_0 : P_1 = P_2$; $H_1 : P_1 \neq P_2$（双侧检验）。

已知 $n_1 = 54$, $p_1 = 0.8148$, $n_2 = 36$, $p_2 = 0.6667$,而

$$p = \frac{n_1 p_1 + n_2 p_2}{n_1 + n_2} = \frac{54 \times 0.8148 + 36 \times 0.6667}{54 + 36} = 0.7556$$

则

$$u \approx \frac{p_1 - p_2}{\sqrt{p(1-p)\left(\dfrac{1}{n_1} + \dfrac{1}{n_2}\right)}} = \frac{0.8148 - 0.6667}{\sqrt{0.7556(1-0.7556)\left(\dfrac{1}{54} + \dfrac{1}{36}\right)}} = 1.6017$$

对于给定的 $\alpha = 0.05$,查附表 4,得到临界值 $u_{\alpha/2} = u_{0.05/2} = 1.96$。

因为 $\lvert u \rvert = 1.6017 < u_{0.05/2} = 1.96$,则 $P > 0.05$,故接受 H_0,即认为两药的驱虫效果无显著性差异。

（二）小样本情形（查表法）

统计研究的理论表明,无论是在大样本还是小样本情况下,将样本率 p 经反正弦变换转化成

$\varphi = 2\arcsin\sqrt{p}$ 后, φ 近似服从正态分布 $N(\Phi, 1/n)$, 其中 $\Phi = 2\arcsin\sqrt{P}$。因而可以用 u 检验来判别总体率差异的显著性。

1. 单个总体率的检验　根据样本资料来检验总体率 P 与已知定值 P_0 差异是否显著。即应检验假设

$$H_0 : P = P_0 \; ; \; H_1 : P \neq P_0 \,(\text{双侧检验})$$

将样本率 p 与已知定值 P_0 通过查附表 10 分别转化成 φ 与 Φ_0:

$$\varphi = 2\arcsin\sqrt{p} \,, \quad \Phi_0 = 2\arcsin\sqrt{P_0}$$

则 φ 近似服从正态分布 $N(\Phi, 1/n)$, 其中 $\Phi = 2\arcsin\sqrt{P}$。故可得

$$U \approx \frac{\varphi - \Phi}{\sqrt{1/n}} \sim N(0,1) \,(\text{近似})$$

在原假设 $H_0 : P = P_0$ 成立时, 即 $\Phi = \Phi_0$ 成立时, 得到检验统计量为

$$U \approx \frac{\varphi - \Phi_0}{\sqrt{1/n}} = (\varphi - \Phi_0)\sqrt{n} \sim N(0,1) \tag{式(6-21)}$$

由此, 即可用 u 检验进行检验。

2. 两个总体率的比较检验　设有两个相互独立的样本率 $p_1 = \dfrac{m_1}{n_1}$ 和 $p_2 = \dfrac{m_2}{n_2}$, 分别来自总体率为 P_1 和 P_2 的两个总体, 要检验两个总体率的差异是否有显著性。即应检验假设

$$H_0 : P_1 = P_2 \; ; \; H_1 : P_1 \neq P_2 \,(\text{双侧检验})$$

此时, 若样本容量较小 (n_1、n_2 至少有一个小于 30), 先将样本率 $p_1 = \dfrac{m_1}{n_1}$ 和 $p_2 = \dfrac{m_2}{n_2}$ 分别经反正弦变换转化为 φ_1 和 φ_2:

$$\varphi_1 = 2\arcsin\sqrt{p_1} \,, \quad \varphi_2 = 2\arcsin\sqrt{p_2}$$

再由 $\varphi_1 \sim N(\Phi_1, 1/n_1)$、$\varphi_2 \sim N(\Phi_2, 1/n_2)$, 其中

$$\Phi_1 = 2\arcsin\sqrt{P_1} \,, \quad \Phi_2 = 2\arcsin\sqrt{P_2}$$

可得

$$\varphi_1 - \varphi_2 \sim N\left(\Phi_1 - \Phi_2, \frac{1}{n_1} + \frac{1}{n_2}\right)$$

于是

$$U \approx \frac{(\varphi_1 - \varphi_2) - (\Phi_1 - \Phi_2)}{\sqrt{\dfrac{1}{n_1} + \dfrac{1}{n_2}}} \sim N(0,1)$$

在原假设 $H_0 : P_1 = P_2$ 成立, 即 $\Phi_1 = \Phi_2$ 成立时, 得到检验统计量为

$$U \approx \frac{(\varphi_1 - \varphi_2)}{\sqrt{\dfrac{1}{n_1} + \dfrac{1}{n_2}}} = (\varphi_1 - \varphi_2)\sqrt{\frac{n_1 n_2}{n_1 + n_2}} \sim N(0,1) \tag{式(6-22)}$$

由此, 即可用 u 检验的步骤进行检验。

例 6-14　某医生用甲、乙两法治疗动脉硬化患者共 46 例。其中甲法治疗 26 例, 有效 19 例, 有效率为 73.1%; 乙法治疗 20 例, 有效 6 例, 有效率为 30.0%。试问甲法的疗效是否显著高于乙法? ($\alpha = 0.01$)

解: 应检验 $H_0 : P_1 = P_2$; $H_1 : P_1 > P_2$ (单侧检验)。

将 $p_1 = 73.1\%$ 和 $p_2 = 30.0\%$ 利用附表 10 化为 φ_1 和 φ_2, 得 $\varphi_1 = 2.051$, $\varphi_2 = 1.159$, 则

$$u \approx (\varphi_1 - \varphi_2)\sqrt{\frac{n_1 n_2}{n_1 + n_2}} = (2.051 - 1.159)\sqrt{\frac{26 \times 20}{26 + 20}} = 3.00$$

对于给定的 $\alpha = 0.01$，查附表 4，得到临界值 $u_\alpha = u_{0.01} = 2.326$。

因 $u = 3.00 > u_{0.01} = 2.326$，则 $P < 0.01$，故拒绝 H_0，接受 H_1，即认为甲法的疗效显著高于乙法。

本章 SPSS 软件应用提要

统计内容	SPSS 软件应用实现的菜单选项
单样本正态总体均值的检验	【分析】→【比较均值】→【单样本 T 检验】［例 6-1(续)］
单样本正态总体方差的检验	【转换】→【计算变量】(多个函数计算)(例 6-5)
两配对样本的均值比较检验	【分析】→【比较均值】→【配对样本 T 检验】(例 6-10)
两独立样本的均值比较检验	【分析】→【比较均值】→【独立样本 T 检验】［例 6-6(续)］

知识链接

A. 瓦尔德与飞机的钢板强化

A. 瓦尔德(Abrahom Wald, 1902—1950 年)是著名的美籍罗马尼亚统计学家,他在统计学中的贡献是多方面的,最重要的是发展了统计决策理论,引进了损失函数、风险函数、极大极小原则和最不利先验分布等重要概念;建立了序贯分析理论,提出了著名的序贯概率比检验法。他还在用数理统计方法处理经济问题中取得了不少成果。

作为一名统计学家,他发明的一些统计方法被视为军事机密。当瓦尔德被军方求助飞机上什么部位应该强化钢板才能避免重创时,他开始研究从战役中返航的军机上受敌军创伤的弹孔位置。他画了飞机的轮廓,并且标示出弹孔的位置。资料累积一段时间后,几乎将机身的各部位都填满了。于是瓦尔德提议,将剩下少数几个没有弹孔的部位补强,因为这些部位被击中的飞机都没有返航。

这充分体现了统计学如何成为数据处理的一门艺术,简单的统计方法一旦融入了统计学家的智慧,便显得生动而唯美。

综合练习六

(一)填空题

1. 从正态总体 $N(\mu, \sigma^2)$ (μ, σ^2 未知)中随机抽取容量为 n 的一组样本,其样本均值和标准差分别为 $\bar{x}$、S,现要检验假设 $H_0: \mu = 2.5$;$H_1: \mu > 2.5$,则应该用 _____ 检验法,检验统计量为 _____;如取 $\alpha = 0.05$,则临界值为 _____,拒绝域为 _____。

2. 用 P 值法进行假设检验时,若 $P < \alpha$,则结论应当是 _____ H_0。

3. 从正态总体 $N(\mu, \sigma^2)$ (μ, σ^2 已知)中以固定 n 随机抽样,$|\bar{x} - \mu| > $ _____ 的概率为 0.05。

(二)选择题

1. 在假设检验的问题中,显著性水平 α 的意义是(　　)

A. 原假设 H_0 成立,经检验不能拒绝的概率

B. 原假设 H_0 成立,经检验被拒绝的概率

C. 原假设 H_0 不成立,经检验不能拒绝的概率

D. 原假设 H_0 不成立,经检验被拒绝的概率

2. 下列关于假设检验的结论正确的是(　　)

A. 检验中的显著性水平 α 是犯"以真为假"的错误（即第一类错误）的概率

B. 进行假设检验时，选取的检验统计量不能包含总体分布中的任何参数

C. 用 u 检验进行两个总体均值的比较检验时，要求方差相等

D. 统计软件进行假设检验时一般给出 P 值，若 $P > \alpha$，则在 α 水平下拒绝 H_0

3. 对大样本情形，总体比例 P 的假设检验 $H_0 : P = P_0$（已知值）的检验法是（　　）

A. u 检验　　　　　B. t 检验　　　　　C. F 检验　　　　　D. 查表法

4. 在假设检验中，用 α 和 β 分别表示犯第一类错误和第二类错误的概率，则当样本容量一定时，下列说法正确的是（　　）

A. 减小 α 时，β 往往减小　　　　B. 增大 α 时，β 往往增大

C. 减小 α 时，β 往往增大　　　　D. 无法确定

5. 参数的区间估计与假设检验法都是统计推断的重要内容，它们之间的关系是（　　）

A. 没有任何相同之处　　　　　　B. 假设检验法隐含了区间估计法

C. 区间估计法隐含了假设检验法　　D. 两种方法解决问题的途径是相通的

（三）计算题

1. 已知正态分布 $N(\mu, \sigma^2)$ 的标准差 $\sigma = 0.8$，9 个个体构成的样本均值 $\bar{x} = 2$，试进行检验：$H_0 : \mu = 3 ; H_1 : \mu \neq 3$。（$\alpha = 0.01$）

2. 某药厂用一台自动包装机包装葡萄糖，规定标准为每袋 0.5kg。设包装机实际生产的每袋重量服从正态分布，且由以往经验知 $\sigma = 0.015$（kg），某天从生产线上随机抽取 8 袋，称得净重为（单位：kg）：

$$0.497, 0.506, 0.524, 0.488, 0.511, 0.510, 0.515, 0.512$$

如标准差 σ 不变，问包装机包装的平均重量是否仍为 0.5kg？（$\alpha = 0.05$）

3. 正常人的脉搏平均为 72 次/min，现某医生测得 10 例慢性四乙基铅中毒患者的脉搏（次/min）如下：

$$54, 67, 68, 78, 70, 66, 67, 70, 65, 69$$

设四乙基铅中毒者的脉搏对应总体均服从正态分布，试问四乙基铅中毒者和正常人的脉搏有无显著性差异？（$\alpha = 0.05$）

4. 一公司声称某种类型的电池的平均寿命是 21.5 小时，有个实验室检测了该公司所制造的 6 套电池，得到如下寿命小时数：

$$19, 18, 22, 20, 16, 25$$

设该类型的电池的寿命服从正态分布，这些结果是否表明这种类型的电池的寿命低于该公司宣称的寿命？（$\alpha = 0.05$）

5. 测定某种溶液中的水分（%），由它的 10 个测定值算出 $\bar{x} = 0.452, S = 0.037$，设测定溶液中的水分服从正态分布，试分别检验假设（$\alpha = 0.10$）：（1）$H_0 : \mu = 0.5$；（2）$H_0 : \sigma^2 = 0.04^2$。

6. 由某个正态总体中抽出一个容量为 21 的样本，算得样本方差 $S^2 = 10$，根据此结果能否说明总体方差 < 15 的结论？（$\alpha = 0.05$）

7. 某剂型药物正常生产过程中的含碳量服从正态分布 $N(1.408, 0.048^2)$，今从某班生产的产品中任取 5 件，测得其含碳量（%）为

$$1.32, 1.55, 1.36, 1.40, 1.44$$

据分析其平均含量符合规定的要求，问含量的波动是否正常？（$\alpha = 0.02$）

8. 有人研究一种减少室性期前收缩的药物，为 10 名患者静脉注射 2mg/kg 的剂量后一定时间内每分钟室性期前收缩次数的减少值分别为

$$0, 7, -2, 14, 15, 14, 6, 16, 19, 26$$

设注射药物剂量后的室性期前收缩次数服从正态分布，试判断药物是否确实有效？（$\alpha = 0.05$）

9. 某医院试验中药青兰在改变兔脑血流图方面的作用,对5只兔子分别测得用药前后的数据如下表所示:

兔号	1	2	3	4	5
给药前	4	2	5	6	5
给药后	4.5	3	6	8	5.5

设兔子用药前后的数据均服从正态分布,试判断青兰有无改变兔脑血流图的作用?($\alpha = 0.05$)

10. 某医院用新药与常规药物治疗婴幼儿贫血,将16名贫血随机分为两组,分别接受两种药物治疗,测得血红蛋白增加量(g/L)见下表。设婴幼儿的血红蛋白增加量服从正态分布,试问新药与常规药的疗效有无差别?($\alpha = 0.05$)

两种药物治疗婴幼儿贫血的结果

新药组/(g/L)	24	36	25	14	26	34	23	30
常规药组/(g/L)	14	18	20	15	22	24	21	25

11. 从两台自动机床加工产品中分别抽取容量为 $n_1 = 10$ 和 $n_2 = 8$ 的两组产品,测得某个指标的尺寸,得到数据如下表所示:

x_i	1.08	1.10	1.12	1.14	1.15	1.25	1.36	1.38	1.40	1.42
y_i	1.11	1.12	1.18	1.22	1.33	1.35	1.36	1.38		

设两台自动机床所加工产品的该指标的尺寸均服从正态分布,如果取显著性水平 $\alpha = 0.10$,能认为两台机床加工产品的该指标的方差无显著性差异吗?($\alpha = 0.05$)

12. 设有两种玉米的甲、乙农业试验区,各分为10个小区,各小区的面积相同,除甲区施磷肥外,其他试验条件均相同,试验结果玉米产量(kg)如下表所示。设玉米产量服从正态分布,试判别磷肥对玉米产量有无显著影响?($\alpha = 0.05$)

甲区	62	57	65	60	63	58	57	60	60	58
乙区	56	59	56	57	58	57	60	55	57	55

13. 为研究硅沉着病患者的肺功能变化情况,某医院对Ⅰ、Ⅱ期硅沉着病患者各35名测定其肺活量,得到Ⅰ期患者的均值为2710ml、标准差为147ml,Ⅱ期患者的均值为2830ml、标准差为118ml。试问Ⅰ、Ⅱ期硅沉着病患者的肺活量是否有极显著性差异?($\alpha = 0.01$)

14. 某厂有一批产品,须检验合格才能出厂,按国家标准,次品率不得超过3%。今在其中任意抽取100件,发现有10件是次品。试问这批产品能否出厂?($\alpha = 0.10$)

15. 某医院用内科疗法治疗一般类型胃溃疡病患者80例,治愈63例;治疗特殊类型胃溃疡病患者99例,治愈31例。试问内科疗法对两种类型胃溃疡病的治愈率有无极显著性差异?($\alpha = 0.01$)

16. 为了观察某药物预防流感的效果,共观察96人,其中试验组49人,发病7例;对照组47例,发病13例。试问两组的发病率有无显著性差异?($\alpha = 0.05$)

17. 用某疗法治疗某病,临床观察20例,治愈13例。问总体治愈率与所传治愈率79%是否相符?($\alpha = 0.05$)

18. 某医生研究复方哌唑嗪对高血压的治疗效果,以复方降压片为对照,结果如下。问两种药物

的效果有无显著性差异？（$\alpha = 0.05$）

复方哌唑嗪与复方降压片对高血压的治疗效果

	治疗例数	有效例数	有效率/%
复方哌唑嗪	40	35	87.50
复方降压片	30	20	66.67

（四）上机训练题

1. 对计算题第 3 题用 SPSS 进行计算，以检验其显著性。

2. 对计算题第 7 题用 SPSS 进行计算。

3. 对计算题第 9 题用 SPSS 进行配对 t 检验。

4. 对计算题第 12 题用 SPSS 进行两总体方差齐性检验及 t 检验。

第六章
目标测试 1

第六章
目标测试 2

第七章

非参数假设检验

第七章
教学课件

非参数假设
检验概述

【学习要求】

1. 掌握 χ^2 拟合优度检验的基本思想和步骤、列联表的 χ^2 独立性检验、总体率比较的列联表 χ^2 检验。

2. 熟悉秩和检验的基本原理和应用。

3. 了解用 SPSS 进行列联表 χ^2 检验、秩和检验的运算。

第六章讨论了总体分布为正态分布或总体分布类型已知的前提下对一些参数（总体均值、总体方差、总体率）进行的检验，即参数检验方法。但实际应用中，许多样本数据并不满足总体服从正态分布的条件或总体分布是未知的。本节所讨论的非参数检验（nonparameter test）方法，是指那些推断假设不依赖于总体分布的具体函数形式或推断假设与总体的参数无关的假设检验方法。

非参数检验由于不需要已知总体分布的类型，故应用较为广泛。它既可检验样本是否来自某种已知分布的总体，又可检验两种属性分类变量之间是否相互独立，还可检验那些非准确测定的以等级轻重、次第先后等形式给出的数据资料问题。非参数检验方法的不足在于不能充分利用样本信息，如果用于那些适用参数检验的问题，则会降低检验效能，故非参数检验方法主要用于不满足参数检验条件的问题。

为说明非参数检验问题，先来看两个案例。

案例 7-1（骰子均匀性）　为考察骰子是否均匀，某研究者将一只骰子投掷了 150 次，掷出的点数结果见表 7-1。

表 7-1　骰子均匀性试验结果数据

点数 X	1	2	3	4	5	6
频数 n_i	23	32	24	21	30	20

问题：试检验此骰子是否均匀？（$\alpha = 0.05$）

案例 7-2（血清治病）　为研究某种血清是否会抑制白血病，选取 16 只白血病大鼠，随机分为治疗组和对照组，其中治疗组 8 只接受该血清治疗，对照组 8 只不作治疗，观察大鼠存活时间（月），其数据如表 7-2 所示。

表 7-2　血清治疗试验中的大鼠存活时间

治疗组/月	3.1	5.3	1.4	4.6	2.8	4.0	3.8	5.5
对照组/月	1.9	0.5	0.9	2.1	1.4	2.1	1.1	0.8

问题：若两组抽样数据的总体分布未知，试分析这种血清对白血病有无抑制作用？

显然，上述问题均不满足参数假设检验条件，属于本章将研究的非参数假设检验问题。

第一节　χ^2 拟合优度检验

当总体分布未知时,需由样本值来考察总体是否服从某个已知分布,为此需进行假设检验。这种考察理论分布与样本数据实际分布是否吻合的检验称为拟合优度检验(goodness of fit test),其中皮尔逊(Pearson)χ^2检验是最常用的拟合优度检验之一。

一、χ^2 拟合优度检验的思想与步骤

设总体 X 的分布函数为 $F(x)$,但其具体形式未知。现根据随机变量 X 的样本值 $x_1, x_2, \cdots, x_n$ 来检验关于总体分布的假设

$$H_0:总体 X 服从分布 F_0(x) \qquad 式(7\text{-}1)$$

其中 $F_0(x)$ 是某个已知分布。由于通常只关心样本数据与给定的分布是否吻合,而不考虑当 H_0 不真时 X 的可能分布,所以这类检验可以不写出备择假设。

如果总体 X 是离散型的,则式(7-1)相当于

$$H_0:P\{X = x_k\} = p_k, \ k = 1, 2, \cdots$$

如果总体 X 是连续型的,则式(7-1)相当于

$$H_0:X 的密度函数 f(x) = f_0(x)$$

在用 χ^2 检验法检验原假设 H_0 时,如果 $F_0(x)$ 的分布形式虽然已知,但含有未知参数时,则应首先估计参数,然后再进行检验。

χ^2 检验法的基本思想是将总体 X 的取值区域分为 k 个互不相容的组,再将样本观测值 $x_1, x_2, \cdots, x_n$ 落在各组的实际频数与已知分布对应的理论频数进行比较,由此构造检验统计量来衡量样本观测值与已知分布的拟合程度,从而检验 H_0 是否成立。其主要理论依据是由皮尔逊提出的下列定理。

定理 7-1(皮尔逊 χ^2 定理)　当式(7-1)成立时,不论 H_0 中的分布是什么分布,当 n 充分大时,统计量

$$\chi^2 = \sum_{i=1}^{k} \frac{(O_i - E_i)^2}{E_i} \sim \chi^2(k-r-1)(近似) \qquad 式(7\text{-}2)$$

其中 O_i 为实际频数,E_i 为理论频数,k 为取值区域划分的组数,r 为由样本所估计的总体参数的个数。

χ^2 拟合优度检验法的检验步骤为:

(1)建立检验原假设 H_0:总体 X 服从某已知分布 $F_0(x)$。

(2)对总体分布 $F_0(x)$ 中的 r 个未知参数,用样本值求出其点估计值。

(3)当数据资料是离散型数据时,计算已知分布 $F_0(x)$ 的概率分布律;当数据资料是连续型数据时,将总体的取值区间 (a, b)(a 可以是 $-\infty$,b 可以是 $+\infty$)划分为 k 个不相交的子区间 $(a_i, a_{i+1}]$,$(i = 1, 2, \cdots, k)$,其中 $a_1 = a, a_{k+1} = b$。再根据已知分布,计算概率为

$$p_i = P\{a_i < X \leqslant a_{i+1}\} = F_0(a_{i+1}) - F_0(a_i)$$

(4)由 p_i 计算样本容量为 n 时,落在各子区间 $(a_i, a_{i+1}]$ 内应有的理论频数 np_i。

(5)计算样本值 $x_1, x_2, \cdots, x_n$ 落在各子区间 $(a_i, a_{i+1}]$ 内的个数,即实际频数 f_i。

(6)求出皮尔逊 χ^2 统计量式(7-2)的值为

$$\chi^2 = \sum_{i=1}^{k} \frac{(f_i - np_i)^2}{np_i} \sim \chi^2(k-r-1)(近似) \qquad 式(7\text{-}3)$$

其中 k 是划分的组数即子区间个数,r 是被估计参数的个数。

(7)由显著性水平 α 和 $df = k-r-1$ 查 χ^2 分布表,得单侧临界值 $\chi^2_\alpha(k-r-1)$。

(8)统计推断(单侧检验):比较χ^2的值与$\chi^2_\alpha(k-r-1)$来决定是否拒绝H_0。

若$\chi^2>\chi^2_\alpha(k-r-1)$,则拒绝$H_0$,认为总体分布与已知分布$F_0(x)$有显著差异;否则,接受$H_0$,即可认为总体服从已知分布$F_0(x)$。

实际应用时应注意以下事项:

(1)样本容量n需足够大,一般要求$n\geqslant50$。

(2)检验时要求各组的理论频数$np_i\geqslant5$。当遇到一组或几组的理论频数<5时,应通过并组使其符合$np_i\geqslant5$的要求。

(3)计算理论频数时,常需由样本值估计某些未知参数,设为r个,则χ^2分布的自由度$df=k-r-1$。

二、χ^2拟合优度检验的应用

现在考察用上述χ^2拟合优度检验方法来解决案例7-1的骰子均匀性问题。

案例7-1 解:为检验骰子是均匀的,也即检验骰子掷出的各点数是等概率的,应该检验

$$H_0:P\{X=i\}=p_i=1/6,\ i=1,\cdots,6$$

因$p_i=1/6$,$np_i=150\times1/6=25$,$i=1,\cdots,6$,则检验统计量χ^2的值为

$$\chi^2=\sum_{i=1}^6\frac{(f_i-np_i)^2}{np_i}=\frac{(23-25)^2}{25}+\cdots+\frac{(20-25)^2}{25}=4.8$$

由于没有未知参数需估计,则$r=0$,$df=k-1=6-1=5$,对$\alpha=0.05$,查χ^2分布表得$\chi^2_\alpha(5)=11.072$。

因$\chi^2=4.8<\chi^2_\alpha(5)=11.072$,则$P>0.05$,故接受$H_0$,可认为骰子是均匀的。

【SPSS软件应用】 首先建立对应的SPSS数据集<掷骰子试验点数>,包括两个数值变量:点数、骰子频数,如图7-1所示。

在SPSS中打开该数据集,选择菜单【数据】→【加权个案】,在对话框【加权个案】中(图7-2)选定:⊙加权个案:骰子频数→频率变量(F);点击 确定 ,即可将变量"骰子频数"设定为频数变量。

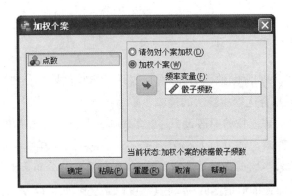

	点数	骰子频数
1	1	23
2	2	32
3	3	24
4	4	21
5	5	30
6	6	20
7		

图 7-1　数据集<掷骰子试验点数>　　　　图 7-2　对话框【加权个案】

再选择菜单【分析】→【非参数检验】→【旧对话框】→【卡方】,在对话框【卡方检验】中(图7-3)选定:

点数→检验变量列表(T);　期望值⊙所有类别相等(I)(默认)

因为检验骰子均匀,即其理论概率是相等的,故期望值选定默认的⊙所有类别相等(I)。

点击 确定 ,即可得如图7-4所示的卡方检验的SPSS主要输出结果。

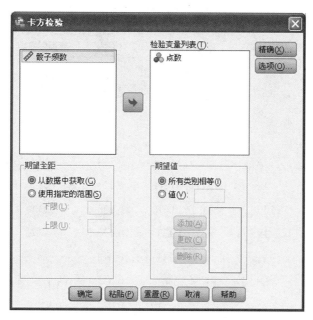

图 7-3　对话框【卡方检验】

点数

	观察数	期望数	残差
1	23	25.0	-2.0
2	32	25.0	7.0
3	24	25.0	-1.0
4	21	25.0	-4.0
5	30	25.0	5.0
6	20	25.0	-5.0
总数	150		

检验统计量

	点数
卡方	4.800[a]
df	5
渐近显著性	.441

a. 0 个单元 (.0%) 具有小于 5 的期望频率。单元最小期望频率为 25.0。

图 7-4　卡方检验的 SPSS 输出结果

图 7-4 的 SPSS 输出结果中，其检验统计量表给出了卡方检验的值为 4.800，"渐近显著性"即为检验概率 P 值为 0.441。因为对显著性水平 $\alpha = 0.05$，$P = 0.441 > 0.05$，所以接受 H_0，即在 0.05 的显著性水平上，认为骰子掷出的各点数是等概率的，即骰子是均匀的。

例 7-1　某药师用随机抽样方法检查某药 100 片，测量其含药量，检测结果如表 7-3 中的（1）、（3）列所示，试用 χ^2 检验法检验该药的含量是否服从正态分布。（ $\alpha = 0.05$ ）

解： 应检验 H_0：该药的含量服从正态分布；H_1：该药的含量不服从正态分布。

由于正态分布的均值 μ 与标准差 σ 均未知，故用矩估计法估计 μ 和 σ，利用组中值 m_i 得

$$\hat{\mu} = \bar{x} \approx \frac{1}{n} \sum_{i=1}^{k} m_i f_i = \frac{1}{100}(38.5 \times 3 + 41.5 \times 6 + \cdots + 62.5 \times 1) = 49.54$$

$$\hat{\sigma}^2 = \frac{1}{n} \sum_{i=1}^{k} m_i^2 f_i - \bar{x}^2 = \frac{1}{100}(38.5^2 \times 3 + 41.5^2 \times 6 + \cdots + 62.5^2 \times 1) - 49.54^2 = 23.558$$

$$\sigma = \sqrt{\sigma^2} = \sqrt{23.558} = 4.854$$

应检验的原假设 H_0：X 服从正态分布 $N(49.54, 4.854^2)$。

表 7-3　含药量正态分布检验计算表

组限 $[x_i, x_{i+1})$ （1）	组中值 m_i （2）	实际频数 f_i （3）	标准化组限 $[u_i, u_{i+1})$ （4）	概率 p_i （5）	理论频数 np_i （6）	$f_i - np_i$ （7）	$\dfrac{(f_i-np_i)^2}{np_i}$ （8）
< 40	38.5	3	$(-\infty, -1.97)$	0.025	2.5 ⎱ 8.9	0.1	0.001
40~	41.5	6	$[-1.97, -1.35)$	0.064	6.4 ⎰		
43~	44.5	15	$[-1.35, -0.73)$	0.144	14.4	0.6	0.025
46~	47.5	18	$[-0.73, -0.11)$	0.223	22.3	-4.3	0.822
49~	50.5	30	$[-0.11, 0.51)$	0.238	23.8	6.2	1.614
52~	53.5	14	$[0.51, 1.13)$	0.176	17.6	-3.6	0.730
55~	56.5	11	$[1.13, 1.74)$	0.090	9.0 ⎱		
58~	59.5	2	$[1.74, 2.36)$	0.031	3.1 ⎬ 13.0	1.0	0.077
>61	62.5	1	$[2.36, +\infty)$	0.009	0.9 ⎰		
合计	—	100	—	1.000	100	—	3.269

在假设 H_0 成立的前提下，将表 7-3 第（1）列 x 的组限进行变换：$u = \dfrac{x - 49.54}{4.854}$，使得 x 化为标准正态变量 u，得表中第（4）列组限，然后利用正态分布表计算各区间的概率，得表 7-3 第（5）列数据 p_i，再乘以 $n = 100$ 得第（6）列各小区间的理论频数 np_i。由于该列中第 1 组的理论频数 < 5，将它与第 2 组合并；最后两组的理论频数也小于 5 且合并后还小于 5，因而与倒数第 3 组合并，因而合并后的组数为 $k = 6$。

由表中第（8）列数据结果相加可得检验统计量的值为

$$\chi^2 = \sum_{i=1}^{6} \frac{(f_i - np_i)^2}{np_i} = 3.269$$

由于要用样本值去估计两个参数 μ 和 σ，故 $df = 6 - 2 - 1 = 3$，对 $\alpha = 0.05$，查 χ^2 表得 $\chi^2_{0.05}(3) = 7.815$。因 $\chi^2 = 3.269 < \chi^2_{0.05}(3) = 7.815$，则 $P > 0.05$，接受 H_0，可认为该药的含量服从正态分布。

第二节　列联表的 χ^2 检验

在实际工作中常需将试验数据按不同原则（或属性）进行分类，并要考察这些分类属性是否相互独立或其分类构成是否一致。

列联表（contingency table）是用于多重分类的一种频数分布表，是分析定性数据的常用表格形式。它将每个观测对象按行和列两个方面的属性分类，行和列的属性又分为 R 和 C 种分类，从而其表中数据有 R 行 C 列，故常称为 $R×C$ 列联表，简称 $R×C$ 表。其最简单的形式是 $2×2$ 表，又称四格表（fourfold table）。利用列联表，可对实际频数与理论频数的一致性进行 χ^2 检验，这称为列联表 χ^2 检验（contingency table chi-square test），它包括两分类属性变量的独立性检验和多组总体率的比较检验等。

一、列联表的 χ^2 独立性检验

（一）$R×C$ 列联表的 χ^2 独立性检验

利用列联表进行两分类属性变量的独立性 χ^2 检验，其基本原理与前面的 χ^2 拟合优度检验相

同,也即考察实际频数与理论频数的偏差,由皮尔逊定理 7-1 的统计量式(7-2)来进行 χ^2 检验。

设列联表的行、列属性变量分别为 X 和 Y,其中 X 分成 R 类:$X_1, X_2, \cdots, X_R$,Y 分成 C 类:Y_1, $Y_2, \cdots, Y_C$,则 $R \times C$ 列联表的一般形式如表 7-4 表示。

表 7-4 $R \times C$ 列联表

	Y_1	Y_2	...	Y_C	行和 O_i.
X_1	O_{11}	O_{12}	...	O_{1C}	O_1.
X_2	O_{21}	O_{22}	...	O_{2C}	O_2.
...	...	...	...	...	...
X_R4	O_{R1}	O_{R2}	...	O_{RC}	O_R.
列和 $O._j$	$O._1$	$O._2$	...	$O._C$	n

$R \times C$ 列联表中共有 R 行 C 列数据,其中 O_{ij} 表示样本值中 (X_i, Y_j) 出现的实际频数,$O_i. = \sum\limits_{j=1}^{C} O_{ij}$ 是第 i 行的行和,$O._j = \sum\limits_{i=1}^{R} O_{ij}$ 是第 j 列的列和,$n = \sum\limits_{j=1}^{C}\sum\limits_{i=1}^{R} O_{ij}$ 是总和。

$R \times C$ 列联表对应的概率分布表见表 7-5。

表 7-5 $R \times C$ 表对应的概率分布表

	Y_1	Y_2	...	Y_C	p_i.
X_1	p_{11}	p_{12}	...	p_{1C}	p_1.
X_2	p_{21}	p_{22}	...	p_{2C}	p_2.
...	...	...	...	...	...
X_R	p_{R1}	p_{R2}	...	p_{RC}	p_R.
$p._j$	$p._1$	$p._2$	...	$p._C$	1

为检验两分类属性变量 X 与 Y 的独立性,应检验假设

$$H_0 : X \text{ 与 } Y \text{ 相互独立}; H_1 : X \text{ 与 } Y \text{ 不独立(有关联)}$$

参照上面的概率分布表(表 7-5),由第三章第六节离散型随机变量 X 与 Y 相互独立等价条件的公式即式(3-36)可知,亦即应检验原假设

$$H_0 : p_{ij} = p_i. \cdot p._j, \quad i = 1, 2, \cdots, R; j = 1, 2, \cdots, C$$

在 H_0 成立时,列联表各单元格的理论频数为

$$E_{ij} = np_{ij} = n p_i. \cdot p._j, \quad i = 1, 2, \cdots, R; j = 1, 2, \cdots, C \qquad \text{式(7-4)}$$

由于 p_i. 与 $p._j$ 均未知,需由样本值来估计:

$$\hat{p}_i. = \frac{O_i.}{n}, \quad \hat{p}._j = \frac{O._j}{n} \qquad \text{式(7-5)}$$

代入式(7-4)就可得到各单元格的近似理论频数为

$$E_{ij} = n \hat{p}_i. \cdot \hat{p}._j = n \cdot \frac{O_i.}{n} \times \frac{O._j}{n} = \frac{O_i. \times O._j}{n} \qquad \text{式(7-6)}$$

将实际频数 O_{ij} 和理论频数 E_{ij} 代入皮尔逊 χ^2 检验公式即式(7-2)后就能得到对应于 $R \times C$ 列联表的 χ^2 独立性检验公式,即

$$\chi^2 = \sum_{j=1}^{C} \sum_{i=1}^{R} \frac{(O_{ij}-E_{ij})^2}{E_{ij}} \sim \chi^2(df) \qquad \text{式}(7\text{-}7)$$

注意到 $\sum_{i=1}^{R} \hat{p}_{i\cdot} = 1$，$\sum_{j=1}^{C} \hat{p}_{\cdot j} = 1$，则用式(7-5)独立估计的参数个数是 $(R-1)+(C-1)$，故 χ^2 分布的自由度为

$$df = R \times C - [(R-1)+(C-1)] - 1 = (R-1)(C-1) \qquad \text{式}(7\text{-}8)$$

显然，$R \times C$ 列联表 χ^2 独立性检验的基本原理与 χ^2 拟合优度检验是一样的，步骤亦类似。

例 7-2 某药厂为了探讨根据药物的外观状况判断药物内在质量的可能性，随机抽取若干同类药品，在相同条件下放置 6 个月，分别检验其内在质量 X 与外观状况 Y，得检验数据见表 7-6，试分析药物的内在质量 X 与外观状况 Y 这两种属性之间是否独立？（$\alpha = 0.01$）

表 7-6　例 7-2 中药剂的检验结果

内在质量 X	外观状况 Y			合计
	好	中	差	
好	35	15	5	55
中	8	19	7	34
差	4	4	16	24
合计	47	38	28	113

解：应检验 H_0：药物的属性 X 与 Y 相互独立；H_1：药物的属性 X 与 Y 有关联。

在 H_0 成立时，由式(7-6)计算理论频数为

$$E_{11} = \frac{47 \times 55}{113} = 22.9, \ E_{12} = \frac{55 \times 38}{113} = 18.5, \ E_{13} = \frac{28 \times 55}{113} = 13.6$$

$$E_{21} = 14.1, \ E_{22} = 11.4, \ E_{23} = 8.4, \ E_{31} = 10.0, \ E_{32} = 8.1, \ E_{33} = 5.9$$

则检验统计量的值为

$$\chi^2 = \sum_{j=1}^{C} \sum_{i=1}^{R} \frac{(O_{ij}-E_{ij})^2}{E_{ij}} = \frac{(35-22.9)^2}{22.9} + \cdots + \frac{(16-5.9)^2}{5.9} = 43.097$$

对 $\alpha = 0.01$ 及 $df = (3-1) \times (3-1) = 4$，查 χ^2 分布表（附表 5）得 $\chi^2_{0.01}(4) = 13.277$。

因 $\chi^2 = 43.097 > \chi^2_{0.01}(4) = 13.277$，$P < 0.01$，则拒绝 H_0，接受 H_1，即认为两种药物的属性不独立，有关联。因而，从药物外观状况判断药物内在质量的可能性是存在的。

【SPSS 软件应用】 本节的 χ^2 列联表检验即卡方检验，包括独立性检验和总体率比较检验，均可通过菜单【分析】→【描述统计】→【交叉表】来实现，步骤均完全类似。

首先建立 SPSS 数据集 <药物外观与内在质量>，包括两个属性变量：外观状况、内在质量，用数值"1、2、3"分别表示"好、中、差"，为定序变量；一个频数变量：药品个数，为数值变量。如图 7-5 所示。

在 SPSS 中打开该数据集，选择菜单【数据】→【加权个案】，在对话框【加权个案】中选定：⊙加权个案：药品个数→频率变量(F)；点击 确定，即可将变量"药品个数"设定为频数变量。

再选择菜单【分析】→【描述统计】→【交叉表】，在对话框【交叉表】中（图 7-6）选定：

内在质量→行(S)；外观状况→列(C)

再点击选项【统计量】，在对话框【交叉表：统计量】

	外观状况	内在质量	药品个数
1	1	1	35.00
2	2	1	15.00
3	3	1	5.00
4	1	2	8.00
5	2	2	19.00
6	3	2	7.00
7	1	3	4.00
8	2	3	4.00
9	3	3	16.00
10			

图 7-5　数据集 <药物外观与内在质量>

（图7-7）中选定：√卡方(H)，点击继续。

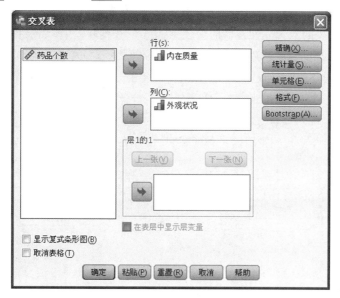

图 7-6 对话框【交叉表】

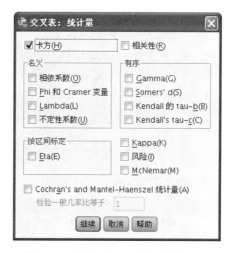

图 7-7 对话框【交叉表：统计量】

最后点击确定，即可得如图 7-8 所示的卡方检验的 SPSS 主要输出结果。

内在质量* 外观状况 交叉制表

计数

		外观状况			合计
		好	中	差	
内在质量	好	35	15	5	55
	中	8	19	7	34
	差	4	4	16	24
		47	38	28	113

卡方检验

	值	df	渐进 Sig.（双侧）
Pearson 卡方	43.097[a]	4	.000
似然比	39.786	4	.000
线性和线性组合	29.944	1	.000
有效案例中的N	113		

0单元格(.0%) 的期望计数少于5。
最小期望计数为5.95。

图 7-8 卡方检验的 SPSS 主要输出结果

图 7-8 中的 SPSS 主要输出结果给出了"内在质量"与"外观状况"这两个属性变量的交叉列联表、独立性检验的卡方检验表。由卡方检验表知，其独立性检验的 Pearson 卡方检验统计量的值为

43.097,卡方检验概率 P 值［渐进 Sig.（双侧）］为 $P = 0.000 < 0.01$，故对显著性水平 $\alpha = 0.01$，拒绝 H_0，即认为"内在质量"与"外观状况"这两个属性不独立，有关联。

在进行 $R \times C$ 列联表的 χ^2 独立性检验时应注意，在 $R \times C$ 列联表中，如果有 1/5 以上的理论频数 < 5，或有任何一个单元格的理论频数 < 1，就应该将理论频数 < 5 的单元格与邻组合并以增大理论频数。但应注意合并组的合理性，如是以量分组的资料（年龄分组）可以并组；但按性质分组的资料（如血型），则不能合并，此时只能增加观察对象例数再进行统计分析。

（二）2×2 列联表的 χ^2 独立性检验

2×2 列联表是统计学中比较常用的一种列联表，也称为四格表，其一般形式见表 7-7。

表7-7　2×2 列联表（四格表）

	Y_1	Y_2	行和
X_1	a	b	$a+b$
X_2	c	d	$c+d$
列和	$a+c$	$b+d$	$n = a+b+c+d$

对四格表，其自由度 $df = (R-1)(C-1) = (2-1)(2-1) = 1$ 比较特殊，通常根据样本容量 n 和单元格的理论频数 E 的不同情形，按以下规则进行不同的检验。

（1）对于 $n \geqslant 40$，而且每个 $E \geqslant 5$ 时，用基本 χ^2 检验统计量进行：

$$\chi^2 = \sum_{j=1}^{2} \sum_{i=1}^{2} \frac{(O_{ij} - E_{ij})^2}{E_{ij}} \qquad \text{式}(7\text{-}9)$$

其中 $O_{11} = a$，$O_{12} = b$，$O_{21} = c$，$O_{22} = d$；理论频数 E_{ij} 分别为

$$E_{11} = \frac{(a+b)(a+c)}{n}, \quad E_{12} = \frac{(a+b)(b+d)}{n}, \quad E_{21} = \frac{(c+d)(a+c)}{n}, \quad E_{22} = \frac{(c+d)(b+d)}{n}$$

代入式（7-9），整理后得四格表的 χ^2 检验基本检验简化统计量为

$$\chi^2 = \frac{n(ad-bc)^2}{(a+b)(c+d)(a+c)(b+d)} \qquad \text{式}(7\text{-}10)$$

（2）对于 $n \geqslant 40$ 且有 $E < 5$ 但都大于 1 时，应采用 Yate 连续性校正（Yate correction for continuity），其相应的四格表 χ^2 检验校正统计量和简化统计量分别为

$$\chi^2 = \sum_{j=1}^{2} \sum_{i=1}^{2} \frac{(|O_{ij} - E_{ij}| - 0.5)^2}{E_{ij}} \qquad \text{式}(7\text{-}11)$$

$$\chi^2 = \frac{n(|ad-bc| - 0.5n)^2}{(a+b)(c+d)(a+c)(b+d)} \qquad \text{式}(7\text{-}12)$$

而用简化统计量计算四格表的 χ^2 统计量值显然更方便。

（3）对于 $n \leqslant 40$，或者 $n > 40$ 且至少有 $E < 1$ 时，应采用 Fisher 的精确概率检验（Fisher's exact test）。该法是一种直接计算概率的假设检验方法，其理论依据是超几何分布。该法已不属于 χ^2 检验的范畴，但常常作为四格表假设检验的补充，一般可借助 SPSS 等统计软件进行检验。

例 7-3　某医生将两种药物在 60 名受试者的不同部位进行药敏试验，试验结果见表 7-8。试问两种药物的结果是否有关联？（$\alpha = 0.05$）

表7-8　例7-3中两种药物的药敏试验结果

药物 A	药物 B		合计
	阳性	阴性	
阳性	28(18.1)	6(15.9)	34
阴性	4(13.9)	22(12.1)	26
合计	32	28	60

注:括弧内为理论频数。

解:应检验假设

H_0:两种药物的药敏试验结果无关联;H_1:两种药物的药敏试验结果有关联

因其理论频数均大于5,故由式(7-10)得检验统计量的值为

$$\chi^2 = \frac{n(ad-bc)^2}{(a+b)(c+d)(a+c)(b+d)} = \frac{60(28 \times 22 - 6 \times 4)^2}{34 \times 26 \times 32 \times 28} = 26.55$$

对 $\alpha = 0.05$ 及 $df = (2-1) \times (2-1) = 1$,查 χ^2 分布表(附表5)得 $\chi^2_{0.05}(1) = 3.841$。

因 $\chi^2 = 26.55 > \chi^2_{0.05}(1) = 3.841$,$P < 0.05$,则拒绝 H_0,接受 H_1,即认为两种药物的药敏试验结果有关联。由表7-8中的数据可见两种药物的药敏试验结果基本相同。

二、总体率比较的列联表 χ^2 检验

例7-4　某医生观察三种调血脂药 A、B、C 的临床疗效,观察患者的血脂下降程度分为有效组与无效组,结果见表7-9。试问三种药物的降血脂有效率有无差异?($\alpha = 0.05$)

表7-9　3种调血脂药的临床治疗效果

药物	有效	无效	合计	有效率/%
A	120	25	145	82.8
B	50	27	77	64.9
C	40	22	62	64.5
合计	210	74	284	73.9

注:括弧内为理论频数。

本例也是以列联表形式表示的数据,但与前面独立性检验时仅从同一个总体中随机抽样的抽样方式不同,本例是从多个总体中进行抽样,推断目的是检验多个总体率有无差异。对此类问题,一般地,设有 R 个总体,第 i 个总体的概率分布为 $P(Y \mid i)$,记为

$$P(Y = y_j \mid i) = p_{j \mid i}, \ i = 1, 2, \cdots R; j = 1, 2, \cdots, C$$

应检验的原假设是各总体中 Y 的概率分布相同,即

$$H_0: p_{j \mid 1} = p_{j \mid 2} = \cdots = p_{j \mid R}, \ j = 1, 2, \cdots, C$$

在 H_0 成立时,对列联表数据资料,可将各列频数之和与各组样本容量之和的比值作为 p_j 的估计。即

$$\hat{p}_j = \frac{O_{1j} + O_{2j} + \cdots + O_{Rj}}{O_{1 \cdot} + O_{2 \cdot} + \cdots + O_{R \cdot}} = \frac{O_{\cdot j}}{n}, \ j = 1, 2, \cdots, C$$

因而理论频数为

$$E_{ij} = O_{i \cdot} p_j \approx O_{i \cdot} \times \frac{O_{\cdot j}}{n} = \frac{O_{i \cdot} \times O_{\cdot j}}{n} \qquad \text{式(7-13)}$$

虽然多组分类资料总体率的比较检验与交叉分类资料的独立性检验的意义不同,但式(7-13)与前面的式(7-6)是完全相同的。

因此进行两组或多组资料率比较时,由列联表数据进行检验时,仍利用拟合优度检验的基本原理,与前面列联表的 χ^2 独立性检验的计算步骤一样,都可利用统计量式(7-7)来进行皮尔逊 χ^2 检验。即对应于 $R \times C$ 列联表的检验统计量为

$$\chi^2 = \sum_{j=1}^{C} \sum_{i=1}^{R} \frac{(O_{ij} - E_{ij})^2}{E_{ij}} \sim \chi^2((R-1)(C-1)) \qquad 式(7-14)$$

对应于 2×2 列联表即四格表的 χ^2 检验简化统计量为

$$\chi^2 = \frac{n(ad-bc)^2}{(a+b)(c+d)(a+c)(b+d)} \sim \chi^2(1) \qquad 式(7-15)$$

或四格表的 χ^2 检验校正简化统计量式(7-12)($n > 40$ 且至少有一单元格的理论频数 $E < 5$ 时采用)。

下面利用式(7-14)求解例7-4。

解:首先建立检验假设

H_0:三种药物治疗的总体有效率相等,即 $p_1 = p_2 = p_3 = p$;

H_1:三种药物治疗的总体有效率不全相等

计算理论频数为

$$E_{11} = \frac{O_1 . \times O_{.1}}{n} = \frac{145 \times 210}{284} = 107.2, \quad E_{21} = \frac{O_2 . \times O_{.1}}{n} = \frac{77 \times 210}{284} = 56.7$$

$$E_{31} = \frac{O_3 . \times O_{.1}}{n} = \frac{62 \times 210}{284} = 45.8, \quad E_{12} = \frac{O_1 . \times O_{.2}}{n} = \frac{145 \times 74}{284} = 37.8$$

$$E_{22} = \frac{O_2 . \times O_{.2}}{n} = \frac{77 \times 74}{284} = 20.1, \quad E_{32} = \frac{O_3 . \times O_{.2}}{n} = \frac{62 \times 74}{284} = 16.2$$

则 χ^2 检验统计量值的为

$$\chi^2 = \sum_{j=1}^{C} \sum_{i=1}^{R} \frac{(O_{ij} - E_{ij})^2}{E_{ij}} = \frac{(120 - 107.2)^2}{107.2} + \frac{(25 - 37.8)^2}{37.8} + \cdots + \frac{(22 - 16.2)^2}{16.2} = 11.951$$

对 $\alpha = 0.05$,自由度 $df = (3-1)(2-1) = 2$,查 χ^2 分布表(附表5)得 $\chi^2_{0.05}(2) = 5.991$。

因 $\chi^2 = 11.951 > \chi^2_{0.05}(2) = 5.991$,则 $P < 0.05$,故拒绝 H_0,即三种不同药物的有效率差异有显著性。

【SPSS 软件应用】 本例卡方检验的 SPSS 软件操作与例7-2的完全类似。

首先建立 SPSS 数据集 <药物的降血脂有效率>,共包括三个变量:"药物种类"和"有效性"为定序变量,其中"有效性"变量的取值为0(无效)和1(有效);而"患者人数"为相应的频数,为数值变量。如图7-9所示。

在 SPSS 中打开该数据集,选择菜单【数据】→【加权个案】,在对话框【加权个案】中选定:⊙加权个案:患者人数→频率变量(F);点击 确定 ,即可将变量"患者人数"设定为频数变量。

再选择菜单【分析】→【描述统计】→【交叉表】,在对话框【交叉表】中选定:

	药物种类	有效性	患者人数
1	A	1	120.00
2	A	0	25.00
3	B	1	50.00
4	B	0	27.00
5	C	1	40.00
6	C	0	22.00

图7-9 数据集 <药物的降血脂有效率>

药物种类→行(S);有效性→列(C)

再点击选项【统计量】,在对话框【交叉表:统计量】中选定:☑卡方(H),点击 继续 。最后点击 确定 ,即可得如图7-10所示的卡方检验的 SPSS 主要输出结果。

药物种类* 有效性　交叉制表

计数

		有效性		合计
		0	1	
药物种类	A	25	120	145
	B	27	50	77
	C	22	40	62
合计		74	210	284

卡方检验

	值	df	渐进 Sig.（双侧）
Pearson 卡方	11.951[a]	2	.003
似然比	12.103	2	.002
有效案例中的N	284		

a. 0 单元格（.0%）的期望计数少于 5。最小期望计数为 16.15。

图 7-10　例 7-4 的卡方检验的输出结果

在图 7-10 中的 SPSS 主要输出结果给出了"药物种类"与"有效性"的交叉列联表、不同药物有效率比较检验的卡方检验表。对显著性水平 $\alpha = 0.05$，由卡方检验表知，其检验的 Pearson 卡方值为 11.951，卡方检验概率 P 值［渐进 Sig.（双侧）］为 $P = 0.003 < 0.05$，故拒绝 H_0，即认为三种药物的降血脂有效率有显著性差异。

例 7-5　将 116 例患者随机分为两组，一组 70 例接受实验药物治疗（实验组），另一组 46 例接受对照治疗（对照组），治疗结果见表 7-10。问两种疗法的不良事件率有无差别？（$\alpha = 0.05$）

表 7-10　药物治疗对照试验中的不良事件发生结果

治疗方法	不良事件结果		合计	不良事件率/%
	发生	未发生		
实验组	4（7.2）	66（62.8）	70	5.7
对照组	8（4.8）	38（41.2）	46	17.4
合计	12	104	116	10.3

注：括弧内为理论频数。

解：应检验假设

H_0：两种疗法的不良事件发生率相等，即 $p_1 = p_2 = p$；

H_1：两种疗法的不良事件发生率不相等，即 $p_1 \neq p_2$

因 $df = 1$ 且理论频数 $E_{21} = 4.8 < 5$，故应用四格表的 χ^2 检验校正简化公式即式（7-12）来计算检验统计量为

$$\chi^2 = \frac{n\left(\left|ad - bc\right| - 0.5n\right)^2}{(a+b)(c+d)(a+c)(b+d)} = \frac{116 \times \left(\left|4 \times 38 - 66 \times 8\right| - 0.5 \times 116\right)^2}{70 \times 46 \times 12 \times 104} = 2.919$$

对 $\alpha = 0.05$，$df = 1$，查 χ^2 分布表（附表 5）得 $\chi^2_{0.05}(1) = 3.841$。

因 $\chi^2 = 2.919 < \chi^2_{0.05}(1) = 3.841$，则 $P > 0.05$，故接受 H_0，即认为两种疗法的不良事件发生率的差别无显著性。

列联表 χ^2 检验是常用的非参检验方法，但要注意其应用对象，即常用于上面介绍的三种列联表资料类型。对于两个或多个定序数据资料比较的 $R \times C$ 列联表检验，则常利用列联表秩和检验，这与第三节将要介绍的秩和检验相同。而对于行、列属性都为有序多分类 $R \times C$ 列联表资料的检验，则需要其他方法，请查阅相关资料，限于篇幅在这里不予介绍。

知识链接

许宝騄——享誉国际的中国统计学家

许宝騄(1910—1970 年)是中国数学家、统计学家,1936 年在伦敦大学 Galton 实验室和统计系攻读博士学位,师从 R.A. 费希尔、J. 奈曼等国际著名统计学家,毕业后回国在西南联大任教授。他与数学家华罗庚和陈省身有"数学三杰"的称号。中华人民共和国成立后,他在北京大学任教授,是首批中国科学院院士。

在概率论极限理论研究方面,许宝騄创造性地提出"完全收敛性"概念;对中心极限定理的研究,改进了克拉美定理和贝莱定理。在数理统计领域,他对 Neyman-Pearson 理论作出了重要贡献,得到一些重要的非中心分布,论证了 F 检验在上述理论中的优良性;同时他对多元统计分析研究中导出正态分布样本协方差矩阵特征根的联合分布和极限分布,被公认为多元统计分析的奠基人之一。

许宝騄被公认为数理统计和概率论方面的第一个具有国际声望的中国数学家。许宝騄的相片悬挂在美国斯坦福大学统计系的走廊上,与其他著名的统计学家并列。

定量资料的秩和检验

第三节 秩 和 检 验

前面针对分布拟合问题和列联表资料,采用皮尔逊 χ^2 检验法进行检验。对于其他的总体分布类型未知或者总体分布已知但不符合参数检验条件的定量资料比较问题,也需用非参数检验法进行统计分析。此时它不比较参数,而是比较分布的位置,一般利用"符号"或"秩(或等级)"来代替数据本身进行分析,诸如秩和检验(rank sum test)、中位数检验(median test)、游程检验(run test)等,种类较多。本节主要介绍理论上较为完善的几种常用的秩和检验方法。

秩和检验在非参数检验法中效能较高,又比较系统完整。所谓秩(rank),又称等级,就是将数据按从小到大进行排序,给出 1,2,3,…序号或等级的一种编码。

秩和检验主要用于顺序数据(等级数据)或不符合参数检验的数值数据资料。两个或多个顺序数据资料的比较,例如,药物疗效分为治愈、显效、有效、无效,针麻效果分为Ⅰ、Ⅱ、Ⅲ、Ⅳ级等,如果列成列联表形式,用 χ^2 检验只能说明各等级(组)构成的差异是否有统计学意义,而用秩和检验则能进一步说明对比各组疗效的优劣、针麻效果的好坏等。

秩和检验的主要步骤是建立假设,编秩,求出秩和,计算检验统计量,查表确定 P 值,统计判断作出是否拒绝 H_0 的结论。

下面通过实例来介绍几种秩和检验的具体应用。

一、配对样本比较的符号秩和检验

医药研究中常会遇到利用配对试验设计所得的配对样本数据来检验两个连续型总体的差异性,而对总体的分布类型没有限定。对此,威尔科克森(Wilcoxon)提出一种配对样本资料的符号秩和检验,又称 Wilcoxon 符号秩检验(Wilcoxon signed rank test),以检验两配对资料样本分别代表的总体分布位置有无显著性差异。

下面结合实例来介绍配对样本资料的符号秩和检验方法的具体应用和原理。

例7-6　为考察某药治疗高脂血症的疗效,对高脂血症患者进行临床治疗,得到其治疗前后的甘油三酯 TG(mmol/L)指标资料,如表7-11前3列所示。试问治疗前后患者的 TG 指标有无显著性差异?($\alpha = 0.10$)

表7-11　患者治疗前后的 TG 指标

患者编号 (1)	治疗前 x_i (2)	治疗后 y_i (3)	$d_i = x_i - y_i$ (4)	秩次 (5)
1	2.88	2.51	0.37	5
2	2.00	1.83	0.17	4
3	2.34	1.95	0.39	6
4	1.90	1.98	−0.08	−2.5
5	2.20	2.12	0.08	2.5
6	2.68	2.16	0.52	8
7	2.12	2.14	−0.02	−1
8	2.45	2.05	0.40	7
合计	—	—	—	$T_+ = 32.5$　$T_- = 3.5$

解:(1)应检验假设

　　H_0:配对差值的总体中位数为0;H_1:配对差值的总体中位数不为0

(2)求差值,编秩次。

首先求出各对数据(x_i, y_i)的配对差值 $d_i = x_i - y_i$,见表7-11第(4)列;根据差值 d_i 的绝对值,由小到大编秩次,并对秩次冠以差值的正、负号,见第(5)列。编秩时,对正、负号不同而绝对值相等的差值,应取其平均秩次。对差值为0的数据对,舍去不计,总的数据对数也要相应减去,减去后记为 n。

(3)求秩和,计算检验统计量值。

对编好的秩次,分别求正、负秩次之和,正秩和记为 T_+,负秩和的绝对值记为 T_-。T_+ 与 T_- 之和应该等于总秩和 $1 + 2 + \cdots + n = \dfrac{n(n+1)}{2} = T_+ + T_-$,以此可验证 T_+ 与 T_- 计算的正确性。再以 T_+ 与 T_- 中绝对值较小者作为统计量,即 $T = \min(T_+, T_-)$。对本例,由表7-11中第(5)列秩次得到秩和 $T_+ = 32.5$,$T_- = 3.5$,而 $T_+ + T_- = 32.5 + 3.5 = 36$,与其总秩和 $n(n+1)/2 = 8(8+1)/2 = 36$ 相等,计算准确无误。再取 T_+ 与 T_- 中较小者为统计量 T 值

$$T = \min(T_+, T_-) = T_- = 3.5$$

(4)统计判断。

当 $n \leqslant 5$ 时,不能得出拒绝 H_0 的结论。

当 $5 < n \leqslant 25$ 时,可查附表11的配对比较符号秩和检验用 T 界值表,确定 P 值。即对确定的 n,找到对应于检验统计量 T 值的界值范围 $T_1 \sim T_2$,若 $T_1 < T < T_2$(不包括端点),则 P 值大于该表上方相应的概率水平,就可接受 H_0;若 T 值不在界值范围 $T_1 \sim T_2$ 内,或等于界值 $T_1(T_2)$,则小于相应的概率值,拒绝 H_0。

当 $n > 25$ 时,可按近似正态分布用 u 检验,其检验统计量 U 的值为

$$u = \frac{|T - n(n+1)/4| - 0.5}{\sqrt{n(n+1)(2n+1)/24}} \qquad \text{式(7-16)}$$

当相同秩次较多时,应采用下列校正公式

$$u = \frac{|T - n(n+1)/4| - 0.5}{\sqrt{\dfrac{n(n+1)(2n+1)}{24} - \dfrac{\sum(t_i^3 - t_i)}{48}}}$$ 式(7-17)

其中 t_i 为相同秩次的个数。此时即可按 u 检验来进行统计判断。

对本例，$n = 8$，$\alpha = 0.10$（双侧），查附表 11 得界值范围为 5~31，$T = 3.5$ 在界值范围外，所以 $P < 0.10$，按 $\alpha = 0.10$ 显著性水平拒绝 H_0，可认为治疗前后 TG 的差异有显著性。

【SPSS 软件应用】 首先建立对应的 SPSS 数据集 < 治疗前后甘油三酯 >，包括两个数值变量：治疗前 TG、治疗后 TG，如图 7-11 所示。

在 SPSS 中打开该数据集，选择菜单【分析】→【非参数检验】→【旧对话框】→【两个相关样本】，在对话框【两个关联样本检验】中（图 7-12）选定：

治疗前 TG→检验对：Variable 1；治疗后 TG→检验对：Variable 2

在选项【检验类型】中选定：☑ Wilcoxon(W)。

	治疗前TG	治疗后TG
1	2.88	2.51
2	2.00	1.83
3	2.34	1.95
4	1.90	1.98
5	2.20	2.12
6	2.68	2.16
7	2.12	2.14
8	2.45	2.05

图 7-11 数据集 < 治疗前后甘油三酯 >

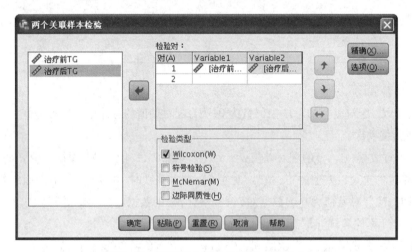

图 7-12 对话框【两个关联样本检验】

点击 确定 ，即可得如图 7-13 所示的配对样本非参数检验的 SPSS 输出结果。

Wilcoxon带符号秩检验

		N	秩均值	秩和
治疗后TG -治疗前TG	负秩	6[a]	5.42	32.50
	正秩	2[b]	1.75	3.50
	结	0[c]		
	总数	8		

a. 治疗后TG < 治疗前TG
b. 治疗后TG > 治疗前TG
c. 治疗后TG = 治疗前TG

检验统计量[b]

	治疗后TG–治疗前TG
Z	−2.033[a]
渐近显著性（双侧）	.042

a. 基于正秩
b. Wilcoxon 带符号秩检验

图 7-13 配对样本非参数检验的 SPSS 主要输出结果

图 7-13 的 SPSS 主要输出结果首先给出了 Wilcoxon 符号秩检验中治疗前后数据之差对应的正、负秩的秩和与秩均值等，其配对样本的检验统计量表给出了配对样本 Wilcoxon 非参数检验的统计量值 $Z = -2.033$，其对应的双侧检验概率 P 值[渐近显著性（双侧）]为 $P = 0.042$。

对显著性水平 $\alpha = 0.10$，因为 $P = 0.042 < 0.10$，所以拒绝 H_0，接受 H_1，即认为治疗前后患者的甘油三酯指标有显著性差异。

二、两独立样本比较的秩和检验

对于完全随机设计的两独立样本比较的秩和检验又称成组比较的秩和检验或 Mann-Whitney U 检验(Mann-Whitney U test),它是用两样本观测值的秩来推断两样本分别代表的总体分布位置差异有无显著性。

下面结合本章开始时提出的案例 7-2 血清治病问题的求解,来介绍两独立样本对应总体比较的秩和检验方法的应用和原理。

案例 7-2　解:(1)应检验假设

$$H_0:两独立样本的总体分布相同;H_1:两独立样本的总体分布不同$$

(2)编秩次。

将两组样本的全部 16 个数据由小到大统一排列,混合编秩结果如表 7-12 的秩次列所示。编秩时,不同组的相同观测值取原秩次的平均秩次,在同一组内的可不求平均秩次,因为取与不取平均不影响它们的秩和。

表 7-12　两组大鼠的存活时间

治疗组		对照组	
存活时间/月	秩次	存活时间/月	秩次
3.1	11	1.9	7
5.3	15	0.5	1
1.4	5.5	0.9	3
4.6	14	2.1	8
2.8	10	1.4	5.5
4.0	13	2.1	9
3.8	12	1.1	4
5.5	16	0.8	2
$n_1 = 8$	$T_1 = 96.5$	$n_2 = 8$	$T_2 = 39.5$

(3)求秩和,计算检验统计量值。

将各组的秩次相加即得各组的秩和为

$$T_1 = 96.5, \quad T_2 = 39.5$$

两组的秩和合计应该等于总秩和 $N(N+1)/2$,其中 $N = n_1 + n_2$ 为合计例数。如本案例中 $T_1 + T_2 = 96.5 + 39.5 = 136$ 与 $N(N+1)/2 = 16(16+1)/2 = 136$ 相等,表明秩和计算无误。

以样本容量较小(设为 n_1)组的秩和为检验统计量 T。如果两样本容量相同,可任取一组的秩和作为检验统计量 T。本例 $n_1 = n_2 = 8$,故可任选,如用第一组的秩和为 T,即 $T = 96.5$。

(4)统计判断。

当 $n_1 \leq 10, n_2 - n_1 \leq 10$ 时,查附表 12,确定 P 值。当检验统计量 T 值在界值范围内(不包括端点)时,则 P 值大于表中对应的概率值,即可接受 H_0;若 T 值在界值范围外或等于界值,则 P 值小于相应的概率值,即可拒绝 H_0。

在本案例中,由 $n_1 = n_2 = 8$,对 $\alpha = 0.05$,查附表 12,临界值范围为 49~87。由于 $T = 96.5$,在界值范围外,则 $P < 0.05$,故拒绝 H_0,即认为这种血清对白血病有抑制作用。

当 n_1 与 n_2 超出 T 界值表的范围时,可按正态近似法,用下列公式进行 u 检验

$$u = \frac{\left| T - \frac{1}{2}n_1(N+1) \right| - 0.5}{\sqrt{\dfrac{n_1 n_2 (N+1)}{12}}} \qquad\qquad 式(7\text{-}18)$$

当相同秩次较多时(尤其等级资料),应采用下列校正公式

$$u = \frac{\left| T - \frac{1}{2}n_1(N+1) \right| - 0.5}{\sqrt{\dfrac{n_1 n_2 (N+1)}{12}\left[N^3 - N - \sum (t_i^3 - t_i) \right]}} \qquad\qquad 式(7\text{-}19)$$

其中 t_i 为相同秩次的个数。

由上可知,完全随机设计的两样本比较的秩和检验的基本思想是:如果 H_0 成立,则样本容量分别为 n_1 和 n_2 的两个样本来自同一总体(即分布相同的两总体),两样本的平均秩次 T_1/n_1 与 T_2/n_2 应相等或很接近,且都与总体的平均秩次 $(N+1)/2$ 相差很小。容量较小的(设为 n_1)样本的秩和 T 应在 $n_1(N+1)/2$(T 值表的界值范围中心为 $[n_1(N+1)/2]$)的左右变化。若 T 值偏离此值太远,表示取得现在样本统计量的可能性就很小。若偏离出给定 α 值所确定的范围时,即 $P < \alpha$,就拒绝 H_0;反之,则不能拒绝 H_0。

【SPSS 软件应用】 在 SPSS 中,对案例 7-2 的数据,将两组大鼠的存活时间录入同一观测变量"存活时间"中,是数值变量;同时设置分组变量"组别",输入 1 和 2,分别表示"治疗组"和"对照组",是名义变量;所建的 SPSS 数据集<大鼠的存活时间>见图 7-14。

在 SPSS 中打开该数据集,选择菜单【分析】→【非参数检验】→【旧对话框】→【两个独立样本】,在对话框【两个独立样本检验】中(图 7-15)选定:

存活时间→检验变量列表(T);组别→分组变量(G)

再点击选项【定义组(D)】,在对话框【两独立样本:…】中(图 7-16)分别输入两组在组别变量中的取值 1 和 2,点击 继续 。在选项【检验类型】中选定:☑ Mann-Whitney U(默认)。

	存活时间	组别	
1	3.1	1	
2	5.3	1	
3	1.4	1	
4	4.6	1	
5	2.8	1	
6	4.0	1	
7	3.8	1	
8	5.5	1	
9	1.9	2	
10	.5	2	
11	.9	2	

图 7-14　数据集
<大鼠的存活时间>

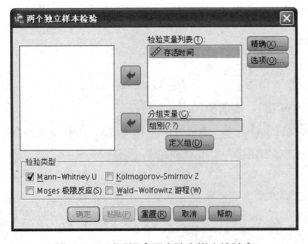

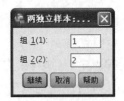

图 7-15　对话框【两个独立样本检验】　　　图 7-16　对话框【两独立样本:…】

最后点击 确定 ,即可得如图 7-17 所示的两个独立样本非参数检验的 SPSS 输出结果。

图 7-17 的 SPSS 输出结果给出了 Mann-Whitney U 检验中的各组秩均值与秩和的表、检验统计量表，由检验统计量表可得两个独立样本的 Mann-Whitney U 检验的统计量值 $U = 3.500$，对应的检验概率 P 值（精确显著性）为 $P = 0.001 < \alpha = 0.05$，故拒绝 H_0，接受 H_1，即认为两组白血病大鼠的存活时间有显著性差异；而治疗组与对照组的大鼠平均存活时间分别为 3.813（月）和 1.350（月），表明这种血清对白血病有抑制作用。

Mann-Whitney检验

秩

	组别	N	秩均值	秩和
存活时间	治疗组	8	12.06	96.50
	对照组	8	4.94	39.50
	总数	16		

检验统计量[b]

	存活时间
Mann-Whitney U	3.500
Wilcoxon W	39.500
Z	−2.998
渐近显著性（双侧）	.003
精确显著性[2*（单侧显著性）]	.001[a]

a. 没有对结果进行修正。　b. 分组变量：组别

图 7-17　两个独立样本非参数检验的 SPSS 输出结果

三、多独立样本比较的秩和检验

前面讨论了两独立样本相应总体比较的秩和检验，如果进行比较的样本多于两个，则可用 Kruskal-Wallis 秩和检验（Kruskal-Wallis rank-sum test）进行检验。如对于 k 个独立样本对应总体的比较检验，其检验统计量的值为

$$H = \frac{12}{N(N+1)} \sum_{i=1}^{k} \frac{T_i^2}{n_i} - 3(N+1) \qquad \text{式}(7\text{-}20)$$

其中 T_i 为第 i 个样本的秩和；n_i 为第 i 个样本的样本容量，$\sum_{i=1}^{k} n_i = N (i = 1, \cdots, k, k$ 为样本数$)$。

当样本的相同秩次较多（如超过 25%）时（尤其等级资料），由统计量式(7-20)计算的值偏小，宜采用下列校正的 H 值

$$H_c = \frac{H}{1 - \sum_{i=1}^{k} (t_i^3 - t_i) / (N^3 - N)} \qquad \text{式}(7\text{-}21)$$

其中，H 即为统计量式(7-20)计算的值，t_i 为相同秩次的个数。

检验时，上述检验统计量 H 或 H_c 近似服从自由度 $df = k-1$ 的 χ^2 分布，即可由 χ^2 临界值表来确定 P 的范围，进行相应的 χ^2 检验。

例 7-7 研究咪达唑仑片在不同民族受试者体内的药动学，测得中国维吾尔族、蒙古族和汉族三组健康受试者各 10 人的达峰时间（t_{max}，单位：小时），数据见表 7-13。试问维吾尔族、蒙古族和汉族三个民族的咪达唑仑片的达峰时间 t_{max} 有无显著性差异？（$\alpha = 0.05$）

解：(1)应检验假设：

H_0：三个民族的咪达唑仑片达峰时间 t_{max} 的总体分布相同；

H_1：三个民族的咪达唑仑片达峰时间 t_{max} 的总体分布不全相同。

(2)编秩次。

三个样本的总例数 $N = 30$。将这三个样本的 30 个观测值混合，统一从小到大编秩次，对相等的数值，如分属不同组时则取平均秩次，由此得各组秩次见表 7-13 第(2)、(4)、(6)列。

(3)求秩和，计算检验统计量值。

由表 7-13 中的各组秩次列，分别计算各组的秩和 T_i 为

$$T_1 = 215, T_2 = 147.5, T_3 = 102.5$$

再由式(7-20)计算检验统计量值

$$H = \frac{12}{N(N+1)} \sum_{i=1}^{k} \frac{T_i^2}{n_i} - 3(N+1) = \frac{12}{30(30+1)} \left(\frac{215^2}{10} + \frac{147.5^2}{10} + \frac{102.5^2}{10} \right) - 3(30+1) = 8.278$$

表 7-13 各民族咪达唑仑片达峰时间 t_{max} 的秩和计算

维吾尔族		蒙古族		汉族	
t_{max} (1)	秩次 (2)	t_{max} (3)	秩次 (4)	t_{max} (5)	秩次 (6)
2.25	28	1.68	23	1.32	18
2.16	27	1.75	25	1.15	16
2.42	30	1.50	21	1.17	17
2.38	29	1.45	20	1.08	13
1.82	26	1.35	19	0.18	1
1.74	24	1.12	14.5	0.20	3
1.62	22	0.45	7	1.01	12
0.72	11	0.32	5	0.18	2
0.55	8	0.28	4	0.34	6
0.68	10	0.64	9	1.12	14.5
$n_1 = 10$	$T_1 = 215$	$n_2 = 10$	$T_2 = 147.5$	$n_3 = 10$	$T_3 = 102.5$

(4)统计判断。

对 $\alpha = 0.05$，由 $k = 3$ 得自由度 $df = k - 1 = 3 - 1 = 2$，查 χ^2 临界值表得 $\chi_{0.05}^2(2) = 5.991$。

因 $H = 8.278 > \chi_{0.05}^2(2) = 5.991$，则 $P < 0.05$，故拒绝 H_0，接受 H_1，即可认为三个民族的咪达唑仑片达峰时间 t_{max} 有显著性差异。

【SPSS 软件应用】 在 SPSS 中，对例 7-7 的数据，将三个民族的咪达唑仑片达峰时间数据录入同一观测变量"达峰时间"中，是数值变量；同时设置分组变量"民族"，取值1、2、3，分别代表维吾尔族、蒙古族、汉族组，是名义变量；所建的 SPSS 数据集 <咪达唑仑片达峰时间> 见图7-18。

	达峰时	民族	
1	2.25	1	
2	2.16	1	
3	2.42	1	
4	2.38	1	
5	1.82	1	
6	1.74	1	
7	1.62	1	
8	.72	1	
9	.55	1	
10	.68	1	
11	1.68	2	
12	1.75	2	
13	1.50	2	

图 7-18 数据集
<咪达唑仑片达峰时间>

在 SPSS 中打开该数据集，选择菜单【分析】→【非参数检验】→【旧对话框】→【k 个独立样本】，在对话框【k 个独立样本检验】中(图7-19)选定：

达峰时间→检验变量列表(T)；民族→分组变量(G)

点击选项【定义范围(G)】，在对话框【多自变量样本…】中(图7-20)设定进行比较的各组在组别变量中的取值范围：

分组变量的范围 最小值：输入 1；最大：输入 3

点击 继续 。在选项【检验类型】中选定：√ Kruskal-Wallis H(K)(默认)，最后点击 确定 。即可得如图 7-21 所示的 SPSS 输出结果。

图 7-21 的 SPSS 输出结果给出了 Kruskal-Wallis 检验中的各组达峰时间的秩均值表、检验统计量表，由检验统计量表可得 Kruskal-Wallis 检验的卡方统计量值 $H = 8.278$，对应的检验概率 P 值(渐近显

著性)为 $P = 0.016 < \alpha = 0.05$,故拒绝 H_0,接受 H_1,即认为三个民族的咪达唑仑片达峰时间 t_{max} 有显著性差异。

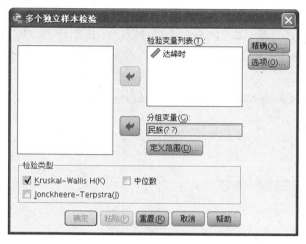

图 7-19　对话框【多个独立样本检验】

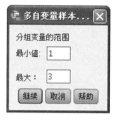

图 7-20　对话框【多自变量样本…】

Kruskal-Wallis检验

秩

	民族	N	秩均值
达峰时	维吾尔族	10	21.50
	蒙古族	10	14.75
	汉族	10	10.25
	总数	30	

检验统计量[a,b]

	达峰时
卡方	8.278
df	2
渐近显著性	.016

a. Kruskal Wallis 检验
b. 分组变量: 民族

图 7-21　例 7-7 的 SPSS 输出结果

本章 SPSS 软件应用提要

统计内容	SPSS 软件应用实现的菜单选项
分布的拟合优度检验	【分析】→【非参数检验】→【旧对话框】→【卡方】(案例 7-1)
列联表的独立性检验	【分析】→【描述统计】→【交叉表】(例 7-2)
列联表的总体率比较检验	【分析】→【描述统计】→【交叉表】(例 7-4)
两独立样本比较的秩和检验	【分析】→【非参数检验】→【旧对话框】→【两个独立样本】(案例 7-2)
配对样本比较的符号秩和检验	【分析】→【非参数检验】→【旧对话框】→【两个相关样本】(例 7-6)
多独立样本比较的秩和检验	【分析】→【非参数检验】→【旧对话框】→【k 个独立样本】(例 7-7)

知识链接

A. 凯特勒与数理统计学派

A. 凯特勒(Adolphe Quetelet, 1796—1874 年),比利时统计学家、数学家、天文学家,数理统计学派的创始人。凯特勒于 1819 年任布鲁塞尔科学协会数学教授,曾师从拉普拉斯、傅立叶等学习概率论、数学。1832 年促成比利时天文台建成后,他被任命为台长,从事天文、气象研究,并开始进行人口、犯罪和保险等方面的统计研究,同时创建"国际统计会议组织"。

凯特勒的一系列开创性工作对统计理论和实践有很大影响。首先,他融汇各家统计思想,将德国的国势学、英国的政治算术,与法国、意大利的古典概率论等加以协调改造并融合成为具有近代意义的统计学;其次,他将概率论引入统计学,运用概率论原理,对人口、犯罪、人体测量及天文、气象、地理、动物、植物等领域问题进行了系统研究,提出了著名的"平均人"思想,并对犯罪问题进行了独特的统计研究。

凯特勒的统计著作主要有《论人类》《概率论书简》《社会制度》《社会物理学》等,共计60多部,不少统计著作将他誉为"近代统计学之父"。

综合练习七

（一）填空题

1. 对一个 3×4 列联表进行 χ^2 独立性检验时,其 χ^2 分布的自由度 $df =$ _____。

2. χ^2 值的取值范围为 _____。

3. 2×2 列联表又称为 _____,其自由度 $df =$ _____。

（二）选择题

1. 下列不适用 χ^2 检验的是（　　）

A. 两样本均值比较　　　　　　　　　　B. 两样本的总体率比较

C. 多个样本的总体率比较　　　　　　　D. 拟合优度检验

2. 四个样本率进行比较,若 $\chi^2 > \chi^2_\alpha(3)$,可认为（　　）

A. 各总体率均不相等　　　　　　　　　B. 各总体率不等或不全相等

C. 各样本率各不相等　　　　　　　　　D. 各样本率不等或不全相等

3. 非参数检验应用的条件是（　　）

A. 总体是正态分布　　　　　　　　　　B. 若两组比较,要求两组的总体方差相等

C. 不依赖于总体分布　　　　　　　　　D. 要求样本容量很大

4. 在以下检验方法中,不属于非参数检验法的是（　　）

A. t 检验　　　　　　　　　　　　　　B. 秩和检验

C. Kruskal-Wallis 检验　　　　　　　　D. Wilcoxon 检验

（三）计算题

1. 在图书馆中,按5本书为一组随机选择200组样本,记录污损的书(包括打上着重记号、有污点、缺页等),得到的数据如下表所示。试用 χ^2 检验法检验一组中损坏的书的本数是否服从二项分布。（ $\alpha = 0.05$ ）

书本污损抽检中各组中损坏书的本数

一组中损坏书的本数（ x_i ）	组数（ f_i ）	理论频数（ np_i ）
0	72	65.54
1	77	81.92
2	34	40.96
3	14	10.24
4	2	1.28
5	1	0.06
总计	200	200.00

2. 在散剂分装过程中，随机抽取 100 袋称重，分组资料如下表所示。

散剂分装中抽检 100 袋的称重结果

重量分组	袋数
0.765 ~	1
0.795 ~	4
0.825 ~	7
0.855 ~	22
0.885 ~	24
0.915 ~	24
0.945 ~	10
0.975 ~	6
1.005 ~	1
1.035 ~ 1.065	1
合计	100

试用 χ^2 拟合优度检验来判断散剂重量是否服从正态分布。（$\alpha = 0.05$）

3. 为研究慢性气管炎与吸烟量的关系，调查 272 人，结果如下表所示。

慢性气管炎研究中的吸烟量调查数据

吸烟量/（支/h）	0 ~	10 ~	20 ~	合计
患者人数	22	98	25	145
健康人数	22	89	16	127
合计	44	187	41	272

试检验慢性气管炎与吸烟量有无关系。（$\alpha = 0.10$）

4. 某药厂用 5 种不同的生产工艺考察某种产品的质量，得优级品频数如下表所示。

不同工艺条件下某种产品的质量考察结果

工艺条件	产品质量		合计
	优级品	非优级品	
甲	9	11	20
乙	20	29	49
丙	13	22	35
丁	9	30	39
戊	8	17	25
合计	59	109	168

试分析产品质量的优级与工艺条件有无关系。（$\alpha = 0.05$）

5. 调查 1 000 人，按性别和是否色盲分类，得 2×2 列联表如下表所示。

不同性别的色盲调查结果

色盲	男性/人	女性/人
非	442	514
是	38	6

试检验色盲与性别有无关系。($\alpha = 0.10$)

6. 某学校对甲、乙两个年级学生进行乙型肝炎表面抗原(HbsAg)抽样检测,资料见下表。问两个年级学生的乙肝表面抗原阳性率有无差别?($\alpha = 0.05$)

两个年级学生的乙肝表面抗原抽样检测结果

年级	阳性数	阴性数	合计	阳性率/%
甲	3	25	28	10.71
乙	6	9	15	40.00
合计	9	34	43	20.93

7. 某单位在中小学观察三种方案治疗近视眼措施的效果,其疗效见下表。问三种方案治疗近视眼的有效率有无差别?($\alpha = 0.05$)

3 种方案治疗近视眼的疗效结果

方案	有效	无效	合计	有效率/%
A	24	26	50	48.00
B	16	29	45	35.56
C	8	40	48	16.67
合计	48	95	143	33.57

8. 现有 8 只 60 日龄雄鼠在某种处理前后的体重(g)改变如下表所示。

8 只雄鼠在某种处理前后的体重

处理前/g	25.7	24.4	21.1	25.2	26.4	23.8	21.5	22.9
处理后/g	22.5	23.2	21.4	23.4	25.4	20.4	21.5	21.7

试用符号秩和检验比较处理前后体重差异的显著性。($\alpha = 0.10$)

9. 8 名健康男子服用肠溶醋酸棉酚片前后精液中的精子浓度检查结果如下表(服用时间为 3 个月),若精子浓度的分布未知,试问服用肠溶醋酸棉酚片前后精液中的精子浓度有无下降?($\alpha = 0.05$)

服用肠溶醋酸棉酚片前后精液中的精子浓度

编号	1	2	3	4	5	6	7	8
服药前/(万/ml)	6 000	22 000	5 900	4 400	6 000	6 500	26 000	5 800
服药后/(万/ml)	660	5 600	3 700	5 000	6 300	1 200	1 800	2 200

10. 用雌鼠两组分别给以高蛋白或低蛋白的饲料,实验时间为出生后 28~84 天,计 8 周。观察各鼠所增体重,两种饲料下的雌鼠体重增加量(g)见下表。若两种饲料下雌鼠体重增加量的分布未

知,问两种饲料对雌鼠体重增加有无显著影响？（$\alpha = 0.05$）

两种饲料下的雌鼠体重增加量

高蛋白组/g	83	97	104	107	113	119	123	124	129	134	146	161
低蛋白组/g	65	70	70	78	85	94	101	107	122			

11. 利用原有仪器 A 和新仪器 B 分别测得某种片剂 30 分钟后的溶解度如下：

A：55.7，50.4，54.8

B：53.0，52.9，55.1，57.4，56.6

若所测溶解度的分布未知，试用秩和检验判断两台仪器的测试结果是否有显著性差异。（$\alpha = 0.05$）

12. 对正常人、单纯性肥胖人及皮质醇增多症三组人的血浆皮质醇含量进行测定，其结果见下表。若所测血浆皮质醇含量的分布未知，试问三组人的血浆皮质醇含量的差异有无显著性？（$\alpha = 0.05$）

三组人的血浆皮质醇含量测定结果

正常人	单纯性肥胖人	皮质醇增多症
0.4	0.6	9.8
1.9	1.2	10.2
2.2	2.0	10.6
2.5	2.4	13.0
2.8	3.1	14.0
3.1	4.1	14.8
3.7	5.0	15.6
3.9	5.9	15.6
4.6	7.4	21.6
7.0	13.6	24.0

（四）上机训练题

1. 对计算题第 3 题用 SPSS 进行计算，以检验其显著性。

2. 对计算题第 4 题，试用 SPSS 进行独立性检验。

3. 对计算题第 7 题，试用 SPSS 检验其有效率是否有显著性差异。

4. 对计算题第 8 题用 SPSS 进行计算。

5. 对计算题第 9 题用 SPSS 进行计算。

6. 对计算题第 12 题用 SPSS 进行计算。

第七章
目标测试

第八章

方 差 分 析

第八章
教学课件

方差分析
概述

【学习要求】

1. 掌握单因素方差分析的步骤,用方差分析表进行单因素方差分析。
2. 熟悉方差分析的基本思想和要求。
3. 了解两两间多重比较的方法,用方差分析表进行双因素方差分析。
4. 了解用 SPSS 进行单因素方差分析、双因素方差分析的操作运算。

在生产实践和科学研究中,常需通过试验观察某种或多种因素的变化对试验结果的指标是否有显著影响。例如,在新药开发中,需要研究不同的反应温度、反应时间、催化剂种类、各种辅料的用量及配比对药品质量或得率等的影响是否显著。这类问题一般可归结为多个(> 2)正态总体的均值是否有显著性差异的检验。

案例 8-1(温度与得率)　考察温度对某药得率的影响,选取 5 种不同的温度在相同的条件下进行试验,在同种温度下各做 4 次试验,得到该药的得率如表 8-1 所示,若已知该药的得率服从正态分布。

表 8-1　某药在不同温度下的得率

温度/℃	60	65	70	75	80
得率/%	86	80	83	76	96
	89	83	90	81	93
	91	88	94	84	95
	90	84	85	82	94
平均得率/%	89	83.75	88	80.75	94.5

问题:如何考察不同温度下该药的平均得率是否不同,即温度对该药的得率是否有显著影响?

如何解决上述 5 种不同温度下该药平均得率的比较问题? 学习了上一章后自然联想到利用两个正态总体均值比较的 t 检验来分析问题。但是如果用该 t 检验进行,则需要进行 $C_5^2 = 10$ 次两两比较检验,不仅其计算过程烦琐,而且其犯第一类错误的概率为 $1 - (1 - \alpha)^{10}$,当 $\alpha = 0.05$ 时达到 0.401,这是难以接受的。

为此,英国统计学家 R.A. 费希尔在 1923 年最先提出可同时比较多个正态总体均值是否相等的方差分析法,方差分析(analysis of variance, ANOVA)就是对全部样本观测值的差异(方差)进行分解,将某种因素下各组样本观测值之间可能存在的因素所造成的系统误差与随机抽样所造成的随机误差加以区分比较,以推断该因素对试验结果的影响是否显著。该方法首先应用于生物和农业田间试验,以后逐渐在许多科学研究领域得到成功的应用。

R.A. 费希尔与推断统计学

英国著名统计学家、遗传学家 R.A. 费希尔（Ronald Aylmer Fisher, 1890—1962 年）被认为是现代数理统计学的主要奠基人之一。费希尔于 1909 年进入剑桥大学学习数学和物理，1933 年起先后任伦敦大学、剑桥大学教授。作为推断统计学的建立者，费希尔对数理统计学的贡献涉及估计理论、假设检验、实验设计和方差分析等许多重要领域，在统计学上有着崇高的地位。

费希尔首创了词汇"方差"和"方差分析"；在 1923 年与麦肯齐（W.A.Mackenzie）合写的《关于收获量变异的研究》一文中最先对方差分析进行了系统研究，目前方差分析已发展成为一个最有力的现代统计分析工具。

费希尔不仅开辟了方差分析、试验设计等统计学研究的理论分支，同时还完善了小样本的统计方法，论证了戈塞特提出的相关系数的抽样分布，提出了 t 分布、F 分布检验、相关系数检验，并编制了相应的检验概率表，阐明了假设检验的逻辑原则等。

费希尔除是一位著名的统计学家之外，还是一位举世知名的遗传学家、优生学家，曾多次获得英国和许多国家的荣誉，1952 年被授予爵士称号。他发表了 294 篇学术论文，还出版了《研究人员用的统计学方法》、《实验设计》、《统计表》、《统计方法与科学推断》（1956 年）等经典专著等，被后人誉为"现代统计学之父"。

第一节　单因素方差分析

一、方差分析的原理和方法

在试验中，将试验结果称为效应（effect），而将影响试验结果的条件称为因素（factor），将因素所处的不同状态或内部分类称为该因素的水平（level），试验因素、受试对象和试验效应就构成了试验的三要素。

单因素方差分析

方差分析的目的就是探讨不同因素、不同水平之间效应的差异，从而考察各因素对试验结果是否有显著影响。根据研究因素个数的不同，方差分析可分为单因素方差分析（one-way analysis of variance）、双因素方差分析（two-way analysis of variance）和多因素方差分析（multi-way analysis of variance）。根据因素水平的选择，方差分析模型又可分为固定效应模型（fixed effect model）、随机效应模型（random effect model）和混合效应模型（mixed effect model）。若只是固定几个水平进行试验并加以比较，属于固定效应模型；若从所有水平中随机抽取几个水平进行试验并加以比较，从而检验所有水平的差异，属于随机效应模型；两者混合则属于混合效应模型。本章只介绍单因素和两因素固定效应方差分析模型。

试验中只有一个因素取不同的水平进行试验，而其他因素保持不变，这样的试验称为单因素试验（one factor trial），相应的方差分析就是单因素方差分析。单因素方差分析的目的就是通过分析各水平样本效应之间的差异，来检验各水平总体效应之间的差异，从而确定该因素对试验结果是否有显著影响。当各总体均服从正态分布，且方差相同时，各总体之间的差异就简单地体现为它们各自均值之间的差异，这就是方差分析的出发点。

在案例 8-1 中，该药即为受试对象，该药的得率即为试验效应，温度是考察的因素，5 种不同的温度对应于因素的 5 个水平。

由表 8-1 可知,首先因素的每个水平(即每种温度)下各次试验的得率有所不同,这些数据的差异可认为是由随机因素引起的随机误差,即每个水平下的该药的得率可以看成来自同一个总体的样本,5 个水平对应于 5 个相互独立的正态总体:X_1、X_2、X_3、X_4、X_5。由于试验中除所考虑的温度因素外,其他条件都相同,故可认为各总体的方差是相等的,即有

$$X_i \sim N(\mu_i, \sigma^2), \ i = 1, 2, 3, 4, 5$$

其次不同水平的平均得率也不同,这些平均值的差异到底是由随机因素引起的随机误差,还是因为温度的不同而造成的系统误差呢。因 $\mu_i(i = 1, 2, 3, 4, 5)$ 代表各水平下的得率对应的总体均值,为此,应检验

$$H_0: \mu_1 = \mu_2 = \mu_3 = \mu_4 = \mu_5$$

是否成立? 如果拒绝 H_0,就可认为不同水平(不同的温度)下的得率差异确实有显著性,即温度对该药的得率有显著影响;否则,则认为不同水平(不同的温度)下得率的差异只是由随机误差造成的。

一般地,设因素 A 有 k 个水平,记为 A_1、A_2、$\cdots$、A_k,在每个水平 A_j 下进行 n_j 次$(j = 1, 2, \cdots, k)$独立试验,试验结果的总体变量分别为 X_1、X_2、$\cdots$、X_k,且服从正态分布 $N(\mu_j, \sigma^2)$,$j = 1, 2, \cdots, k$。方差分析的目的是在各总体方差一致的条件下检验这些均值 μ_j 是否相同。在每个水平下试验得到的若干结果实际上是从总体中抽到的样本,试验结果如表 8-2 所示。

表 8-2   因素水平及观察数据表

水平(组别)	A_1	A_2	$\cdots$	A_k
总体变量	X_1	X_2	$\cdots$	X_k
试验结果 x_{ij}	x_{11}	x_{12}	$\cdots$	x_{1k}
	x_{21}	x_{22}	$\cdots$	x_{2k}
	$\cdots$	$\cdots$	$\cdots$	$\cdots$
	$x_{n_1 1}$	$x_{n_2 2}$	$\cdots$	$x_{n_k k}$
平均值 $\bar{x}_{\cdot j}$	$\bar{x}_{\cdot 1}$	$\bar{x}_{\cdot 2}$	$\cdots$	$\bar{x}_{\cdot k}$

其中
$$\bar{x}_{\cdot j} = \frac{1}{n_j} \sum_{i=1}^{n_j} x_{ij}, \ j = 1, 2, \cdots, k \qquad \text{式(8-1)}$$

是 A_j 水平下(第 j 组组内)观测值的样本均值,又称组内均值。

样本数据也可用线性模型来简单表示:

$$x_{ij} = \mu_j + \varepsilon_{ij}, \ \varepsilon_{ij} \sim N(0, \sigma^2), \ i = 1, 2, \cdots, n_j, \ j = 1, 2, \cdots, k$$

其中 μ_j 与 σ^2 为未知常数,ε_{ij} 为随机误差,且相互独立。

方差分析也是一种假设检验,因此,首先建立原假设和备择假设

$$H_0: \mu_1 = \mu_2 = \cdots = \mu_k = \mu; \ H_1: \mu_1, \mu_2, \cdots, \mu_k \ \text{不全相等}$$

其次需要构造检验统计量,R.A.费希尔采用将总的样本离差平方和进行分解的办法来构造检验统计量。现记样本总均值为

$$\bar{x} = \frac{1}{n} \sum_{j=1}^{k} \sum_{i=1}^{n_j} x_{ij} \qquad \text{式(8-2)}$$

其中 $n = n_1 + n_2 + \cdots + n_k$。则总样本离差平方和可分解为:

$$SS_T = \sum_{j=1}^{k} \sum_{i=1}^{n_j} (x_{ij} - \bar{x})^2 = \sum_{j=1}^{k} \sum_{i=1}^{n_j} \left[(x_{ij} - \bar{x}_{\cdot j}) + (\bar{x}_{\cdot j} - \bar{x}) \right]^2$$

$$= \sum_{j=1}^{k} \sum_{i=1}^{n_j} \left[(x_{ij} - \bar{x}_{\cdot j})^2 + 2(x_{ij} - \bar{x}_{\cdot j})(\bar{x}_{\cdot j} - \bar{x}) + (\bar{x}_{\cdot j} - \bar{x})^2 \right]$$

$$= \sum_{j=1}^{k} \sum_{i=1}^{n_j} (x_{ij} - \bar{x}_{\cdot j})^2 + \sum_{j=1}^{k} \sum_{i=1}^{n_j} 2(x_{ij} - \bar{x}_{\cdot j})(\bar{x}_{\cdot j} - \bar{x}) + \sum_{j=1}^{k} \sum_{i=1}^{n_j} (\bar{x}_{\cdot j} - \bar{x})^2$$

$$= \sum_{j=1}^{k} \sum_{i=1}^{n_j} (x_{ij} - \bar{x}_{\cdot j})^2 + \sum_{j=1}^{k} 2(\bar{x}_{\cdot j} - \bar{x}) \sum_{i=1}^{n_j} (x_{ij} - \bar{x}_{\cdot j}) + \sum_{j=1}^{k} \sum_{i=1}^{n_j} (\bar{x}_{\cdot j} - \bar{x})^2$$

$$= \sum_{j=1}^{k} \sum_{i=1}^{n_j} (x_{ij} - \bar{x}_{\cdot j})^2 + \sum_{j=1}^{k} n_j (\bar{x}_{\cdot j} - \bar{x})^2$$

$$= SS_E + SS_A \qquad\qquad 式(8-3)$$

其中中间交叉乘积部分等于 0,因为由式(8-1)有

$$\sum_{i=1}^{n_j} (x_{ij} - \bar{x}_{\cdot j}) = \sum_{i=1}^{n_j} x_{ij} - n_j \bar{x}_{\cdot j} = n_j \bar{x}_{\cdot j} - n_j \bar{x}_{\cdot j} = 0$$

由此得到重要的离差平方和分解公式为

$$SS_T = SS_E + SS_A \qquad\qquad 式(8-4)$$

其中 $SS_T = \sum_{j=1}^{k} \sum_{i=1}^{n_j} (x_{ij} - \bar{x})^2$ 称为总离差平方和(sum of squares of total deviations)或总变差(total devia-tions),它描述所有观察效应值之间的差异;$SS_E = \sum_{j=1}^{k} \sum_{i=1}^{n_j} (x_{ij} - \bar{x}_{\cdot j})^2$ 称为组内离差平方和(sum of squares of deviations within groups)或误差平方和(sum of squared error),它反映各组内部因重复试验而产生的随机抽样误差;$SS_A = \sum_{j=1}^{k} n_j (\bar{x}_{\cdot j} - \bar{x})^2$ 称为组间离差平方和(sum of squares of deviations between groups)或因素平方和(sum of square factor),它主要反映各组样本均值之间的差异,既包括随机抽样误差,也包括由 A 因素的不同水平作用所造成的系统误差。

上述总离差平方和 SS_T 的自由度(degree of freedom,df)$df_T = n-1$,组内离差平方和 SS_E 的自由度 $df_E = n-k$,组间离差平方和 SS_A 的自由度 $df_A = k-1$。故同样有自由度的对应分解公式为

$$df_T = df_E + df_A \qquad\qquad 式(8-5)$$

可以证明 SS_A 与 SS_E 独立,且根据抽样分布的定理,进一步推知当原假设 $H_0: \mu_1 = \mu_2 = \cdots = \mu_k = \mu$ 成立时,有

$$F = \frac{SS_A/(k-1)}{SS_E/(n-k)} \sim F(k-1, n-k) \qquad\qquad 式(8-6)$$

其中 $MS_A = SS_A/(k-1)$ 称为组间均方(mean square between groups)或因素均方(mean square factor),$MS_E = SS_E/(n-k)$ 称为组内均方(mean square within groups)或误差均方(mean square error),则有

$$F = \frac{MS_A}{MS_E}$$

当因素均方与误差均方之比值的 F 值很大时,说明因素 A 引起的变异明显超过随机抽样所引起的差异,即可认为因素 A 对试验结果有显著影响,从而拒绝 H_0。为此,取上述 F 为检验统计量。若原假设 H_0 不成立,即组间差异显著时,上式中的分子总比分母大,则统计量 F 值会远大于 1,因此,方差分析为单侧检验。根据给定的显著性水平 α 和自由度,即可确定单侧临界值 $F_\alpha(k-1, n-k)$,并与检验统计量 F 值进行比较,以决定是否接受原假设 H_0,从而推断因素 A 对试验结果是否有显著影响。

如果用统计软件 SPSS、SAS 等计算,还将得到 P 值($Pr>F$)的结果,用于统计判断。对于给定的显著性水平 α,当 P 值 $<\alpha$ 时,拒绝 H_0,认为因素 A 的不同水平的试验结果的均值有显著性差异,即因素 A 对试验结果有显著影响;否则,则认为无显著影响。

比较精确的方法是通过计算 P 值进行推断,如果对具体样本数据通过式(8-6)计算后得到 F 统计量的值记为 F_0,则 P 值的计算方法是 $P = P\{F > F_0\}$,P 值与 α 进行比较,再下结论,P 与 α 的差异越大,结论越可靠。

二、方差分析的步骤与实例

综上所述,将单因素方差分析的解题步骤总结如下:

(1)针对问题,建立原假设与备择假设:

$$H_0 : \mu_1 = \mu_2 = \cdots = \mu_k = \mu ; \quad H_1 : \mu_1 , \mu_2 , \cdots , \mu_k \text{ 不全相等}$$

(2)分别计算离差平方和及检验统计量 F 值:

$$C = \frac{1}{n} \left(\sum_{j=1}^{k} \sum_{i=1}^{n_j} x_{ij} \right)^2 = n\bar{x}^2$$

$$SS_T = \sum_{j=1}^{k} \sum_{i=1}^{n_j} (x_{ij} - \bar{x})^2 = \sum_{j=1}^{k} \sum_{i=1}^{n_j} x_{ij}^2 - C \qquad \text{式(8-7)}$$

$$SS_A = \sum_{j=1}^{k} n_j (\bar{x}_{.j} - \bar{x})^2 = \sum_{j=1}^{k} \frac{1}{n_j} \left(\sum_{i=1}^{n_j} x_{ij} \right)^2 - C \qquad \text{式(8-8)}$$

$$SS_E = \sum_{j=1}^{k} \sum_{i=1}^{n_j} (x_{ij} - \bar{x}_{.j})^2 = \sum_{j=1}^{k} \sum_{i=1}^{n_j} x_{ij}^2 - \sum_{j=1}^{k} \frac{1}{n_j} \left(\sum_{i=1}^{n_j} x_{ij} \right)^2$$

或

$$SS_E = SS_T - SS_A \qquad \text{式(8-9)}$$

而检验统计量的 F 值为

$$F = \frac{SS_A / (k-1)}{SS_E / (n-k)}$$

对于给定的显著性水平 α,查 F 分布表,得临界值 $F_\alpha(k-1, n-k)$,一般取 $\alpha = 0.05$。

该步骤的主要结果一般可用下列表格形式的方差分析表(analysis of variance table)(表8-3)来表示。

表8-3 单因素方差分析表

方差来源	离差平方和	自由度	均方	F 值	P 值
组间(因素)	SS_A	$k-1$	$MS_A = \dfrac{SS_A}{k-1}$	$F = \dfrac{MS_A}{MS_E}$	$\begin{cases} F > F_\alpha, \text{则 } P < \alpha \\ F < F_\alpha, \text{则 } P > \alpha \end{cases}$
组内(误差)	SS_E	$n-k$	$MS_E = \dfrac{SS_E}{n-k}$		
总变差	$SS_T = SS_A + SS_E$	$n-1$			

如果用统计软件(如 SPSS、SAS 等)计算,还将得到 P 值($Pr > F$)的结果,用于统计判断。

(3)统计判断:若 $F > F_\alpha(k-1, n-k)$,或者 $P < \alpha$,拒绝 H_0,认为因素对试验结果有显著影响;否则,接受 H_0,认为因素对试验结果没有显著影响。

进行方差分析时,还必须注意需满足三个前提条件:

(1)(独立性)各总体相互独立;

(2)(正态性)各总体服从正态分布;

(3)(方差齐性)各总体方差相等。

也即不同水平的样本数据的对应总体 $X_j \sim N(\mu_j, \sigma^2)$,$j = 1, 2, \cdots, k$,而且相互独立。如果满足这三个条件,方差分析就可取得精确的结果;否则,只能通过数据变换后近似地分析或者用其他非参数检验的方法。此外,单因素方差分析也可以看作两独立样本 t 检验的推广。

现对显著性水平 $\alpha = 0.05$,用上述解题步骤来求解案例 8-1 温度对得率的影响问题。

案例 8-1 解:(1)应检验假设

$$H_0 : \mu_1 = \mu_2 = \mu_3 = \mu_4 = \mu_5 ; \quad H_1 : \mu_1 , \mu_2 , \mu_3 , \mu_4 , \mu_5 \text{不全相等}$$

（2）由试验结果数据进行简单汇总，得表8-4。

表8-4 试验结果数据简单汇总表

温度/℃	60	65	70	75	80	合计	公式
x_{ij}			（数据略）				
n_j	4	4	4	4	4	20	$\sum\limits_{j=1}^{k} n_j$
$\sum\limits_{i=1}^{n_j} x_{ij}$	356	335	352	323	378	1 744	$\sum\limits_{j=1}^{k}\sum\limits_{i=1}^{n_j} x_{ij}$
$\sum\limits_{i=1}^{n_j} x_{ij}^2$	31 698	28 089	31 050	26 117	35 726	152 680	$\sum\limits_{j=1}^{k}\sum\limits_{i=1}^{n_j} x_{ij}^2$

即有 $n_1 = n_2 = n_3 = n_4 = n_5 = 4$，$n = 20$，$k = 5$。

由式（8-1）～式（8-9）和表8-4中的数据计算得：

$$C = \frac{1}{n}\left(\sum_{j=1}^{k}\sum_{i=1}^{n_j} x_{ij}\right)^2 = \frac{1\,744^2}{20} = 152\,076.8$$

$$SS_T = \sum_{j=1}^{k}\sum_{i=1}^{n_j}(x_{ij} - \bar{x})^2 = \sum_{j=1}^{k}\sum_{i=1}^{n_j} x_{ij}^2 - C = 152\,680 - 152\,076.8 = 603.2$$

$$SS_A = \sum_{j=1}^{k} n_j(\bar{x}_{.j} - \bar{x})^2 = \sum_{j=1}^{k}\frac{1}{n_j}\left(\sum_{i=1}^{n_j} x_{ij}\right)^2 - C$$

$$= \frac{356^2}{4} + \frac{335^2}{4} + \frac{352^2}{4} + \frac{323^2}{4} + \frac{378^2}{4} - 152\,076.8 = 442.7$$

$$SS_E = SS_T - SS_A = 603.2 - 442.7 = 160.5$$

又

$$df_T = n - 1 = 19,\quad df_E = n - k = 15,\quad df_A = k - 1 = 4$$

则

$$F = \frac{SS_A/(k-1)}{SS_E/(n-k)} = \frac{442.7/4}{160.5/15} = 10.34$$

对于给定的 $\alpha = 0.05$，查 F 分布表（附表7）得临界值 $F_\alpha(k-1, n-k) = F_{0.05}(4, 15) = 3.06$。由此可列出方差分析表（表8-5）。

表8-5 案例8-1的方差分析表

方差来源	离差平方和	自由度	均方	F 值	P 值
组间（因素）	442.7	4	110.68	10.34	$P < 0.05$
组内（误差）	160.5	15	10.7		
总变差	603.2	19			

（3）统计判断：由于 $F = 10.34 > F_{0.05}(4, 15) = 3.06$，则 $P < 0.05$，故拒绝 H_0，即在 $\alpha = 0.05$ 的显著性水平上，认为不同的温度对该药的得率有显著影响。

【SPSS 软件应用】 在 SPSS 中，对案例8-1的数据，将不同温度下药的得率数据录入同一观测变量"药的得率"中，是数值变量；同时设置变量"温度"作为分组变量，是定序变量；所建的 SPSS 数据集<药的得率与温度>见图8-1。

在 SPSS 中打开该数据集，从菜单选择【分析】→【比较均值】→【单因素 ANOVA】（图8-1），在主对话框【单因素方差分析】中（图8-2）选定：

药的得率→因变量列表（E）；温度→因子（F）。

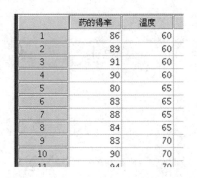

	药的得率	温度
1	86	60
2	89	60
3	91	60
4	90	60
5	80	65
6	83	65
7	88	65
8	84	65
9	83	70
10	90	70
11	94	70

图 8-1   数据集<药的得率与温度>

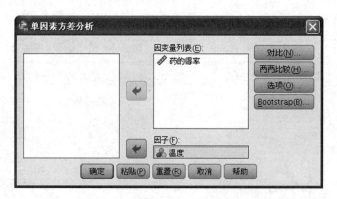

图 8-2   主对话框【单因素方差分析】

点击 确定 ，即可得到相应的输出结果表——单因素方差分析表(ANOVA)，如图 8-3 所示。该表即前面的表 8-5，表中的"df"为自由度，"显著性"为 P 值。

ANOVA

药的得率

	平方和	df	均方	F	显著性
组间	442.700	4	110.675	10.343	.000
组内	160.500	15	10.700		
总数	603.200	19			

图 8-3   单因素方差分析输出结果表

由图 8-3 的结果 ANOVA 表知，因为 P 值(显著性)为 0.000<0.05，故拒绝 H_0，即在显著性水平 α = 0.05 上，认为不同的温度对该药的得率有显著影响。

在案例 8-1 中因素(温度)的各个水平下所做的试验次数相等(均为 4 次)，即各组试验数据个数相同，称为均衡数据(balanced data)；否则，称为非均衡数据(non-balanced data)。下面考察一个非均衡数据的方差分析问题。

例 8-1   为考察中药黄根对心脏功能的影响，配制每 100ml 含黄根 1、1.5、3 和 5g 的药液，用来测定大鼠离体心脏在药液中 7~8 分钟内的心脏冠状动脉血流量，得数据见表 8-6。已知冠状动脉血流量服从正态分布，试考察不同剂量对心脏冠状动脉血流量是否有显著性差异。(α = 0.01)

表 8-6   大鼠冠状动脉血流量数据及汇总表

剂量/g	1	1.5	3	5
冠状动脉血流量 x_{ij}/L	6.2	6.4	2.0	0.2
	6.0	5.4	1.2	0.2
	6.8	0.8	1.7	0.5
	1.0	0.8	3.2	0.5
	6.0	1.1	0.5	0.4
	6.4	0.3	1.1	0.3
	12.0	1.0	0.5	

解：应检验假设

$$H_0: \mu_1 = \mu_2 = \mu_3 = \mu_4; \ H_1: \mu_1, \mu_2, \mu_3, \mu_4 \text{不全相等}$$

已知 $n_1 = n_2 = n_3 = 7$，$n_4 = 6$，$n = 27$，$k = 4$。

由式(8-1)~(8-9)等公式计算表 8-6 中的数据得表 8-7。

表 8-7　例 8-1 的数据计算表

剂量/g	1	1.5	3	5	合计
冠状动脉血流量 x_{ij}			（数据略）		
n_j	7	7	7	6	27
$\sum_{i=1}^{n_j} x_{ij}$	44.4	15.8	10.2	2.1	72.5
$\sum_{i=1}^{n_j} x_{ij}^2$	342.64	73.7	20.28	0.83	437.45

$$C = \frac{1}{n}\left(\sum_{j=1}^{k}\sum_{i=1}^{n_j} x_{ij}\right)^2 = \frac{72.5^2}{27} = 194.67$$

$$SS_T = \sum_{j=1}^{k}\sum_{i=1}^{n_j} x_{ij}^2 - C = 437.45 - 194.67 = 242.78$$

$$SS_A = \sum_{j=1}^{k}\frac{1}{n_j}\left(\sum_{i=1}^{n_j} x_{ij}\right)^2 - C = \frac{44.4^2}{7} + \frac{15.8^2}{7} + \frac{10.2^2}{7} + \frac{2.1^2}{6} - 194.67 = 138.21$$

$$SS_E = SS_T - SS_A = 242.78 - 138.21 = 104.57$$

从而得

$$F = \frac{SS_A/(k-1)}{SS_E/(n-k)} = \frac{138.21/3}{104.57/23} = 10.13$$

对于给定的 $\alpha = 0.01$，查 F 分布表（附表 7）得临界值 $F_{0.01}(3, 23) = 4.76$。P 值可直接用 SPSS 运算获得。整理得到下列方差分析表（表 8-8）。

表 8-8　例 8-1 的方差分析表

方差来源	离差平方和	自由度	均方	F 值	P 值
组间	138.21	3	46.07	10.13	$P < 0.01$
组内	104.57	23	4.55		
总变差	242.78	26			

因 $F = 10.13 > F_{0.01}(3, 23) = 4.76$，则 $P < 0.01$（或 $P = 0.000\,2 < 0.01$），故拒绝 H_0，即在显著性水平 $\alpha = 0.01$ 上，认为不同剂量下的冠状动脉血流量差异有显著性，即可根据控制冠状动脉血流量的需要适当选择用药剂量。

第二节　多重比较

当单因素方差分析的结果为拒绝 H_0 而接受 H_1 时，表明该因素的各水平指标的均值不全相等，即只能说明至少有两个水平指标的均值间差异是显著的。如果还希望更进一步地对多个水平指标的均值进行两两比较，以及哪个最大、哪个最小等，这就是多重比较（multiple comparison）问题。

如果用前面介绍的两样本均值比较的 t 检验来进行多重比较，则对显著性水平为 α，重复进行两两比较的 t 检验会使犯第一类错误的总的概率远大于 α，这是难以接受的。而多重比较的目的就是控制所有两两比较总的犯第一类错误的概率，其方法也很多，不同方法比较的侧重点不同，可以根据需要进行选择。这里主要介绍两种多重比较的方法：Tukey 法和 Scheffé 法。

一、Tukey 法

Tukey 法又称 HSD 法，是 J.W. 图基（J.W.Tukey）于 1952 年提出的。设因素 A 共有 k 个水平，每个

水平均做 m 次试验,即为各组数据个数相等的均衡数据。当 $H_0: \mu_1 = \mu_2 = \cdots = \mu_k = \mu$ 成立时,各水平试验指标的样本均值 $\bar{x}_{.1}, \bar{x}_{.2}, \cdots, \bar{x}_{.k}$ 相互独立且同服从于方差相等的正态分布 $N(\mu, \sigma^2)$,同时其方差 σ^2 的估计为

$$\hat{\sigma}^2 = \frac{MS_E}{m}$$

其中 $MS_E = \dfrac{SS_E}{n-k}$ 为组内均方。此时可以证明

$$q = \frac{\max\limits_{1 \le h, l \le k} \{|\bar{x}_{.h} - \bar{x}_{.l}|\}}{\sqrt{MS_E/m}}$$

服从 q 分布,记为 $q \sim q(k, n-k)$。就可用 q 作为检验统计量,对于给定的显著性水平 α,由多重比较中的 q 表(附表14)查得 $q_\alpha(k, n-k)$,满足

$$P\{q > q_\alpha(k, n-k)\} = \alpha$$

当 $q > q_\alpha(k, n-k)$ 时,则拒绝 H_0。

为简便起见,实际进行多重比较时,将拒绝域

$$q = \frac{\max\limits_{1 \le h, l \le k} \{|\bar{x}_{.h} - \bar{x}_{.l}|\}}{\sqrt{MS_E/m}} > q_\alpha(k, n-k)$$

写成
$$\max\limits_{1 \le h, l \le k} \{|\bar{x}_{.h} - \bar{x}_{.l}|\} > q_\alpha(k, n-k) \sqrt{MS_E/m}$$

并记
$$T = q_\alpha(k, n-k) \sqrt{MS_E/m} \qquad\qquad 式(8\text{-}10)$$

对任何 i、j ($i \ne j$),为进行两两检验 $H_0: \mu_i = \mu_j$,由于

$$\max\limits_{1 \le h, l \le k} \{|\bar{x}_{.h} - \bar{x}_{.l}|\} > |\bar{x}_{.i} - \bar{x}_{.j}|$$

总是成立,故只要

$$|\bar{x}_{.i} - \bar{x}_{.j}| > T \left(= q_\alpha \sqrt{MS_E/m}\right)$$

总可以认为 $\mu_i \ne \mu_j$。

因此,实际检验时只要将两个样本均值差的绝对值 $D_{ij} = |\bar{x}_{.i} - \bar{x}_{.j}|$ 作为统计量与式(8-10)中的 T 直接比较:若 $D_{ij} < T$,接受 H_0;反之,若 $D_{ij} > T$,拒绝 H_0,认为 μ_i 与 μ_j 的差异有显著性。

案例 8-1(续)　试对案例 8-1 的 5 种温度下得率的均值进行多重比较。($\alpha = 0.05$)

解: 已知 $k = 5$,$m = 4$,$MS_E = 10.7$,MS_E 的自由度 $n - k = 15$。

对于给定的 $\alpha = 0.05$,查附表 14 得 $q_\alpha(k, n-k) = q_{0.05}(5, 15) = 4.37$,从而计算得

$$T = q_\alpha \sqrt{MS_E/m} = 4.37 \times \sqrt{10.7/4} = 7.15$$

现将 5 个均值两两间差值的绝对值列于表 8-9 中。

表 8-9　五种得率均值两两差值的绝对值 D_{ij}

	$\bar{x}_{.2}$	$\bar{x}_{.3}$	$\bar{x}_{.4}$	$\bar{x}_{.5}$
$\bar{x}_{.1}$	5.25	1	8.25*	5.5
$\bar{x}_{.2}$		4.25	3	10.75*
$\bar{x}_{.3}$			7.25*	6.5
$\bar{x}_{.4}$				13.75*

表 8-9 中标" * "的表示两均值间的差异满足:

$$|\bar{x}_{.i} - \bar{x}_{.j}| > T = 7.15$$

认为两均值间差异有显著性($\alpha = 0.05$),本表也可以经 SPSS 运算后整理得。

显然,第1(60℃)与第4(75℃)、第2(65℃)与第5(80℃)、第3(70℃)与第4、第4与第5种温度下的得率之间差异有显著性,其余的差异均无显著性。

【SPSS软件应用】 对案例8-1,前面已解得,不同的温度对该药的得率有显著影响,即不同温度的药的得率均值不全相同,现利用SPSS软件,对这些不同温度的药的得率均值进行两两比较的多重比较检验。

在SPSS中对案例8-1的SPSS数据集<药的得率与温度>(图8-1),从菜单选择【分析】→【比较均值】→【单因素ANOVA】,在对话框【单因素方差分析】中选定:

药的得率→因变量列表(E);温度→因子(F)

点击选项【两两比较】,进入对话框【单因素ANOVA:两两比较】,选定:$\sqrt{}$ Turkey,点击$\boxed{继续}$,如图8-4所示。

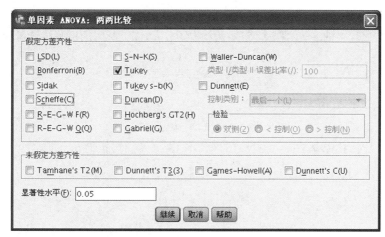

图8-4 对话框【单因素ANOVA:两两比较】

最后点击$\boxed{确定}$,即可得用Turkey法进行两两多重比较分析的结果。

多重比较

因变量:药的得率

	(I)温度	(J)温度	均值差(I-J)	标准误	显著性	95%置信区间 下限	95%置信区间 上限
Tukey HSD	60	65	5.250	2.313	.208	−1.89	12.39
		70	1.000	2.313	.992	−6.14	8.14
		75	8.250*	2.313	.020	1.11	15.39
		80	−5.500	2.313	.175	−12.64	1.64
	65	60	−5.250	2.313	.208	−12.39	1.89
		70	−4.250	2.313	.390	−11.39	2.89
		75	3.000	2.313	.697	−4.14	10.14
		80	−10.750*	2.313	.002	−17.89	−3.61
	70	60	−1.000	2.313	.992	−8.14	6.14
		65	4.250	2.313	.390	−2.89	11.39
		75	7.250*	2.313	.046	.11	14.39
		80	−6.500	2.313	.083	−13.64	.64
	75	60	−8.250*	2.313	.020	−15.39	−1.11
		65	−3.000	2.313	.697	−10.14	4.14
		70	−7.250*	2.313	.046	−14.39	−.11
		80	−13.750*	2.313	.000	−20.89	−6.61
	80	60	5.500	2.313	.175	−1.64	12.64
		65	10.750*	2.313	.002	3.61	17.89
		70	6.500	2.313	.083	−.64	13.64
		75	13.750*	2.313	.000	6.61	20.89

*.均值差的显著性水平为0.05。

图8-5 案例8-1多重比较的输出结果

在 Turkey 法多重比较的图 8-5 结果表中，其中显著性水平 < 0.05 的两不同温度间均值之差为有显著性差异，并在均值差(I-J)的值上标记" * "。易知，60℃与75℃、65℃与80℃、70℃与75℃、75℃与80℃温度下的得率均值之间差异有显著性，其余的差异均无显著性。这与前面案例 8-1(续)解的结论是一致的。

二、Scheffé法

当因素的各个水平下所做的试验次数不相等，即各样本容量不等的非均衡数据时，H.谢夫(H.Scheffé)于 1953 年提出与方差分析 F 检验相容的 Scheffé 多重比较法，从而提高了检验效率。

用 Scheffé 法进行多重比较时，首先根据方差分析 F 检验的临界值 $F_\alpha(k-1, n-k)$ 可得

$$S_\alpha = \sqrt{(k-1)F_\alpha(k-1, n-k)}$$

由此即可构造多重比较中的 S 表(附表 15)。为检验 $H_0: \mu_i = \mu_j$，所用的检验统计量为

$$S = \frac{|\bar{x}_{.i} - \bar{x}_{.j}|}{\sqrt{MS_E(1/n_i + 1/n_j)}}$$

对于给定的显著性水平 α，由多重比较中的 S 表(附表 15)查得 $S_\alpha(k, n-k)$，满足

$$P\{S > S_\alpha(k, n-k)\} = \alpha$$

则当 $S < S_\alpha(k, n-k)$ 时，接受 $H_0: \mu_i = \mu_j$；反之，当 $S > S_\alpha(k, n-k)$ 时，拒绝 H_0，即认为两均值 μ_i 与 μ_j 间差异有显著性。

为便于比较，可令

$$T_{ij} = S_\alpha \sqrt{MS_E(1/n_i + 1/n_j)} \qquad \text{式(8-11)}$$

当 $|\bar{x}_{.i} - \bar{x}_{.j}| > T_{ij}$ 时，拒绝 H_0，即可判定两总体均值 μ_i 与 μ_j 有显著性差异；否则，则判定两总体均值 μ_i 与 μ_j 无显著性差异。

例 8-1(续)　试对上节例 8-1 的不同药液剂量下的冠状动脉血流量均值进行多重比较检验。

解： 已知 $k = 4$，$n_1 = n_2 = n_3 = 7$，$n_4 = 6$，$k-1 = 3$，$n-k = 23$。

对于给定的 $\alpha = 0.05$，查附表 15 得 $S_\alpha(k, n-k) = S_{0.05}(4, 23) = 3$。

由例 8-1 知 $MS_E = 4.55$，则

$$T_{12} = T_{13} = T_{23} = S_\alpha\sqrt{MS_E(1/7 + 1/7)} = 3.0\sqrt{4.55 \times (1/7 + 1/7)} = 3.42$$

$$T_{14} = T_{24} = T_{34} = S_\alpha\sqrt{MS_E(1/7 + 1/6)} = 3.0\sqrt{4.55 \times (1/7 + 1/6)} = 3.56$$

则　　$|\bar{x}_{.1} - \bar{x}_{.2}| = 4.08 > T_{12} = 3.42$，认为 μ_1 与 μ_2 差异有显著性；

　　　$|\bar{x}_{.1} - \bar{x}_{.3}| = 4.88 > T_{13} = 3.42$，认为 μ_1 与 μ_3 差异有显著性；

　　　$|\bar{x}_{.1} - \bar{x}_{.4}| = 5.99 > T_{14} = 3.56$，认为 μ_1 与 μ_4 差异有显著性；

　　　$|\bar{x}_{.2} - \bar{x}_{.3}| = 0.08 < T_{23} = 3.42$，认为 μ_2 与 μ_3 差异无显著性；

　　　$|\bar{x}_{.2} - \bar{x}_{.4}| = 1.91 < T_{24} = 3.56$，认为 μ_2 与 μ_4 差异无显著性；

　　　$|\bar{x}_{.3} - \bar{x}_{.4}| = 1.11 < T_{34} = 3.56$，认为 μ_3 与 μ_4 差异无显著性。

【SPSS 软件应用】　在 SPSS 中，如果对例 8-1 用 Scheffé 法对其不同剂量的心脏冠状动脉血流量的均值进行多重比较检验，其操作步骤与上述 Turkey 法的 SPSS 软件应用的步骤完全类似，只需在进入对话框【单因素 ANOVA:两两比较】时选定: ☑ Scheffe 即可(图 8-4)，就能得到相应 SPSS 的 Scheffe 法的多重比较输出结果表，此处不再赘述。

目前统计软件中使用的多重比较有 10 多种方法，各有优点，大体分为两类，一类是所有均值两两比较，另一类是所有均值与一个对照比较；有的要求各样本容量相等的均衡数据，有的可不等。常用的还有多阶段检验的 SNK 法和 Duncan 法等，详情可参阅相关著作。

第三节 双因素方差分析

双因素方差分析是分析两个因素(A 和 B)对某个随机现象的试验指标或随机变量的影响。而在实际问题中,还可能考虑更多的因素,以及因素之间的交互作用等,就要用到多因素试验的方差分析。如果将所有水平组合(即完全试验),进行重复试验,试验次数会增加很多,为了以最少的试验次数达到最佳的效果,常常应用正交试验或均匀试验做初步试验,待找到有效的组合后再进一步小范围试验。而本节主要讨论的无重复试验的双因素方差分析则是多因素方差分析的基础。

一、无重复试验的双因素方差分析

现考察无重复试验的双因素方差分析问题,进行双因素方差分析的目的就是检验两个因素 A、B 对试验结果是否有显著影响。无重复试验的双因素方差分析计算的主要步骤与单因素方差分析类似,即

(1)针对问题,建立两个因素的原假设 H_0 与备择假设 H_1:

对因素 A:$H_{A0}:\mu_{1\cdot}=\mu_{2\cdot}=\cdots=\mu_{k\cdot}$;$H_{A1}:\mu_{1\cdot},\mu_{2\cdot},\cdots,\mu_{k\cdot}$ 不全相等;

对因素 B:$H_{B0}:\mu_{\cdot1}=\mu_{\cdot2}=\cdots=\mu_{\cdot s}$;$H_{B1}:\mu_{\cdot1},\mu_{\cdot2},\cdots,\mu_{\cdot s}$ 不全相等。

(2)由试验结果数据表(表 8-10)

表 8-10 两因素试验数据表

因素 A	因素 B			
	B_1	B_2	...	B_r
A_1	x_{11}	x_{12}	...	x_{1r}
A_2	x_{21}	x_{22}	...	x_{2r}
...	...	...	...	...
A_s	x_{s1}	x_{s2}	...	x_{sr}

列出双因素方差分析表(表 8-11)。

表 8-11 双因素方差分析表

方差来源	离差平方和	自由度	均方	F 值	P 值
因素 A	SS_A	$s-1$	$MS_A=\dfrac{SS_A}{s-1}$	$F_A=\dfrac{MS_A}{MS_E}$	$\begin{cases}F_A>F_{A\alpha},则\ P<\alpha\\ F_A<F_{A\alpha},则\ P>\alpha\end{cases}$
因素 B	SS_B	$r-1$	$MS_B=\dfrac{SS_B}{r-1}$	$F_B=\dfrac{MS_B}{MS_E}$	$\begin{cases}F_B>F_{B\alpha},则\ P<\alpha\\ F_B<F_{B\alpha},则\ P>\alpha\end{cases}$
误差	SS_E	$(s-1)(r-1)$	$MS_E=\dfrac{SS_E}{(s-1)(r-1)}$		
总变差	SS_T	$sr-1$			

其中 $SS_T=\sum\limits_{i=1}^{s}\sum\limits_{j=1}^{r}(x_{ij}-\bar{x})^2$ 称为总离差平方和;$SS_A=r\sum\limits_{i=1}^{s}(\bar{x}_{i\cdot}-\bar{x})^2$ 称为因素 A 的离差平方和,主

要反映 A 因素各水平效应之间的差异;$SS_B = s\sum_{j=1}^{r} (\bar{x}_{.j}-\bar{x})^2$ 称为因素 B 的离差平方和,主要反映 B 因素各水平效应之间的差异;$SS_E = \sum_{i=1}^{s} \sum_{j=1}^{r} (x_{ij}-\bar{x}_{i.}-\bar{x}_{.j}+\bar{x})^2$ 称为随机误差平方和,主要反映随机抽样的误差。且有总离差平方和(总变差)分解公式:

$$SS_T = \sum_{i=1}^{s} \sum_{j=1}^{r} (x_{ij}-\bar{x})^2 = \sum_{i=1}^{s} \sum_{j=1}^{r} [(\bar{x}_{i.}-\bar{x})+(\bar{x}_{.j}-\bar{x})+(x_{ij}-\bar{x}_{i.}-\bar{x}_{.j}+\bar{x})]^2$$

$$= \sum_{i=1}^{s} r(\bar{x}_{i.}-\bar{x})^2 + \sum_{j=1}^{r} s(\bar{x}_{.j}-\bar{x})^2 + \sum_{i=1}^{s} \sum_{j=1}^{r} (x_{ij}-\bar{x}_{i.}-\bar{x}_{.j}+\bar{x})^2$$

$$= SS_A + SS_B + SS_E$$

(3)比较方差分析表中的各因素的 P 值与显著性水平 α(或比较 F 值与 F 临界值),就可判断对该因素是否拒绝 H_0,从而确定所考察的两个因素对试验结果各自的影响是否有显著。

这里我们结合实际案例用 SPSS 软件来进行无重复试验的双因素方差分析计算,以掌握进行无重复试验的双因素方差分析的主要步骤和实际操作能力。

案例 8-2　在抗肿瘤药筛选试验中,考虑用 20 只小鼠按体重相近分成 4 组,分别观察甲、乙、丙、丁 4 种药物对小鼠肉瘤的抑瘤效果,每种药物均在 5 个配伍组下进行试验,已知抑瘤效果即瘤重服从正态分布,其观测结果如表 8-12 所示。

表 8-12　4 种药物的抑瘤效果(瘤重/g)

配伍组	甲	乙	丙	丁
1	0.80	0.36	0.17	0.28
2	0.74	0.50	0.42	0.36
3	0.31	0.20	0.38	0.25
4	0.48	0.18	0.44	0.22
5	0.76	0.26	0.28	0.13

问题:试检验药物种类和配伍组这两个因素对小鼠肉瘤的抑瘤效果有无显著影响?($\alpha = 0.05$)

案例 8-2 的问题显然是无重复试验的双因素方差分析问题,即应检验:

对因素 A(药物种类):$H_{A0}: \mu_{1.} = \mu_{2.} = \mu_{3.} = \mu_{4.}$;$H_{A1}: \mu_{1.}, \mu_{2.}, \mu_{3.}, \mu_{4.}$ 不全相等;

对因素 B(配伍组):$H_{B0}: \mu_{.1} = \mu_{.2} = \cdots = \mu_{.5}$;$H_{B1}: \mu_{.1}, \mu_{.2}, \cdots, \mu_{.5}$ 不全相等。

下面我们用 SPSS 软件来完成案例的无重复试验的双因素方差分析的计算分析。

【SPSS 软件应用】　在 SPSS 中,对案例 8-2 的数据,将不同药物下的抑瘤效果数据录入同一观测变量"抑瘤效果"中,是数值变量;同时设置两个分组变量"药物种类""配伍组号"作为两个因素变量,是定序变量;所建的 SPSS 数据集<药物的抑瘤效果>见图 8-6。

在 SPSS 中打开该数据集,从菜单选择【分析】→【一般线性模型】→【单变量】,在主对话框【单变量】中(图 8-7)选定:

抑瘤效果→因变量(D);药物种类、配伍组号→固定因子(F)

再点击选项【模型】,进入对话框【单变量:模型】(图 8-8)选定:

指定模型⊙设定(C);药物种类、配伍组号→模型(M)

抑瘤效果	药物种类	配伍组号
.80	1	1
.74	1	2
.31	1	3
.48	1	4
.76	1	5
.36	2	1
.50	2	2
.20	2	3
.18	2	4
.26	2	5
.17	3	1
.42	3	2
.38	3	3

图 8-6　数据集<药物的抑瘤效果>

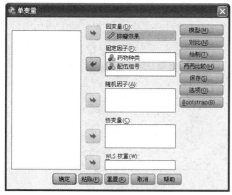

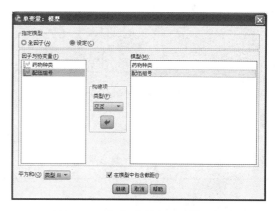

图8-7 主对话框【单变量】　　　　　　　　图8-8 对话框【单变量：模型】

点击 继续 。最后点击 确定 ，即可得到相应的输出结果。其主要输出结果双因素方差分析（ANOVA）表如图8-9所示，其中"源"为方差来源，"Ⅲ型平方和"为离差平方和，"df"为自由度，F为F检验值，"Sig."为P值。

主体间效应的检验

因变量：抑瘤效果

源	Ⅲ型平方和	df	均方	F	Sig.
校正模型	.523ᵃ	7	.075	4.112	.016
截距	2.828	1	2.828	155.565	.000
药物种类	.411	3	.137	7.535	.004
配伍组号	.112	4	.028	1.545	.251
误差	.218	12	.018		
总计	3.569	20			
校正的总计	.741	19			

a. R方=.706（调整R方=.534）

图8-9 案例8-2 SPSS的双因素方差分析的主要输出结果

由该双因素方差分析表可知，对因素A（药物种类）：因为概率P值（Sig.）= 0.004 < 0.05，故拒绝H_{A0}，认为药物种类因素对小鼠肉瘤的抑瘤效果有显著影响。

对因素B（配伍组）：因为概率P值（Sig.）= 0.251 > 0.05，故接受H_{B0}，认为配伍组因素对小鼠肉瘤的抑瘤效果没有显著影响。

注意：在用SPSS软件进行双因素方差分析时，软件默认的模型为包括交互效应的全因子模型，而只有重复试验时才能够考察交互效应，故只适用于重复试验情形的双因素方差分析。因此，考察无重复试验时，必须选定选项【模型】，来设定只含主效应（main effect）的模型。

二、有重复试验的双因素方差分析

如果一个因素的效应随另一个因素水平的变动而出现显著性差异，说明这两个因素存在交互作用（interaction）。事实上，两因素以上的试验其主要目的就是寻找有交互作用的水平组合。如研制新药就是在不同因素、不同成分中寻找一个最佳的比例搭配即配方，而这个最佳配方只有在交互作用显著的条件下才能找到；医生开处方也是一样的道理。本节将简单介绍有交互作用的双因素方差分析，关于有交互作用的多因素方差分析问题可看本书正交试验设计部分或其他文献。

假设A因素有s个水平$A_1, A_2, \cdots, A_s$，B因素有r个水平$B_1, B_2, \cdots, B_r$，若考虑交互作用，在每对水平组合(A_i, B_j)下必须至少重复试验两次以上，以便分解出代表交互作用的离差平方和。现假设每对水平组合(A_i, B_j)独立地获得n个观察值$x_{ijk}(i=1, 2, \cdots, s, j=1, 2, \cdots, r, k=1, 2, \cdots, n)$，如表8-13所示。

表 8-13   重复试验的两因素试验数据表

因素 A	因素 B			
	B_1	B_2	$\cdots$	B_r
A_1	$(x_{11}, \cdots, x_{11n})$	$(x_{12}, \cdots, x_{12n})$	$\cdots$	$(x_{1r}, \cdots, x_{1rn})$
A_2	$(x_{21}, \cdots, x_{21n})$	$(x_{22}, \cdots, x_{22n})$	$\cdots$	$(x_{2r}, \cdots, x_{2rn})$
$\cdots$	$\cdots$	$\cdots$		$\cdots$
A_s	$(x_{s1}, \cdots, x_{s1n})$	$(x_{s2}, \cdots, x_{s2n})$		$(x_{sr}, \cdots, x_{srn})$

设所得的试验结果对应总体 $X_{ijk} \sim N(\mu_{ij}, \sigma^2)$，$i = 1, 2, \cdots, s, j = 1, 2, \cdots, r, k = 1, 2, \cdots, n$。

为方便理解两因素交互作用，应用线性模型的方式表示总效应的分解，现设总体均值为 μ、A 因素 A_i 水平的均值为 $\mu_i.$、B 因素 B_j 水平的均值为 $\mu._j$，若效应可加，便有分解

$$\mu_{ij} = \mu + (\mu_i. - \mu) + (\mu._j - \mu) + (\mu_{ij} - \mu_i. - \mu._j + \mu) = \mu + \alpha_i + \beta_j + \gamma_{ij}$$

其中 $\alpha_i = \mu_i. - \mu$ 为 A 因素主效应，$\beta_j = \mu._j - \mu$ 为 B 因素主效应，$\gamma_{ij} = \mu_{ij} - \mu_i. - \mu._j + \mu$ 为交互效应（interaction effect），$i = 1, 2, \cdots, s, j = 1, 2, \cdots, r$，且满足条件：

$$\sum_{i=1}^{s} \alpha_i = 0, \quad \sum_{j=1}^{r} \beta_j = 0, \quad \sum_{i=1}^{s} \gamma_{ij} = 0, \quad \sum_{j=1}^{r} \gamma_{ij} = 0$$

于是，检验 A 因素各水平均值是否相同，等价于检验 A 因素各水平效应是否相同，原假设和备择假设为

$$H_{A0} : \alpha_1 = \alpha_2 = \cdots = \alpha_s = 0; \quad H_{A1} : \alpha_1, \alpha_2, \cdots, \alpha_s \text{ 不全为 } 0$$

检验 B 因素各水平效应是否相同的原假设和备择假设为

$$H_{B0} : \beta_1 = \beta_2 = \cdots = \beta_r = 0; \quad H_{B1} : \beta_1, \beta_2, \cdots, \beta_r \text{ 不全为 } 0$$

检验 A 与 B 交互效应是否相同的原假设和备择假设为

$$H_{AB0} : \gamma_{ij} = 0, \quad i = 1, 2, \cdots, s, \quad j = 1, 2, \cdots, r; \quad H_{AB1} : \gamma_{ij} \text{不全为 } 0$$

构造检验统计量仍然采用离差平方和分解的办法，对重复试验观察值 x_{ijk}，$i = 1, 2, \cdots, s, j = 1, 2, \cdots, r, k = 1, 2, \cdots, n$，记

$$\bar{x} = \frac{1}{rsn} \sum_{j=1}^{r} \sum_{i=1}^{s} \sum_{k=1}^{n} x_{ijk}; \quad \bar{x}_i.. = \frac{1}{rn} \sum_{j=1}^{r} \sum_{k=1}^{n} x_{ijk}, \quad i = 1, 2, \cdots, s;$$

$$\bar{x}._j. = \frac{1}{sn} \sum_{i=1}^{s} \sum_{k=1}^{n} x_{ijk}, \quad j = 1, 2, \cdots, r; \quad \bar{x}_{ij}. = \frac{1}{n} \sum_{k=1}^{n} x_{ijk}, \quad i = 1, 2, \cdots, s, \quad j = 1, 2, \cdots, r$$

则总离差平方和的分解公式为

$$
\begin{aligned}
SS_T &= \sum_{i=1}^{s} \sum_{j=1}^{r} \sum_{k=1}^{n} (x_{ijk} - \bar{x})^2 \\
&= \sum_{i=1}^{s} \sum_{j=1}^{r} \sum_{k=1}^{n} \left[(\bar{x}_i.. - \bar{x}) + (\bar{x}._j. - \bar{x}) + (\bar{x}_{ij}. - \bar{x}_i.. - \bar{x}._j. + \bar{x}) + (x_{ijk} - \bar{x}_{ij}.) \right]^2 \\
&= \sum_{i=1}^{s} rn (\bar{x}_i.. - \bar{x})^2 + \sum_{j=1}^{r} sn (\bar{x}._j. - \bar{x})^2 + \sum_{i=1}^{s} \sum_{j=1}^{r} n (\bar{x}_{ij} - \bar{x}_i. - \bar{x}._j + \bar{x})^2 + \sum_{i=1}^{s} \sum_{j=1}^{r} \sum_{k=1}^{n} (x_{ijk} - \bar{x}_{ij}.)^2 \\
&= SS_A + SS_B + SS_{AB} + SS_E
\end{aligned}
$$

其中可以证明中间交叉乘积部分等于 0。记

$$C = \frac{1}{rsn} \left(\sum_{j=1}^{r} \sum_{i=1}^{s} \sum_{k=1}^{n} x_{ijk} \right)^2 = rsn \bar{x}^2$$

则有

$$SS_T = \sum_{i=1}^{s} \sum_{j=1}^{r} \sum_{k=1}^{n} x_{ijk}^2 - C, \quad SS_E = \sum_{i=1}^{s} \sum_{j=1}^{r} \sum_{k=1}^{n} x_{ijk}^2 - \frac{1}{n} \sum_{i=1}^{s} \sum_{j=1}^{r} \left(\sum_{k=1}^{n} x_{ijk} \right)^2$$

$$SS_A = \frac{1}{rn} \sum_{i=1}^{s} \left(\sum_{j=1}^{r} \sum_{k=1}^{n} x_{ijk} \right)^2 - C, \quad SS_B = \frac{1}{sn} \sum_{j=1}^{r} \left(\sum_{i=1}^{s} \sum_{k=1}^{n} x_{ijk} \right)^2 - C$$

$$SS_{AB} = SS_T - SS_A - SS_B - SS_E$$

与前面方差分析的原理一样,可以构造检验因素和交互作用显著性的统计量。

当 $H_{AB0}: \gamma_{ij} = 0, i = 1, 2, \cdots, s, j = 1, 2, \cdots, r$ 成立时,有

$$F_{AB} = \frac{SS_{AB}/(s-1)(r-1)}{SS_E/(sr(n-1))} = \frac{MS_{AB}}{MS_E} \sim F((s-1)(r-1), sr(n-1))$$

当 $H_{A0}: \alpha_1 = \alpha_2 = \cdots = \alpha_s = 0$ 成立时,有

$$F_A = \frac{SS_A/(s-1)}{SS_E/(sr(r-1))} = \frac{MS_A}{MS_E} \sim F((s-1), sr(n-1))$$

当 $H_{B0}: \beta_1 = \beta_2 = \cdots = \beta_r = 0$ 成立时,有

$$F_B = \frac{SS_B/(r-1)}{SS_E/(sr(r-1))} = \frac{MS_B}{MS_E} \sim F((r-1), sr(n-1))$$

对于给定的显著性水平 α,查 F 分布表得临界值,若

$$F_{AB} > F_{AB\alpha} = F_\alpha((s-1)(r-1), sr(n-1))$$

则拒绝 H_{AB0},即认为因素 A、B 的交互作用有显著性;否则,接受 H_{AB0},即认为因素 A、B 的交互作用无显著性。

若 $F_A > F_{A\alpha} = F_\alpha(s-1, sr(n-1))$,则拒绝 H_{A0},即认为因素 A 的影响有显著性;否则,接受 H_{A0},即认为因素 A 的影响无显著性。

若 $F_B > F_{B\alpha} = F_\alpha(r-1, sr(n-1))$,则拒绝 H_{B0},即认为因素 B 的影响有显著性;否则,接受 H_{B0},即认为因素 B 的影响无显著性。

也可以应用软件直接计算每个假设条件下的 P 值,并与检验水平 α 比较,如果 $P > \alpha$,则接受原假设;如果 $P < \alpha$,则拒绝原假设。P 与 α 的差距越大,下结论的理论依据越充分。

相应于有重复试验的双因素方差分析表如表 8-14 所示。

表 8-14　两因素(含交互作用)方差分析表

方差来源	离差平方和	自由度	均方	F 值	P 值
因素 A	SS_A	$s-1$	$MS_A = \dfrac{SS_A}{s-1}$	$F_A = \dfrac{MS_A}{MS_E}$	$\begin{cases} F_A > F_{A\alpha}, \text{则 } P < \alpha \\ F_A < F_{A\alpha}, \text{则 } P > \alpha \end{cases}$
因素 B	SS_B	$r-1$	$MS_B = \dfrac{SS_B}{r-1}$	$F_B = \dfrac{MS_B}{MS_E}$	$\begin{cases} F_B > F_{B\alpha}, \text{则 } P < \alpha \\ F_B < F_{B\alpha}, \text{则 } P > \alpha \end{cases}$
交互 AB	SS_{AB}	$(s-1)(r-1)$	$MS_{AB} = \dfrac{SS_{AB}}{(s-1)(r-1)}$	$F_{AB} = \dfrac{MS_{AB}}{MS_E}$	$\begin{cases} F_{AB} > F_{AB\alpha}, \text{则 } P < \alpha \\ F_{AB} < F_{AB\alpha}, \text{则 } P > \alpha \end{cases}$
误差	SS_E	$sr(n-1)$	$MS_E = \dfrac{SS_E}{sr(n-1)}$		
总变差	SS_T	$srn-1$			

在进行有重复试验的双因素方差分析时,必须先分析交互作用是否有显著性。当交互作用有显著性时,如果不考虑交互作用而直接分解两因素的主效应,会降低分析效率。若交互作用无显著性,需要将 SS_{AB} 和 SS_E 合并,作为新的误差平方和 $SS_E' = SS_{AB} + SS_E$,相应地自由度合并为 $(s-1)(r-1) + sr(n-1) = srn - s - r + 1$,重新进行只包含主效应的方差分析,这时会提高方差分析的效率。

当两因素交互作用有显著性时,可以进一步分析哪两个水平的搭配效应最佳。

下面我们结合实际案例用 SPSS 软件来进行重复试验的双因素方差分析计算,以掌握进行重复试

验的双因素方差分析的主要步骤和实际操作能力。

案例8-3　研究甲、乙两种新药降低高胆固醇血症患者血胆固醇的疗效,随机抽取20个患者分为4组,应用4种疗法:常规疗法、常规疗法+甲药、常规疗法+乙药、常规疗法+甲药+乙药,用 A 表示是否加甲药, B 表示是否加乙药,测得血胆固醇降低值数据见表8-15。已知血胆固醇降低值服从正态分布,试检验加甲药、加乙药和两药都加的交互作用是否能显著降低血胆固醇之值?($\alpha = 0.05$)

表8-15　应用甲、乙两种新药后的血胆固醇降低值　　　　　　单位:mmol/L

不加甲药 ($A=0$)		加甲药 ($A=1$)	
不加乙药 ($B=0$)	加乙药 ($B=1$)	不加乙药 ($B=0$)	加乙药 ($B=1$)
0.856 5	1.153 2	1.136 5	1.786 2
0.735 2	0.991 8	1.102 5	2.012 3
0.935 7	1.212 1	1.421 3	2.324 2
1.269 8	0.985 7	1.187 6	1.989 2
0.921 7	0.883 2	1.156 4	2.001 2

解:首先建立假设

$$H_{A0}:\alpha_1 = \alpha_2 = 0; \quad H_{A1}:\alpha_1, \alpha_2 \text{ 不全为 } 0$$

$$H_{B0}:\beta_1 = \beta_2 = 0; \quad H_{B1}:\beta_1, \beta_2 \text{ 不全为 } 0$$

$$H_{AB0}:\gamma_{11} = \gamma_{12} = \gamma_{21} = \gamma_{22} = 0; \quad H_{AB1}:\gamma_{11}, \gamma_{12}, \gamma_{21}, \gamma_{22} \text{ 不全为 } 0$$

本案例直接应用 SPSS 软件来进行数据分析求解。

【SPSS 软件应用】　在 SPSS 中,对案例8-3的数据,将不同方案下的血胆固醇降低值数据录入同一观测变量"血胆固醇降低值"中,是数值变量;同时设置两个分组变量"加甲药""加乙药"作为因素变量,其中 0 表示不加药、1 表示加药;是名义变量;所建得SPSS 数据集<血胆固醇降低值>见图8-10。

在 SPSS 中打开该数据集,从菜单选择【分析】→【一般线性模型】→【单变量】,在主对话框【单变量】中选定:

血胆固醇降低值→因变量(D);加甲药、加乙药→固定因子(F)

点击 确定 ,即可得到相应的输出结果。其主要输出结果双因素方差分析(ANOVA)表如图8-11所示,其中"源"为方差来源,"df"为自由度, F 为 F 检验值,"Sig."为 P 值。

	血胆固醇 降低值	加甲药	加乙药
4	1.2698	0	0
5	.9217	0	0
6	1.1532	0	1
7	.9918	0	1
8	1.2121	0	1
9	.9857	0	1
10	.8832	0	1
11	1.1365	1	0
12	1.1025	1	0
13	1.4213	1	0
14	1.1876	1	0
15	1.1564	1	0
16	1.7862	1	1
17	2.0123	1	1
18	2.3242	1	1
19	1.9892	1	1
20	2.0012	1	1

图8-10　数据集<血胆固醇降低值>

主体间效应的检验

因变量:血胆固醇降低值

源	Ⅲ型平方和	df	均方	F	Sig.
校正模型	3.619[a]	3	1.206	43.548	.000
截距	33.962	1	33.962	1 226.041	.000
加甲药	1.905	1	1.905	68.770	.000
加乙药	1.065	1	1.065	38.458	.000
加甲药 * 加乙药	.649	1	.649	23.415	.000
误差	.443	16	.028		
总计	38.024	20			
校正的总计	4.062	19			

a. R方=.891(调整 R方=.870)

图8-11　案例8-3的 SPSS 双因素方差分析的主要输出结果

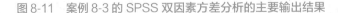

根据上述分析结果,三个因素(加甲药、加乙药和两药都加的交互作用)基本假设对应的 P 值 (Sig.)均近似为 0.000,都远小于显著性水平 0.05,故拒绝原假设 H_{A0}、H_{B0}、H_{AB0},即认为加甲药(因素 A)、加乙药(因素 B)和两药都加(因素 A、B)的交互作用在降低血胆固醇之值上均有显著影响,即均能显著降低血胆固醇之值。

从表中的结果可以看出,两药交互作用有显著性。再分析表 8-15 中的各水平搭配数据,"常规疗法＋甲药＋乙药"对血胆固醇的平均降低值为 2.022 6,是最大的,也就是说"常规疗法＋甲药＋乙药"疗法的效果最好。

本章 SPSS 软件应用提要

统计内容	SPSS 软件应用实现的菜单选项
单因素方差分析	【分析】→【比较均值】→【单因素 ANOVA】(案例 8-1)
双因素方差分析	【分析】→【一般线性模型】→【单变量】(案例 8-2、案例 8-3)

知识链接

数理统计学的分支学科

数理统计学内容丰富,分支学科很多,大体上可以划分为如下几类:

第一类分支学科是抽样调查和试验设计。它们主要讨论在观测和实验数据的收集中有关的理论和方法问题,但并非与统计推断无关。

第二类分支学科为数甚多,其任务都是讨论统计推断的原理和方法。各分支的形成是基于:

(1)特定的统计推断形式,如参数估计和假设检验。

(2)特定的统计观点,如贝叶斯统计与统计决策理论。

(3)特定的理论模型或样本结构,如非参数统计、多元统计分析、回归分析、相关分析、序贯分析,时间序列分析和随机过程统计。

第三类是一些针对特殊的应用问题而发展起来的分支学科,如产品抽样检验、可靠性统计、统计质量管理等。

综合练习八

(一)填空题

1. 单因素方差分析中,如因素 A 取 m 个水平,每个水平重复 r 次试验,则总离差平方和 SS_T 的自由度为_____。

2. 完成下面的单因素方差分析表($\alpha = 0.05$)。

方差来源	离差平方和	自由度	均方	F 值	显著性
组间	138.18		46.06		
组内		23			
总和	242.77		$F_{0.05}(3, 23) = 3.03$, $F_{0.05}(3, 26) = 2.98$		

（二）选择题

1. 单因素方差分析中，当 F 值 $> F(k-1, n-k)$（或 P 值 < 0.05）时，可认为（　　　）

A. 各样本均值都不相等　　　　　　　B. 各总体均值不等或不全相等

C. 各总体均值都不相等　　　　　　　D. 各总体均值相等

2. 以下说法中不正确的是（　　）

A. 方差除以其自由度应是均方

B. 方差分析时要求各样本来自相互独立的正态总体

C. 方差分析时要求各样本所在总体的方差相等

D. 方差分析时，组内均方就是误差均方

3. 方差分析的基本思想可简述为（　　）

A. 组间方差大于组内方差

B. 误差的方差必然小于组间方差

C. 总离差平方和可以分解成因素平方和与误差平方和

D. 两方差之比服从 F 分布

（三）计算题

1. 采用 3 种教学方法，每种抽取 3 个学生调查其成绩，得到成绩资料如下：

学生成绩	方法 A	方法 B	方法 C
学生 1	83	74	68
学生 2	77	88	69
学生 3	71	78	67

若已知学生成绩资料服从正态分布，试问教学方法的不同对学生的学习成绩是否有影响？（ $\alpha = 0.05$，$\alpha = 0.10$）

2. 将 4 个药厂生产的阿司匹林片用崩解仪法进行片剂释放程度的考察，每个样品进行 5 次试验。所得指标数值的初步计算如下表。若已知指标数值服从正态分布，试判断 4 个工厂生产的阿司匹林片的平均释放度是否相同？（ $\alpha = 0.01$）

方差来源	离差平方和	自由度
组间	0.731	3
组内	0.309	16
总和	1.04	19

3. 用 4 种不同的分析方法测定同一药物的某种成分的含量，测得数据如下：

方法	A	B	C	D
含量/%	9.29	10.16	10.60	10.12
	9.44	10.08	10.43	9.96
	9.33	10.03	10.65	9.98
	9.56	10.11	10.48	10.11

若已知该成分的含量服从正态分布,试判断这4种方法的测量结果有无显著性差异?并进行多重比较检验。($\alpha = 0.05$)

4. 大多数艾滋病患者生存情况取决于年龄。下表为4个年龄组共32名诊断为艾滋病的患者的生存时间。若已知不同年龄组的生存时间均服从正态分布,请检验"患者的生存情况与其年龄无关"这一假设是否成立?并用多重比较法检验其不同年龄组生存时间均值间的差异性。($\alpha = 0.05$)

1985—1988年某国艾滋病患者生存时间

年龄组/岁	20~29	30~39	40~49	50以上
生存时间/月	14.8	15.6	14.0	11.1
	13.0	16.1	13.8	10.3
	15.7	14.3	15.3	9.6
	14.0	16.3	16.2	11.8
	13.8	15.0	14.2	12.6
	12.9	16.4	13.2	13.0
	16.8	17.6	18.3	16.7
	12.6	13.0	10.4	5.0

5. 考察温度对某药得率的影响,选取5种不同的温度,在同一温度下各做3次试验,得其得率(单位:%)的均值分别为 $\bar{x}_1 = 90, \bar{x}_2 = 94, \bar{x}_3 = 95, \bar{x}_4 = 85, \bar{x}_5 = 84$。若已知该药的得率服从正态分布,又已知总离差平方和 $SS_T = 353.6$,试问温度的不同是否显著影响该药的得率?($\alpha = 0.01$)

6. 给30只小鼠接种3种不同菌型的伤寒沙门菌后的存活日数见下表。若已知接种后的存活日数均服从正态分布,试问接种这3种菌型后小鼠的平均存活日数有无显著性差异?并进行两两比较检验。

菌型	接种后的存活日数									
I	2	4	3	2	4	7	7	2	5	4
II	5	6	8	5	10	7	12	6	6	
III	7	11	6	6	7	9	5	10	6	3	10

（四）上机训练题

1. 对计算题第1题利用SPSS进行单因素方差分析的计算。

2. 对计算题第3题利用SPSS进行单因素方差分析的计算。

3. 在4台不同的纺织机器 B_1、B_2、B_3、B_4 中,采用3种不同的加压水平 A_1、A_2、A_3 各做1次试样测量,得纱支强度如下表所示。

加压	机器			
	B_1	B_2	B_3	B_4
A_1	1 577	1 692	1 800	1 642
A_2	1 535	1 640	1 783	1 621
A_3	1 502	1 652	1 810	1 663

若已知纱支强度服从正态分布,试利用 SPSS 考察不同的加压水平和不同的纺织机器之间的纱支强度有无显著性差异?($\alpha = 0.05$)

第八章
目标测试

第九章

相关分析与回归分析

第九章
教学课件

【学习要求】

1. 掌握相关系数计算和相关显著性检验方法，一元线性回归方程的建立，一元线性回归方程的回归显著性检验。

2. 熟悉相关分析与回归分析的基本思想和基本概念。

3. 了解 Spearman 相关分析方法，一元拟线性回归方程的方法，用一元线性回归方程进行预测和控制，多元线性回归分析的方法。

4. 了解用 SPSS 进行相关分析、一元线性回归分析和多元回归分析的操作运算。

相关分析

在医药科学研究中常常要分析变量间的关系，如血药浓度与时间、年龄与血压、维生素片的含水量与贮存期等。一般来说，变量之间的关系可分为确定性的和非确定性的两大类。确定性关系就是我们所熟悉的函数关系，例如，圆的面积 S 和半径 r 之间的函数关系是 $S = \pi r^2$。非确定性关系则不然，例如，人的年龄与血压是两个变量，总的说来，人的血压随年龄增长而增高，表明两者之间确实存在某种关系，但显然不是函数关系。因为同年龄人的血压有高有低，即同年龄的血压是一个随机变量；反之，血压相同的人，其年龄一般也不尽相同，也是一个随机变量。这种非确定性关系称为相关关系(correlation)。

研究具有相关关系的变量之间的数量关系式的统计方法称为回归分析(regression analysis)。"回归"一词最早由 19 世纪的生物学家高尔顿(F.Galton)提出，是统计学中最常用的概念之一。在回归分析中，只有一个自变量的回归分析称为一元回归(single regression)，多于一个自变量的回归分析称为多元回归(multiple regression)。变量间存在线性关系的回归分析称为线性回归(linear regression)，变量间不存在线性关系的回归分析称为非线性回归(non-linear regression)。

本章将结合实际案例重点讨论相关分析、一元及多元线性回归分析问题。

案例 9-1(药物评价)　在开发一种抗过敏新药时，要对不同剂量的药效进行试验。10 名患者各服用该新药一个特定的剂量，药物作用消失时立即记录其日数，试验数据如表 9-1 所示。

表 9-1　服用的新药剂量与症状持续消除的日数

患者编号	剂量 X/mg	日数 Y/d
1	3	9
2	3	5
3	4	12
4	5	9
5	6	14
6	6	16
7	7	22

续表

患者编号	剂量 X/mg	日数 Y/d
8	8	18
9	8	24
10	9	22
合计	59	151

其中 X 是剂量, Y 是症状持续消除的日数。已知该日数 Y 与剂量 X 均服从正态分布。

问题:

(1) 如何用图形来反映剂量 X 与症状持续消除的日数 Y 间的相关关系?

(2) 如何用统计指标来衡量剂量 X 与症状持续消除的日数 Y 间的线性相关程度?

(3) 如果剂量 X 与症状持续消除的日数 Y 构成明显的线性趋势,如何建立反映其线性趋势的直线方程?

相关分析与回归分析就是研究这种变量之间的关系的常用统计分析方法。统计分析的目的就在于根据统计数据确定变量之间的关系形式及关联程度,并探索其内在的数量规律性。

目前,相关分析与回归分析已广泛应用于工农业生产、医药研究、经济管理及自然科学与社会科学等许多研究领域。

知识链接

F. 高尔顿与相关分析、回归分析

F. 高尔顿(Francis Galton, 1822—1911 年)出生于英格兰伯明翰一个显赫的银行家家庭。他从小智力超常、聪颖过人,被认为是一位"神童",与提出生物进化论的达尔文是表兄弟。1856 年 F. 高尔顿被选为英国皇家学会会员;1909 年被授予勋爵称号。

高尔顿对统计学的最大贡献是提出了相关性概念并建立了回归分析方法。19 世纪,高尔顿在研究子女身高与父母身高的遗传学关系时,发现子女的身高不仅受到父母身高的遗传因素影响,同时还有向同代人平均身高靠拢的趋势。高尔顿将这种趋向于种族稳定的现象称为"回归",并在论文《身高遗传中的平庸回归》中最早提出"回归"一词。他和英国统计学家 K.皮尔逊(Karl Pearson)对上千家庭的父子身高、臂长等做了测量,发现儿子的身高(Y,英寸)与父亲的身高(X,英寸)之间大致可归结为以下关系式(单位:英寸):

$$Y = 0.516X + 33.73$$

进一步证实了高尔顿提出的"回归现象"。

高尔顿平生著书 15 种,发表论文 220 篇,涉猎范围包括统计学、遗传学、优生学、地理、天文、物理、人类学、社会学等众多领域,是一位百科全书式的学者。在统计学领域,他率先提出描述性统计的有关概念和计算方法,如相关、回归、中位数、四分位数、四分位间距、百分位数等,被认为是现代回归与相关分析技术的创始人;同时,他将统计方法大量应用于生物学研究之中,是生物统计学的主要创立者。

第一节 相 关 分 析

一、散点图

探索两个变量 X 和 Y 的相关关系的第一步就是绘制 X 与 Y 的散点图。

设对两个随机变量 X 和 Y 进行观测,得到一组数据:

$$(x_1, y_1), (x_2, y_2), \cdots, (x_n, y_n)$$

现以直角坐标系的横轴代表变量 X、纵轴代表变量 Y,将这些数据作为点的坐标描绘在直角坐标系中,所得的图称为散点图(scatter diagram)。用 SPSS 制作散点图的方法参见本节二。散点图是判断相关关系的常用直观方法,当散点图中的点形成直线趋势时,表明变量 X 与 Y 之间存在一定的线性关系,则称 X 与 Y 线性相关,否则称为非线性相关。

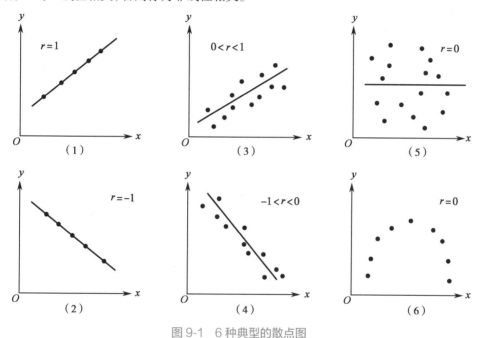

图 9-1 6 种典型的散点图

图 9-1 给出几种典型的散点图。其中图(1)、(3)中,从总体上看随 X 增大 Y 呈直线上升的趋势。相比之下,图(1)较图(3)更明显,两者均属正线性相关。与图(1)、(3)相反,图(2)、(4)呈直线下降的趋势,均属负线性相关。然而,图(5)、(6)却反映的是与线性相关完全不同的情形,属非线性相关。图(5)中,X 和 Y 的散点分布完全不规则,属不相关;而图(6)中,X 与 Y 之间存在某种对称曲线联系,属曲线相关。注意,本章所说的相关是指线性相关,实际问题中,当 X 与 Y 不相关(非线性相关)时,应进一步核实是指(5)还是(6)的情形。

二、相关关系与样本相关系数

(一)相关关系

考察实际问题中的两个随机变量,如果对于其中任一个随机变量的每个可能取的值,另一个随机变量都有确定的分布与之对应,并呈直线变化的趋势,则称这两个随机变量之间存在相关关系(correlation)。

在统计中,用相关指标来表明相关变量之间的密切程度,其理论、计算和分析称为相关分析(correlation analysis)。在相关分析中,用来度量随机变量 X 与 Y 之间线性相关关系密切程度的统计指标是相关系数(correlation coefficient)。通常以 ρ 表示随机变量 X 与 Y 之间的总体相关系数。由第三章

第六节知总体相关系数为

$$\rho = \frac{\text{Cov}(X, Y)}{\sqrt{D(X)D(Y)}} \qquad \text{式}(9\text{-}1)$$

其中 $\text{Cov}(X, Y) = E[(X-E(X))(Y-E(Y))]$ 是随机变量 X 和 Y 的协方差,$D(X)$、$D(Y)$ 分别是 X、Y 的方差。

总体相关系数 ρ 是反映两个随机变量之间线性相关程度的一种统计参数(数字特征),它不受 X、Y 量纲的影响,表现为一个常数,其取值介于 -1 和 1 之间,即 $-1 \leqslant \rho \leqslant 1$。

当 $|\rho| = 1$ 时,称 X 与 Y 完全相关(即呈线性函数关系),当 $\rho = 1$ 时,称 X 与 Y 完全正相关;当 $\rho = -1$ 时,称 X 与 Y 完全负相关;当 $\rho = 0$ 时,称 X 与 Y 不相关(non-correlation),即 X 与 Y 之间不存在线性关系;当 $\rho > 0$ 时,称 X 与 Y 正相关(positive correlation),这时一个变量随另一个变量增大而趋向于增大;当 $\rho < 0$ 时,称 X 与 Y 负相关(negative correlation),这时一个变量随另一个变量增大反而趋向于减小。如果变量 X 与 Y 独立,则必有 $\rho = 0$;反之不一定成立,即当 $\rho = 0$ 时,并不能推断两个随机变量是独立的。

(二)样本相关系数

定义 9-1　对变量 (X, Y) 的一组样本观测数据 (x_1, y_1),(x_2, y_2),$\cdots$,(x_n, y_n),称

$$r = \frac{\sum_{i=1}^{n}(x_i - \bar{x})(y_i - \bar{y})}{\sqrt{\sum_{i=1}^{n}(x_i - \bar{x})^2 \sum_{i=1}^{n}(y_i - \bar{y})^2}} = \frac{l_{xy}}{\sqrt{l_{xx}l_{yy}}} \qquad \text{式}(9\text{-}2)$$

为样本相关系数(sample correlation coefficient)或 Pearson 相关系数(Pearson correlation coefficient),其中

$$l_{xy} = \sum_{i=1}^{n}(x_i - \bar{x})(y_i - \bar{y}) = \sum_{i=1}^{n}x_i y_i - \frac{1}{n}\left(\sum_{i=1}^{n}x_i\right)\left(\sum_{i=1}^{n}y_i\right) = \sum_{i=1}^{n}x_i y_i - n\bar{x}\cdot\bar{y}$$

$$l_{xx} = \sum_{i=1}^{n}(x_i - \bar{x})^2 = \sum_{i=1}^{n}x_i^2 - \frac{1}{n}\left(\sum_{i=1}^{n}x_i\right)^2 = \sum_{i=1}^{n}x_i^2 - n\bar{x}^2$$

$$l_{yy} = \sum_{i=1}^{n}(y_i - \bar{y})^2 = \sum_{i=1}^{n}y_i^2 - \frac{1}{n}\left(\sum_{i=1}^{n}y_i\right)^2 = \sum_{i=1}^{n}y_i^2 - n\bar{y}^2$$

而

$$\bar{x} = \frac{1}{n}\sum_{i=1}^{n}x_i, \quad \bar{y} = \frac{1}{n}\sum_{i=1}^{n}y_i$$

记

$$S_{xy} = \frac{1}{n-1}\sum_{i=1}^{n}(x_i - \bar{x})(y_i - \bar{y})$$

则称 S_{xy} 为 X 和 Y 的样本协方差(sample covariance)。样本相关系数也可表示为

$$r = \frac{S_{xy}}{S_x S_y} \qquad \text{式}(9\text{-}3)$$

其中 S_x、S_y 分别为随机变量 X 和 Y 的样本标准差。

样本相关系数 r 是总体相关系数 ρ 的抽样估计。实际应用中,总体相关系数 ρ 一般是未知的,当总体服从正态分布时,可根据样本观测值来计算样本相关系数 r,再用 r 来估计或判断两个变量的线性相关性,即这两个变量之间线性相关的密切程度。

根据样本相关系数 r 的定义,由于 $l_{xy}^2 \leqslant l_{xx}l_{yy}$,则 r 的取值范围为 $|r| \leqslant 1$,也即 $-1 \leqslant r \leqslant 1$。

如图 9-1 所示,样本相关系数 r 主要用来判断变量 X 与 Y 之间线性相关的密切程度。

(1) $|r| = 1$,此时散点图中所有对应的点在同一条直线上,见图 9-1(1)、(2),即变量 X 与 Y 实际上是一种线性函数关系。

(2) $0 < |r| < 1$,表示变量 X 与 Y 间存在一定的线性相关关系。如 $r > 0$,表示 X 增大时 Y 有增大的趋势,见图 9-1(3);如 $r < 0$,表示 X 增大时 Y 有减小的趋势,见图 9-1(4)。$|r|$ 的值越大,越接近 1,表明变量 X 与 Y 之间线性相关的程度就越高;反之,$|r|$ 的值越小,越接近 0,表明变量 X 与 Y 之间线性

相关的程度就越低。

（3）$r = 0$，表示变量 X 与 Y 之间不存在线性相关关系，如图 9-1（5）所示，散点的分布是完全不规则的。注意，$r = 0$ 只表示变量之间无线性相关关系，而不能说明变量之间是否有非线性关系，如图 9-1（6）的变量间有一定的抛物线关系。

（三）相关系数的显著性检验

在对随机变量 X 与 Y 进行相关分析时，只有其总体相关系数 $\rho = 0$ 时，才能断定这两个变量之间无相关性。实际应用时，当总体服从正态分布时，用样本相关系数 r 来表示这两个变量的线性相关性，而样本相关系数 r 是根据样本观测值计算的，受抽样误差的影响，带有一定的随机性，样本容量越小其可信度就越差。因此需要进行相关系数的显著性检验，即检验

$$H_0 : \rho = 0$$

是否成立，其中 ρ 是总体相关系数。

进行相关系数的显著性检验时，只需计算样本相关系数 r 的绝对值 $|r|$，再由附表 16 查得相关系数临界值 $r_{\alpha/2}(n-2)$ 进行比较判断即可。其具体检验步骤为：

（1）建立原假设 $H_0 : \rho = 0$（X 与 Y 不相关）；备择假设 $H_1 : \rho \neq 0$。

（2）计算样本相关系数 r 的值。

（3）对于给定的显著性水平 α，自由度为 $n-2$，查附表 16 得临界值 $r_{\alpha/2}(n-2)$。

（4）统计判断：当 $|r| > r_{\alpha/2}$ 时，则 $P < \alpha$，拒绝 H_0，即认为变量 X 与 Y 间的相关性显著；当 $|r| < r_{\alpha/2}$ 时，则 $P > \alpha$，接受 H_0，即认为变量 X 与 Y 间的相关性不显著。

现在就可以考察并解答案例 9-1 的问题（1）和（2）。

案例 9-1（续一）　对案例 9-1 药物评价问题的试验数据：

（1）画出剂量 X 与日数 Y 的散点图；

（2）计算相关系数 r；

（3）对 X 与 Y 的线性相关性进行显著性检验（$\alpha = 0.05$）。

解：（1）以剂量 X 为横坐标、日数 Y 为纵坐标，在直角坐标系中画出成对观测数据对应的点 $(x_i, y_i)(i = 1, 2, \cdots, 10)$，即可得到所求的散点图。

实际作图时，利用 SPSS 软件输入数据，即可画出 X 与 Y 的散点图（图 9-2）（参考本例【SPSS 软件应用】），图 9-2 中 10 个点代表 (X, Y) 的 10 组成对观测值为

$$(3, 9), (3, 5), \cdots, (9, 22)$$

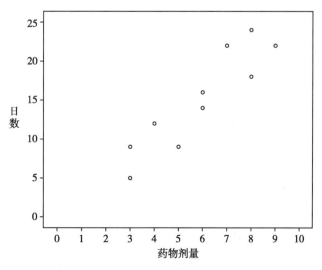

图 9-2　剂量 X 与日数 Y 的散点图

由所得的散点图(图9-2)可知,Y 与药物剂量 X 的散点呈较为明显的线性趋势。

(2)为计算相关系数 r,可利用计算器的统计功能来计算 l_{xy}、l_{xx} 和 l_{yy}:

$$\bar{x} = \frac{1}{n}\sum_{i=1}^{n} x_i = 5.9,\ \bar{y} = \frac{1}{n}\sum_{i=1}^{n} y_i = 15.1,\ \sum_{i=1}^{n} x_i^2 = 389,\ \sum_{i=1}^{n} y_i^2 = 2\ 651,\ \sum_{i=1}^{n} x_i y_i = 1\ 003$$

$$l_{xy} = \sum_{i=1}^{n} x_i y_i - n\ \bar{x}\cdot\bar{y} = 1\ 003 - 10 \times 5.9 \times 15.1 = 112.1$$

$$l_{xx} = \sum_{i=1}^{n} x_i^2 - n\ \bar{x}^2 = 389 - 10 \times 5.9^2 = 40.9$$

$$l_{yy} = \sum_{i=1}^{n} y_i^2 - n\ \bar{y}^2 = 2\ 651 - 10 \times 15.1^2 = 370.9$$

再计算 r 的值:

$$r = \frac{l_{xy}}{\sqrt{l_{xx} l_{yy}}} = \frac{112.1}{\sqrt{40.9 \times 370.9}} = 0.910\ 2$$

(3)应检验 $H_0:\rho = 0; H_1:\rho \neq 0$。由前面的计算得样本相关系数 $r = 0.910\ 2$。对于给定的 $\alpha = 0.05$,自由度 $n-2 = 8$,由附表16查得临界值 $r_{0.05/2}(8) = 0.631\ 9$。

因为 $|r| = 0.910\ 2 > 0.631\ 9$,则 $P < 0.05$,故拒绝 H_0,即认为变量 X 与 Y 间的线性相关关系显著。

【SPSS 软件应用】 根据案例9-1的试验数据建立对应的SPSS数据集<抗过敏新药的药效数据>,包括两个变量:药物剂量(X)和日数(Y),见图9-3。

在 SPSS 中打开该数据集,选择菜单【图形】→【旧对话框】→【散点/点状】→【简单分布】→ 定义 ,在对话框【简单散点图】中(图9-4)选定:

药物剂量→X 轴; 日数→Y 轴

点击 确定 ,由此即可得到药物剂量为 X 轴、症状消失时的日数为 Y 轴的散点图,见图9-2。

	药物剂量	日数
1	3	9
2	3	5
3	4	12
4	5	9
5	6	14
6	6	16
7	7	22
8	8	18
9	8	24
10	9	22
11		

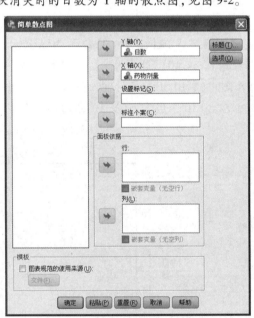

图9-3　数据集＜抗过敏新药的药效数据＞　　　　图9-4　对话框【简单散点图】

为计算药物剂量 X 和日数 Y 的样本相关系数及进行相关性检验,在 SPSS 中打开该数据集,选择菜单【分析】→【相关】→【双变量】,在对话框【双变量相关】中选定:

药物剂量、日数→变量(V); 相关系数 √ Pearson(默认)

如图9-5所示,点击 确定 。由此即得对该数据集两变量简单相关分析的主要结果,见图9-6。

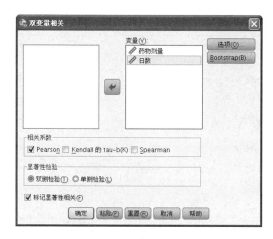

图9-5　对话框【双变量相关】

相关性

		药物剂量	日数
药物剂量	Pearson 相关性	1	.910**
	显著性（双侧）		.000
	N	10	10
日数	Pearson 相关性	.910**	1
	显著性（双侧）	.000	
	N	10	10

**. 在0.01水平（双侧）上显著相关

图9-6　两变量相关分析的主要输出结果

由图9-6显示的 SPSS 的相关分析输出结果可知，所求药物剂量 X 和日数 Y 的 Pearson 相关系数 = 0.910，其相关显著性检验的概率 P 值（显著性）= 0.000 < 0.05，即在显著性水平 0.05 上，药物剂量 X 和日数 Y 显著相关。

三、Spearman 相关分析

用样本相关系数即 Pearson 相关系数进行相关分析时，要求变量 X 与 Y 均服从正态分布。如果一些医药资料不满足这一条件，甚至总体分布的类型都不知道，要定量地描述两变量的协同变化，可用 Spearman 相关分析法。Spearman 相关分析法（或等级相关分析法）是分析 X 与 Y 变量之间是否相关的一种非参数方法，可用于等级或相对数表示的资料，具有适用范围广、方法简便、易于运用等优点。下面介绍常用的 Spearman 相关分析方法。

（一）Spearman 相关系数的计算

Spearman 相关分析（analysis of Spearman correlation），又称等级相关分析或秩相关分析（analysis of rank correlation），是将原始数值由小到大排序，其序号称为秩（rank），以秩作为新的变量来计算 Spearman 相关系数（或等级相关系数）r_S，用以说明两变量 X、Y 间线性相关关系的密切程度和方向。与线性相关系数一样，Spearman 相关系数 r_S 的取值亦介于 -1 和 1 之间，但 Spearman 相关系数 r_S 的精确度一般不如线性相关系数 r。

Spearman 相关系数常用符号 r_S 表示，其设计思想与 Pearson 相关系数完全相同，计算公式可以完全套用 Pearson 相关系数的计算公式，公式中的 (x_i, y_i) 用它们的秩 (u_i, v_i) 代替即可。即 Spearman 相关系数（coefficient of Spearman correlation）或等级相关系数（coefficient of rank correlation）的计算公式为

$$r_S = \frac{\sum_{i=1}^{n}(u_i - \bar{u})(v_i - \bar{v})}{\sqrt{\sum_{i=1}^{n}(u_i - \bar{u})^2 \sum_{i=1}^{n}(v_i - \bar{v})^2}}$$

其中 u_i 和 v_i 的取值范围被限制在 $1 \sim n$，n 是变量值的对数。该公式通常简化为

$$r_S = 1 - \frac{6\sum_{i=1}^{n}(u_i - v_i)^2}{n(n^2 - 1)} = 1 - \frac{6\sum_{i=1}^{n}d_i^2}{n(n^2 - 1)}$$

其中，d_i 为每对观察值的秩之差，n 为样本容量。

例9-1　为了研究舒张压与胆固醇的关系，对 10 个人进行检测，结果见表 9-2。试计算其 Spearman 相关系数 r_S。

表 9-2　舒张压与胆固醇关系的计算表

编号	舒张压 X	X 的秩 u_i	胆固醇 Y	Y 的秩 v_i	秩差 d_i
（1）	（2）	（3）	（4）	（5）	（6）=（3）-（5）
1	10.7	6	307	5	1
2	10	3.5	259	1	2.5
3	12	9	341	9	0
4	9.9	2	317	6	-4
5	10	3.5	274	3.5	0
6	14.7	10	416	10	0
7	9.3	1	267	2	-1
8	11.3	7	320	7	0
9	11.7	8	274	3.5	4.5
10	10.3	5	336	8	-3

解：分别将两个变量的数据从小到大排序编秩，当观察值相同时，取平均秩，见表 9-2 第（3）、（5）栏。再求每对观察值秩次之差 d_i，见表 9-2 第（6）栏，计算可得 Spearman 相关系数为

$$r_S = 1 - \frac{6\sum_{i=1}^{n} d_i^2}{n(n^2 - 1)} = 1 - \frac{6(1^2 + 2.5^2 + \cdots + (-3)^2)}{10(10^2 - 1)} = 1 - \frac{6 \times 53.5}{10(10^2 - 1)} = 0.675\ 8$$

（二）Spearman 相关系数的检验

Spearman 相关系数 r_S（或等级相关系数）是总体相关系数 ρ_S 的估计值，由样本资料计算得到，故存在抽样误差问题，亦需进行假设检验以推断总体中变量 X 与 Y 间有无 Spearman 线性相关关系。其假设检验步骤为：

（1）建立假设 $H_0: \rho_S = 0$；$H_1: \rho_S \neq 0$。

（2）计算检验统计量：$r_S = 1 - \dfrac{6\sum\limits_{i=1}^{n} d_i^2}{n(n^2 - 1)}$。

（3）对于给定的 α，由附表 17 查 Spearman 相关系数的临界值 $r_S(n, \alpha)$。

（4）统计判断：当 $|r_S| > r_S(n, \alpha)$ 时，则 $P < \alpha$，拒绝 H_0，即认为变量 X 与 Y 间的 Spearman 线性相关有显著性；否则，当 $|r_S| < r_S(n, \alpha)$ 时，则 $P > \alpha$，接受 H_0，即认为变量 X 与 Y 间的 Spearman 线性相关无显著性。

例 9-1（续一）　检验例 9-1 中的舒张压与胆固醇之间的 Spearman 线性相关关系是否显著？（$\alpha = 0.05$）

解：应检验

$H_0: \rho_S = 0$，即舒张压与胆固醇无 Spearman 线性相关关系

$H_1: \rho_S \neq 0$，即舒张压与胆固醇有 Spearman 线性相关关系

计算 Spearman 统计量：

$$r_S = 1 - \frac{6\sum_{i=1}^{n} d_i^2}{n(n^2 - 1)} = 1 - \frac{6 \times 53.5}{10(10^2 - 1)} = 0.675\ 8$$

对于给定的 $\alpha = 0.05$ 与 $n = 10$，由附表 17 查得临界值 $r_S(10, 0.05) = 0.648$。

因为 $|r_S| = 0.675\ 8 > 0.648$，则 $P < 0.05$，故拒绝 H_0，即认为舒张压与胆固醇之间的 Spearman 线性相关关系有显著性。

【SPSS 软件应用】　计算舒张压与胆固醇的 Spearman 相关系数及进行相关显著性检验。

在 SPSS 中,首先建立 SPSS 数据集<舒张压与胆固醇>,包括"舒张压"与"胆固醇"两个数值变量,如图 9-7 所示。

再选择菜单【分析】→【相关】→【双变量】,在对话框【双变量相关】中(图 9-5),选定:

舒张压、胆固醇→变量(V);相关系数 $\boxed{\checkmark}$ Spearman

点击 $\boxed{确定}$。由此即得对该数据集两变量 Spearman 相关分析的输出结果,见图 9-8。

	舒张压	胆固醇
1	10.70	307.00
2	10.00	259.00
3	12.00	341.00
4	9.90	317.00
5	10.00	274.00
6	14.70	416.00
7	9.30	267.00
8	11.30	320.00
9	11.70	274.00
10	10.30	336.00
11		

相关系数

			舒张压	胆固醇
Spearman 的 rho	舒张压	相关系数	1.000	.674*
		Sig.(双侧)	.	.033
		N	10	10
	胆固醇	相关系数	.674*	1.000
		Sig.(双侧)	.033	.
		N	10	10

*.在置信度(双侧)为 0.05 时,相关性是显著的

图 9-7　数据集<舒张压与胆固醇>　　图 9-8　例 9-1 两变量 Spearman 相关分析的输出结果

由图 9-8 显示的 SPSS 的 Spearman 相关分析输出结果可知,所求舒张压与胆固醇的 Spearman 相关系数 = 0.674,其相关显著性检验的概率 P 值(Sig.) = 0.033 < 0.05,即在显著性水平 0.05 上,舒张压与胆固醇的 Spearman 相关性是显著的。

第二节　一元线性回归分析

对于具有相关关系的变量,虽然不能用精确的函数表达式来表达其关系,但是大量观察数据的分析表明,它们之间存在一定的统计规律,即有一定的相互依存关系。前面介绍的相关分析是用相关系数来刻画这些变量之间相互依存关系的密切程度;而回归分析则是从变量的观测数据出发,来确定这些变量之间的经验公式(回归方程式),定量地反映它们之间相互依存的关系,同时还可分析判断所建立的回归方程式的有效性,从而进行有关预测或估计。

一元线性回归分析

在具有相关关系的变量中,通常是某个(或某些)变量影响另一个变量。在回归分析中,将受其他变量影响的变量(如血压)称为因变量(dependent variable)或响应变量(response variable),记为 Y;而将影响因变量的变量(如年龄)称为自变量(independent variable)或解释变量(explanatory variable),记为 x。通常由给定的 x 值来对 Y 值进行推断,故自变量 x 被认为是给定的非随机变量,而因变量 Y 则被认为是随机变量。

一、一元线性回归的统计模型

在回归分析中,一元线性回归模型是描述两个变量之间相关关系的最简单的线性回归模型,故又称为简单线性回归模型(simply linear regression model)。该模型假定因变量 Y 只受一个自变量 x 的影响,它们之间存在近似的线性函数关系,用统计模型来描述,即有

$$Y = \alpha + \beta x + \varepsilon \qquad\qquad 式(9\text{-}4)$$

这里,因变量(随机变量)Y 分解为两部分:一部分是由 x 的变化所确定的 Y 线性变化部分,用 x 的线性函数 $\alpha + \beta x$ 表示;另一部分则是由其他随机因素引起的影响部分,被看作随机误差,用 ε 表示。随机误差 ε 作为随机变量,一般假设 ε 服从均值为 0、方差为 σ^2 的正态分布,即 $\varepsilon \sim N(0, \sigma^2)$,则因变

量 Y 也服从正态分布,且有 $Y \sim N(\alpha+\beta x, \sigma^2)$。

对一元线性回归模型公式即式(9-4)两边求数学期望得

$$E(Y) = \alpha+\beta x \qquad\qquad 式(9-5)$$

上式为 Y 关于 x 的理论(总体)线性回归方程。其中 α、β 是未知参数,α 为常数项,β 称为回归系数(regression coefficient)。由于 ε 是个不可控的随机因素,通常用 $E(Y)$ 作为 Y 的估计。为方便起见,Y 的估计记为 $\hat{y}$,于是式(9-5)又可表示为

$$\hat{y} = \alpha+\beta x$$

由于理论线性回归方程中的回归系数 α、β 是未知的,需要从样本观测值数据出发进行估计。如果记 α、β 估计值分别为 a、b,则称

$$\hat{y} = a+bx \qquad\qquad 式(9-6)$$

为 Y 关于 x 的经验(样本)线性回归方程,简称为线性回归方程(linear regression equation),其中 b 称为样本回归系数(sample coefficient regression)。在实际问题中用 $\hat{y}=a+bx$ 代替 $E(Y)=\alpha+\beta x$ 作为 Y 的估计。

二、一元线性回归方程的建立

设 x、Y 的一组样本观察值为

$$(x_1, y_1), (x_2, y_2), \cdots, (x_n, y_n)$$

如果 x 与 Y 间存在线性相关关系,则由这组样本观察值得到的散点图中的各点虽然散乱,但大体应散布在一条直线附近,该直线就是线性回归方程 $\hat{y}=a+bx$ 所表示的回归直线。如案例 9-1 中的数据散点图(图 9-9)所示。

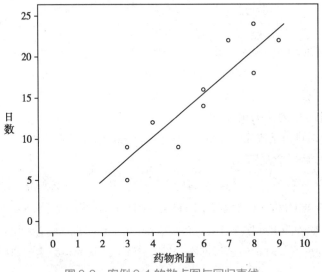

图 9-9   案例 9-1 的散点图与回归直线

显然,如图 9-9 所示,这样的直线还可以画出许多条,到底用哪条直线来表示 x 与 Y 间存在的线性相关关系最合适,也即如何确定回归方程 $\hat{y}=a+bx$ 中的系数 a、b 呢。自然希望所得到的直线与实际数据的偏差总的来说应该尽可能小,而应用最小二乘法就可以得到满足上述要求的回归直线。

对自变量 x 的取值 x_i,考察由因变量 Y 的实际观察值 y_i 与回归直线上对应点的纵坐标 $\hat{y}_i=\alpha+\beta x_i$ 所得的偏差平方和

$$Q(\alpha, \beta) = \sum_{i=1}^{n}(y_i-\hat{y}_i)^2 = \sum_{i=1}^{n}[y_i-(\alpha+\beta x_i)]^2$$

从几何意义上讲,$Q(\alpha, \beta)$ 表示各实测点与回归直线上的对应点纵向距离的平方和,而平方和又称为"二乘"。因此,确定回归系数 α、β 估计值 a、b,使 $Q(\alpha, \beta)$ 达到最小值的方法称为最小二乘法

(least squares method)，由此得到的 a、b 称为 α、β 的最小二乘估计(least squares estimate)。

由于 $Q(\alpha,\beta)$ 中只有 α、β 是未知的，即为 α、β 的二元函数。为使 $Q(\alpha,\beta)$ 达到最小值，由二元函数求极值的方法，应有

$$\begin{cases} \dfrac{\partial Q}{\partial \alpha} = -2\sum_{i=1}^{n}(y_i - \alpha - \beta x_i) = 0 \\ \dfrac{\partial Q}{\partial \beta} = -2\sum_{i=1}^{n}(y_i - \alpha - \beta x_i)x_i = 0 \end{cases}$$

整理得方程组

$$\begin{cases} n\alpha + n\beta\bar{x} = n\bar{y} \\ n\alpha\bar{x} + \beta\sum_{i=1}^{n}x_i^2 = \sum_{i=1}^{n}x_i y_i \end{cases}$$

解上述方程组，得 α、β 的估计值 a、b 为

$$\begin{cases} b = \dfrac{\displaystyle\sum_{i=1}^{n}x_i y_i - n\bar{x}\cdot\bar{y}}{\displaystyle\sum_{i=1}^{n}x_i^2 - n\bar{x}^2} = \dfrac{l_{xy}}{l_{xx}} \\ a = \bar{y} - b\bar{x} \end{cases} \qquad 式(9\text{-}7)$$

其中

$$l_{xy} = \sum_{i=1}^{n}(x_i - \bar{x})(y_i - \bar{y}) = \sum_{i=1}^{n}x_i y_i - n\bar{x}\cdot\bar{y}; \quad l_{xx} = \sum_{i=1}^{n}(x_i - \bar{x})^2 = \sum_{i=1}^{n}x_i^2 - n\bar{x}^2$$

由此得线性回归方程为

$$\hat{y} = a + bx$$

再由式(9-7)与式(9-3)，可得样本回归系数 b 与样本相关系数 r 的关系式为

$$b = r\frac{S_y}{S_x}$$

其中 S_x、S_y 分别为 X、Y 的样本标准差，均非负，故 b 与 r 的符号是相同的。

案例9-1(续二)　对案例9-1中的数据，求症状持续消除的日数 Y 对剂量 x 的线性回归方程。

解:由案例9-1(续一)可知

$$\bar{x} = 5.9, \quad \bar{y} = 15.1, \quad l_{xy} = 112.1, \quad l_{xx} = 40.9, \quad l_{yy} = 370.9$$

则由式(9-7)得

$$b = \frac{l_{xy}}{l_{xx}} = \frac{112.1}{40.9} = 2.74$$

$$a = \bar{y} - b\bar{x} = 15.1 - 2.74 \times 5.9 = -1.07$$

故所求的线性回归方程为

$$\hat{y} = -1.07 + 2.74x$$

回归系数 $b = 2.74$ 表示每增加服用 1 个单位剂量的药物，将会使过敏症状消除期平均延长 2.74 日。利用该回归方程对过敏消除期 Y 进行预测和控制的问题将在后面介绍。

三、一元线性回归方程的显著性检验

从任一组样本值 $(x_1,y_1),(x_2,y_2),\cdots,(x_n,y_n)$ 出发，不管 Y 与 x 之间的关系如何，总可以由最小二乘法应用公式即式(9-7)在形式上求出其线性回归方程。然而，这并非表明 Y 与 x 之间确实存在线性关系。因此，在建立线性回归方程后，还应根据观测值判断 Y 与 x 之间是否确有线性相关关系，即需检验线性回归方程是否有显著性，即应作假设检验 $H_0: \beta = 0$ 是否成立，其中 β 为回归线性模型式

(9-4)中的回归系数。如果原假设 H_0 成立,则称回归方程无显著性(non-significant);如果原假设 H_0 不成立,则称回归方程有显著性(significant)。

该问题常用的检验法有两种:

(1)利用相关系数的显著性检验法(r 检验,见本章第一节)来检验变量 x 与 Y 的线性相关的显著性,这也就检验了 Y 对 x 的线性回归方程的显著性。

(2)利用基于总离差平方和分解的 F 检验,该法易于推广到多元线性回归的更一般的情形,是回归方程显著性的主要检验法。

下面就介绍用于回归方程显著性检验的 F 检验。

(一)离差平方和的分解

由于 $\hat{y} = a + bx$ 只反映 x 对 Y 的影响,所以回归值 $\hat{y}_i = a + bx_i$ 就是 y_i 中只受 x_i 影响的那一部分,而 $y_i - \hat{y}_i$ 则是除去 x_i 的影响后,受其他各种因素影响的部分,因此将 $y_i - \hat{y}_i$ 称为残差(residual 或剩余)。而观测值 y_i 可以分解为两部分:

$$y_i = \hat{y}_i + (y_i - \hat{y}_i)$$

则

$$y_i - \bar{y} = (\hat{y}_i - \bar{y}) + (y_i - \hat{y}_i)$$

对因变量的观测值 $y_1, y_2, \cdots, y_n$,考察其差异的总离差平方和(总变差):

$$l_{yy} = \sum_{i=1}^{n} (y_i - \bar{y})^2$$

它可分解为两部分:

$$l_{yy} = \sum_{i=1}^{n} (y_i - \bar{y})^2 = \sum_{i=1}^{n} (y_i - \hat{y}_i + \hat{y}_i - \bar{y})^2$$

$$= \sum_{i=1}^{n} (y_i - \hat{y}_i)^2 + 2 \sum_{i=1}^{n} (y_i - \hat{y}_i)(\hat{y}_i - \bar{y}) + \sum_{i=1}^{n} (\hat{y}_i - \bar{y})^2$$

$$= \sum_{i=1}^{n} (y_i - \hat{y}_i)^2 + \sum_{i=1}^{n} (\hat{y}_i - \bar{y})^2 \qquad 式(9-8)$$

记

$$U = \sum_{i=1}^{n} (\hat{y}_i - \bar{y})^2, \quad Q = \sum_{i=1}^{n} (y_i - \hat{y}_i)^2 \qquad 式(9-9)$$

将 U 称为回归平方和(regression sum of square),Q 称为残差平方和(sum of square of residues)。

于是回归分析的离差平方和分解公式即式(9-8)为

$$l_{yy} = Q + U \qquad 式(9-10)$$

而 l_{yy}、Q、U 对应的自由度分别为 $n-1$、$n-2$、1,且相应地有

$$n - 1 = (n - 2) + 1$$

下面考察 U 和 Q 的意义(图9-10)。

$\hat{y}_i$ 是回归直线 $\hat{y} = a + bx$ 上横坐标为 x_i 点的纵坐标,因为

$$\frac{1}{n} \sum_{i=1}^{n} \hat{y}_i = \frac{1}{n} \sum_{i=1}^{n} (a + bx_i) = a + b \cdot \frac{1}{n} \sum_{i=1}^{n} x_i = a + b\bar{x} = \bar{y}$$

所以 $\hat{y}_1, \hat{y}_2, \cdots, \hat{y}_n$ 的平均值也是 $\bar{y}$,因此 U 就是 $\hat{y}_1, \hat{y}_2, \cdots, \hat{y}_n$ 这 n 个数偏离其均值 $\bar{y}$ 的离差平方和,其描述 $\hat{y}_1, \hat{y}_2, \cdots, \hat{y}_n$ 的分散程度。又因为

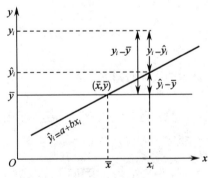

图 9-10 $y - \bar{y}$ 分解示意图

$$U = \sum_{i=1}^{n} (\hat{y}_i - \bar{y})^2 = \sum_{i=1}^{n} (a + bx_i - \bar{y})^2 = \sum_{i=1}^{n} [\bar{y} + b(x_i - \bar{x}) - \bar{y}]^2$$

$$= b^2 \sum_{i=1}^{n} (x_i - \bar{x})^2 = b^2 l_{xx}$$

说明 $\hat{y}_1, \hat{y}_2, \cdots, \hat{y}_n$ 的分散性来自 $x_1, x_2, \cdots, x_n$ 的分散性,故 U 反映 x 对 Y 的线性影响。

Q 是剩余(残差)$y_i - \hat{y}_i$ 的平方和,反映 Y 的数据差异中扣除 x 对 Y 的线性影响后,其他因素(包括 x 对 Y 的非线性影响、随机误差等)对 Y 的影响。因此,U 越大,Q 就越小,表明 Y 与 x 的线性关系就越显著。

在计算 l_{yy}、Q 和 U 时,常用下列公式:

$$l_{yy} = (n-1)S_y^2 \qquad\qquad 式(9\text{-}11)$$

$$l_{xx} = (n-1)S_x^2 \qquad\qquad 式(9\text{-}12)$$

$$U = \sum_{i=1}^{n} (\hat{y}_i - \bar{y})^2 = b^2 l_{xx} = bl_{xy} = \frac{l_{xy}^2}{l_{xx}} \qquad\qquad 式(9\text{-}13)$$

$$Q = l_{yy} - U \qquad\qquad 式(9\text{-}14)$$

其中 S_y^2 为 $y_1, y_2, \cdots, y_n$ 的样本方差,S_x^2 为 $x_1, x_2, \cdots, x_n$ 的样本方差。可借助计算器计算。

（二）回归方程的显著性检验

为寻找检验统计量先做如下分析,离差平方和分解公式 $l_{yy} = Q + U$ 表明,引起 $y_1, y_2, \cdots, y_n$ 的分散性(即 l_{yy})的原因可分解成两部分,一是 U 反映 x 对 Y 的线性影响部分,二是 Q 反映其他因素对 Y 的影响,可看成随机因素的影响部分。对于给定的观测值 $y_1, y_2, \cdots, y_n$,其总变差 l_{yy} 是一个定值。若 U 越大,Q 就越小,x 对 Y 的线性影响就越大;反之 U 越小,Q 就越大,x 对 Y 的线性影响就越小;所以 U 与 Q 的相对比值就反映 x 对 Y 的线性影响程度的高低。显然寻找的检验统计量应与 U 和 Q 的相对比值密切相关。可以证明

$$F = \frac{U/1}{Q/(n-2)} \sim F(1, n-2) \qquad\qquad 式(9\text{-}15)$$

因此可选用

$$F = \frac{U/1}{Q/(n-2)} \qquad\qquad 式(9\text{-}16)$$

作为检验统计量,F 值就是 x 的线性影响部分和随机因素的影响部分的相对比值。如果 F 值明显很大,表明 x 对 Y 的作用比随机因素明显大,回归方程就有显著性。故回归方程的显著性检验采用单侧检验;又因回归方程的显著性检验利用 F 检验统计量进行,故称为 F 检验。

（三）回归方程显著性检验的步骤和方差分析表

用 F 检验法检验回归方程显著性的主要步骤为:

(1)建立原假设 H_0: $\beta = 0$(回归方程无显著性)。

(2)首先计算 l_{xx}、l_{xy}、l_{yy},再计算 U、Q 的值

$$U = b^2 l_{xx} = bl_{xy} = \frac{l_{xy}^2}{l_{xx}}; \quad Q = l_{yy} - U$$

(3)计算检验统计量的 F 值

$$F = \frac{U/1}{Q/(n-2)} = \frac{(n-2)\, bl_{xy}}{l_{yy} - bl_{xy}}$$

(4)对于给定的显著性水平 α,查 F 分布表(附表7)得单侧临界值 $F_\alpha(1, n-2)$。

(5)统计判断。若 F 值 $> F_\alpha(1, n-2)$ 时,则 $P < \alpha$,拒绝 H_0,认为回归方程有显著性;若 F 值 $< F_\alpha(1, n-2)$ 时,则 $P > \alpha$,接受 H_0,认为回归方程无显著性。

实际计算时,F 检验一般用下列回归显著性检验的方差分析表(表9-3)来进行。

表9-3　回归显著性检验的方差分析表

方差来源	离差平方和	自由度	均方	F 值	P 值
回归 Model	U	1	$U/1$	$F = \dfrac{U}{Q/(n-2)}$	$\begin{cases} < \alpha(显著) \\ > \alpha(不显著) \end{cases}$
残差 Error	Q	$n-2$	$Q/(n-2)$		
总变差	$l_{yy} = U + Q$	$n-1$			

案例9-1(续三)　对案例9-1中的数据,试检验 Y 对 x 的线性回归方程的显著性($\alpha = 0.05$)。

解:应检验原假设 $H_0 : \beta = 0$(回归方程无显著性)。

由案例9-1(续一)的计算得 $l_{xy} = 112.1$, $l_{xx} = 40.9$, $l_{yy} = 370.9$。

则

$$U = \frac{l_{xy}^2}{l_{xx}} = \frac{112.1^2}{40.9} = 307.25, \quad Q = l_{yy} - U = 370.9 - 307.25 = 63.65$$

故

$$F = \frac{U}{Q/(n-2)} = \frac{307.25}{63.65/8} = 38.62$$

对 $\alpha = 0.05$,查 F 分布表(附表7)得临界值 $F_\alpha(1,8) = 5.32$。

或用下列方差分析计算表(表9-4)给出检验的主要结果。

表9-4　案例9-1的方差分析计算表

方差来源	离差平方和	自由度	均方	F 值	P 值
回归 Model	307.25	1	307.25	38.62	< 0.05(显著)
残差 Error	63.65	8	7.956 3		
总变差	370.9	9			

因 $F = 38.62 > F_\alpha(1,8) = 5.32$,则 $P < 0.05$,故拒绝 H_0,认为回归方程有显著性。

【SPSS 软件应用】　在 SPSS 中,打开案例9-1的数据集<抗过敏新药的药效数据>(图9-3),选择菜单【分析】→【回归】→【线性】,在对话框【线性回归】中(图9-11):

日数→因变量(D);药物剂量→自变量(I)

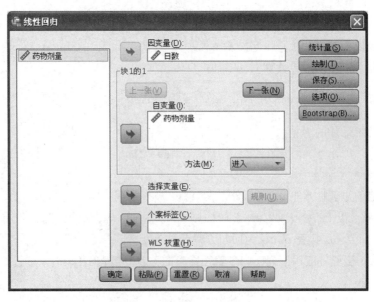

图9-11　对话框【线性回归】

点击 确定 。由此即得对该数据集以"日数"为因变量 Y、以"药物剂量"为自变量 X 的回归分析的输出结果，见图9-12。

模型汇总

模型	R	R方	调整R方	标准估计的误差
1	.910	.828	.807	2.821

Anova^b

模型		平方和	df	均方	F	Sig.
1	回归	307.247	1	307.247	38.615	.000^a
	残差	63.653	8	7.957		
	总计	370.900	9			

a. 预测变量：(常量)，药物剂量。b. 因变量：日数

系数

模型		非标准化系数 B	标准　误差	标准系数 试用版	t	Sig.
1	(常量)	−1.071	2.751		−.389	.707
	药物剂量	2.741	.441	.910	6.214	.000

图9-12　案例9-1的一元线性回归分析的 SPSS 输出结果

用 SPSS 进行一元线性回归分析所得的输出结果分析（图9-12）：

（1）回归模型的汇总统计量（模型汇总表）：列出用于反映回归模型的拟合优劣程度的统计指标。

复相关系数 R，即样本相关系数 r 的绝对值：$R = 0.910$；

决定系数 R^2（R 方），即 $R^2 = 0.828\,383$；

调整决定系数 R^2（调整 R 方）是调整后的决定系数：Adj $R^2 = 0.807$；

剩余标准差（标准估计的误差）：$S = 2.821$。

上述复相关系数 R、决定系数、调整决定系数越大，越接近1，回归模型越好；剩余标准差越小，回归模型估计的精度越高。

（2）回归的方差分析表（ANOVA 表）：该表即前面的表9-4，用于对整个回归方程进行显著性检验。其中 df 是自由度，F 是统计量 F 的值，Sig.给出 $P\{F > 38.615\}$ 的概率 P 值。因为 $F = 38.615$，而检验概率 P 值为 $P = 0.000 < 0.05$，所以在显著性水平 $\alpha = 0.05$ 下，拒绝 H_0，认为回归方程是显著的。

（3）回归系数分析表（系数表）：给出回归方程的系数及检验结果。

系数表中的 B 列给出回归方程的系数估计值 a 和 b。其中 $a = -1.071$，$b = 2.741$，由此所建立的回归方程为

$$\hat{y} = -1.071 + 2.741x$$

系数表中的 t 列和 Sig.列同时给出对回归系数进行显著性检验的 t 值和概率 P 值结果。

（四）相关系数 r 与 F 统计量之间的关系

由相关系数 r 与回归系数 b 的关系式可推得相关系数 r 与 F 统计量之间有下列关系：

$$F = \frac{U/1}{Q/(n-2)} = \frac{(n-2)\,bl_{xy}}{l_{yy} - bl_{xy}} = \frac{(n-2)r^2}{1 - r^2} \qquad 式(9\text{-}17)$$

由此推得 $F > F_\alpha(1, n-2)$ 等价于

$$|r| > \sqrt{\frac{1}{1 + (n-2)/F_\alpha(1, n-2)}} = r_{\alpha/2}(n-2)$$

即检验相关系数 $\rho = 0$ 的临界值表（附表16）是根据上式编制的。也就是说，对于一元线性回归方程显著性检验的 F 检验，与称为 r 检验的相关性检验在本质上是一致的。

利用 r 检验进行回归方程显著性检验的主要步骤为：

（1）建立原假设 $H_0: \beta = 0$（回归方程无显著性）。

（2）计算样本相关系数 r 的值。

（3）对于给定的 α，自由度为 $n-2$，由附表 16 得临界值 $r_{\alpha/2}(n-2)$。

（4）统计判断：当 $|r|>r_{\alpha/2}$ 时，拒绝 H_0，即认为回归方程有显著性；当 $|r|<r_{\alpha/2}$ 时，接受 H_0，即认为回归方程无显著性。

需要说明的是 r 检验仅适合一元线性回归方程的显著性检验，F 检验使用更为广泛，易于推广到多元线性回归的更一般的情形。

（五）相关分析与回归分析时的注意事项

1. 相关关系并非因果关系。决不可因为两事物间的相关系数有统计学意义，就认为两者之间存在因果关系。例如，在一些国家中，香烟消费量和人口期望寿命近年来一直在增长，如果用这两组资料计算相关系数，会得出正相关关系，但这是毫无意义的。因此要证明两事物间确实存在因果关系，必须凭借专业知识加以阐明。

2. 在回归分析中，不论自变量是随机变量还是确定性的量，因变量都是随机变量，且应服从正态分布。回归方程的适用范围是有限的。使用回归方程计算估计值时，一般不可将估计的范围扩大到建立方程时的自变量的取值范围之外。

3. 相关系数的计算只适用于两个变量都服从正态分布的资料，表示两个变量之间的相互关系是对等的；而在回归分析中，因变量是随机变量，自变量可以是随机变量也可以是给定的量，回归反映两个变量之间的单向关系。

4. 如果对同一资料进行相关分析与回归分析，得到的相关系数 r 与回归方程中的回归系数 b 的符号是相同的。相关系数 r 的平方（r^2 称为决定系数）与回归平方和 U 的关系为 $r^2=\dfrac{U}{l_{yy}}$，r^2 恰好是回归平方和在总离差平方和中所占的比重。相关系数 r 的绝对值越大，回归效果越好，即相关与回归可以互相解释。

四、用回归方程进行预测和控制

当回归方程通过显著性检验，表明该回归方程有显著性时，就可利用该回归方程进行预测和控制。

所谓预测（forecast），就是对于给定的 x_0，求出其相应的 y_0 的点预测值，或 y_0 的预测区间即置信区间。控制（control）是预测的反问题，即指定 y 的一个取值区间（y_1，y_2），求 x 的值应控制在什么范围内。

（一）预测

对于给定的 $x=x_0$，y_0 的点预测值（point forecast value）即为 $x=x_0$ 处的回归值：

$$\hat{y}_0=a+bx_0$$

由于因变量 Y 与 x 的关系不确定，用回归值 $\hat{y}_0$ 作为 y_0 的预测值虽然具体，但难以体现其估计精度即误差程度。方差的大小代表着误差程度的高低，对回归方程进行方差估计，就是估计 $\hat{y}_0$ 作为 y_0 的预测值的误差程度。由式（9-15）知道 σ^2 的无偏估计 $S^2=\dfrac{Q}{n-2}$，并称

$$S=\sqrt{\dfrac{Q}{n-2}} \hspace{4cm} 式（9-18）$$

为回归方程的剩余标准差（residual standard deviation）。因此，S 的大小反映用 $\hat{y}_0=a+bx_0$ 去预测 y_0 时产生的平均误差。S 的值越大，预测值与实际值的偏差就越大，其估计精度就越低；S 的值越小，预测值与实际值的偏差就越小，其估计精度就越高。

在实际预测中，应用更多的是配以一定估计精度（置信度）的预测区间，而 y_0 的置信度为（$1-\alpha$）

的预测区间(forecast interval)即置信区间为

$$(\hat{y}_0 - \delta(x_0) , \ \hat{y}_0 + \delta(x_0))$$

其中
$$\delta(x_0) = t_{\alpha/2}(n-2)S\sqrt{1 + \frac{1}{n} + \frac{(x_0 - \bar{x})^2}{l_{xx}}} \qquad 式(9\text{-}19)$$

由式(9-19)可知,预测区间与 α、n、x_0 有关,α 越小,$t_{\alpha/2}(n-2)$ 就越大,$\delta(x_0)$ 也越大;n 越大,则 $\delta(x_0)$ 越小。对于给定的样本预测值及置信度来说,$\delta(x_0)$ 依 x_0 而变,当 x_0 越靠近 $\bar{x}$ 时,$\delta(x_0)$ 就越小,预测就越精密;反之,当 x_0 远离 $\bar{x}$ 时,$\delta(x_0)$ 就大,预测效果就差。若作 $y_1 = \hat{y} - \delta(x)$ 及 $y_2 = \hat{y} + \delta(x)$ 的图形,则这两条曲线形成一个包含回归直线 $\hat{y} = a + bx$ 的带形域,在 $x = \bar{x}$ 处最窄,而两头张开(图9-13)。

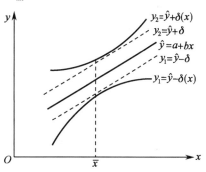

图 9-13　回归试验中观测值的预报图

当 x 离 $\bar{x}$ 不远,n 又较大时,式(9-19)中根号内的值近似地等于1,此时预测区间近似地为

$$(\hat{y} - \delta, \ \hat{y} + \delta) = (\hat{y} - t_{\alpha/2}(n-2)S, \ \hat{y} + t_{\alpha/2}(n-2)S)$$

此时,图9-13中的曲线 y_1、y_2 变为直线(图9-13中的虚线)。

案例9-1(续四)　对案例9-1中的数据,如果对某患者用 $x_0 = 6.5\text{mg}$ 的抗过敏药剂量进行一次试验,试给出预测的症状消除期和90%的预测区间。

解:由案例9-1(续二)知症状持续消除的日数 Y 对剂量 x 的线性回归方程为

$$\hat{y} = -1.07 + 2.74x$$

则剂量 $x_0 = 6.5\text{mg}$ 时,其症状消除期 Y 的预测值为

$$\hat{y}_0 = -1.07 + 2.74 \times 6.5 = 16.74$$

又　　$$S = \sqrt{\frac{Q}{n-2}} = \sqrt{\frac{63.65}{8}} = 2.82, \quad \sqrt{1 + \frac{1}{n} + \frac{(x_0 - \bar{x})^2}{l_{xx}}} = \sqrt{1 + \frac{1}{10} + \frac{(6.5 - 5.9)^2}{40.9}} = 1.053$$

对 $1 - \alpha = 0.90, \alpha = 0.10$ 和自由度 $n - 2 = 8$,查 t 分布表(附表6)得 $t_{\alpha/2}(8) = 1.86$,则

$$\delta(x_0) = t_{\alpha/2}(n-2)S\sqrt{1 + \frac{1}{n} + \frac{(x_0 - \bar{x})^2}{l_{xx}}} = 1.86 \times 2.82 \times 1.053 = 5.52$$

故 Y 的90%预测区间为

$$(\hat{y}_0 - \delta(x_0) , \ \hat{y}_0 + \delta(x_0)) = (16.74 - 5.52, \ 16.74 + 5.52) = (11.22, \ 22.26)$$

即 Y 的预测区间为(11.22,22.26)。这意味着,人们有90%的把握相信该特定患者的过敏症状消除期为 11～23 天。

(二)控制

控制是预测的反问题,即要研究观察值 y 在给定的区间 (y_1, y_2) 内取值时,x 应控制在什么范围内。也就是求 x_1、x_2,当 $x_1 < x < x_2$ 时以 $(1-\alpha)$ 的置信度使相应的观察值 y 落入区间 (y_1, y_2) 之内。

为此,解方程组

$$\begin{cases} y_1 = a + bx_1 - \delta(x_1) \\ y_2 = a + bx_2 + \delta(x_2) \end{cases} \qquad 式(9\text{-}20)$$

可求得控制下限 x_1 和控制上限 x_2,式中 $\delta(x)$ 由式(9-19)给出。但解方程组式(9-20)相当复杂,当 n 较大时通常用以下方程组代替:

$$\begin{cases} y_1 = a + bx_1 - t_{\alpha/2}S \\ y_2 = a + bx_2 + t_{\alpha/2}S \end{cases} \qquad 式(9\text{-}21)$$

当然,要实现控制,必须 $y_2 - y_1 > 2t_{\alpha/2}S$ 才行。应当注意的是,当 $b < 0$ 时,式(9-20)和式(9-21)中

的 x_1 和 x_2 的位置应互换。

案例 9-1(续五)   在案例 9-1(续二)的方程中,若希望 y 在区间(6, 22)内,问 x 应控制在什么范围之内?($\alpha = 0.10$)

解:由案例 9-1(续四)已知 $S = 2.82$,$t_{\alpha/2}(8) = 1.86$,$b = 2.74$,解方程组

$$\begin{cases} 6 = -1.07 + 2.74x_1 - 1.86 \times 2.82 \\ 22 = -1.07 + 2.74x_2 + 1.86 \times 2.82 \end{cases}$$

可得

$$x_1 = 4.49, \quad x_2 = 6.51$$

即 x 应控制在 4.49 与 6.51 之间。

五、一元拟线性回归分析

在实际问题中,变量间的回归关系并非都是线性的,如血药浓度随时间的变化关系,老鼠死亡率与给药剂量的关系等均呈曲线趋势,这时就需要配置恰当类型的曲线拟合观测数据。在许多情况下,两个变量间的非线性关系可以通过简单的变量代换转化为一元线性回归模型来求解和分析(对复杂的曲线关系,则需要化为多元线性回归来求解)。这就是人们在实践中常常做的"曲线直线化"工作。一旦通过某种变换,如果确能使新变量之间呈线性关系,并据此求其回归方程,然后代回到原变量,即得所求变量间的回归方程。这一处理方法称为拟线性回归(quasi-linear regression)。

下面结合例题来介绍一元拟线性回归分析的方法应用。

例 9-2   静脉输注西索米星后,血药浓度 c 与时间 t 可用关系式

$$c = \frac{D}{V}e^{-Kt} \tag{式(9-22)}$$

其中,D 为所给剂量,V 为表观分布容积,K 为消除速率常数。

现给体重为 20g 的小鼠注射西索米星 0.32mg 后,测得一些时间的血药浓度如表 9-5 所示。

表 9-5   例 9-2 的药-时数据表

编号	时间 t/min	血药浓度 c/($\mu g/ml$)
1	20	32.75
2	40	16.50
3	60	9.20
4	80	5.00
5	100	2.82
6	120	1.37
7	140	0.76
8	160	0.53

试求血药浓度 c 对时间 t 的回归方程。

解:由药物代谢动力学知识或通过作散点图可知,这些点大致接近一条指数曲线。为了得到相应的回归方程,对式(9-22)两边取自然对数 $\ln$,得

$$\ln c = \ln \frac{D}{V} - Kt$$

令 $y = \ln c$,$a = \ln \frac{D}{V}$,$b = -K$,可得

$$y = a + bt$$

这样便将指数曲线回归转化为线性回归问题,其中间计算结果见表9-6。

表9-6 指数曲线回归计算表

编号	t	c	$\ln c$	$t\ln c$	t^2	$(\ln c)^2$
1	20	32.75	3.488 9	69.778 1	400	12.172 4
2	40	16.50	2.803 4	112.134	1 600	7.858 83
3	60	9.20	2.219 2	133.152	3 600	4.924 86
4	80	5.00	1.609 4	128.755	6 400	2.590 29
5	100	2.82	1.036 7	103.674	10 000	1.074 82
6	120	1.37	0.314 8	37.777 3	14 400	0.099 11
7	140	0.76	−0.274	−38.421	19 600	0.075 32
8	160	0.53	−0.635	−101.58	25 600	0.403 07
合计	720	—	10.563	445.269	81 600	29.198 7

利用表9-6中的计算数据,可得

$$l_{tt} = 81\ 600 - \frac{720^2}{8} = 16\ 800\ ;\quad l_{yy} = 29.198\ 7 - \frac{10.563^2}{8} = 15.251$$

$$l_{ty} = 445.269 - \frac{720 \times 10.363}{8} = -505.413$$

$$b = \frac{-505.413}{16\ 800} = -0.030\ 08\ ;\quad a = \frac{1}{8}(10.563 + 0.030\ 08 \times 720) = 4.027\ 9$$

于是,回归方程为

$$\lg c = 1.749 - 0.013\ 07t$$

又

$$\frac{D}{V} = 10^a = 10^{1.749} = 56.10,\quad K = -b\ln 10 = 0.013\ 07 \times 2.302\ 5 = 0.030$$

最后得到所求的指数曲线方程为

$$\hat{c} = \frac{D}{V}\mathrm{e}^{-Kt} = 56.10\mathrm{e}^{-0.030t}$$

【SPSS 软件应用】 下面利用 SPSS 软件来求解上述血药浓度 c 对时间 t 的回归方程。

在 SPSS 中,首先建立 SPSS 数据集<血药浓度与时间>,包括血药浓度 c 与时间 t 两个数值变量,如图9-14所示。再选择菜单【转换】→【计算变量】,来建立新变量 $\lg c = \lg 10(c)$ 为血药浓度 c 的以 10 为底的对数。

进入对话框【计算变量】中,如图9-15所示,在【目标变量】中输入新变量名 $\lg c$,再在【函数组】中选定算术,在【函数和特殊变量】中选定 Lg10,点击 ↑,则在【数字表达式】中出现 LG10(□),将变量 c 选入该括号内,点击 确定,所得的数据集包括三个变量: c、t 和 $\lg c$,如图9-14所示。

与前面一元线性回归分析的步骤一样,选择菜单【分析】→【回归】→【线性】,在对话框【线性回归】中选定:

$$\lg c \to 因变量(D)\ ;\quad t \to 自变量(I)$$

点击 确定。由此可得以 $\lg c$ 为因变量、时间 t 为自变量的一元线性回归分析的主要结果,见图9-16。

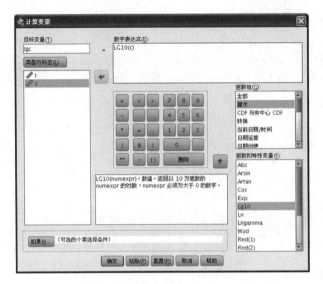

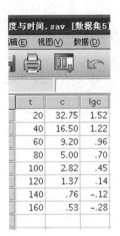

图 9-14   数据集<血药浓度与时间>   图 9-15   对话框【计算变量】

系数^a

| 模型 | 非标准化系数 | | 标准系数 | | |
	B	标准 误差	试用版	t	Sig.
1 （常量）	1.749	.030		58.822	.000
t	−.013	.000	−.998	−44.370	.000

a. 因变量：lgc

图 9-16   例 9-2 化为线性回归分析的主要结果

由图 9-16 中 B 列的系数可得，所转化的线性回归方程为

$$\lg c = 1.749 - 0.013t$$

又

$$\frac{D}{V} = 10^a = 10^{1.749} = 56.10, \quad K = -b\ln 10 = 0.013 \times 2.302\,5 = 0.030$$

再通过变换，最后所得的指数曲线方程为

$$\hat{c} = \frac{D}{V}e^{-Kt} = 56.10e^{-0.030t}$$

这样，利用 SPSS 软件得到与前面计算过程一致的结果。

在根据散点图来推测两个变量间的函数关系时，有时数据本身或理论上的考虑能暗示一种特殊的非线性关系，并通过对散点图的研究找到关于线性化变换的启示。表 9-7 给出几个常见的非线性模型对应的线性化的变换。

表 9-7   常见的非线性模型的线性化变换表

曲线方程	变量替换	变换后的线性方程
双曲线 $\dfrac{1}{y} = a + \dfrac{b}{x}$	$y' = \dfrac{1}{y}$, $x' = \dfrac{1}{x}$	$y' = a + bx'$
幂函数 $y = ax^b$	$y' = \ln y$, $x' = \ln x$	$y' = a' + bx'$, $a' = \ln a$
指数函数 $y = ae^{bx}$	$y' = \ln y$	$y' = a' + bx$, $a' = \ln a$
对数函数 $y = a + b\ln x$	$x' = \ln x$	$y = a + bx'$
S 形曲线 $y = \dfrac{1}{a + be^{-x}}$	$y' = \dfrac{1}{y}$, $x' = e^{-x}$	$y' = a + bx'$

第三节　多元线性回归分析

在很多实际应用中,影响因变量 Y 的因素通常不止一个。例如,某原料药的收率高低常受多种因素的影响,某种疾病的发病率高低也是与很多因素有关的。因此,就需要研究一个因变量与多个自变量间的关系,这就是多元回归问题。多元线性回归(multiple linear regression)就是研究一个因变量与多个自变量间的线性依存关系的统计方法,其原理与一元线性回归的方法基本相同,只是多元线性回归的方法要复杂些,计算量也大得多,一般都需用计算机进行处理。本节仅对多元线性回归分析做一简明扼要的介绍。

一、多元线性回归方程的建立

设 Y 为因变量(又称响应变量)且服从正态分布,$x_1,x_2,\cdots,x_m$ 为 m 个自变量(又称因素变量),并且自变量与因变量之间存在线性关系,则 Y 和 $x_1,x_2,\cdots,x_m$ 之间的多元线性回归模型为

$$Y=\beta_0+\beta_1 x_1+\cdots+\beta_m x_m+\varepsilon,\ \varepsilon\sim N(0,\sigma^2)$$

其中 β_0 为回归常数项,$\beta_1,\beta_2,\cdots,\beta_m$ 为偏回归系数(partial regression coefficient),均为未知常数。

与一元线性回归的情形类似,称

$$\hat{y}=b_0+b_1 x_1+b_2 x_2+\cdots+b_m x_m \tag{式(9-23)}$$

为 Y 对 $x_1,x_2,\cdots,x_m$ 的多元线性回归方程(multiple linear regression equation)。其中 $b_0,b_1,\cdots,b_m$ 是未知参数 $\beta_0,\beta_1,\beta_2,\cdots,\beta_m$ 的经验估计值,可由 $(x_1,x_2,\cdots,x_m,Y)$ 的样本观测值利用最小二乘法求得。其中 $b_i(i=1,2,\cdots,m)$ 反映当其他变量取值不变时,x_i 每增加一个单位对因变量 Y 的效应估计值。

利用最小二乘法求解多元线性回归方程式(9-23)的主要步骤为:

(1)令 x_{ik} 表示因素 x_i 在第 k 次试验时取的值$(i=1,2,\cdots,m)$,y_k 表示响应值 Y 在第 k 次试验的结果,则可得 $(x_1,x_2,\cdots,x_m,Y)$ 的样本观测值为

$$(x_{1k},x_{2k},\cdots,x_{mk},y_k),\ k=1,2,\cdots,n;(n>m+1)$$

计算　　　$\bar{x}_i=\dfrac{1}{n}\sum_{k=1}^{n}x_{ik}$, $i=1,\cdots,m$; $\bar{y}=\dfrac{1}{n}\sum_{k=1}^{n}y_k$; $l_{yy}=\sum_{k=1}^{n}(y_k-\bar{y})^2$

$$l_{ij}=\sum_{k=1}^{n}(x_{ik}-\bar{x}_i)(x_{jk}-\bar{x}_j),\ i,j=1,\cdots,m;\ l_{iy}=\sum_{k=1}^{n}(x_{ik}-\bar{x}_i)(y_k-\bar{y}),\ i=1,\cdots,m$$

(2)解下列正规方程组,求偏回归系数

$$\begin{cases} l_{11}b_1+l_{12}b_2+\cdots+l_{1m}b_m=l_{1y} \\ l_{21}b_1+l_{22}b_2+\cdots+l_{2m}b_m=l_{2y} \\ \qquad\qquad\vdots \\ l_{m1}b_1+l_{m2}b_2+\cdots+l_{mm}b_m=l_{my} \end{cases} \tag{式(9-24)}$$

解之得 $b_1,b_2,\cdots,b_m$。

(3)将 $b_1,b_2,\cdots,b_m$ 代入 $b_0=\bar{y}-b_1\bar{x}_1-\cdots-b_m\bar{x}_m$ 即求得 b_0。

于是得到 m 元线性回归方程为

$$\hat{y}=b_0+b_1 x_1+b_2 x_2+\cdots+b_m x_m \tag{式(9-25)}$$

二、多元线性回归方程的显著性检验

与一元回归的情形类似,上述讨论是在 Y 与 $x_1,x_2,\cdots,x_m$ 之间具有线性相关关系的前提下进行的。但是在实际应用中,所求的回归方程是否有显著意义,则需对 Y 与诸 x_i 间是否存在线性相关关系进行显著性假设检验。

与一元回归类似，多元线性回归方程

$$\hat{y} = b_0 + b_1 x_1 + b_2 x_2 + \cdots + b_m x_m$$

是否有显著性，可通过检验 $H_0: \beta_1 = \beta_2 = \cdots = \beta_m = 0$ 进行统计判断。

为了找检验 H_0 的检验统计量，同样可将总离差平方和（总变差）l_{yy} 进行分解，可得到离差平方和分解公式

$$l_{yy} = \sum_{i=1}^{n} (y_i - \bar{y})^2 = \sum_{i=1}^{n} (y_i - \hat{y}_i + \hat{y}_i - \bar{y})^2 = \sum_{i=1}^{n} (y_i - \hat{y}_i)^2 + \sum_{i=1}^{n} (\hat{y}_i - \bar{y})^2 = Q + U$$

式(9-26)

其中 $Q = \sum_{i=1}^{n} (y_i - \hat{y}_i)^2$ 仍称为残差平方和，$U = \sum_{i=1}^{n} (\hat{y}_i - \bar{y})^2$ 仍称为回归平方和。

可以证明，当回归显著性检验的原假设 $H_0: \beta_1 = \beta_2 = \cdots = \beta_m = 0$ 成立时，有

$$F = \frac{U/m}{Q/(n-m-1)} \sim F(m, n-m-1)$$

式(9-27)

由此就选用该 F 作为检验统计量。

对于给定的显著性水平 α，查 F 分布表（附表7）得临界值 $F_\alpha(m, n-m-1)$，即可检验多元线性回归方程的显著性。

实际计算时，F 检验一般用多元回归分析的方差分析表（表9-8）。

表9-8   回归显著性检验的方差分析表

方差来源	离差平方和	自由度	均方	F 值	P 值
回归 Model	U	m	U/m	$F = \dfrac{U/m}{Q/(n-m-1)}$	$\begin{cases} <\alpha(显著) \\ >\alpha(不显著) \end{cases}$
残差 Error	Q	$n-m-1$	$Q/(n-m-1)$		
总变差	$l_{yy} = U + Q$	$n-1$			

统计推断：若 $F > F_\alpha$，则 $P < \alpha$，拒绝 H_0，认为回归方程有显著性；若 $F < F_\alpha$，则 $P > \alpha$，接受 H_0，认为回归方程无显著性。

此外，在多元线性回归分析中，有一些与一元线性回归分析不同的特殊问题，其中之一就是自变量 $x_1, x_2, \cdots, x_m$ 对因变量 Y 影响是否显著的问题。在上述检验中拒绝原假设 $H_0: \beta_1 = \beta_2 = \cdots = \beta_m = 0$，认为回归方程显著时，并不能说明所有自变量都对因变量 Y 有显著影响，这就需要对每个自变量 x_i 进行显著性检验，即偏回归系数的假设检验，进而对自变量进行进一步的筛选。

三、多元线性回归分析的 SPSS 软件应用

下面通过实例介绍如何用 SPSS 求解并进行多元线性回归分析的主要步骤。

例9-3   在某原料药的合成工艺中，为了提高质量，试验者用均匀设计方法选了3个因素：原料配比 x_1（%）、某有机物的吡啶量 x_2（ml）和反应时间 x_3（h），每个因素均取7个水平，试验的结果是收率 Y，收率 Y 越高表示产量越高。已知收率 Y 服从正态分布，试验数据如表9-9所示。

表9-9   原料药试验方案和收率

No.	原料配比 x_1	吡啶量 x_2	反应时间 x_3	收率 Y
1	1.0	22	2.0	0.614 6
2	1.4	13	1.0	0.350 6
3	1.8	28	3.0	0.753 7
4	2.2	16	3.5	0.819 5

续表

No.	原料配比 x_1	吡啶量 x_2	反应时间 x_3	收率 Y
5	2.6	25	0.5	0.097 0
6	3.0	10	2.5	0.711 4
7	3.4	19	1.5	0.418 6

试用 SPSS 软件建立收率 Y 关于原料配比 x_1、吡啶量 x_2、反应时间 x_3 的多元线性回归方程,并对所求的多元线性回归方程进行显著性检验。($\alpha = 0.05$)

【SPSS 软件应用】 根据例 9-3 的试验数据建立对应的 SPSS 数据集<某原料药合成的收率数据>,包括 4 个变量:原料配比、吡啶量、反应时间和收率,均为数值变量,见图 9-17。

	原料配比	吡啶量	反应时间	收率
1	1	22	2	.6146
2	1	13	1	.3506
3	2	28	3	.7537
4	2	17	4	.8195
5	2	25	1	.0970
6	3	10	3	.7114
7	3	19	2	.4186

图 9-17 数据集<某原料药合成的收率数据>

在 SPSS 中打开例 9-3 的该数据集,选择菜单【分析】→【回归】→【线性】,在对话框【线性回归】中选定:

$$收率 \to 因变量(D); 原料配比、吡啶量、反应时间 \to 自变量(I)$$

点击 确定 。由此即得以"收率"为因变量 Y、以"原料配比、吡啶量、反应时间"分别为自变量 X_1、X_2、X_3 的多元线性回归分析的输出结果,见图 9-18。

模型汇总

模型	R	R方	调整 R方	标准 估计的误差
1	.981[a]	.963	.926	.070 593 9

a. 预测变量:(常量),反应时间,吡啶量,原料配比。

Anova[b]

模型		平方和	df	均方	F	Sig.
1	回归	.391	3	.130	26.127	.012[a]
	残差	.015	3	.005		
	总计	.406	6			

a. 预测变量:(常量),反应时间,吡啶量,原料配比。
b. 因变量:收率

系数[a]

模型		非标准化系数		标准系数	t	Sig.
		B	标准 误差	试用版		
1	(常量)	.255	.146		1.751	.178
	原料配比	−.035	.034	−.115	−1.011	.387
	吡啶量	−.005	.005	−.130	−1.144	.336
	反应时间	.229	.027	.952	8.530	.003

a. 因变量:收率

图 9-18 例 9-3 的多元线性回归分析的 SPSS 输出结果

用 SPSS 进行多元线性回归分析所得的输出结果分析(图 9-18):

(1)模型汇总表:列出用于反映多元线性回归模型的拟合优劣程度的指标。

复相关系数 $R = 0.981$;决定系数(R 方)$R^2 = 0.963$;调整决定系数(调整 R 方)$Adj.R^2 = 0.926$;剩余标准差(标准估计的误差)$S = 0.070\ 6$。

上述复相关系数 R、决定系数、调整决定系数越大,越接近 1,多元回归模型的拟合程度越好;剩余标准差越小,多元回归模型估计的精度越高。

(2)方差分析表(ANOVA):用于对整个回归方程进行显著性检验。Sig.给出 $P\{F>38.615\}$ 的概率 P 值。因为 $F = 26.127$,且 F 检验概率 P 值

$$P = 0.012 < 0.05$$

所以在显著性水平 $\alpha = 0.05$ 下，认为多元线性回归方程是显著的。

（3）（回归）系数表：给出多元线性回归方程的系数及各系数的 t 检验结果。

表中的 B 列给出多元线性回归方程的系数估计值，其中

$$b_0 = 0.255,\ b_1 = -0.035,\ b_2 = -0.005,\ b_3 = 0.229$$

由此结果所建立的多元线性回归方程为

$$\hat{y} = 0.255 - 0.035x_1 - 0.005x_2 + 0.229x_3$$

表中的 t 列和 Sig.列同时给出对偏回归系数进行显著性 t 检验的 t 值和概率 P 值结果。

本章 SPSS 软件应用提要

统计内容	SPSS 软件应用实现的菜单选项
散点图的制作	【图形】→【旧对话框】→【散点/点状】［案例 9-1（续一）］
相关分析	【分析】→【相关】→【双变量】［案例 9-1（续一）、例 9-1］
一元线性回归分析	【分析】→【回归】→【线性】［案例 9-1（续三）］
多元线性回归分析	【分析】→【回归】→【线性】（例 9-3）

知识链接

J. 格朗特与统计学的兴起

英国统计学家 J. 格朗特（John Graunt，1620—1672 年）是人口统计学的创立者、政治算术学派的创始人之一。格朗特未受过任何正规教育，但他善于积累知识，勤奋努力，自学成才，在生命统计、保险统计和经济统计等方面作出了重大贡献。

格朗特通过对人口出生、死亡率、年龄构成、性别比例等的研究，发现了某些现象的统计规律性，第一个提出了人口统计中的性别比例，并试图确立人口的期望寿命。他编制了第一个死亡率统计表，奠定了人口统计学的基础。他还发现了大数守恒定律，运用了推算和预测等多种统计方法，认识到大量观察的重要性，提出了统计研究的任务。1662 年他出版的《关于死亡公报的自然和政治观察》是关于描述统计的开山之作，在统计发展史上具有划时代意义。一些著作将该书称为"真正统计学科的开端"，而因此书的出版，英国国王亲自推荐他为英国皇家学会会员。

综合练习九

（一）填空题

1. 已知回归系数 $b = 8$ 及 $\bar{x} = 23$、$\bar{y} = 199$，则 y 关于 x 的线性回归方程为_____。

2. 回归平方和在总离差平方和中所占的比重越大，则表明 X 对 Y 的线性影响越_____；随机因素等的影响越_____。

3. 在一元线性回归分析中，样本相关系数 r 的取值范围是_____；回归系数 b 与样本相关系数 r 的关系式为_____。

4. 一元线性回归分析中的残差平方和 $Q = \sum\limits_{i=1}^{n}(y_i - \hat{y}_i)^2$ 的自由度是_____。

5. 已知一元线性回归方程 $\hat{y} = a + 4x$，且 $\bar{x} = 3$，$\bar{y} = 6$，则 $a = $ _____。

（二）选择题

1. 当 $|r| > r_{1-\alpha/2}(n-2)$ 时，可认为两个变量 X 与 Y 间（　　）

A. 有一定关系　　　　　　　　　B. 有正相关关系

C. 有负相关关系　　　　　　　　D. 有线性相关关系

2. 相关系数显著性检验的原假设 H_0 是（　　）

A. 总体相关系数 $\rho = 0$　　　　　B. 总体相关系数 $\rho \neq 0$

C. 总体相关系数 $\rho > 0$　　　　　D. 总体相关系数 $\rho < 0$

3. 直线回归方程的显著性假设检验，其 F 检验统计量的自由度是（　　）

A. $(1, n)$　　　　　　　　　　　B. $(1, n-1)$

C. $(1, n-2)$　　　　　　　　　　D. $2n-1$

4. 用最小二乘法确定线性回归方程的原则是各实测点（　　）

A. 距直线的纵向距离相等　　　　B. 距直线的纵向距离的平方和最小

C. 与直线的垂直距离相等　　　　D. 与直线的垂直距离的平方和最小

5. 下列各直线回归方程中，不正确的是（　　）

A. $\hat{y} = 15 + 7x$，相关系数 $r = 0.92$　　B. $\hat{y} = 20 - 5x$，相关系数 $r = 0.85$

C. $\hat{y} = -10 + 2x$，相关系数 $r = 0.78$　　D. $\hat{y} = 5 - 3x$，相关系数 $r = -0.69$

（三）计算题

1. 银盐法测定食品中的砷时，由分光光度计测得吸光度 y 与浓度 x 的数据如下所示：

x/μg	1	3	5	7	10
y	0.045	0.148	0.271	0.383	0.533

已知吸光度 y 与浓度 x 均服从正态分布，试制作 y 与 x 之间的散点图，并就表中资料进行吸光度 y 与浓度 x 间的相关分析。

2. 根据 10 对观测的服从正态分布的数据，得到如下计算结果：

$$\sum_{i=1}^{10} x_i = 1\,700, \quad \sum_{i=1}^{10} y_i = 1\,110, \quad \sum_{i=1}^{10} x_i^2 = 322\,000, \quad \sum_{i=1}^{10} y_i^2 = 132\,100, \quad \sum_{i=1}^{10} x_i y_i = 205\,500$$

（1）求相关系数；

（2）检验其相关的显著性。（$\alpha = 0.05$）

3. 对某药物的 10 种衍生物分别测得分配系数 p 和使小鼠休克的半数有效量 ED_{50}，然后按 p 值和 ED_{50} 值从小到大排列，得序号为：

p	5	8	1	10	3	2	9	6	7	4
ED_{50}	6	10	3	7	2	4	5	8	9	1

试问能否认为分配系数 p 与 ED_{50} 是 Spearman 相关的？（$\alpha = 0.05$）

4. K. 皮尔逊收集了有关父亲身高 X 与儿子身高 Y 的大量资料，其中 10 对数据为：

X/cm	152.4	157.5	162.6	165.1	167.7	170.2	172.7	177.8	182.9	187.9
Y/cm	161.5	165.6	167.6	166.4	169.9	170.4	171.2	173.5	178.0	177.8

已知父亲和儿子的身高均服从正态分布。试求：

（1）儿子身高 Y 与父亲身高 X 的相关系数；

（2）儿子身高 Y 对父亲身高 X 的一元线性回归方程；

(3)检验所建立的一元线性回归方程的显著性。($\alpha = 0.05$)

5.某厂为研究某种药品的收率 Y(服从正态分布)和原料成分含量 x 的关系,根据6对实验数据计算得:

$$\sum_{i=1}^{6} x_i = 33, \quad \sum_{i=1}^{6} x_i^2 = 199, \quad \sum_{i=1}^{6} x_i y_i = 1\ 984, \quad \sum_{i=1}^{6} y_i = 342, \quad \sum_{i=1}^{6} y_i^2 = 20\ 114$$

(1)试建立直线回归方程 $\hat{y} = a + bx$;

(2)用 F 检验所建的回归方程是否有显著性。($\alpha = 0.05$)

6.现有10名20岁男青年身高 X 与前臂长 Y 的数据如下所示,其中前臂长 Y 服从正态分布。

身高 X/cm	170	173	160	155	173	188	178	183	180	165
前臂长 Y/cm	45	42	44	41	47	50	47	46	49	43

(1)求男青年前臂长 Y 对其身高 X 的一元线性回归方程;

(2)分别用相关系数检验法和 F 检验进行一元线性回归方程的显著性检验;($\alpha = 0.05$)

(3)当身高 X 为 175(cm)时,求其前臂长 Y 的预测值和置信度为90%的预测区间。

7.单磷酸阿糖腺苷粉剂在90℃(± 0.5℃)的恒温液中测得的一些时间的残存百分量 c 的数据如下所示:

时间 t/h	0	22	24	48	72	96	120	144
残存量 c/%	100	97.34	95.73	90.80	85.69	80.99	76.25	69.21

试确定回归方程 $c = c_0 \mathrm{e}^{-Kt}$。

(四)上机训练题

1. 对计算题第1题利用 SPSS 进行相应的散点图作图和相关分析计算。

2. 利用 SPSS 来求解计算题第4题。

3. 对计算题第7题利用 SPSS 进行一元拟线性回归分析。

4. 在无芽酶试验中,发现吸氨量 Y(g)与底水 X_1(g)、吸氨时间 X_2(min)都有关系,数据如下:

序号	底水 X_1/g	吸氨时间 X_2/min	吸氨量 Y/g
1	136.5	250	6.2
2	136.5	250	7.5
3	136.5	180	4.8
4	138.5	250	5.1
5	138.5	180	4.6
6	138.5	215	4.6
7	140.5	180	2.8
8	140.5	215	3.1
9	140.5	250	4.3
10	138.5	215	4.8
11	138.5	215	4.1

已知吸氨量 Y 服从正态分布。试利用 SPSS 对吸氨量 Y 关于底水 X_1 及吸氨时间 X_2 进行多元线性回归分析。

第九章
目标测试

第十章

试 验 设 计

第十章
教学课件

【学习要求】

1. 掌握正交表的特性和应用,并能正确进行表头设计;对正交设计试验结果进行正交分析的直观分析法和方差分析法。
2. 熟悉正交设计的基本思想和原理。
3. 了解试验设计的意义、基本原则和方法,均匀表的特性和应用,均匀设计试验结果的回归分析法。
4. 了解用SPSS软件对正交设计试验结果进行方差分析、对均匀设计试验结果进行回归分析的操作应用。

在医药科学研究和生产实践中,经常需要做许多试验(包括实验),并通过对试验数据的分析研究,来揭示客观事物的内在规律,寻求问题的解决办法,达到预期目的。如何做好试验,有两部分工作是非常重要的,一是试验的设计,二是试验结果的数据分析。如果进行一项试验缺乏良好的科学设计,则会影响结论的真实可靠性及试验数据的统计分析进程。

知识链接

试验设计分析在医药临床治疗中的作用

1962年美国医学学会杂志(*JAMA*)曾发表一篇关于胃溃疡治疗新技术的报告,该报告根据动物实验和24名患者的临床试验结果得出结论,将冷冻液导入胃中使胃冷却可以缓解胃溃疡症状,之后这一研究成果在临床中被广泛使用。但有研究者发现,这项研究在设计上存在严重问题,比如没有合理地设立对照组。后来经过严格的随机对照试验,证明胃冷却的方法只是暂时缓解胃部疼痛,该方法不仅不能治疗胃溃疡,反而可能加重胃部的溃疡,从而否定了这种治疗胃溃疡的方法。

20世纪80年代,两项观察性研究结果表明孕妇在妊娠期补充叶酸可以减少生育神经管缺陷婴儿的风险,但一直无法证实。直到1991年,医学研究委员会维生素研究小组开展了一项大规模的随机对照试验。结果表明,安慰剂组的602名孕妇中有21人分娩出的新生儿有神经管缺陷,而叶酸补充组的592名孕妇中出现新生儿神经管缺陷只有6人,同时其他维生素(不含叶酸)的补充对新生儿神经管缺陷的发生无明显影响。统计学分析证实,叶酸补充组与安慰剂组之间的新生儿神经管缺陷发生率有显著性差异,说明叶酸对预防新生儿神经管缺陷有明显的效果。

由此可见,科学的试验设计是科研工作中的第一步基本而又极其重要的工序,是进行科学试验和数据统计分析的先决条件,也是获得预期结果的重要保证,其好坏将直接影响科学研究的质量甚至全局的成败。

第一节　试验设计概论

一、试验设计的概念

试验设计(design of experiment，DOE)，又称实验设计，是研究如何应用数学和统计方法去科学合理地安排试验，从而以较少的试验达到最佳的试验效果，并能严格控制试验误差，有效地分析试验数据的理论与方法。试验设计起源于 20 世纪初的英国，最早是由英国著名统计学家费希尔(R. A. Fisher)提出的，并用来解决农田试验中如"最佳肥料"的依据等农业生产问题，现已广泛应用于医药、农业、工业等试验科学领域，成为数理统计中内容十分丰富的重要分支。良好的试验设计方法既可以减少试验次数、缩短试验时间和避免盲目性，又能迅速得到有效的结果。

案例 10-1(多糖提取率)　某药厂为了优化四物汤的提取工艺条件，提高药材提取率，准备以药材中的多糖含量为试验指标进行试验。根据实践经验选择 3 个主要影响四物汤多糖提取率的因素：回流提取时间 A、加入水量 B、提取次数 C，每个因素选取 3 个水平，数据如表 10-1 所示。

表 10-1　案例 10-1 中的试验因素与水平表

水平	提取时间/h	加入水量（倍数）	提取次数/次
	A	B	C
1	0.5	1：10	1
2	1.0	1：15	2
3	1.5	1：20	3

问题：

(1)如何科学合理安排试验，使得只需进行较少次数的试验来求出该多糖含量的最优试验条件？

(2)如何确定各因素对多糖含量影响的主次？

对于上述问题，如果利用前面第八章介绍的方差分析法进行多因素方差分析，不仅公式更加复杂，还需要对这多个因素的不同水平搭配的每个组合都做一次试验。对案例 10-1 这种 3 个因素，每个因素有 3 个水平的问题，全面试验就要进行 $27(3^3)$ 次试验。如果对于 5 个因素，每个因素有 4 个水平的多因素问题，全面试验就要进行 $1\ 024(4^5)$ 次试验。如果选用好的试验设计方法，确定最佳试验方案，就可使试验次数大为减少，并能够完全达到试验目的。

任何试验都包含三个基本要素：试验因素、受试对象和试验效应。在案例 10-1 中，多糖含量就是试验效应，提取时间、加入水量、提取次数就是试验因素，药材是受试对象。再如研究某种抗高血压药的疗效，这种抗高血压药即是试验因素，高血压患者即是受试对象，服药前后的血压差值即是试验效应。根据试验的目的选择参加试验的因素，并从质量或数量上对每个因素确定不同的水平，因素及其水平在试验全过程中应保持不变。试验中多选择一些因素和水平可以提高试验效率，但并不是越多越好。试验对象需要具有同质性，如以小鼠为对象做某种药理试验，小鼠的年龄、体重及其某些生理条件必须大体相同。试验效应即试验指标，可分为数量和非数量两种，试验要求指标必须是客观和精确的。

二、试验设计的基本原则

为了准确考察因素的不同水平所产生的效应，在试验设计中应注意以下基本原则：

1. 随机化（randomization）　实验材料的分配和实验中各次实验进行的顺序都是随机确定

的。随机化是实验设计中使用统计方法的基石,统计方法要求观测值(或误差)是独立分布的随机变量,随机化通常能使这一假定有效,同时将实验进行适当的随机化亦有助于"平均掉"可能出现的外来因子的效应。随机化的常用工具是随机数字表。

2. 重复(replication) 在相同的条件下对每个个体独立进行多次试验,它可避免由于试验次数太少而导致非试验因素偶然出现的极端影响产生的误差。重复有两条重要的性质:第一,允许试验者得到试验误差的一个估计量,这个误差的估计量成为确定数据的观察差是否是统计上的试验差的基本度量单位;第二,如果样本均值用作试验中一个因素的效应的估计量,则重复能使试验者求得这一效应的更精确的估计量。

3. 对照(contrast) 比较研究是科学实验中非常重要的方法。在确定接受处理因素的实验组时,应同时设立对照组,并使对照组与实验组的非实验因素均衡一致,进行对照实验。设计对照实验可以排除无关变量对实验结果的干扰,鉴别处理因素与非处理因素之间的差异,控制或减少实验误差,提高研究结果的真实性和可靠性。对照的形式有多种,常见的有空白对照、实验对照、安慰剂对照、标准对照、配对对照、组间对照、历史对照、自身对照、相互对照等。

> **知识链接**
>
> ### R.A. 费希尔和试验设计
>
> 试验设计自 20 世纪 30 年代问世至今,其发展大致经历了三个阶段,即早期的单因素和多因素方差分析、传统的正交试验法等和近代的最优设计法等。
>
> 英国著名统计学家、数学家、数理统计学的奠基人之一 R.A. 费希尔(R.A.Fisher)开创了试验设计法。他于 1923 年与 W.A. 麦肯齐(W.A.Mackenzie)合作发表了第一个实验设计的实例,1926年提出了实验设计的基本思想,即减少偶然性因素的影响,使实验数据有一个合适的数学模型,以便使用方差分析的方法对数据进行分析。1935 年出版的《实验设计法》提出了试验设计三原则:随机化、对照(区组化)和重复。
>
> 试验设计方法很多,除费希尔于 1925 年提出的随机区组试验和拉丁方试验设计外,还有单因素试验、两因素试验、不完全区组试验、正交试验设计、最优试验设计、稳健试验设计、均匀试验设计等多种,构成数理统计的分支学科。

三、常用试验设计方法

由于试验的性质和精度要求不同,试验设计方法有多种,每种方法都有其特点和适应范围。研究人员可以根据研究目的、实验投入的人力和财力及时间等并结合专业要求选择合适的设计方法。这里我们简单介绍几种常用的实验设计方法。

1. 完全随机设计 完全随机设计(complete randomized design)又称单因素设计或成组设计(two-group design),是最常用的单因素实验设计方法。它是将同质的受试对象随机分配到各处理组,再观察其实验效应。各组的样本容量相等时称为均衡设计(balanced design),此时其检验效率较高。该设计方法的优点是设计简单,易于实施,出现缺失数据时仍可进行统计分析。

2. 配对设计 配对设计(paired design)是将受试对象按一定条件配成对子,例如,将两个条件相同或相近的受试对象配成对子,或者同一受试对象分别接受两种不同的处理;再将每对中的两个受试对象随机分配到不同的处理组。配对的因素为可能影响实验结果的主要非处理因素。在动物实验中,常将窝别、性别、体重等作为配对条件;在临床试验中,常将病情轻重、性别、年龄、职业等作为配对条件。与完全随机设计相比,配对设计的优点于抽样误差较小、实验效率较高、所需的样本容量也较小,但如果配对条件未能严格控制造成配对欠佳时,反而会降低效率。

3. 随机区组设计　随机区组设计(randomized block design)又称配伍组设计,是配对设计的扩展。它是按试验对象特征分成若干个配伍组(区组),每个配伍组的试验对象再随机分配到各个处理组进行观测实验。该设计是一种两因素试验设计的方法。用配伍组设计可以排除配伍组因素对试验效应的干扰而真实地反映出处理因素的作用,使组间均衡性好,减少实验误差,同时使各比较组的可比性强,处理因素的效应更容易检测出来。

4. 析因设计　析因设计(factorial design)是指将多个处理因素各水平的所有组合进行实验,从而探讨各实验因素的主效应及各因素间的交互作用。因为析因设计考虑各因素所有水平的全面组合,故又称完全交叉分组试验设计,其特点是具有全面性和均衡性。通过该设计与数据处理,可同时了解各因素的不同水平的效应大小、各因素间的交互作用,并通过比较,找出各因素各水平间的最佳组合。但是当因素数、水平数较多时,有时会由于试验次数太多而难以实现。

5. 交叉设计　交叉设计(cross-over design)是一种特殊的自身前后对照试验设计,它按事先设计好的试验次序(sequence),在各个时期对研究对象实施各种处理,以比较各处理组间的差异。如二阶段交叉设计就是安排两个处理因素按时间先后分两个阶段进行。该设计是将自身比较和组间比较设计思路综合应用的一种方法,与平行组设计相比,其设计效率较高,且均衡性好,这对花费昂贵的药物临床试验显得尤为重要。该设计的缺点是要求后效应相同或无后效应,从而限制了其应用。

6. 拉丁方设计　拉丁方(Latin square)是用 n 个字母(或数字)排成 n 行 n 列的方阵,使得每行每列这 n 个字母(或数字)都恰好出现 1 次,这称为 n 阶拉丁方。拉丁方设计(Latin square design)是按拉丁方的行、列、字母(或数字)分别安排 3 个因素,每个因素有 n 个水平来进行实验安排。拉丁方试验设计是按试验对象均衡原则提出来的,是双向的区组化(blocking)技术,它控制了非研究因素的变异及误差,是节约样本容量的高效率的实验设计方法之一。在医药研究中,该方法可有效减少试验对象差异对药品效能比较的干扰。

7. 正交设计　正交设计(orthogonal design)是一种科学地安排与分析多因素试验的试验设计法,它通过利用现成的正交表,根据试验满足"均匀分散"和"整齐可比"的原则,来选出代表性较强的少数试验条件,并合理安排试验,进而推断出最优试验条件或生产工艺。正交设计具有高效、快速、经济的特点,适于因素和水平数较多时进行最佳因素和水平组合筛选的研究。

8. 均匀设计　均匀设计(uniform design)是我国数学家根据数论的理论制定均匀设计表而创立的试验设计方法。均匀设计表安排试验满足均匀分散的原则,可以大大减少试验次数。均匀设计法完成试验后,需对结果进一步建立关于因素的数学模型,再用最优化方法寻找最佳的试验条件。该法适用于多因素试验中水平较多的情况。例如,用正交试验设计试验次数仍然太多而无法实现时,可考虑用均匀设计法。

本章重点介绍有效减少试验次数的正交设计和均匀设计,这两种试验设计方法在医药领域有广泛应用。

四、临床试验设计

除上述常用的试验设计外,临床试验设计(clinical trial design)是专门用来研究疾病临床阶段规律的试验设计,它除遵循一般试验设计的基本原则和方法外,还要适应临床的许多要求和特点。

自 1747 年 Jame Lind 使用对照试验研究柑橘和柠檬治疗维生素 C 缺乏症以来,临床试验成为验证治疗手段有效性和安全性的重要内容。之后英国著名统计学家 R.Fisher 提出的随机化原则、重复原则和对照(区组化)原则成为临床试验遵守的基本原则。随着科学技术的进步,统计学在临床试验中发挥不可或缺的作用,帮助研究者最大限度地控制混杂和偏倚,并提高试验质量和降低试验成本。

进行临床试验设计时,一个核心的问题是要避免试验的偏倚,因此在临床试验设计时需要采用一些技巧,以避免偏倚的发生。因此,临床试验设计需要遵循"随机化、盲态、对照"的基本原则。

　　这里,所谓随机化是指在临床试验设计中使临床试验中的受试者有同等的机会被分配到试验组或对照组中,而不受研究者和/或受试者主观意愿的影响,可以使各处理组的各种影响因素(包括已知和未知的因素)分布趋于相似。临床试验的随机化包括分组随机和试验顺序随机,与盲法合用,有助于避免因处理分配的可预测性而产生的分组不均衡性偏倚。

　　盲法是为了避免研究者和受试者的主观因素对试验结果的干扰的重要措施。盲态设置分双盲和单盲两种。我们将参与试验过程的所有人员,包括临床医生、护士、监查员、数据管理人员、统计分析人员统称为研究者。所谓双盲临床试验(double blind clinical trial)是指研究者和受试者在整个试验过程中不知道受试者接受的是何种处理;单盲临床试验(single blind clinical trial)是指仅受试者处于盲态。

　　当观察指标时一个受主观因素影响较大的变量,例如,神经功能缺损量表中的条目得分是由研究者主观判断后估计的,这时必须使用双盲试验。至于客观指标(如生化指标、血压测量值等),为了客观而准确地评价疗效也应该使用双盲临床试验设计。在双盲临床试验中,盲态应自始至终地贯穿于整个试验,从产生随机数、编制试验盲底、试验处理的随机分配、患者入组后的治疗、研究者记录试验结果并作出疗效评价、试验过程的监察、数据管理直至统计分析都必须保持盲态。

　　设立对照组的主要目的是能够区别试验结果(患者的症状、体征或其他病症的改变)是由试验药物引起的,还是因为其他因素如疾病本身的进展、观察者或患者的期望或其他治疗引起的。对照组的设立告诉我们如果患者不接受试验药物,他会有何结果,或应用不同的有效治疗会产生什么结果。因此,有无或是否正确设置对照组对临床试验效应的评价有重要影响。

　　必须强调,临床试验中对照组的设置原则上应遵循专设、同步、均衡的原则,否则就失去设立对照的意义。所谓对照组的专设,是指在临床试验设计中将合格的受试者分出部分受试者作为对照,即不接受所研究的处理因素,在试验结束时比较两组的处理效应才能达到对照组所起的"比较鉴别"的作用。所谓同步,就是要求设立平行的对照组,即从与试验组相同的人群中选出的,并且作为同一临床试验研究治疗的一部分,同时按各自规定的方法进行治疗。所谓均衡,就是要求试验组和对照组的所有极限值,除处理因素外其他可能影响结果的有关非处理因素都应当相似。

　　毫无疑问,科学严谨的设计是临床试验成功开展的保障。临床试验设计需要生物统计师和临床研究者之间在充分沟通的基础上,基于试验目的、目标人群、评价终点、预期疗效等,确定试验总体设计和统计学假设,计算试验的样本容量。除此之外,在试验设计时统计人员需要重点考虑偏倚的控制,为试验的随机化和设盲方式提供合理的建议和支持,以避免因偏倚影响试验疗效和安全性评价。

　　当前,我国医药行业正在经历从仿制到自主研发的转变,临床试验的理念和方法也开始逐步与国际最高标准接轨。为确保临床试验的规范性及试验结果的可靠性,国家制定了大量指导原则。2017年5月,国家食品药品监督管理总局正式加入 ICH(The International Council for Harmonisation of Technical Requirements for Pharmaceuticals for Human Use,人用药品注册技术要求国际协调会),以第8个成员机构的身份参与全球技术指南的制定工作,标志着我国药品注册也加入全球化的浪潮。可以预见,未来临床试验设计在我国创新药物研发过程中将会产生越来越重要的作用。

第二节　正交试验设计

　　正交试验设计(orthogonal experiment design)简称正交设计(orthogonal design),是利用"正交表"科学地安排与分析多因素试验问题的设计方法。其主要优点是能在很多试验方案中挑选出代表性强的少数几个试验方案,并且通过对这些少数试验方案之试验结果的分析,推断出最优试验方案;同时还可进行进一步分析,得到比试验结果本身给出的还要多的有关各因素的信息。

知识链接

正交试验设计的发展史

20世纪60年代，日本统计学家田口玄一等首创了正交表，将正交试验设计和数据分析表格化，使正交设计更加便于理解和使用。日本电讯研究所利用田口玄一创造的正交试验设计法研制的"线形弹簧继电器"使电话机的收听效果大为改进，为日本电信事业的发展起到极为重要的作用。

我国于20世纪60年代引进田口玄一的正交表方法，特别是方开泰教授于1972年提出"直观分析法"，将方差分析的思想体现于点图和极差计算之中，使正交设计的统计分析大大简化，对正交设计在我国的普及起到促进作用。

一、正交表

正交表(orthogonal table)是一套规格化的表格，它能够使每次试验的因素及水平得到合理的安排，是正交试验设计的基本工具。正交表一般记作 $L_n(p^r)$，这里 L 是表示正交表的记号；下标 n 表示正交表的行数，也是需要做的试验次数；r 表示正交表的列数，也是该表最多能安排的因素个数，其中包括交互作用和误差；p 表示表中的数码个数，也是各因素的水平个数。本书的附表18给出常用的正交表供查用。

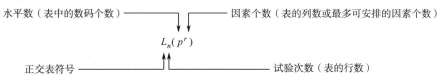

下面以正交表 $L_8(2^7)$（表10-2）和正交表 $L_9(3^4)$（表10-3）为例，说明正交表的构造特点。

从表10-2和表10-3中可以看到，正交表有以下两个主要特点：

表 10-2 $L_8(2^7)$ 正交表

试验号	列号						
	1	2	3	4	5	6	7
1	1	1	1	1	1	1	1
2	1	1	1	2	2	2	2
3	1	2	2	1	1	2	2
4	1	2	2	2	2	1	1
5	2	1	2	1	2	1	2
6	2	1	2	2	1	2	1
7	2	2	1	1	2	2	1
8	2	2	1	2	1	1	2

表 10-3 $L_9(3^4)$ 正交表

试验号	列号			
	1	2	3	4
1	1	1	1	1
2	1	2	2	2
3	1	3	3	3
4	2	1	2	3
5	2	2	3	1
6	2	3	1	2
7	3	1	3	2
8	3	2	1	3
9	3	3	2	1

（1）正交表中的任意一列不同数码出现的次数相等。如表 $L_8(2^7)$ 中的数码"1""2"在每列中出现的次数都是 4 次，表 $L_9(3^4)$ 中的数码"1""2""3"在每列中出现的次数都是 3 次。这一性质表明正交表具有均衡分散性。

（2）在正交表的任意两列中，将同一行的两个数码看成有序数对，则所有可能数对出现的次数相同。如表 $L_8(2^7)$ 的任意两列中，同一行的所有可能的数对

$$(1,1),(1,2),(2,1),(2,2)$$

各出现两次。这一性质表明正交表具有整齐可比性，也称为正交性。

正因为正交表具有以上均衡分散、整齐可比的性质，所以，用正交表来安排试验，每个因素所挑选出来的水平是均匀分布的，即每个因素各水平试验的次数相同，同时任意两因素各个水平的搭配在所选试验中出现的次数也是相同的，所做的试验极具代表性。例如，要考察 3 个因素，每个因素选择 3 个水平，全面交叉试验需要做 $3^3 = 27$ 次试验，而用正交表 $L_9(3^4)$ 安排试验只需 9 次试验，而且这 9 次试验都具有很强的代表性。在图 10-1 中，将试验情况用空间立体中的点来表示，3 个坐标轴代表 3 个因素，坐标轴上的点代表因素的各个水平，27 个节点代表全面试验的 27 个试验方案。利用正交表 $L_9(3^4)$ 所安排的 9 个试验方案，在图 10-1 中由 9 个实点表示，这 9 个点在立体内均衡分散，表明它们具有很强的代表性。

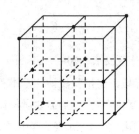

图 10-1 27 个节点示意图

正交设计的基本步骤：

（1）确定试验目标，选定因素（包括交互作用），确定水平：首先要明确通过试验要解决什么问题，确定试验指标，试验指标最好是定量指标，如果不能用数量表示，也要通过评分或分级将指标量化。然后，凭借专业知识和实践经验，选择对指标可能有一定影响的因素及各因素比较合理的水平。各因素的水平数可以相等，也可以不等。主要因素的水平数可以多些，次要的可以少些。

（2）选用正交表，进行表头设计：首先根据水平的个数选择正交表，如果选定的因素全是两水平，可以选择 $L_4(2^3)$，$L_8(2^7)$，$L_{12}(2^{11})$，$L_{16}(2^{15})$ 等表；全是三水平，可以选择 $L_9(3^4)$，$L_{18}(3^7)$，$L_{27}(3^{13})$，$L_{36}(3^{13})$ 等表；全是四水平，可以选择 $L_{16}(4^5)$，$L_{32}(4^9)$ 等表（正交表见附表 18）。再根据试验要求决定试验次数，要求精度高时，可选试验次数多的正交表；要求精度不高或试验条件有限时，可选试验次数少的正交表；所选的表的列数要略多于因素个数。对选好的正交表将各个因素分别加在正交表表头的适当列上，这个过程称为表头设计。如果不考虑交互作用，可分别将各因素安排在表头的相应列上，其下面的数码对应的就是该列因素所取的试验水平。正交表中不安排因素的列称为空白列，如果用方差分析方法进行结果分析，至少要有一列空白列以估计误差，所以在表头设计时，一般至少都要留一列作为空白列。

（3）按正交表的安排方案进行试验，并记录试验结果：正交表中的数码为因素所取的水平。如将因素 A、B、C、D 分别安排在表 $L_8(2^7)$ 中的 1、2、4、7 列以后，第 2 行中相应列的数字"1，1，2，2"表示第 2 号试验是在各因素水平组合为 $A_1B_1C_2D_2$ 的条件下进行的。由此分别进行表中各号试验，并记录下每号试验的结果。需要注意的是试验次序应该随机选择而不必按试验号顺序进行。

（4）试验结果分析：对试验数据资料进行科学分析，得出合理的结论。对正交试验结果进行统计分析，常用的分析方法为直观分析法和方差分析法。

二、正交设计的直观分析法

下面结合案例 10-1 的求解来说明直观分析法进行正交设计的步骤，确定案例中四物汤多糖提取的最佳试验方案及影响因素的主次。

正交设计的直观分析法

案例 10-1 解：（1）由试验目的确定试验指标，选定因素和水平。根据研究实践经

验选定主要影响四物汤多糖提取率的 3 个因素,每个因素选取 3 个水平,见案例中的表 10-1。

(2)选用正交表,进行表头设计。因考察三因素三水平问题,故选用正交表 $L_9(3^4)$ 来安排试验,将三因素 A、B、C 分别放在表的前 3 列 1、2、3 上。

(3)按正交表的安排方案进行试验,并将结果记在表中的最后一列。

(4)试验结果的直观分析。

根据正交表,共需做 9 次试验,用直观分析法首先需要计算各个因素各个水平下的结果之和,用 K_1、K_2、K_3 表示。由于每个因素的各个水平都重复 3 次试验,所以可以求出各个水平的结果均值,这称为各个水平的综合平均值,用 $\overline{K_1}$、$\overline{K_2}$、$\overline{K_3}$ 表示。如果结果以大为好,综合平均值越大,说明该水平比其他水平优,通过综合平均值可以选择每个因素最优的试验水平,各因素的最优水平组合在一起就是最佳试验方案。

将各因素水平中的最大综合平均值减去最小综合平均值所得的差值称为该因素的极差(range),通常用 R_j 表示第 j 列因素的极差。因素的极差越大,说明因素水平的改变对试验结果的影响也越大,所以,极差的大小反映因素对试验指标影响的程度。可以通过比较极差大小来排定因素对试验指标影响的顺序。

现将案例 10-1 的试验数据及结果计算列于表 10-4 中。

表 10-4　案例 10-1 中多糖提取的试验安排及数据计算表

试验号	1 A	2 B	3 C	4	试验结果 (多糖含量 mg/g)
1	1	1	1	1	13.71
2	1	2	2	2	17.39
3	1	3	3	3	17.65
4	2	1	2	3	25.07
5	2	2	3	1	24.95
6	2	3	1	2	19.03
7	3	1	3	2	25.43
8	3	2	1	3	19.24
9	3	3	2	1	25.56
$\overline{K_1}$	16.25	21.40	17.33		
$\overline{K_2}$	23.01	20.53	22.67		
$\overline{K_3}$	23.41	20.75	22.68		
R_j	7.16	0.87	5.35		

比较各因素的极差可知 R_1 最大,故因素 A 对试验结果的影响最大,其次是 C 和 B,所以因素对多糖含量指标影响大小的排序为 $A \rightarrow C \rightarrow B$。

再比较各个因素不同水平的综合平均值。以 A 因素为例,在第一水平下所做试验的综合平均值为

$$\overline{K_1} = \frac{K_1}{3} = \frac{13.71 + 17.39 + 17.65}{3} = 16.25$$

同理

$$\overline{K_2} = \frac{K_2}{3} = 23.01 ; \quad \overline{K_3} = \frac{K_3}{3} = 23.41$$

比较 $\overline{K}_1, \overline{K}_2, \overline{K}_3$，由于 $\overline{K}_1 < \overline{K}_2 < \overline{K}_3$，从而得 A_3 水平最优；B 因素对提取效果的影响不大，考虑最小的溶媒用量可以节省浓缩时间，所以 B 因素的最优水平选取 B_1 水平；C 因素水平中综合平均值最大的是 C_3，但 C_2 和 C_3 之间的差异很小，考虑生产实际情况，选取水平 C_2 作为 C 因素的最优水平。由此确定四物汤中多糖提取的最佳试验方案为 $A_3B_1C_2$，即提取 2 次、时间为 1.5 小时、溶媒用量为 10 倍量。

为了更好地考察各因素与试验指标间的关系，可以将因素作为横坐标、试验指标作为纵坐标，绘制反映各因素与试验指标间关系的折线图，如图 10-2 所示，由此就可直观分析各因素对试验指标影响的次序和各个因素的最优水平。

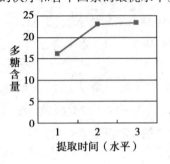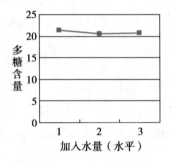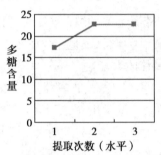

图 10-2　因素与试验指标（水平）间的关系图

三、考虑交互作用的正交设计

在多因素试验中，除各个因素对指标的单独影响外，还存在因素间的联合作用，这种两个或多个因素之间的相互促进或相互制约的联合作用称为因素间的交互作用。两个因素间的交互作用称为一级交互作用，如因素 A 和因素 B 间的交互作用记为 $A \times B$；三个因素间的交互作用称为二级交互作用；三个以上因素间的交互作用称为高级交互作用。在多因素试验中如果不能确定因素间是否存在交互作用，通常就要考察因素间的交互作用对试验结果的影响大小。在正交设计中，如果要考虑因素间的交互作用，需要将交互作用作为独立的因素来对待。在进行表头设计时，首先将因素安排在适当的列上，然后借助与正交表匹配的两列间交互作用表，确定因素间的交互作用所在列。表 10-5 是与正交表 $L_8(2^7)$ 匹配的两列间交互作用表，本书的附表 18 还给出其他交互作用表供查阅。

表 10-5　$L_8(2^7)$ 两列间交互作用表

列号	列号						
	1	2	3	4	5	6	7
(1)		3	2	5	4	7	6
(2)			1	6	7	4	5
(3)				7	6	5	4
(4)					1	2	3
(5)						3	2
(6)							1
(7)							

例如，要安排一个 4 因素 2 水平的试验，可选用正交表 $L_8(2^7)$。首先将 A、B 两个因素分别置于正交表的第 1、第 2 列上，再根据 $L_8(2^7)$ 两列间交互作用表（表 10-5），第 1 列与第 2 列因素间的交互作用 $A \times B$ 应安排在第 3 列上，因素 C 应安排在第 4 列上；对交互作用 $A \times C$、$B \times C$，由交互作用表（表 10-5）可知，$A \times C$ 应安排在第 5 列上，$B \times C$ 应安排在第 6 列上，最后将因素 D 安排在第 7 列上，由此所得的表头设计如表 10-6 所示。

表 10-6　用 $L_8(2^7)$ 考虑交互作用的表头设计

列号	1	2	3	4	5	6	7
因素	A	B	$A \times B$	C	$A \times C$	$B \times C$	D

若要考虑更多的交互作用,如 $A \times D$、$B \times D$、$C \times D$,则该表就容纳不下了,这时需选用更大的正交表如 $L_{12}(2^{11})$、$L_{16}(2^{15})$(附表 18)来安排试验。

在进行表头设计时需注意,只要正交表足够大,主效应因素尽量不放在交互作用列上。如上面问题中即使不考虑交互作用也应该将因素 A、B、C、D 安排在第 1、2、4、7 列上。

例 10-1　用有机溶液提取某中药的有效成分,欲确定浸出率的影响因素和适宜水平。选取因素及水平如下:

因素 A　溶液浓度:$A_1 = 70\%$,$A_2 = 80\%$;

因素 B　催化剂的量:$B_1 = 0.1\%$,$B_2 = 0.2\%$;

因素 C　溶剂的 pH:$C_1 = 6.8$,$C_2 = 7.2$;

因素 D　温度:$D_1 = 80℃$,$D_2 = 90℃$。

需要考虑因素间的交互作用 $A \times B$、$A \times C$、$B \times C$。试用正交试验的直观分析法对试验结果进行分析。

解:本例的试验目的在于确定提高浸出率的条件,故以浸出率(%)为试验指标。要求考察 4 个因素 A、B、C、D 及其交互作用 $A \times B$、$A \times C$、$B \times C$,每个因素选取两个水平。故选择 $L_8(2^7)$ 表,将 A、B、C、D 及其交互作用 $A \times B$、$A \times C$、$B \times C$ 分别置于表的第 1、2、4、7、3、5、6 列中,表头设计见表 10-7。

表 10-7　例 10-1 的试验安排及数据计算表

试验号	1 A	2 B	3 $A \times B$	4 C	5 $A \times C$	6 $B \times C$	7 D	y_i
1	1	1	1	1	1	1	1	82
2	1	1	1	2	2	2	2	85
3	1	2	2	1	1	2	2	70
4	1	2	2	2	2	1	1	75
5	2	1	2	1	2	1	2	74
6	2	1	2	2	1	2	1	79
7	2	2	1	1	2	2	1	80
8	2	2	1	2	1	1	2	87
K_1	312	320	334	306	318	318	316	
K_2	320	312	298	326	314	314	316	
$\overline{K}_1$	78	80	83.5	76.5	79.5	79.5	79	
$\overline{K}_2$	80	78	74.5	81.5	78.5	78.5	79	
R_j	2	2	9	5	1	1	0	

由表 10-7 中各因素的极差可知,各因素及其交互作用对试验结果影响大小的排序为:

$$A \times B \to C \to \genfrac{}{}{0pt}{}{A}{B} \to \genfrac{}{}{0pt}{}{A \times C}{B \times C} \to D$$

可见交互作用 $A \times B$ 对试验结果的影响最大,它比因素 A 和 B 对试验结果的独立影响都大,所以在这种情况下,因素 A 的最优水平和因素 B 的最优水平搭配组合并不一定是最优的试验组合,需要根据两因素各个水平二元组合下试验的平均结果来决定 A 和 B 的最优组合。

为此,列出 A 和 B 二元组合下所有结果的均值,如表 10-8 所示。

表 10-8　A 和 B 的二元表

	B_1	B_2
A_1	$\frac{1}{2}(y_1 + y_2) = 83.5$	$\frac{1}{2}(y_3 + y_4) = 72.5$
A_2	$\frac{1}{2}(y_5 + y_6) = 76.5$	$\frac{1}{2}(y_7 + y_8) = 83.5$

由表 10-8 可得 A_1B_1 和 A_2B_2 组合下结果均为最优。考虑到 A_1B_1 的试验成本更省,故选择 A_1B_1 组合;再根据因素 C 的综合平均值选取 C_2 为最优水平;交互作用 $A \times C$ 和 $B \times C$ 的作用较小,可不考虑;因素 D 的影响最小,为了节省能源,选取 D_1 为最优水平。所以,考虑交互作用的最佳试验方案为 $A_1B_1C_2D_1$,即溶剂浓度取 70%、催化剂的量取 0.1%、溶剂 pH 取 7.2、温度取 80℃ 进行试验,其结果最优。

在考察有交互作用的试验设计问题时,一定要注意表头设计,两列因素间的交互作用要由交互作用表来决定,不要将因素和交互作用放在同一列上,否则会出现“混杂现象”,无法区分是因素还是交互作用的影响;如果考察的交互作用多,需要选择更大的正交表来安排试验。

四、正交设计的方差分析法

正交试验的直观分析法简单直观,计算量较少,便于普及和推广,是一种较好的分析方法。但它不能区别试验结果的差异是由因素水平的改变所引起的,还是由试验的随机波动所引起的。为解决这个问题,需要对试验结果进行方差分析。方差分析的思想和步骤与第八章的双因素方差分析类似,即先将试验结果的总离差平方和分解为各因素(包括交互作用)及误差的离差平方和,然后求出各 F 值,进行 F 检验,从而确定哪些因素和交互作用对试验指标有显著影响。

下面结合前面的例 10-1 来介绍正交设计对结果的方差分析方法,这里只考虑 A、B、C、D 因素的主效应及 $A \times B$ 交互效应对试验指标的作用。

1. 总离差平方和的分解。

在例 10-1 中有 8 次试验,结果为 $y_1, y_2, \cdots y_8$。则总离差平方和为

$$SS_T = \sum_{i=1}^{8} (y_i - \bar{y})^2, \quad \bar{y} = \frac{1}{8} \sum_{i=1}^{8} y_i$$

一般地,SS_T 的分解公式为

$$SS_T = SS_1 + SS_2 + \cdots + SS_r$$

其中 $SS_j(j = 1, 2, \cdots r)$ 是正交表 $L_n(p^r)$ 中第 j 列因素的离差平方和。例 10-1 中因素 A、B、C、D 及交互作用 $A \times B$ 列的离差平方和 SS_A,SS_B,SS_C,SS_D 和 $SS_{A \times B}$ 依次为 SS_1,SS_2,SS_4,SS_7 和 SS_3。

2. 计算各因素的离差平方和。

根据方差分析中组间离差平方和的计算公式可推出 SS_j 的计算公式。

对于任何两水平的正交表,一般有

$$SS_j = \frac{K_1^2 + K_2^2}{m} - \frac{\left(\sum_{i=1}^{n} y_i \right)^2}{n}$$

其中 m 表示第 j 列中因素"1"水平出现的次数，n 为试验总数。

对于任何三水平的正交表，可将上式推广为

$$SS_j = \frac{K_1^2 + K_2^2 + K_3^2}{m} - \frac{\left(\sum\limits_{i=1}^n y_i\right)^2}{n}$$

其中 m 为第 j 列因素"1"出现的次数，n 为试验总数。

3. 误差平方和等于正交表中空白列的离差平方和之和，所以在用方差分析的方法分析试验结果时，必须留有空白列，空白列也称为误差列。

4. 确定各个因素离差平方和的自由度。

正交表中总离差的自由度等于试验次数减 1；正交表各列的自由度也即该列上所安排因素的自由度等于数码数减去 1；正交表交互作用的自由度等于两个因素的自由度之积；根据方差分析中的平方和分解式总离差的自由度还等于所考察的因素和交互作用的自由度与误差的自由度之和，所以误差的自由度等于总的自由度减去所有考察的因素和交互作用的自由度。如例 10-1 中，有

$$df_T = 8 - 1 = 7; \quad df_A = df_B = df_C = df_D = 2 - 1 = 1; \quad df_{A \times B} = df_A \times df_B = 1$$
$$df_E = 7 - 1 - 1 - 1 - 1 - 1 = 2$$

5. 计算 F 检验统计量，进行 F 检验。

$$F_j = \frac{SS_j / df_j}{SS_E / df_E} \sim F(df_j, df_E)$$

代入样本值，列出方差分析表，按 F 检验判断有关因素的影响是否有显著性。

这里要注意两点：

(1) 两因素交互作用的自由度等于两因素的自由度之积，这样，有时交互作用不止占一列。如用 $L_{27}(3^{13})$ 表安排试验，因素的自由度都等于 2，交互作用自由度是 4，而每个 3 水平列只提供两个自由度，所以交互作用必须占两列。例如，考察 6 个因素 A、B、C、D、E、F 及交互作用 $A \times B$、$A \times C$、$B \times C$ 的正交试验，用正交表 $L_{27}(3^{13})$ 安排试验的表头设计如表 10-9 所示。

表 10-9　用正交表 $L_{27}(3^{13})$ 安排试验的表头设计

1	2	3	4	5	6	7	8	9	10	11	12	13
A	B	$A \times B$	$A \times B$	C	$A \times C$	$A \times C$	$B \times C$	D		$B \times C$	E	F

每个交互作用都占两列，所以有

$$SS_{A \times B} = SS_3 + SS_4, \quad SS_{A \times C} = SS_6 + SS_7, \quad SS_{B \times C} = SS_8 + SS_{11}$$

(2) 对结果影响不显著的因素的离差平方和可以合并到 SS_E 中去，以提高精确度。

例 10-1(续)　对例 10-1 的数据结果利用方差分析法进行正交设计试验分析，其中交互作用只考虑 $A \times B$，即讨论各因素和交互作用 $A \times B$ 对试验指标影响的显著性，并确定最优试验方案。$(\alpha = 0.05)$

解： (1) 计算离差平方和及其自由度

$$SS_T = \sum_{i=1}^8 (y_i - \bar{y})^2 = \sum_{i=1}^8 y_i^2 - \frac{1}{8}\left(\sum_{i=1}^8 y_i\right)^2 = 232, \quad \bar{y} = \frac{1}{8}\sum_{i=1}^8 y_i$$

由公式

$$SS_j = \frac{K_1^2 + K_2^2}{4} - \frac{1}{8}\left(\sum_{i=1}^8 y_i\right)^2$$

计算可得

$$SS_A = 8; \quad SS_B = 8; \quad SS_{A \times B} = 162; \quad SS_C = 50; \quad SS_D = 0; \quad SS_E = SS_5 + SS_6 = 2 + 2 = 4$$
$$df_T = 8 - 1 = 7; \quad df_A = df_B = df_C = df_D = 2 - 1 = 1; \quad df_E = df_5 + df_6 = 2$$

将计算结果列于表 10-10 中。

表 10-10　例 10-1 中的离差平方和计算表

试验号	1 A	2 B	3 $A \times B$	4 C	5	6	7 D	y_i
1	1	1	1	1	1	1	1	82
2	1	1	1	2	2	2	2	85
3	1	2	2	1	1	2	2	70
4	1	2	2	2	2	1	1	75
5	2	1	2	1	2	1	2	74
6	2	1	2	2	1	2	1	79
7	2	2	1	1	2	2	1	80
8	2	2	1	2	1	1	2	87
K_1	312	320	334	306	318	318	316	
K_2	320	312	298	326	314	314	316	
SS_j	8	8	162	50	2	2	0	

（2）进行 F 检验，列出方差分析表（表 10-11）。

表 10-11　例 10-1 的方差分析表

离差来源	平方和	自由度	均方	F 值	P 值	显著性
因素 A	$SS_A = 8$	1	8	4	$P > 0.05$	不显著
因素 B	$SS_B = 8$	1	8	4	$P > 0.05$	不显著
交互作用 $A \times B$	$SS_{A \times B} = 162$	1	162	81	$P < 0.05$	显著
因素 C	$SS_C = 50$	1	50	25	$P < 0.05$	显著
因素 D	$SS_D = 0$	1	0	0	$P > 0.05$	不显著
误差 E	$SS_E = 4$	2	2			
总变差	$SS_T = 232$	7		$F_{0.05}(1, 2) = 18.51$		

（3）分析结果，选取最佳试验方案。

因 $F_A = 4 < F_{0.05}(1, 2) = 18.51, P > 0.05$，故因素 A 不显著；

因 $F_B = 4 < F_{0.05}(1, 2) = 18.51, P > 0.05$，故因素 B 不显著；

因 $F_{A \times B} = 81 > F_{0.05}(1, 2) = 18.51, P < 0.05$，故因素 $A \times B$ 显著；

因 $F_C = 25 > F_{0.05}(1, 2) = 18.51, P < 0.05$，故因素 C 显著；

因 $F_D = 0 < F_{0.05}(1, 2) = 18.51, P > 0.05$，故因素 D 不显著。

对于影响显著的因素 $A \times B$，由 A 和 B 的二元表（表 10-8）可知取 $A_1 B_1$；对于因素 C，由 $K_1 < K_2$，故取 C_2；因素 D 不显著，故可任取。由此确定最优试验方案为 $A_1 B_1 C_2 D_1$。

【SPSS 软件应用】　在 SPSS 数据视图中，将表 10-10 中的正交设计表的各列数据作为因素变量、提取率试验数据作为观测变量，建立 SPSS 数据集<四物汤多糖提取率>，如图 10-3 所示。

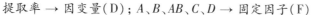

	A	B	AB	C	V5	V6	D	提取率
1	1	1	1	1	1	1	1	82
2	1	1	1	2	2	2	2	85
3	1	2	2	1	1	2	2	70
4	1	2	2	2	2	1	1	75
5	2	1	2	1	2	1	2	74
6	2	1	2	2	1	2	1	79
7	2	2	1	1	2	2	1	80
8	2	2	1	2	1	1	2	87
9								

图 10-3　数据集<四物汤多糖提取率>

在 SPSS 中打开该数据集,从菜单选择【分析】→【一般线性模型】→【单变量】,在主对话框【单变量】中(图 10-4)选定:

指定　提取率 → 因变量(D);A、B、AB、C、D → 固定因子(F)

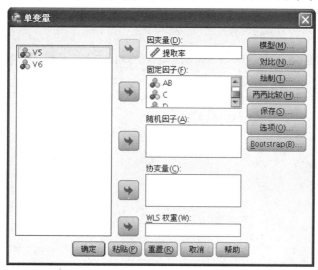

图 10-4　主对话框【单变量】

再点击选项【模型】,进入对话框【单变量:模型】(图 10-5)选定:

指定模型⊙设定(C);A、B、AB、C、D → 模型(M)

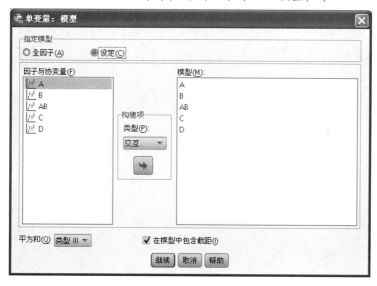

图 10-5　对话框【单变量:模型】

点击 继续 。最后点击 确定 ，即可得到多因素方差分析的相应的 SPSS 输出结果。其主要输出结果如图 10-6 所示，其中"源"为方差来源，"Ⅲ型平方和"为离差平方和，"df"为自由度，"F"为 F 检验值，"Sig." 为 P 值。

主体间效应的检验

因变量：提取率

源	Ⅲ型平方和	df	均方	F	Sig.
校正模型	228.000ª	5	45.600	22.800	.043
截距	49 928.000	1	49 928.000	24 964.000	.000
A	8.000	1	8.000	4.000	.184
B	8.000	1	8.000	4.000	.184
AB	162.000	1	162.000	81.000	.012
C	50.000	1	50.000	25.000	.038
D	.000	1	.000	.000	1.000
误差	4.000	2	2.000		
总计	50 160.000	8			
校正的总计	232.000	7			

a. R方=.983（调整R方=.940）

图 10-6　例 10-1 的 SPSS 多因素方差分析的主要输出结果

由图 10-6 给出的正交设计数据多双因素方差分析表可知，对显著性水平 $\alpha = 0.05$

对因素 A：因为概率 P 值(Sig.) $= 0.184 > 0.05$，故因素 A 不显著；

对因素 B：因为概率 P 值(Sig.) $= 0.184 > 0.05$，故因素 B 不显著；

对因素 AB：因为概率 P 值(Sig.) $= 0.012 < 0.05$，故交互作用因素 $A \times B$ 显著；

对因素 C：因为概率 P 值(Sig.) $= 0.038 < 0.05$，故因素 C 显著；

对因素 D：因为概率 P 值(Sig.) $= 1.000 > 0.05$，故因素 D 不显著。

总之，因素 A、B、D 的作用不显著，而因素 C 和交互作用 $A \times B$ 的作用显著。

对因素 B(配伍组)：因为概率 P 值(Sig.) $= 0.251 > 0.05$，故接受 H_{B0}，认为配伍组因素对小鼠肉瘤的抑瘤效果没有显著影响。

对于影响显著的因素 $A \times B$，由 A 和 B 的二元表(表 10-8)可知取 A_1B_1；对于因素 C，由 $K_1 < K_2$，故取 C_2；因素 D 不显著，故可任取。由此确定最优试验方案为 $A_1B_1C_2D_1$。

在实际工作中还会遇到试验的各个因素所取的水平数不全相同的情况，对于这种试验情况常采用两种方法：混合正交表法和拟水平法。

混合正交表法就是选用混合正交表 $L_n(p^r \times q^s)$ 进行正交试验。这里 n 为试验总数，p、q 为两种不同的水平数，r、s 为其相应水平的列数。混合正交表的试验设计和分析方法与前面正交表的分析方法类似，现举例说明如下。

例 10-2 为从小檗根中提取小檗碱，对试验指标光密度考察 4 个因素，其水平确定如下：

因素 A　pH：$A_1 = 1$，$A_2 = 6$，$A_3 = 10$，$A_4 = 14$；

因素 B　盐量(g/ml，%)：$B_1 = 5$，$B_2 = 10$，$B_3 = 15$，$B_4 = 20$；

因素 C　时间(h)：$C_1 = 14$，$C_2 = 48$；

因素 D　加热：$D_1 = 60.5℃$，$D_2 =$ 不加热。

根据经验，还要考察交互作用 $A \times C$。试进行正交设计的方差分析，并选出最佳试验方案。($\alpha = 0.05$)

解：根据考察的因素个数及其水平数，应选用混合正交表 $L_{16}(4^3 \times 2^6)$ 进行表头设计。

因为 SS_T，SS_A，SS_B，SS_C，SS_D 的自由度分别为

$$df_T = 15, df_A = 4 - 1 = 3, df_B = 4 - 1 = 3, df_C = 2 - 1 = 1, df_D = 2 - 1 = 1$$

而交互作用 $SS_{A \times C}$ 的自由度为

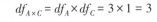

$$df_{A \times C} = df_A \times df_C = 3 \times 1 = 3$$

所以,$A \times C$ 必须占 3 个 2 水平的列。参照交互作用表,将因素 A、B、C、$A \times C$、D 分别置于第 1 、2 、4 、(5,6,7)、8 列中,表头设计见表 10-12,由此进行相应试验,并根据试验结果计算得:

$SS_A = SS_1 = 0.067$,$SS_B = SS_2 = 0.301$,$SS_C = SS_4 = 0.052$,$SS_D = SS_8 = 0.006$,$SS_{A \times C} = SS_5 + SS_6 + SS_7 = 0.027$

将计算结果列于表 10-12 中。

表 10-12 例 10-2 的试验安排及数据计算表

试验号	1 A	2 B	3	4 C	5 A×C	6 A×C	7 A×C	8 D	9	y_i
1	1	1	1	1	1	1	1	1	1	0.06
2	1	2	2	1	1	2	2	2	2	0.45
3	1	3	3	2	2	1	1	2	2	0.69
4	1	4	4	2	2	2	2	1	1	0.78
5	2	1	2	2	2	1	2	1	2	0.48
6	2	2	1	2	2	2	1	2	1	0.56
7	2	3	4	1	1	1	2	2	1	0.60
8	2	4	3	1	1	2	1	1	2	0.70
9	3	1	3	1	2	2	2	2	1	0.45
10	3	2	4	1	2	1	1	1	2	0.57
11	3	3	1	2	1	2	2	1	2	0.69
12	3	4	2	2	1	1	1	2	1	0.78
13	4	1	4	2	1	2	1	2	2	0.58
14	4	2	3	2	1	1	2	1	1	0.64
15	4	3	2	1	2	2	1	1	1	0.68
16	4	4	1	1	2	1	2	2	2	0.78
K_1^2	3.920	2.465	4.368	18.404	20.25	21.16	21.344	21.16	20.703	
K_2^2	5.476	4.928	5.712	27.04	24.90	23.912	23.717	23.912	24.404	
K_3^2	6.200	7.076	6.150							
K_4^2	7.182	9.242	6.401							
SS_j	0.066	0.299	0.029	0.052	0.015	0.005	0.004	0.005	0.010	

从表 10-12 中可见,因素 D 和交互作用 $A \times C$ 的平方和都比两个空白列的平方($SS_3 + SS_9 = 0.041$)小,所以因素 D 和交互作用 $A \times C$ 都不显著,并将 SS_D 及 $SS_{A \times C}$ 合并到误差平方和中得

$$SS_E = SS_3 + SS_9 + SS_5 + SS_6 + SS_7 + SS_8 = 0.068$$

相应的自由度为 $df_E = 3 + 1 + 1 + 1 + 1 + 1 = 8$。

列出方差分析表(表 10-13):

表 10-13 例 10-2 的方差分析表

离差来源	平方和	自由度	均方	F 值	P 值	显著性
A	0.066	3	0.022	2.588	$P > 0.05$	不显著
B	0.299	3	0.100	11.76	$P < 0.01$	显著
C	0.052	1	0.052	6.118	$P < 0.05$	显著
误差 E	0.068	8	0.008 5			
总变差	0.485	15		$F_{0.05}(3,8) = 4.07, F_{0.01}(3,8) = 7.59$		
				$F_{0.05}(1,8) = 5.32, F_{0.01}(1,8) = 11.26$		

由方差分析可知,因素 B、C 显著,而因素 A、D 及交互作用 $A \times C$ 不显著,因素及交互作用对指标影响的主次顺序为

$$B \to C \to A \to A \times C \to D$$

比较综合平均值得最佳生产方案的条件为 $A_4 B_4 C_2 D_2$,即在 pH 为 14、盐量 20(g/ml,%)、时间为 48(h)、不加热的条件下光密度最优。

如果在混合正交表中找不到合适的正交表或试验次数太多时,常采用另一种方法——拟水平法。拟水平法是通过虚拟若干水平,将水平较多的正交表安排水平较少因素的一种试验设计法。例如,要考察 A、B、C 三个因素,A、B 选三个水平,C 选两个水平,应选用 $L_{18}(2 \times 3^7)$ 安排试验,需要做 18 次试验;如果用拟水平法,将 C 的两水平中较好的水平虚拟为第三水平,这样 C 也具有三个水平,可以选用 $L_9(3^4)$ 表来安排试验,仅需做 9 次试验,减少了试验次数。

第三节 均匀试验设计

上节介绍的正交设计方法是根据正交性准则来挑选代表点进行试验的,正交设计在挑选代表点时具有"均匀分散,整齐可比"的两个特点。但这种设计方法只适宜于水平数不多的试验,若一项试验中有 m 个因素,每个因素各取 n 个水平,则用正交设计安排试验至少要做 n^2 次试验。当 n 较大时,试验次数太多而难以实现。若要减少试验的数目,只有去掉"整齐可比"的要求。

均匀试验设计(uniform experiment design)简称均匀设计(uniform design),是只考虑试验点在试验范围内均匀散布的试验设计方法。它由我国数学家方开泰教授和王元院士在 1978 年共同提出,是数论方法中的"伪蒙特卡罗方法"的应用。

知识链接

均匀试验设计的发展史

20 世纪 70 年代,我国著名数学家华罗庚教授在国内积极倡导和普及"优选法",如黄金分割法、分数法和斐波那契数列法等。优选法在全国各行各业取得明显成效,从而使试验设计的概念得到普及。

1978 年,我国第七机械工业部由于导弹设计的要求,提出一个 5 因素试验,希望每个因素的水平数要多于 10,而试验总数又不超过 50,显然正交设计已不能用。为此中国科学院应用数学研究所的方开泰教授和王元院士提出的"均匀设计"法,就是不考虑"整齐可比"的要求,只考虑试验点在试验范围内均匀散布的试验设计方法,它从全面试验中挑选更少的试验点作为代表进行试验,所得结果仍能反映分析体系的主要特征。这一方法在导弹设计中取得成效,并被广泛用于计算机仿真试验及农业、工业、医药和高技术创新等众多领域,取得了丰硕的成果。

一、均匀设计表和均匀设计

均匀设计与正交设计相似,也是通过一套精心设计的表来进行试验设计的。均匀设计表(uniform design table)一般用 $U_n(n^m)$ 或 $U_n^*(n^m)$ 来表示,其中 U 表示均匀设计表;n 表示均匀设计表的行数和表内出现的数码个数,即试验次数和水平数;m 表示均匀设计表的列数。例如,$U_7(7^4)$ 表示有 7 行 4 列的均匀设计表,可以安排 4 个因素,每个因素要选择 7 个水平,做 7 次试验。每个均匀设计表都附有一个使用表,它指示如何从设计表中选用适当的列,以及由这些列所组成的试验方案的偏差。其中"偏差"为均匀性的度量值,偏差值越小,均匀度越好。$U_7(7^4)$ 及其使用表分别见表 10-14 和表 10-15。更多的均匀设计表和使用表见本书的附表 19。

表 10-14　均匀表 $U_7(7^4)$

No.	1	2	3	4
1	1	2	3	6
2	2	4	6	5
3	3	6	2	4
4	4	1	5	3
5	5	3	1	2
6	6	5	4	1
7	7	7	7	7

表 10-15　均匀表 $U_7(7^4)$ 的使用表

因素数	列号				偏差
2	1	3			0.239 8
3	1	2	3		0.372 1
4	1	2	3	4	0.476 0

均匀表的使用表(表 10-15)表明,如果选择两个因素,则应选择 1、3 列安排试验;如果选择 3 个因素,应选用 1、2、3 列安排试验。

从表 10-14 中可见均匀表具有以下特性:

(1)各因素每个水平只做 1 次试验。

(2)若在平面格子点上列出任两个因素试验点,则每行每列有且仅有 1 个试验点。如图 10-7 即为表 $U_7(7^4)$ 的第 1 和第 3 列构成的布点图。

(3)任意两列的试验方案一般不等价。

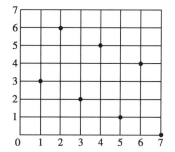

图 10-7　两因素均匀设计布点图

由于均匀表具有上述特性,所以用均匀表安排试验,每个因素的各个水平只出现 1 次且均匀分散、试验次数少、试验点均匀分布,这种设计方法适用于多因素多水平模型的拟合及优化试验,试验结果通常采用回归分析的方法进行分析。

综上所述,均匀设计的主要步骤为:

1. 确定试验指标,将各个指标综合分析。

2. 选定因素及水平。根据均匀分散的原则,确定试验因素和水平。

3. 选择适当的均匀设计表。这是关键的一步,选用时需注意以下几点:

(1)均匀表是由数学中同余运算构造的,为保证表的均匀性和列间的相关性,每个均匀表最多只能安排 $\left(\dfrac{m}{2}+1\right)$ 个因素。

(2)U 的右上角加"∗"和不加"∗"代表两种不同类型的均匀设计表,所谓的 U_n^* 表是由 U_{n+1} 表中划去最后一行而获得的,它去掉所有最高水平组合在一起的试验。通常加"∗"的表有更好的均匀性,应优先选用。

(3)均匀表也可安排混合水平下的试验。例如,要安排三个因素,其中两个因素 A 和 B 各取 3 个水平、一个因素 C 取两个水平。可以选用均匀表 $U_6^*(6^6)$,根据该表的使用表选取前 3 列 1、2、3 来安排因素,将 A 和 B 放在前 2 列,C 放在第 3 列,并将前 2 列的水平合并:[1,2] → 1、[3,4] → 2、[5,6] → 3,同时将第 3 列的水平合并为两水平:[1,2,3] → 1,[4,5,6] → 2,于是得混合均匀表 $U_6(2^2 \times 3^1)$(表

10-16）。

表 10-16 均匀表 $U_6(2^2 \times 3^1)$

No.	1	2	3
1	1	1	2
2	1	2	3
3	1	1	1
4	2	2	3
5	2	1	1
6	2	2	2

（4）当试验水平增加 1 个，试数次数就增加 1 次。

4. 对试验结果进行回归分析。求出拟合函数的最优解，从而得最优试验组合。

随着计算机技术的发展，可先人工选择因素和水平，再通过计算机辅助试验设计，进行试验结果分析。

二、均匀设计试验结果分析

按照均匀表安排试验后，对试验数据如果用直观方法分析，误差很大。因此，通常采用多元回归分析或逐步回归分析方法来分析试验结果，推断出起决定作用的因素和最佳试验条件组合。

由第九章第三节多元线性回归分析理论知，考察指标变量（因变量）Y 与 m 个因素变量（自变量）$x_1, x_2, \cdots, x_m$ 之间的线性关系，可对已知的样本观测值

$$(x_{1k}, x_{2k}, \cdots, x_{mk}, y_k), k=1, 2, \cdots, n; n > m+1$$

利用最小二乘法估计回归系数 $b_0, b_1, \cdots b_m$，进而得到多元线性回归方程

$$\hat{y} = b_0 + b_1 x_1 + \cdots + b_m x_m$$

以估计相应的多元线性回归模型。进一步还可用 F 检验进行回归的显著性检验，以推断 Y 和 $x_1, x_2, \cdots, x_m$ 之间的线性关系是否有显著性，即检验所求的线性回归方程是否有显著意义。

如果 Y 和 $x_1, x_2, \cdots, x_m$ 之间的关系是非线性的，即因素间存在交互作用时，线性回归模型不足以反映实际情况，可以采用二次回归模型，相应的二次回归方程可设为

$$\hat{y} = b_0 + \sum_{i=1}^{m} b_i x_i + \sum_{i=1}^{m} b_{ii} x_i^2 + \sum_{\substack{i=1 \\ j<i}}^{m} b_{ij} x_i x_j$$

$x_i x_j$ 项反映因素间的交互效应。

由于实际运算求回归系数较为复杂，需要用逐步回归分析法对变量进行筛选，从回归方程中剔除不显著的自变量，其逐步回归运算的过程复杂烦琐，一般需要利用统计软件（如 SPSS、SAS 等）进行计算。

三、均匀设计的应用

例 10-3 阿魏酸是常用中药川芎中的一种有效成分，对心血管等有良好的作用，而且毒性极低、副作用很小。为提高阿魏酸的收率，现考察阿魏酸合成的工艺条件，根据文献调研和预试验结果，选定 3 个因素 A、B、C 及其考察范围，并平均成 7 个水平：

因素 A 香兰醛：丙二酸 X_A(mol/mol)：1.0, 1.4, 1.8, $\cdots$, 3.4；

因素 B 吡啶量 X_B(ml)：10, 13, 16, $\cdots$, 28；

因素 C 反应时间 X_C(小时)：0.5, 1.0, 1.5, $\cdots$, 3.5。

现用 $U_7(7^4)$ 的前 3 列安排均匀设计试验，将试验产生的 7 个试验结果值填入表 10-17 中，试考察各因

素对试验结果阿魏酸收率的影响,并确定最优试验方案。($\alpha=0.10$)

表 10-17 例 10-3 的均匀试验安排及试验数据表

No.	A	B	C	收率
1	1	2	3	0.329 8
2	2	4	6	0.366 0
3	3	6	2	0.293 6
4	4	1	5	0.475 8
5	5	3	1	0.208 9
6	6	5	4	0.450 7
7	7	7	7	0.482 2

下面我们结合 SPSS 软件的应用来求解该例题。

【SPSS 软件应用】 在 SPSS 数据视图中,将表 10-17 中的均匀设计表的各列数据换成各因素水平对应的实际值,作为因素变量,将试验得到的收率数据作为观测变量,建立 SPSS 数据集<阿魏酸合成的收率>,如图 10-8 所示。

	A	B	C	收率
1	1.0	13.0	1.5	.3298
2	1.4	19.0	3.0	.3660
3	1.8	25.0	1.0	.2936
4	2.2	10.0	2.5	.4758
5	2.6	16.0	.5	.2089
6	3.0	22.0	2.0	.4507
7	3.4	28.0	3.5	.4822

图 10-8 数据集<阿魏酸合成的收率>

在 SPSS 中打开该数据集,从菜单选择【分析】→【回归】→【线性】,在对话框【线性回归】中(图 10-9)选定:

$$收率 \rightarrow 因变量(D);A、B、C \rightarrow 自变量(I)$$

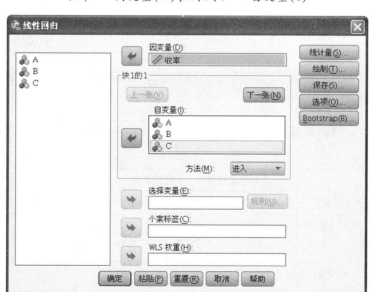

图 10-9 对话框【线性回归】

点击 确定 ，即可得到多元线性回归的相应输出结果，其主要输出结果如图 10-10 所示。

Anova[b]

模型		平方和	df	均方	F	Sig.
1	回归	.049	3	.016	3.314	.176[a]
	残差	.015	3	.005		
	总计	.064	6			

a. 预测变量: (常量), C, B, A。   b. 因变量: 收率

系数[a]

模型		非标准化系数		标准系数	t	Sig.
		B	标准 误差	试用版		
1	(常量)	.202	.099		2.038	.134
	A	.037	.039	.312	.962	.407
	B	−.003	.005	−.217	−.668	.552
	C	.077	.028	.808	2.783	.069

a. 因变量：收率

图 10-10   例 10-3 的多元线性回归分析的输出结果

由图 10-10 输出结果中第一个表回归的方差分析（ANOVA）表可知，其回归模型总的显著性检验的 P 值（Sig. ）为 $P = 0.176 > \alpha = 0.10$，即认为回归方程不显著，故该回归模型不合适，需要做进一步的修正。而由第二个表系数表结果可知，此时所得的回归方程为

$$Y(\text{收率}) = 0.202 + 0.037X_A - 0.003X_B + 0.077X_C$$

且 X_A 的系数显著性 t 检验的 P 值（Sig. ）为 $P = 0.407 > \alpha = 0.10$，$X_B$ 的系数显著性 t 检验的 P 值（Sig. ）为 $P = 0.552 > \alpha = 0.10$，$X_C$ 的系数显著性 t 检验的 P 值（Sig. ）为 $P = 0.069 < \alpha = 0.10$，故自变量 X_C 显著，自变量 X_A、X_B 不显著。考虑到 X_B 最不显著且系数很小（ −0.003），故考虑将自变量 X_B 从回归模型中剔除，重新进行多元回归分析。

为剔除自变量 X_B，与上述多元回归分析的 SPSS 操作完全类似，只是在图 10-9 中选定：

$$\text{收率} \rightarrow \text{因变量（D）}；A、C \rightarrow \text{自变量（I）}$$

即不将 B 选为自变量。点击 确定 ，即可得到只有 A、C 为自变量因素的多元线性回归的相应输出结果，如图 10-11 所示。

Anova[b]

模型		平方和	df	均方	F	Sig.
1	回归	.047	2	.023	5.510	.071[a]
	残差	.017	4	.004		
	总计	.064	6			

a. 预测变量: (常量), C, A。   b. 因变量: 收率

系数[a]

模型		非标准化系数		标准系数	t	Sig.
		B	标准 误差	试用版		
1	(常量)	.168	.079		2.123	.101
	A	.025	.032	.211	.792	.473
	C	.074	.025	.779	2.923	.043

a. 因变量：收率

图 10-11   例 10-3 的修正的多元线性回归的相应输出结果

由图 10-11 输出结果中的方差分析（ANOVA）表可知，其回归模型总的显著性检验的 P 值（Sig. ）

为 $P=0.071<\alpha=0.10$，即认为回归模型是显著的，回归方程显著成立。而由第二个表系数表结果可知，所得的回归方程为

$$Y(\text{收率})=0.168+0.025X_A+0.074X_C$$

由于回归方程中自变量 X_A、X_C 的系数均为正值，若要收率 Y 值最大，因素 A、C 在考察范围内应取最大值；而因素 B 在考察范围内的变化对收率的影响不显著，可取任意水平，为节约成本及环保考虑，取最小值。故其最优试验方案，即优化条件为

$$A=3.4,\ C=3.5,\ B=10$$

将该条件代入回归方程式，可得 $y=0.512$。而该按照优化条件进行试验，实际所得的收率为 48.6%，即 0.486，与预测值很接近，较均匀表中前 7 个试验号的结果都好。

均匀设计在对试验结果进行分析过程中，无论是回归方程的建立还是最优值的计算都要经过一定的计算，这个工作人工完成难度很大，需要借助计算机软件来完成。在不具备计算机及软件的条件时，往往可以从均匀设计表的试验数据中直观比较来选取较优的反应条件作为优化条件。如在本例的表 10-17 中直观看出，试验号 7 得到的收率 0.482 2 为最大，故可取对应的试验条件 $A=3.4$，$C=3.5$，$B=28$ 为优化条件。

现在已有专门的软件可以完成均匀设计的全过程，使均匀设计成为一种十分简便易行、省时省力的试验设计方法。

本章 SPSS 软件应用提要

统计内容	SPSS 软件应用实现的菜单选项
正交设计的方差分析	【分析】→【一般线性模型】→【单变量】［例 10-1(续)］
均匀设计的试验结果分析	【分析】→【回归】→【线性】(例 10-3)

综合练习十

（一）填空题

1. 正交表具有_____、_____的特点。

2. 在正交试验中，若选用正交表 $L_{32}(4^9)$，则共需进行_____次试验，最多可以安排_____个_____水平的因素。

3. 用 $L_9(3^4)$ 正交表安排试验，如果 A 因素对应各水平的 $\overline{K}_1=22$，$\overline{K}_2=11$，$\overline{K}_3=18$，则 A 因素的极差 $R_A=$ _____。

4. 均匀设计具有_____的特点，$U_n(n^m)$ 表最多可以安排_____个因素。

（二）选择题

1. 对因素 A、B、C、D 用 $L_9(3^4)$ 正交表安排试验，用直观分析法对试验结果进行正交分析和计算，所得因素 A、B、C、D 的极差分别为

$$R_A=57,\ R_B=12,\ R_C=76,\ R_D=7$$

则各因素对试验结果的影响从大到小的次序为（　　）

A. $A\rightarrow B\rightarrow C\rightarrow D$　　　　　　　　B. $B\rightarrow D\rightarrow A\rightarrow C$

C. $C\rightarrow A\rightarrow B\rightarrow D$　　　　　　　　D. $D\rightarrow B\rightarrow A\rightarrow C$

2. 三水平三因素间的交互作用在正交表中需占用（　　）列

A. 5　　　　　　　B. 4　　　　　　　C. 3　　　　　　　D. 2

3. 表 $U_7(7^4)$ 括号中的 7 表示（　　）

A. 最多允许安排因素的个数   B. 各因素的水平数

C. 正交表的横行数   D. 总的实验次数

（三）计算题

1. 设有 A、B、C、D 四个因素，每个因素取 3 个水平，另有 E 因素为 2 个水平，试选用正交表进行表头设计。

2. 设有 A、B、C、D、E 5 个因素，每个因素取 2 个水平，还需考虑 A、B、C、D 之间的两两交互作用，试选用适当的正交表并进行表头设计。

3. 正交试验中，若选用正交表 $L_{27}(3^{13})$，则共需进行几次试验，最多可以安排的因素和水平数是多少？

4. 某药厂为改革双嘧达莫的环反应工艺，根据经验确定因素及水平如下：

反应温度 $A(℃)$：$A_1 = 100$，$A_2 = 110$，$A_3 = 120$；

反应时间 $B(h)$：$B_1 = 6$，$B_2 = 8$，$B_3 = 103$；

投料比 $C(mol/mol)$：$C_1 = 1:1.2$，$C_2 = 1:1.6$，$C_3 = 1:2.0$。

现选用 $L_9(3^4)$ 正交表，分别将因素 A、B 和 C 安置在第 1、2 和 3 列上，9 次试验的收率分别为：

$$40.9, 58.2, 71.6, 40.0, 73.7, 39.0, 62.1, 43.2, 57.0$$

试用直观分析法和方差分析法确定因素的主次，并求出因素水平的较好组合（不考虑交互作用）。

5. 某药厂为改进阿糖胞苷的合成工艺，选取以下因素和水平试验：

催化剂的用量 $A(mol)$：$A_1 = 0.134$，$A_2 = 0.077$。

氧化剂的用量 $B(mol)$：$B_1 = 4.47$，$B_2 = 3.56$。

加氧化剂的方式 C：$C_1 =$ 温度在 $35 \sim 40℃$，分两次滴加；$C_2 =$ 温度在 $60℃$，滴加。

杂质去除法 D：$D_1 =$ 离子交换树脂法；$D_2 =$ 草酸沉淀法。

除考虑 4 个主因素外，还要考虑交互作用 $A \times B$、$A \times C$、$B \times C$、$A \times D$、$B \times D$ 和 $C \times D$。现选用正交表 $L_{16}(2^{15})$ 进行试验，表头设计为：

1	2	3	4	5	6	7	8	9	10	11	12	13	14	15
A	B	$A \times B$	C	$A \times C$	$B \times C$		D	$A \times D$	$B \times D$		$C \times D$			

试验结果 D-阿拉伯糖的收率(%)依次为：

$$25.1, 13.4, 32.5, 20.0, 26.3, 22.7, 41.2, 17.3,$$
$$40.0, 27.5, 44.5, 31.6, 44.2, 17.2, 35.8, 26.5$$

试用直观分析法确定因素（包括交互作用）的主次，并求各因素的最优水平组合。

6. 为了提高某化工产品的产量，考察反应温度、反应压力和溶液浓度这 3 个因素，每个因素各取 3 个水平：

因素 A 温度($℃$)：$A_1 = 60$，$A_2 = 65$，$A_3 = 70$；

因素 B 压力(大气压)：$B_1 = 2$，$B_2 = 2.5$，$B_3 = 3$；

因素 C 溶液浓度(%)：$C_1 = 7$，$C_2 = 7$，$C_3 = 8$。

要考察 $A \times B$、$A \times C$ 及 $B \times C$ 的作用，用 $L_{27}(3^{13})$ 表安排试验，表头设计如下：

1	2	3	4	5	6	7	8	9	10	11	12	13
A	B	$A \times B$	$A \times B$	C	$A \times C$	$A \times C$	$B \times C$			$B \times C$		

试验结果 y(单位：kg)为：

$$11.30, 14.63, 17.23, 10.50, 13.67, 16.23, 11.37, 14.73, 17.07, 10.47,$$

　13.47，16.13，10.33，13.04，15.80，10.63，13.97，16.50，10.03，13.40，

　16.80，10.57，13.97，16.83，21.07，13.97，16.57

试用方差分析法进行正交试验分析，并确定最优试验条件。（$\alpha = 0.05$）

7. 为了寻找微型胶囊得率最高的工艺条件，决定考察下列因素和水平：

因素 A　胶浓度（%）：$A_1 = 5.5$，$A_2 = 3.0$；

因素 B　包料与被包物之比：$B_1 = 4:1$，$B_2 = 2:1$；

因素 C　加胶方式：$C_1 = 1$ 次加胶，$C_2 = 2$ 次加胶。

此外还要考虑交互作用 $A \times B$、$B \times C$、$A \times C$。选用正交表 $L_8(2^7)$，将 A、B、C 分别安排在第 1、2、4 列上，8 次试验的结果（得率，%）为：

　　　73.3，75.3，80.5，79.4，67.4，70.0，79.4，77.7

试用直观分析法和方差分析法分析试验结果，找出因素的主次顺序和最优条件。（$\alpha = 0.05$）

8. 对阿苯达唑透皮吸收制剂的配方进行优化，根据文献及预先实验结果，确定下列因素及考察范围：

A 因素　二甲基亚砜（DMSO）的用量（ml）：2.0~4.0；

B 因素　聚乙二醇酯的用量（g）：0.1~0.6；

C 因素　聚山梨酯 80 的用量（滴）：3~8。

将各因素等分为 6 个水平，试用均匀设计安排试验。

（四）上机训练题

1. 对计算题第 4 题利用 SPSS 用方差分析法进行正交设计的试验分析。

2. 对计算题第 7 题利用 SPSS 用方差分析法进行正交设计的试验分析。

第十章
目标测试

参考文献

［1］高祖新. 医药数理统计方法. 6 版. 北京:人民卫生出版社,2016.

［2］高祖新. 医药数理统计方法学习指导与习题集. 2 版. 北京:人民卫生出版社,2016.

［3］高祖新,韩可勤,言方荣. 医药应用概率统计. 3 版. 北京:科学出版社,2018.

［4］高祖新,言方荣. 概率论与数理统计. 2 版. 南京:南京大学出版社,2020.

［5］高祖新,尹勤. 医药数理统计. 4 版. 北京:科学出版社,2021.

［6］高祖新. 医药数理统计. 4 版. 北京:中国医药科技出版社,2021.

［7］言方荣,高祖新,王菲. 医药应用统计学. 北京:人民卫生出版社,2019.

［8］车荣强. 概率论与数理统计. 上海:复旦大学出版社,2007.

［9］盛骤,谢式千. 概率论与数理统计. 4 版. 北京:高等教育出版社,2008.

［10］韩明. 概率论与数理统计教程. 2 版. 上海:同济大学出版社,2018.

［11］祝国强. 医药数理统计方法. 3 版. 北京:高等教育出版社,2014.

［12］马志庆,周介南. 医药数理统计. 5 版. 北京:科学出版社,2016.

［13］李晓松. 医学统计学. 3 版. 北京:高等教育出版社,2014.

［14］方积乾. 卫生统计学. 7 版. 北京:人民卫生出版社,2012.

［15］陈峰,夏结来. 临床试验统计学. 北京:人民卫生出版社,2018.

［16］贾俊平,何晓群,金勇进. 统计学. 5 版. 北京:中国人民大学出版社,2012.

［17］袁卫,刘超. 统计学:思想、方法与应用. 北京:中国人民大学出版社,2011.

［18］温勇,尹勤. 人口统计学. 南京:东南大学出版社,2006.

［19］高祖新,言方荣,王菲. SPSS 医药统计教程. 北京:人民卫生出版社,2019.

［20］高祖新,言方荣. 医药统计分析与 SPSS 软件应用. 北京:人民卫生出版社,2018.

［21］薛薇. 统计分析与 SPSS 的应用. 5 版. 北京:中国人民大学出版社,2017.

［22］薛薇. SPSS 统计分析方法及应用. 3 版. 北京:电子工业出版社,2013.

［23］陈希孺. 数理统计学简史. 长沙:湖南教育出版社,2002.

［24］龚鉴尧. 世界统计名人传记. 北京:中国统计出版社,2000.

［25］莫日达. 中国古代统计思想史. 北京:中国统计出版社,2004.

［26］MAYER-SCHÖNBERGER V,CUKIER K. 大数据时代. 盛杨燕,周涛,译. 杭州:浙江人民出版社,2012.

［27］西内启. 看穿一切数字的统计学. 朱悦玮,译. 北京:中信出版社,2013.

［28］SALSBURG D. 女士品茶:20 世纪统计怎样变革了科学. 邱东,等译. 北京:中国统计出版社,2004.

［29］吴辉. 英汉统计词汇. 北京:中国统计出版社,1987.

综合练习参考答案

综合练习一

(一)填空题

1. 定类、定序、数值,定类、定序;

2. 条形图、圆形图,直方图、频数折线图、茎叶图、箱图;

3. SAS、SPSS;

4. 均值、众数、中位数,均值,极差、方差、标准差、变异系数,方差、标准差。

(二)选择题

1. B; 2. D; 3. A。

(三)计算题

1. (1)频数分布表为

转化率	90.5~	91.0~	91.5~	92.0~	92.5~	93.0~	93.5~	94.0~94.5
频数	1	0	3	11	9	7	7	2

(2)略。

(3)均值为 92.825,标准差为 0.764 2。

2. (1)均值为 6.775,方差为 0.371,标准差为 0.609,标准误为 0.193,变异系数为 8.99%;

(2)$u_i = \dfrac{x_i - 6.775}{0.609}$,对应的标准化值为

0.534,-0.452,1.026,-0.698,0.041,0.78,-0.287,1.683,-1.273,-1.355。

3. (1)$\bar{x} = 687.3, S = 229.06$;

(2)均为 500~组。

4. $\bar{y} = \dfrac{\bar{x} - a}{b}, S_y^2 = \dfrac{S_x^2}{b^2}$。

(四)上机训练题(略)

综合练习二

(一)填空题

1. (1)0.72,0.42,(2)0.9,0.6,(3)0.6,0.3;

2. 0.09;

3. $\dfrac{1}{3}$。

(二)选择题

1. D; 2. D; 3. A; 4. C; 5. B。

(三)计算题

1. 基本事件:{1},{2},{3},{4},{5},{6};

样本空间 $\Omega=\{1,2,3,4,5,6\}$;

事件 $A=\{1,3,5\}$;事件 $B=\{4,5,6\}$

2. (1) $A\overline{B}\overline{C}$;

(2) $AB\overline{C}$;

(3) ABC;

(4) $A\overline{B}\overline{C}+\overline{A}B\overline{C}+\overline{A}\overline{B}C+AB\overline{C}+A\overline{B}C+\overline{A}BC+ABC$ 或 $A+B+C$ 或 $\Omega-\overline{A}\overline{B}\overline{C}$;

(5) $AB\overline{C}+A\overline{B}C+\overline{A}BC+ABC$;

(6) $\overline{A}\overline{B}\overline{C}$ 或 $\Omega-(A+B+C)$ 或 $\overline{A+B+C}$;

(7) $A\overline{B}\overline{C}+\overline{A}B\overline{C}+\overline{A}\overline{B}C$;

(8) $\overline{A}\overline{B}\overline{C}+A\overline{B}\overline{C}+\overline{A}B\overline{C}+\overline{A}\overline{B}C$;

(9) $\overline{A}\overline{B}\overline{C}+A\overline{B}\overline{C}+\overline{A}B\overline{C}+\overline{A}\overline{B}C+AB\overline{C}+A\overline{B}C+\overline{A}BC$ 或 $\Omega-ABC$ 或 $\overline{ABC}$

3. 0.105 5

4. $11/130=0.084\,6$

5. (1)0.084 2;(2)0.508 8;(3)0.003 5;(4)0.491 2

6. (1)1/12 或 0.083 3;(2)1/20 或 0.05

7. (1)0.23;(2)0.77

8. (1)0.7;(2)0.6

9. 0.181

10. 略

11. (1)0.06;(2)0.34;(3)0.6;(4)0.04;(5)0.942 9

12. 0.5

13. 0.8

14. (1)0.56;(2)0.94;(3)0.38

15. (1) $1-(1-p)^n$;(2)10

16. $n\geqslant 5.026$,至少需配置6门

17. 0.331 2

18. $P(A_1)=0.65, P(A_2)=0.35, P(B\,|\,A_1)=0.9, P(B\,|\,A_2)=0.8, P(A_1B)=0.585, P(B)=0.865$

19. 3.5‰

20. (1)0.106;(2)中等体型

21. (1)0.494 4;(2)0.339 8

(四)上机训练题(略)

综合练习三

(一)填空题

1. 0.3、0.5、0.2;

2. 20,0.3;

3. 10,16.2(提示:$E(X_1)=np=14, D(X_1)=npq=4.2; E(X_2)=\lambda=3, D(X_2)=\lambda=3$);

4. $e^{-1}/2$（提示：对 $\lambda = 1$ 的泊松分布，$E(X) = D(X) = \lambda = 1$，$E(X^2) = D(X) + (E(X))^2 = 2$）；

5. $1/2$。

（二）选择题

1. C $\left[$ 提示：$\sum\limits_{k=1}^{+\infty} p_k = \sum\limits_{k=1}^{+\infty} ab^k = a \sum\limits_{k=1}^{+\infty} b^k = a\left(\dfrac{b}{1-b}\right) = 1$，故 $b = \dfrac{1}{1+a}$ $\right]$；

2. D；

3. C（提示：正确的是（1）和（2））；

4. B；

5. A；

6. D（提示：因 X、Y 不相关，则 $\mathrm{Cov}(X,Y) = E(XY) - E(X)E(Y) = 0$，故

$E[X(X+Y-2)] = E(X^2) + E(XY) - 2E(X) = D(X) + [E(X)]^2 + E(X)E(Y) - 2E(X) = 5$）。

（三）计算题

1. 均不可。

2. X 的分布律为

X	3	4	5
P	0.1	0.3	0.6

3. （1）$P\{X = k\} = 3\left(\dfrac{1}{4}\right)^k$，$k = 1, 2, \cdots$；（2）$P\{X = 偶数\} = 0.2$

4. （1）$p_3 = 0.3$；（2）0.5；（3）$F(x) = \begin{cases} 0, & x < 0 \\ 0.4, & 0 \leqslant x < 1 \\ 0.6, & 1 \leqslant x < 2 \\ 0.9, & 2 \leqslant x < 3 \\ 1, & x \geqslant 3 \end{cases}$

5. $E(X) = -0.2$；$E(X^2) = 2.8$；$E(3X+5) = 4.4$；$D(X) = 2.76$；$D(3X+5) = 24.84$

6. $E(X) = E(Y) = 220$；$D(X) = 280$，$D(Y) = 800$

7. $a = 1$；$E(X) = \dfrac{N+1}{2}$；$D(X) = \dfrac{N^2-1}{12}$

8. $1/p$

9. （1）$C = 2$；（2）0.4

10. （1）$1 - e^{-4} = 0.981\,7$，$e^{-1} = 0.367\,9$；（2）$f(x) = \begin{cases} e^{-x}, & x \geqslant 0 \\ 0, & x < 0 \end{cases}$

11. （1）$F(x) = \begin{cases} 0, & x < 0 \\ \dfrac{x^2}{2}, & 0 \leqslant x < 1 \\ -\dfrac{x^2}{2} + 2x - 1, & 1 \leqslant x < 2 \\ 1, & x \geqslant 2 \end{cases}$

（2）$E(X) = 1$

12. 0.6

13. （1）6；（2）0.048；（3）11 单位

14. $19/27$ 或 $0.703\,7$

15. （1）0.006 74；（2）0.440 5

16. （1）0.029 8；（2）0.002 84

17. （1）0.532 8；（2）0.978 6

18. （1）0.022 7；（2）$d \geqslant 81.16$

19. 0.045 4

20. 0.68

21. $x_1 = 57.96$；$x_2 = 60.63$

22. （1）2；（2）1/3

23. （1）

Y	-4	-1	0	1	8
P	1/8	1/4	1/8	1/6	1/3

（2）

Y	0	$1/4$	4	16
P	1/8	5/12	1/8	1/3

（3）

Y	$-\dfrac{\sqrt{2}}{2}$	0	$\dfrac{\sqrt{2}}{2}$
P	1/4	7/12	1/6

24. $f_Y(y) = \begin{cases} \dfrac{y}{2}, & 0 < y < 2 \\ 0, & \text{其他} \end{cases}$

25. （1）$f_Y(y) = \begin{cases} \dfrac{1}{3(b-a)}\left(\dfrac{6}{\pi}\right)^{\frac{1}{3}} y^{-\frac{2}{3}}, & \dfrac{1}{6}\pi a^3 < y < \dfrac{1}{6}\pi b^3 \\ 0, & \text{其他} \end{cases}$ ；（2）$\dfrac{1}{b-a}\left[\left(\dfrac{6}{\pi}C\right)^{\frac{1}{3}} - a\right]$

26. $P\{X=i, Y=j\} = \dfrac{C_3^i C_2^j C_3^{2-i-j}}{C_8^2}$，$i, j=0, 1, 2$；$0 \leqslant i+j \leqslant 2$

或

X	Y		
	0	1	2
0	3/28	6/28	1/28
1	9/28	6/28	0
2	3/28	0	0

27. $a = 9/2$；$b = 9$

28. （1）$A = 4$

（2）$f_X(x) = \begin{cases} 2x, & 0 < x < 1 \\ 0, & \text{其他} \end{cases}$；$f_Y(y) = \begin{cases} 2y, & 0 < y < 1 \\ 0, & \text{其他} \end{cases}$

（3）独立

29. $f(x,y) = \dfrac{1}{24\pi} \exp\left\{ -\dfrac{25}{18} \left[\left(\dfrac{x}{4} \right)^2 - \dfrac{2}{25} xy + \left(\dfrac{y}{5} \right)^2 \right] \right\}, \ -\infty < x < +\infty$

30. 85, 37

31. 0.75

32. 0.994 8

33. 0.95

34. 0.103 8 或 0.046 5

（四）上机训练题（略）

综合练习四

（一）填空题

1. $N\left(\mu, \dfrac{\sigma^2}{n}\right), N(0,1), t(n-1), \chi^2(n-1)$；

2. $N\left(10, \dfrac{1}{20}\right), 10, 1/20, 0.5$；

3. $F(p, n-p-1), \chi^2(n-1)$

（二）选择题

1. A；2. C；3. C。

（三）计算题

1. （1）（3）（4）（6）

2. 3.6；2.878；1.697

3. 0.829 2

4. （1）23.209, 18.549, 36.797, 7.962；（2）$-1.533\ 2, -2.763\ 8, -1.782\ 9, -1.96$；

（3）0.202, 0.331, 9.46, 3.35

5. 略

6. 略

（四）上机训练题（略）

综合练习五

（一）填空题

1. $\overline{X}, S^2$；

2. $1/3, 2/3$；

3. $(39.51, 40.49)$。

（二）选择题

1. B；2. A；3. D；4. B。

（三）计算题

1. $2\overline{X}$

2. $\hat{\mu}_3$ 最有效

3. 矩估计法量 $\hat{\theta} = \dfrac{2\bar{X}-1}{1-\bar{X}}$；最大似然估计量 $\hat{\theta} = -1 - \dfrac{n}{\sum\limits_{i=1}^{n}\ln X_i}$

4. (1) $\bar{x}=3$，$S^2=16.80$；(2) $\bar{x}=14$，$S^2=5.5$

5. $(1.57, 2.43)$

6. $(-2.31, 6.31)$

7. $n \geq 15.366\ 4 \times \dfrac{\sigma^2}{L^2}$

8. $(166.38, 167.82)$

9. $(15.14, 17.08)$

10. 略

11. (1) $(2.04, 3.96)$；(2) $(1.96, 6.73)$

12. $(0.224, 0.678)$；$(0.195, 0.734)$

13. $(16\ 530, 17\ 038)$ 和 $(1\ 653, 1\ 703.8)$

(四)上机训练题(略)

综合练习六

(一)填空题

1. t，$t = \dfrac{\bar{x}-\mu}{S/\sqrt{n}}$，$t_{0.05}(n-1)$，$t > t_{0.05}(n-1)$；

2. 拒绝；

3. $1.96 \dfrac{\sigma}{\sqrt{n}}$。

(二)选择题

1. B；2. A；3. A；4. C；5. D。

(三)计算题

1. u 检验，拒绝 H_0，认为 $\mu \neq 3$。

2. u 检验，接受 H_0，认为包装的平均重量仍为 0.5kg。

3. t 检验，拒绝 H_0，认为四乙基铅中毒者和正常人的脉搏有显著性差异。

4. t 检验，接受 H_0，不能认为这种类型的电池的寿命低于该公司宣称的寿命。

5. (1) t 检验，拒绝 H_0，认为 $\mu \neq 0.5$；(2) χ^2 检验，接受 H_0，认为 σ^2 与 0.04^2 无显著性差异。

6. χ^2 检验，接受 H_0，不认为总体方差 <15。

7. χ^2 检验，拒绝 H_0，认为含量的波动不正常。

8. t 检验，拒绝 H_0，认为治疗前后期前收缩次数减少，此药物有效。

9. 配对 t 检验，拒绝 H_0，认为青兰有改变兔脑血流图的作用。

10. 首先检验方差齐性，认为两总体方差无显著性差异；t 检验，拒绝 H_0，认为疗效有差别。

11. F 检验，接受 H_0，认为方差无显著性差异。

12. 首先 F 检验方差齐性，认为两总体方差无显著性差异；t 检验，拒绝 H_0，认为磷肥对玉米产量有显著性影响。

13. u 检验，拒绝 H_0，认为 Ⅰ、Ⅱ期硅沉着病患者的肺活量有极显著性差异。

14. u 检验，拒绝 H_0，认为该批产品的次品率超过 3%，不能出厂。

15. u 检验,拒绝 H_0,认为有显著性差异。

16. u 检验,接受 H_0,认为两组的发病率无显著性差异。

17. u 检验,接受 H_0,认为总体治愈率与所传治愈率79%相符。

18. u 检验,拒绝 H_0,认为两种药物的效果有显著性差异。

(四)上机训练题(略)

综合练习七

(一)填空题

1. 6;

2. $\chi^2 \geqslant 0$;

3. 四格表,1。

(二)选择题

1. A; 2. B; 3. C; 4. A。

(三)计算题

1. χ^2 检验,接受 H_0,认为损坏的书的本数服从二项分布。

2. χ^2 检验,接受 H_0,认为散剂重量服从正态分布。

3. χ^2 检验,接受 H_0,认为慢性气管炎与吸烟量没关联。

4. χ^2 检验,接受 H_0,认为产品质量的优级与工艺条件无关系。

5. χ^2 检验,拒绝 H_0,认为色盲与性别有关联。

6. χ^2 检验,接受 H_0,认为两个年级学生的乙肝表面抗原阳性率无差别。

7. χ^2 检验,拒绝 H_0,认为三种方案治疗近视眼的有效率有差别。

8. 秩和检验,拒绝 H_0,认为处理前后的体重有显著性差异。

9. 秩和检验,拒绝 H_0,认为服用后精液中的精子浓度下降。

10. 秩和检验,拒绝 H_0,认为两种饲料对雌鼠体重增加有显著影响。

11. 秩和检验,接受 H_0,认为两台仪器的测试结果无差异。

12. 秩和检验,拒绝 H_0,认为三组人的血浆皮质醇含量有显著性差异。

(四)上机训练题(略)

综合练习八

(一)填空题

1. $mr-1$;

2. 完成下面的单因素方差分析表($\alpha = 0.05$)。

方差来源	离差平方和	自由度	均方	F 值	显著性
组间	138.18	3	46.06	10.12	$P < 0.05$(或显著)
组内	104.59	23	4.55		
总和	242.77	26		$F_{0.05}(3, 23) = 3.03, F_{0.05}(3, 26) = 2.98$	

(二)选择题

1. B; 2. A; 3. C。

（三）计算题

1. F 检验，对 $\alpha=0.05$，不同的教学方法对学生学习成绩影响的差异不显著；$\alpha=0.10$，差异有显著性。

2. F 检验，拒绝 H_0，认为 4 种片剂的平均释放度有极显著性差异。

3. F 检验，认为 4 种方法的测量结果有显著性差异；方法除 B 与 D 外，两两间皆差异显著。

4. F 检验，拒绝 H_0，认为艾滋病患者的生存情况与其年龄有关；且多重比较表明，50 岁以上患者的生存时间较其他年龄组患者为短，而其余年龄组两两比较均无显著性差异。

5. F 检验，拒绝 H_0，认为温度的不同将显著影响该药的得率。

6. F 检验，拒绝 H_0，即认为接种 3 种菌型后小鼠的平均存活日数有显著性差异；Ⅰ、Ⅱ型及Ⅰ、Ⅲ型的存活日数之间差异显著。

（四）上机训练题（略）

综合练习九

（一）填空题

1. $\hat{y}=15+8x$；

2. 大，小；

3. $|r|\leqslant 1$，$b=r\dfrac{s_y}{s_x}$；

4. $n-2$；

5. -6。

（二）选择题

1. D；2. A；3. C；4. B；5. B（提示：因为 $b=r\dfrac{s_y}{s_x}$，则 b 与 r 符号一致）。

（三）计算题

1. $r=0.9993$，相关性极显著。

2. （1）$r=0.9808$；（2）认为线性相关关系显著。

3. $r_s=0.6606$，等级（Spearman）相关。

4. （1）$r=0.9815$，相关性极显著；（2）$\hat{y}=91.15+0.4658x$；（3）所建立的线性回归方程显著。

5. （1）$\hat{y}=24.6287+5.8857x$；（2）回归方程显著。

6. （1）$\hat{y}=4.897+0.2348x$；（2）两种检验法均认为回归方程是显著的；

（3）预测值 $\hat{y}_0=46$，预测区间为（42.52，49.48）。

7. $c=101.86e^{-0.0023t}$。

（四）上机训练题（略）

综合练习十

（一）填空题

1. 均匀性、正交性；

2. 32，9，4；

3. 11；

4. 均匀性，$\dfrac{m}{2}+1$。

（二）选择题

1. C；2. D；3. B。

（三）计算题

1. $L_{18}(2 \times 3^7)$

2. $L_{16}(2^{15})$

3. 27 次试验；13 个因素；3 个水平

4. 因素的主次顺序为 $C \rightarrow B \rightarrow A$；最优方案为 $A_1 B_2 C_3$

5. 因素的主次顺序为 $D \rightarrow A \rightarrow A \times B \rightarrow C \rightarrow \genfrac{}{}{0pt}{}{A \times C}{B \times D} \rightarrow B \times C \rightarrow A \times D \rightarrow C \times D \rightarrow B$；最优方案为 $A_2 B_1 C_2 D_2$

6. 最优试验条件为 $A_3 B_3 C_3$

7. 因素的主次顺序为 $B \rightarrow A \rightarrow A \times B \rightarrow B \times C \rightarrow C \rightarrow A \times C$；最优条件为 $A_1 B_2 C_1$

8. $U_6(6^6)$

（四）上机训练题（略）

附录 常用统计表

附表 1 二项分布表

$$P\{X \geqslant k\} = \sum_{i=k}^{n} C_n^i p^i (1-p)^{n-i}$$

n	k	p									
		0.01	0.02	0.04	0.06	0.08	0.1	0.2	0.3	0.4	0.5
5	5			0.000 00	0.000 00	0.000 00	0.000 01	0.000 32	0.002 43	0.010 24	0.031 25
	4	0.000 00	0.000 00	0.000 01	0.000 06	0.000 19	0.000 46	0.006 72	0.030 78	0.087 04	0.187 50
	3	0.000 01	0.000 08	0.000 60	0.001 97	0.004 53	0.008 56	0.057 92	0.163 08	0.087 04	0.500 00
	2	0.000 98	0.003 84	0.014 76	0.031 87	0.054 36	0.081 46	0.262 72	0.471 78	0.663 04	0.812 50
	1	0.049 01	0.096 08	0.184 63	0.266 10	0.340 92	0.409 51	0.672 32	0.831 93	0.922 24	0.968 75
10	10								0.000 01	0.000 10	0.000 98
	9							0.000 00	0.000 14	0.001 68	0.010 74
	8						0.000 00	0.000 08	0.001 59	0.012 29	0.054 69
	7				0.000 00	0.000 00	0.000 01	0.000 86	0.010 59	0.054 76	0.171 88
	6			0.000 00	0.000 01	0.000 04	0.000 15	0.006 37	0.047 35	0.166 24	0.376 95
	5		0.000 00	0.000 02	0.000 15	0.000 59	0.001 63	0.032 79	0.150 27	0.366 90	0.623 05
	4	0.000 00	0.000 03	0.000 44	0.002 03	0.005 80	0.012 80	0.120 87	0.350 39	0.617 72	0.828 13
	3	0.000 11	0.000 86	0.006 21	0.018 84	0.040 08	0.070 19	0.322 20	0.617 22	0.832 71	0.945 31
	2	0.004 27	0.016 18	0.058 15	0.117 59	0.187 88	0.263 90	0.624 19	0.850 69	0.953 64	0.989 26
	1	0.095 62	0.182 93	0.335 17	0.461 38	0.565 61	0.651 32	0.892 63	0.971 75	0.993 95	0.999 02
15	15									0.000 00	0.000 03
	14								0.000 00	0.000 03	0.000 49
	13								0.000 01	0.000 28	0.003 69
	12							0.000 00	0.000 09	0.001 93	0.017 58
	11							0.000 01	0.000 67	0.009 35	0.059 23
	10							0.000 11	0.003 65	0.033 83	0.150 88
	9					0.000 00	0.000 00	0.000 79	0.015 24	0.095 05	0.303 62
	8				0.000 00	0.000 01	0.000 03	0.004 24	0.050 01	0.213 10	0.500 00
	7			0.000 00	0.000 05	0.000 08	0.000 31	0.018 06	0.131 14	0.390 19	0.696 38
	6		0.000 00	0.000 01	0.000 15	0.000 70	0.002 25	0.061 05	0.278 38	0.596 78	0.849 12
	5	0.000 00	0.000 01	0.000 22	0.001 40	0.004 97	0.012 72	0.164 23	0.484 51	0.782 72	0.940 77
	4	0.000 01	0.000 18	0.002 45	0.010 36	0.027 31	0.055 56	0.351 84	0.707 13	0.909 50	0.982 42
	3	0.000 42	0.003 04	0.020 29	0.057 13	0.112 97	0.184 06	0.601 98	0.873 17	0.972 89	0.996 31
	2	0.009 63	0.035 34	0.119 11	0.226 24	0.340 27	0.450 96	0.832 87	0.964 73	0.994 83	0.999 51
	1	0.139 94	0.261 43	0.457 91	0.604 71	0.713 70	0.794 11	0.964 82	0.995 25	0.999 53	0.999 97
20	20										0.000 00
	19									0.000 00	0.000 02
	18									0.000 01	0.000 20
	17								0.000 00	0.000 05	0.001 29
	16								0.000 01	0.000 32	0.005 91
	15								0.000 04	0.001 61	0.020 69
	14							0.000 00	0.000 26	0.006 47	0.057 66
	13							0.000 02	0.001 28	0.021 03	0.131 59
	12							0.000 10	0.005 14	0.056 53	0.251 72
	11						0.000 00	0.000 56	0.017 14	0.127 52	0.411 90
	10					0.000 00	0.000 01	0.002 59	0.047 96	0.244 66	0.588 10
	9				0.000 00	0.000 01	0.000 06	0.009 98	0.113 33	0.404 40	0.748 28
	8			0.000 00	0.000 01	0.000 09	0.000 42	0.032 14	0.227 73	0.584 11	0.868 41
	7			0.000 01	0.000 11	0.000 64	0.002 39	0.086 69	0.391 99	0.749 99	0.942 34
	6		0.000 00	0.000 10	0.000 87	0.003 80	0.011 25	0.195 79	0.583 63	0.874 40	0.979 31
	5	0.000 00	0.000 04	0.000 96	0.005 63	0.018 34	0.043 17	0.373 05	0.762 49	0.949 05	0.994 09
	4	0.000 04	0.000 60	0.007 41	0.028 97	0.070 62	0.132 95	0.588 55	0.892 91	0.984 04	0.998 71
	3	0.001 00	0.007 07	0.043 86	0.114 97	0.212 05	0.323 07	0.793 92	0.964 52	0.996 39	0.999 80
	2	0.016 86	0.059 90	0.189 66	0.339 55	0.483 14	0.608 25	0.930 82	0.992 36	0.999 48	0.999 98
	1	0.182 09	0.332 39	0.558 00	0.709 89	0.811 31	0.878 42	0.988 47	0.999 20	0.999 96	1.000 00

续附表1

n	k	0.01	0.02	0.04	0.06	0.08	0.1	0.2	0.3	0.4	0.5
								p			
25	25										
	24										0.000 00
	23										0.000 01
	22									0.000 00	0.000 08
	21									0.000 01	0.000 46
	20									0.000 05	0.002 04
	19								0.000 00	0.000 28	0.007 32
	18								0.000 02	0.001 21	0.021 64
	17								0.000 10	0.004 33	0.053 88
	16							0.000 00	0.000 45	0.013 17	0.114 76
	15							0.000 01	0.001 78	0.034 39	0.212 18
	14							0.000 08	0.005 99	0.077 80	0.345 02
	13							0.000 37	0.017 47	0.153 77	0.500 00
	12						0.000 00	0.001 54	0.044 25	0.267 72	0.654 98
	11					0.000 00	0.000 01	0.005 56	0.097 80	0.414 23	0.787 82
	10				0.000 00	0.000 01	0.000 08	0.017 33	0.189 44	0.575 38	0.885 24
	9				0.000 01	0.000 08	0.000 46	0.046 77	0.323 07	0.726 47	0.946 12
	8			0.000 00	0.000 07	0.000 52	0.002 26	0.109 12	0.488 15	0.846 45	0.978 36
	7		0.000 00	0.000 04	0.000 51	0.002 77	0.009 48	0.219 96	0.659 35	0.926 43	0.992 68
	6		0.000 01	0.000 38	0.003 06	0.012 29	0.033 40	0.383 31	0.806 51	0.970 64	0.997 96
	5	0.000 00	0.000 12	0.002 78	0.015 05	0.045 14	0.097 99	0.579 33	0.909 53	0.990 53	0.999 54
	4	0.000 11	0.001 45	0.016 52	0.059 76	0.135 09	0.236 41	0.766 01	0.966 76	0.997 63	0.999 92
	3	0.001 95	0.013 24	0.076 48	0.187 11	0.323 17	0.462 91	0.901 77	0.991 04	0.999 57	0.999 99
	2	0.025 76	0.088 65	0.264 19	0.447 34	0.605 28	0.728 79	0.972 61	0.998 43	0.999 95	1.000 00
	1	0.222 18	0.396 54	0.639 60	0.787 09	0.875 64	0.928 21	0.996 22	0.999 87	1.000 00	1.000 00
30	30										
	29										
	28										
	27										0.000 00
	26										0.000 03
	25									0.000 00	0.000 16
	24									0.000 01	0.000 72
	23									0.000 05	0.002 61
	22								0.000 00	0.000 22	0.008 06
	21								0.000 01	0.000 86	0.021 39
	20								0.000 04	0.002 85	0.049 37
	19								0.000 16	0.008 30	0.100 24
	18							0.000 00	0.000 63	0.021 24	0.180 80
	17							0.000 01	0.002 12	0.048 11	0.292 33
	16							0.000 05	0.006 17	0.097 06	0.427 77
	15							0.000 23	0.016 94	0.175 77	0.572 23
	14							0.000 90	0.040 05	0.285 50	0.707 67
	13						0.000 00	0.003 11	0.084 47	0.421 53	0.819 20
	12					0.000 00	0.000 02	0.009 49	0.159 32	0.568 91	0.899 76
	11				0.000 00	0.000 01	0.000 09	0.025 62	0.269 63	0.708 53	0.950 63
	10				0.000 01	0.000 07	0.000 45	0.061 09	0.411 19	0.823 71	0.978 61
	9			0.000 00	0.000 05	0.000 41	0.002 02	0.128 65	0.568 48	0.905 99	0.991 94
	8			0.000 02	0.000 30	0.001 97	0.007 78	0.239 21	0.718 62	0.956 48	0.997 39
	7		0.000 00	0.000 15	0.001 67	0.008 25	0.025 83	0.393 03	0.840 48	0.982 82	0.999 28
	6	0.000 00	0.000 03	0.001 06	0.007 95	0.029 29	0.073 19	0.572 49	0.923 41	0.994 34	0.999 84
	5	0.000 01	0.000 30	0.006 32	0.031 54	0.087 36	0.175 49	0.544 77	0.969 85	0.998 49	0.999 97
	4	0.000 22	0.002 89	0.030 59	0.102 62	0.215 79	0.352 56	0.877 29	0.990 68	0.999 69	1.000 00
	3	0.003 32	0.021 72	0.116 90	0.267 66	0.437 60	0.588 65	0.955 82	0.997 89	0.999 95	1.000 00
	2	0.036 15	0.120 55	0.338 82	0.544 53	0.704 21	0.816 30	0.989 48	0.999 69	1.000 00	1.000 00
	1	0.260 30	0.454 52	0.706 14	0.843 74	0.918 03	0.957 61	0.998 76	1.000 00	1.000 00	1.000 00

附表 2　泊松分布表

$$P\{X \geqslant c\} = \sum_{k=c}^{+\infty} \frac{\lambda^k}{k!} \mathrm{e}^{-\lambda}$$

c	λ							
	0.01	0.05	0.10	0.15	0.2	0.3	0.4	0.5
0	1.000 000 0	1.000 000 0	1.000 000 0	1.000 000 0	1.000 000 0	1.000 000 0	1.000 000 0	1.000 000
1	0.009 950 2	0.048 770 6	0.095 162 6	0.139 292 0	0.181 269 2	0.259 181 8	0.329 680 0	0.393 469
2	.000 049 7	.001 209 1	.004 678 8	.010 185 8	.017 523 1	.036 936 3	.061 551 9	.090 204
3	.000 000 2	.000 020 1	.000 154 7	.000 502 9	.001 148 5	.003 599 5	.007 926 3	.014 388
4		.000 000 3	.000 003 8	.000 018 7	.000 056 8	.000 265 8	.000 776 3	.001 752
5				.000 000 6	.000 002 3	.000 015 8	.000 061 2	.000 172
6					.000 000 1	.000 000 8	.000 004 0	.000 014
7							.000 000 2	.000 001

c	λ								
	0.6	0.7	0.8	0.9	1.0	1.1	1.2	1.3	1.4
0	1.000 000	1.000 000	1.000 000	1.000 000	1.000 000	1.000 000	1.000 000	1.000 000	1.000 000
1	0.451 188	0.503 415	0.550 671	0.593 430	0.632 121	0.667 129	0.698 860	0.727 468	0.753 403
2	.121 901	.155 085	.191 208	.227 518	.264 241	.300 971	.337 373	.373 177	.408 167
3	.023 115	.034 142	.047 423	.062 857	.080 301	.099 584	.120 513	.142 888	.166 502
4	.003 358	.005 753	.009 080	.010 459	.018 988	.025 742	.033 769	.043 095	.053 725
5	.000 394	.000 786	.001 411	.002 344	.003 660	.005 435	.007 746	.010 663	.014 253
6	.000 039	.000 090	.000 184	.000 343	.000 594	.000 963	.001 500	.002 231	.003 201
7	.000 003	.000 009	.000 021	.000 043	.000 083	.000 140	.000 251	.000 404	.000 622
8		.000 001	.000 002	.000 005	.000 010	.000 020	.000 037	.000 064	.000 107
9					.000 001	.000 002	.000 005	.000 009	.000 016
10							.000 001	.000 001	.000 002

c	λ								
	1.5	1.6	1.7	1.8	1.9	2.0	2.5	3.0	3.5
0	1.000 000	1.000 000	1.000 000	1.000 000	1.000 000	1.000 000	1.000 000	1.000 000	1.000 000
1	0.776 870	0.798 103	0.817 316	0.834 701	0.850 431	0.864 665	0.917 915	0.950 213	0.969 803
2	.442 175	.475 069	.506 754	.537 163	.566 251	.593 994	.712 703	.800 852	.864 112
3	.191 153	.216 642	.242 777	.269 379	.296 280	.323 324	.456 187	.576 810	.679 153
4	.065 642	.078 813	.093 189	.108 708	.125 298	.142 877	.242 424	.352 768	.463 367
5	.018 576	.023 682	.029 615	.036 407	.044 081	.052 653	.108 822	.184 737	.274 555
6	.004 456	.006 040	.007 999	.010 378	.013 219	.016 564	.042 021	.083 918	.142 386
7	.000 926	.001 336	.001 875	.002 569	.003 446	.004 534	.014 187	.033 509	.065 288
8	.000 170	.000 260	.000 388	.000 562	.000 793	.001 097	.004 247	.011 905	.026 739
9	.000 028	.000 045	.000 072	.000 110	.000 163	.000 237	.001 140	.003 803	.009 874
10	.000 004	.000 007	.000 012	.000 019	.000 030	.000 046	.000 277	.001 102	.003 315
11	.000 001	.000 001	.000 002	.000 003	.000 005	.000 008	.000 062	.000 292	.001 019
12					.000 001	.000 001	.000 013	.000 071	.000 289
13							.000 002	.000 016	.000 076
14								.000 003	.000 019
15								.000 001	.000 004
16									.000 001

续附表 2

c	λ								
	4.0	4.5	5.0	5.5	6.0	6.5	7.0	7.5	8.0
0	1.000 000	1.000 000	1.000 000	1.000 000	1.000 000	1.000 000	1.000 000	1.000 000	1.000 000
1	0.981 684	0.988 891	0.993 262	0.995 913	0.997 521	0.998 497	0.999 088	0.999 447	0.999 665
2	.908 422	.938 901	.959 572	.973 436	.982 649	.988 724	.992 705	.995 299	.996 981
3	.761 897	.826 422	.875 348	.911 624	.938 031	.956 964	.970 364	.979 743	.986 246
4	.566 530	.657 704	.734 974	.798 301	.848 796	.888 150	.918 235	.940 855	.957 620
5	.371 163	.467 896	.559 507	.642 482	.714 943	.776 328	.827 008	.867 938	.900 368
6	.214 870	.297 070	.384 039	.471 081	.554 320	.630 959	.699 292	.758 564	.808 764
7	.110 674	.168 949	.237 817	.313 964	.393 697	.473 476	.550 289	.621 845	.686 626
8	.051 134	.089 586	.133 372	.190 515	.256 020	.327 242	.401 286	.475 361	.547 039
9	.021 363	.040 257	.068 094	.105 643	.152 763	.208 427	.270 909	.338 033	.407 453
10	.008 132	.017 093	.031 828	.053 777	.083 924	.122 616	.169 504	.223 592	.283 376
11	.002 840	.006 669	.013 695	.025 251	.042 621	.066 839	.098 521	.137 762	.184 114
12	.000 915	.002 404	.005 453	.010 988	.020 092	.033 880	.053 350	.079 241	.111 924
13	.000 274	.000 805	.002 019	.004 451	.008 827	.016 027	.027 000	.042 666	.063 797
14	.000 076	.000 252	.000 689	.001 685	.003 628	.007 100	.012 811	.021 565	.034 181
15	.000 020	.000 074	.000 226	.000 599	.001 400	.002 956	.005 717	.010 260	.017 257
16	.000 005	.000 020	.000 069	.000 200	.000 509	.001 160	.002 407	.004 608	.008 231
17	.000 001	.000 085	.000 020	.000 063	.000 175	.000 430	.000 958	.001 959	.003 718
18		.000 001	.000 005	.000 019	.000 057	.000 151	.000 362	.000 790	.001 594
19			.000 001	.000 005	.000 018	.000 051	.000 130	.000 303	.000 650
20				.000 001	.000 005	.000 016	.000 044	.000 111	.000 253
21					.000 001	.000 005	.000 014	.000 039	.000 094
22						.000 001	.000 005	.000 013	.000 033
23							.000 001	.000 004	.000 011
24								.000 001	.000 004
25									.000 001

附表3 标准正态分布表

$$\Phi(x) = \int_{-\infty}^{x} \frac{1}{\sqrt{2\pi}} e^{-\frac{x^2}{2}} dx$$

x	0.00	0.01	0.02	0.03	0.04	0.05	0.06	0.07	0.08	0.09
0.0	0.500 000	0.503 989	0.507 978	0.511 966	0.515 953	0.519 939	0.523 922	0.527 903	0.531 881	0.535 856
0.1	.539 828	.543 795	.547 758	.551 717	.555 670	.559 618	.563 559	.567 495	.571 424	.575 345
0.2	.579 260	.583 166	.587 064	.590 954	.594 835	.598 706	.602 568	.606 420	.610 261	.614 092
0.3	.617 911	.621 720	.625 516	.629 300	.633 072	.636 831	.640 576	.644 309	.648 027	.651 732
0.4	.655 422	.659 097	.662 757	.666 402	.670 031	.673 645	.677 242	.680 822	.684 386	.687 933
0.5	.691 462	.694 974	.698 468	.701 944	.705 401	.708 840	.712 260	.715 661	.719 043	.722 405
0.6	.725 747	.729 069	.732 371	.735 653	.738 914	.742 154	.745 373	.748 571	.751 748	.754 903
0.7	.758 036	.761 148	.764 238	.767 305	.770 350	.773 373	.776 373	.779 350	.782 305	.785 236
0.8	.788 145	.791 030	.793 892	.796 731	.799 546	.802 337	.805 105	.807 850	.810 570	.813 267
0.9	.815 940	.818 589	.821 214	.823 814	.826 391	.828 944	.831 472	.833 977	.836 457	.838 913
1.0	.841 345	.843 752	.846 136	.848 495	.850 830	.853 141	.855 428	.857 690	.859 929	.862 143
1.1	.864 334	.866 500	.868 643	.870 762	.872 857	.874 928	.876 976	.879 000	.881 000	.882 977
1.2	.884 930	.886 861	.888 768	.890 651	.892 512	.894 350	.896 165	.897 958	.899 727	.901 475
1.3	.903 200	.904 902	.906 582	.908 241	.909 877	.911 492	.913 085	.914 657	.916 207	.917 736
1.4	.919 243	.920 730	.922 196	.923 641	.925 066	.929 471	.927 855	.929 219	.930 563	.931 888
1.5	.933 193	.934 478	.935 745	.936 992	.938 220	.939 429	.940 620	.941 792	.942 947	.944 083
1.6	.945 201	.946 301	.947 384	.948 449	.949 497	.950 529	.951 543	.952 540	.953 521	.954 486
1.7	.955 435	.956 367	.957 284	.958 185	.959 070	.959 941	.960 796	.961 636	.962 462	.963 273
1.8	.964 070	.964 852	.965 620	.966 375	.967 116	.967 843	.968 557	.969 258	.969 946	.970 621
1.9	.971 283	.971 933	.972 571	.973 197	.973 810	.974 412	.975 002	.975 581	.976 148	.976 705
2.0	.977 250	.977 784	.978 308	.978 822	.979 325	.979 818	.980 301	.980 774	.981 237	.981 691
2.1	.982 136	.982 571	.982 997	.983 414	.983 823	.984 222	.984 614	.984 997	.985 371	.985 738
2.2	.986 097	.986 447	.986 791	.987 126	.987 455	.987 776	.988 089	.988 396	.988 696	.988 989
2.3	.989 276	.989 556	.989 830	.990 097	.990 358	.990 613	.990 863	.991 106	.991 344	.991 576
2.4	.991 802	.992 024	.992 240	.992 451	.992 656	.992 857	.993 053	.993 244	.993 431	.993 613
2.5	.993 790	.993 963	.994 132	.994 297	.994 457	.994 614	.994 766	.994 915	.995 060	.995 201
2.6	.995 339	.995 473	.995 604	.995 731	.995 855	.995 975	.996 093	.996 207	.996 319	.996 427
2.7	.996 533	.996 636	.996 736	.996 833	.996 928	.997 020	.997 110	.997 197	.997 282	.997 365
2.8	.997 445	.997 523	.997 599	.997 673	.997 744	.997 814	.997 882	.997 948	.998 012	.998 074
2.9	.998 134	.998 193	.998 250	.998 305	.998 359	.998 411	.998 462	.998 511	.998 559	.998 605
3.0	.998 650	.998 694	.998 736	.998 777	.998 817	.998 856	.998 893	.998 930	.998 965	.998 999
3.1	.999 032	.999 065	.999 096	.999 126	.999 155	.999 184	.999 211	.999 238	.999 264	.999 289
3.2	.999 313	.999 336	.999 359	.999 381	.999 402	.999 423	.999 443	.999 462	.999 481	.999 499
3.3	.999 517	.999 534	.999 550	.999 566	.999 581	.999 596	.999 610	.999 624	.999 638	.999 651
3.4	.999 663	.999 675	.999 687	.999 698	.999 709	.999 720	.999 730	.999 740	.999 749	.999 758
3.5	.999 767	.999 776	.999 784	.999 792	.999 800	.999 807	.999 815	.999 822	.999 828	.999 835
3.6	.999 841	.999 847	.999 853	.999 858	.999 864	.999 869	.999 874	.999 879	.999 883	.999 888
3.7	.999 892	.999 896	.999 900	.999 904	.999 908	.999 912	.999 915	.999 918	.999 922	.999 925
3.8	.999 928	.999 931	.999 933	.999 936	.999 938	.999 941	.999 943	.999 946	.999 948	.999 950
3.9	.999 952	.999 954	.999 956	.999 958	.999 959	.999 961	.999 963	.999 964	.999 966	.999 967
4.0	.999 968	.999 970	.999 971	.999 972	.999 973	.999 974	.999 975	.999 976	.999 977	.999 978
4.1	.999 979	.999 980	.999 981	.999 982	.999 983	.999 983	.999 984	.999 985	.999 985	.999 986
4.2	.999 987	.999 987	.999 988	.999 988	.999 989	.999 989	.999 990	.999 990	.999 991	.999 991
4.3	.999 991	.999 992	.999 992	.999 993	.999 993	.999 993	.999 993	.999 994	.999 994	.999 994
4.4	.999 995	.999 995	.999 995	.999 995	.999 996	.999 996	.999 996	.999 996	.999 996	.999 996
4.5	.999 997	.999 997	.999 997	.999 997	.999 997	.999 997	.999 997	.999 998	.999 998	.999 998
4.6	.999 998	.999 998	.999 998	.999 998	.999 998	.999 998	.999 998	.999 998	.999 999	.999 999
4.7	.999 999	.999 999	.999 999	.999 999	.999 999	.999 999	.999 999	.999 999	.999 999	.999 999
4.8	.999 999	.999 999	.999 999	.999 999	.999 999	.999 999	.999 999	.999 999	.999 999	.999 999
4.9	1.000 000	1.000 000	1.000 000	1.000 000	1.000 000	1.000 000	1.000 000	1.000 000	1.000 000	1.000 000

注：本表对于 x 给出正态分布函数 $\Phi(x)$ 的数值。例如对于 $x = 2.35, \Phi(x) = 0.990\ 613$。

附表 4　标准正态分布双侧临界值表

$$P\{|u| > u_{\alpha/2}\} = \alpha$$

α	0.00	0.01	0.02	0.03	0.04	0.05	0.06	0.07	0.08	0.09
0.0	∞	2.575 829	2.326 348	2.170 090	2.053 749	1.959 964	1.880 794	1.811 911	1.750 686	1.695 398
0.1	1.644 854	1.598 193	1.554 774	1.514 102	1.475 791	1.439 531	1.405 072	1.371 204	1.340 755	1.310 579
0.2	1.281 552	1.253 565	1.226 528	1.200 359	1.174 987	1.150 349	1.126 391	1.103 063	1.080 319	1.058 122
0.3	1.036 433	1.015 222	0.994 458	0.974 114	0.954 165	0.934 589	0.915 365	0.896 473	0.877 896	0.859 617
0.4	0.841 621	0.823 894	0.806 421	0.789 192	0.772 193	0.755 415	0.738 847	0.722 479	0.706 303	0.690 309
0.5	0.674 490	0.658 838	0.643 345	0.628 006	0.612 813	0.597 760	0.582 841	0.568 051	0.553 385	0.538 836
0.6	0.524 401	0.510 073	0.495 850	0.481 727	0.467 699	0.453 762	0.439 913	0.426 148	0.412 463	0.398 855
0.7	0.385 320	0.371 856	0.358 459	0.345 125	0.331 853	0.318 639	0.305 481	0.292 375	0.279 319	0.266 311
0.8	0.253 347	0.240 426	0.127 545	0.214 702	0.201 893	0.189 118	0.176 374	0.163 658	0.150 969	0.138 304
0.9	0.125 661	0.113 039	0.100 434	0.087 845	0.075 270	0.062 707	0.050 154	0.037 608	0.025 069	0.012 533

α	0.001	0.000 1	0.000 01	0.000 001	0.000 000 1	0.000 000 01
$u_{\alpha/2}$	3.290 53	3.890 59	4.417 17	4.891 64	5.326 72	5.730 73

附表 5　χ^2 分布表

$$P\{\chi^2 > \chi^2_\alpha(n)\} = \alpha$$

n	α											
	0.995	0.99	0.975	0.95	0.90	0.75	0.25	0.10	0.05	0.025	0.01	0.005
1	—	—	0.001	0.004	0.016	0.102	1.323	2.706	3.841	5.024	6.635	7.879
2	0.010	0.020	0.051	0.103	0.211	0.575	2.773	4.605	5.991	7.378	9.210	10.597
3	0.072	0.115	0.216	0.352	0.584	1.213	4.108	6.251	7.815	9.348	11.345	12.838
4	0.207	0.297	0.484	0.711	1.064	1.923	5.385	7.779	9.448	11.143	13.277	14.806
5	0.412	0.554	0.831	1.145	1.610	2.675	6.626	9.236	11.072	12.833	15.086	16.750
6	0.676	0.872	1.237	1.635	2.204	3.455	7.841	10.645	12.592	14.449	16.812	18.548
7	0.989	1.239	1.690	2.167	2.833	4.255	9.037	12.017	14.067	16.013	18.475	20.278
8	1.344	1.646	2.180	2.733	3.490	5.071	10.219	13.362	15.507	17.535	20.090	21.955
9	1.735	2.088	2.700	3.325	4.168	5.899	11.389	14.684	16.919	19.023	21.666	23.589
10	2.156	2.558	3.247	3.940	4.865	6.737	12.549	15.987	18.307	20.483	23.209	25.188
11	2.603	3.053	3.816	4.575	5.578	7.584	13.701	17.275	19.675	21.920	24.725	26.757
12	3.047	3.571	4.404	5.226	6.304	8.438	14.845	18.549	21.026	23.337	26.217	28.299
13	3.565	4.107	5.009	5.892	7.042	9.299	15.984	19.812	22.362	24.736	27.688	29.819
14	4.075	4.660	5.629	6.571	7.790	10.165	17.117	21.064	23.685	26.119	29.141	31.319
15	4.601	5.229	6.262	7.261	8.547	11.037	18.245	22.307	24.996	27.488	30.578	32.801
16	5.142	5.812	6.908	7.962	9.312	11.912	19.369	23.542	26.296	28.845	32.000	34.267
17	5.697	6.408	7.564	8.672	10.085	12.792	20.489	24.769	27.587	30.191	33.409	35.718
18	6.265	7.015	8.231	9.390	10.865	13.675	21.605	29.989	28.869	31.526	34.805	37.156
19	6.844	7.633	8.907	10.117	11.651	14.562	22.718	27.204	30.144	32.852	36.191	38.582
20	7.434	8.260	9.591	10.851	12.443	15.452	23.828	28.412	31.410	34.170	37.566	39.997
21	8.034	8.897	10.283	11.591	13.240	16.344	24.935	29.615	32.671	35.479	38.932	41.401
22	8.643	9.542	10.982	12.338	14.042	17.240	26.039	30.813	33.924	36.781	40.289	42.796
23	9.260	10.196	11.689	13.091	14.848	18.137	27.141	32.007	35.172	38.076	41.638	44.181
24	9.886	10.856	12.401	13.848	15.659	19.037	28.241	33.196	36.415	39.364	42.980	45.559
25	10.520	11.524	13.120	14.611	16.473	19.939	29.339	34.382	37.652	40.646	44.314	46.928
26	11.160	12.198	13.844	15.379	17.292	20.843	30.435	35.563	38.885	41.923	45.642	48.290
27	11.808	12.879	14.573	16.151	18.114	21.749	31.528	36.741	40.113	43.194	46.963	49.645
28	12.461	13.565	15.308	16.928	18.939	22.657	32.620	37.916	41.337	44.461	48.278	50.993
29	13.121	14.257	16.047	17.708	19.768	23.567	33.711	39.087	42.557	45.722	49.588	52.336
30	13.787	14.954	16.791	18.493	20.599	24.478	34.800	40.256	43.773	46.949	50.892	53.672
31	14.458	15.655	17.539	19.281	21.434	25.390	35.887	41.422	44.985	48.232	52.191	55.003
32	15.134	16.362	18.291	20.072	22.271	26.304	36.973	42.585	46.194	48.480	53.486	56.328
33	15.815	17.074	19.047	20.867	23.110	27.219	38.058	43.745	47.400	50.725	54.776	57.648
34	16.501	17.789	19.806	21.664	23.952	28.136	39.141	44.903	48.602	51.966	56.061	58.964
35	17.192	18.509	20.569	22.465	24.797	29.054	40.223	46.059	49.802	53.203	57.342	60.275
36	17.887	19.233	21.336	23.269	25.643	29.973	41.304	47.212	50.998	54.437	58.619	61.581
37	18.586	19.960	22.106	24.075	26.492	30.893	42.383	48.363	52.192	55.668	59.892	62.883
38	19.289	20.691	22.878	24.884	27.343	31.815	43.462	49.513	53.384	56.896	61.162	64.181
39	19.996	21.426	23.654	25.695	28.196	32.737	44.539	50.660	54.572	58.120	62.428	65.476
40	20.707	22.164	24.433	26.509	29.051	33.660	45.616	51.805	55.758	59.342	63.691	66.766
41	21.421	22.906	25.215	27.326	29.907	34.585	46.692	52.949	56.942	60.561	64.950	68.053
42	22.138	23.650	25.999	28.144	30.765	35.510	47.766	54.909	58.124	61.777	66.206	69.336
43	22.859	24.398	26.785	28.965	31.625	36.436	48.840	55.230	59.354	62.990	67.459	70.616
44	23.584	25.148	27.575	29.787	32.487	37.363	49.913	56.369	60.481	64.201	68.710	71.893
45	24.311	25.901	28.366	30.621	33.350	38.291	50.985	57.505	61.656	65.410	69.957	73.166

附表 6　t 分布表

$$P\{t > t_\alpha(n)\} = \alpha$$

n	α					
	0.25	0.10	0.05	0.025	0.01	0.005
1	1.000 0	3.077 7	6.313 8	12.706 2	31.820 7	63.657 4
2	0.816 5	1.885 6	2.920 0	4.302 7	6.964 6	9.924 8
3	0.764 9	1.637 7	2.353 4	3.182 4	4.540 7	5.840 9
4	0.740 7	1.533 2	2.131 8	2.776 4	3.746 9	4.604 1
5	0.726 7	1.475 9	2.015 0	2.570 6	3.364 9	4.032 2
6	0.717 6	1.439 8	1.943 2	2.446 9	3.142 7	3.707 4
7	0.711 1	1.414 9	1.894 6	2.364 6	2.998 0	3.499 5
8	0.706 4	1.396 8	1.859 5	2.306 0	2.896 5	3.355 4
9	0.702 7	1.383 0	1.833 1	2.262 2	2.821 4	3.249 8
10	0.699 8	1.372 2	1.812 5	2.228 1	2.763 8	3.169 3
11	0.697 4	1.363 4	1.795 9	2.201 0	2.718 1	3.105 8
12	0.695 5	1.356 2	1.782 3	2.178 8	2.681 0	3.054 5
13	0.693 8	1.350 2	1.770 9	2.160 4	2.650 3	3.012 3
14	0.692 4	1.345 0	1.761 3	2.144 8	2.624 5	2.976 8
15	0.691 2	1.340 6	1.753 1	2.131 5	2.602 5	2.946 7
16	0.690 1	1.338 8	1.745 9	2.119 9	2.583 5	2.920 8
17	0.689 2	1.333 4	1.739 6	2.109 8	2.566 9	2.898 2
18	0.688 4	1.330 4	1.734 1	2.100 9	2.552 4	2.878 4
19	0.687 6	1.327 7	1.729 1	2.093 0	2.539 5	2.860 9
20	0.687 0	1.325 3	1.724 7	2.086 0	2.528 0	2.845 3
21	0.686 4	1.323 2	1.720 7	2.079 6	2.517 7	2.831 4
22	0.685 8	1.321 2	1.717 1	2.073 9	2.508 3	2.818 8
23	0.685 3	1.319 5	1.713 9	2.068 7	2.499 9	2.807 3
24	0.684 8	1.317 8	1.710 9	2.063 9	2.492 2	2.796 9
25	0.684 4	1.316 3	1.708 1	2.059 5	2.485 1	2.787 4
26	0.684 0	1.315 0	1.705 6	2.055 5	2.478 6	2.778 7
27	0.683 7	1.313 7	1.703 3	2.051 8	2.472 7	2.770 7
28	0.683 4	1.312 5	1.701 1	2.048 4	2.467 1	2.763 3
29	0.683 0	1.311 4	1.699 1	2.045 2	2.462 0	2.756 4
30	0.682 8	1.310 4	1.697 3	2.042 3	2.457 3	2.750 0
31	0.682 5	1.309 5	1.695 5	2.039 5	2.452 8	2.744 0
32	0.682 2	1.308 6	1.693 9	2.036 9	2.448 7	2.738 5
33	0.682 0	1.307 7	1.692 4	2.034 5	2.444 8	2.733 3
34	0.681 8	1.307 0	1.690 9	2.032 2	2.441 1	2.728 4
35	0.681 6	1.306 2	1.689 6	2.030 1	2.437 7	2.723 8
36	0.681 4	1.305 5	1.688 3	2.028 1	2.434 5	2.719 5
37	0.681 2	1.304 9	1.687 1	2.026 2	2.431 4	2.715 4
38	0.681 0	1.304 2	1.686 0	2.024 4	2.428 6	2.711 6
39	0.680 8	1.303 6	1.684 9	2.022 7	2.425 8	2.707 9
40	0.680 7	1.303 0	1.683 9	2.021 1	2.423 3	2.704 5
41	0.680 5	1.302 5	1.682 9	2.019 5	2.420 8	2.701 2
42	0.680 4	1.302 0	1.682 0	2.018 1	2.418 5	2.698 1
43	0.680 2	1.301 6	1.681 1	2.016 7	2.416 3	2.695 1
44	0.680 1	1.301 1	1.680 2	2.015 4	2.414 1	2.692 3
45	0.680 0	1.300 6	1.679 4	2.014 1	2.412 1	2.689 6

附表 7 F 分布表

$$P\{F>F_\alpha(n_1,n_2)\}=\alpha$$

$$\alpha=0.10$$

n_2	\ n_1 1	2	3	4	5	6	7	8	9	10	12	15	20	24	30	40	60	120	∞
1	39.86	49.50	53.59	55.83	57.24	58.20	58.91	59.44	59.86	60.19	60.71	61.22	61.74	62.00	62.26	62.53	62.79	63.06	63.33
2	8.53	9.00	9.16	9.24	9.29	9.33	9.35	9.37	9.38	9.39	9.41	9.42	9.44	9.45	9.46	9.47	9.47	9.48	9.49
3	5.54	5.46	5.39	5.34	5.31	5.28	5.27	5.25	5.24	5.23	5.22	5.20	5.18	5.18	5.17	5.16	5.15	5.14	5.13
4	4.54	4.32	4.19	4.11	4.05	4.01	3.98	3.95	3.94	3.92	3.90	3.87	3.84	3.83	3.82	3.80	3.79	3.78	3.72
5	4.06	3.78	3.62	3.52	3.45	3.40	3.37	3.34	3.32	3.30	3.27	3.24	3.21	3.19	3.17	3.16	3.14	3.12	3.10
6	3.78	3.46	3.29	3.18	3.11	3.05	3.01	2.98	2.96	2.94	2.90	2.87	2.84	2.82	2.80	2.78	2.76	2.74	2.72
7	3.59	3.26	3.07	2.96	2.88	2.83	2.78	2.75	2.72	2.70	2.67	2.63	2.59	2.58	2.56	2.54	2.51	2.49	2.47
8	3.46	3.11	2.92	2.81	2.73	2.67	2.62	2.59	2.56	2.54	2.50	2.46	2.42	2.40	2.38	2.36	2.34	2.32	2.29
9	3.36	3.01	2.81	2.69	2.61	2.55	2.51	2.47	2.44	2.42	2.38	2.34	2.30	2.28	2.25	2.23	2.21	2.18	2.16
10	3.29	2.92	2.73	2.61	2.52	2.46	2.41	2.38	2.35	2.32	2.28	2.24	2.20	2.18	2.16	2.13	2.11	2.08	2.06
11	3.23	2.86	2.66	2.54	2.45	2.39	2.34	2.30	2.27	2.25	2.21	2.17	2.12	2.10	2.08	2.05	2.03	2.00	1.97
12	3.18	2.81	2.61	2.48	2.39	2.33	2.28	2.24	2.21	2.19	2.15	2.10	2.06	2.04	2.01	1.99	1.96	1.93	1.90
13	3.14	2.76	2.56	2.43	2.35	2.28	2.23	2.20	2.16	2.14	2.10	2.05	2.01	1.98	1.96	1.93	1.90	1.88	1.85
14	3.10	2.73	2.52	2.39	2.31	2.24	2.19	2.15	2.12	2.10	2.05	2.01	1.96	1.94	1.91	1.89	1.86	1.83	1.80
15	3.07	2.70	2.49	2.36	2.27	2.21	2.16	2.12	2.09	2.06	2.02	1.97	1.92	1.90	1.87	1.85	1.82	1.79	1.76
16	3.05	2.67	2.46	2.33	2.24	2.18	2.13	2.09	2.06	2.03	1.99	1.94	1.89	1.87	1.84	1.81	1.78	1.75	1.72
17	3.03	2.64	2.44	2.31	2.22	2.15	2.10	2.06	2.03	2.00	1.96	1.91	1.86	1.84	1.81	1.78	1.75	1.72	1.69
18	3.01	2.62	2.42	2.29	2.20	2.13	2.08	2.04	2.00	1.98	1.93	1.89	1.84	1.81	1.78	1.75	1.72	1.69	1.66
19	2.99	2.61	2.40	2.27	2.18	2.11	2.06	2.02	1.98	1.96	1.91	1.86	1.81	1.79	1.76	1.73	1.70	1.67	1.63
20	2.97	2.59	2.38	2.25	2.16	2.09	2.04	2.00	1.96	1.94	1.89	1.84	1.79	1.77	1.74	1.71	1.68	1.64	1.61
21	2.96	2.57	2.36	2.23	2.14	2.08	2.02	1.98	1.95	1.92	1.87	1.83	1.78	1.75	1.72	1.69	1.66	1.62	1.59
22	2.95	2.56	2.35	2.22	2.13	2.06	2.01	1.97	1.93	1.90	1.86	1.81	1.76	1.73	1.70	1.67	1.64	1.60	1.57
23	2.94	2.55	2.34	2.21	2.11	2.05	1.99	1.95	1.92	1.89	1.84	1.80	1.74	1.72	1.69	1.66	1.62	1.59	1.55
24	2.93	2.54	2.33	2.19	2.10	2.04	1.98	1.94	1.91	1.88	1.83	1.78	1.73	1.70	1.67	1.64	1.61	1.57	1.53
25	2.92	2.53	2.32	2.18	2.09	2.02	1.97	1.93	1.89	1.87	1.82	1.77	1.72	1.69	1.66	1.63	1.59	1.56	1.52
26	2.91	2.52	2.31	2.17	2.08	2.01	1.96	1.92	1.88	1.86	1.81	1.76	1.71	1.68	1.65	1.61	1.58	1.54	1.50
27	2.90	2.51	2.30	2.17	2.07	2.00	1.95	1.91	1.87	1.85	1.80	1.75	1.70	1.67	1.64	1.60	1.57	1.53	1.49
28	2.89	2.50	2.29	2.16	2.06	2.00	1.94	1.90	1.87	1.84	1.79	1.74	1.69	1.66	1.63	1.59	1.56	1.52	1.48
29	2.89	2.50	2.28	2.15	2.06	1.99	1.93	1.89	1.86	1.83	1.78	1.73	1.68	1.65	1.62	1.58	1.55	1.51	1.47
30	2.88	2.49	2.28	2.14	2.05	1.98	1.93	1.88	1.85	1.82	1.77	1.72	1.67	1.64	1.61	1.57	1.54	1.50	1.46
40	2.84	2.44	2.23	2.09	2.00	1.93	1.87	1.83	1.79	1.76	1.71	1.66	1.61	1.57	1.54	1.51	1.47	1.42	1.38
60	2.79	2.39	2.18	2.04	1.95	1.87	1.82	1.77	1.74	1.71	1.66	1.60	1.54	1.51	1.48	1.44	1.40	1.35	1.29
120	2.75	2.35	2.13	1.99	1.90	1.82	1.77	1.72	1.68	1.65	1.60	1.55	1.48	1.45	1.41	1.37	1.32	1.26	1.19
∞	2.71	2.30	2.08	1.94	1.85	1.77	1.72	1.67	1.63	1.60	1.55	1.49	1.42	1.38	1.34	1.30	1.24	1.17	1.00

续附表 7

$\alpha = 0.05$

n_2	\ n_1 1	2	3	4	5	6	7	8	9	10	12	15	20	24	30	40	60	120	∞
1	161.40	199.50	215.70	224.60	230.20	234.00	236.80	238.90	240.50	241.90	243.9	245.9	248.0	249.1	250.1	251.1	252.3	253.3	254.3
2	18.51	19.00	19.16	19.25	19.30	19.33	19.35	19.37	19.38	19.40	19.41	19.43	19.45	19.45	19.46	19.47	19.48	19.49	19.50
3	10.13	9.55	9.28	9.12	9.01	8.94	8.89	8.85	8.81	8.79	8.74	8.70	8.66	8.64	8.62	8.59	8.57	8.55	8.53
4	7.71	6.94	6.59	6.39	6.26	6.16	6.09	6.04	6.00	5.96	5.91	5.86	5.80	5.77	5.75	5.72	5.69	5.66	5.63
5	6.61	5.79	5.41	5.19	5.05	4.95	4.88	4.82	4.77	4.74	4.68	4.62	4.56	4.53	4.50	4.46	4.43	4.40	4.36
6	5.99	5.14	4.76	4.53	4.39	4.28	4.21	4.15	4.10	4.06	4.00	3.94	3.87	3.84	3.81	3.77	3.74	3.70	3.67
7	5.59	4.74	4.35	4.12	3.97	3.87	3.79	3.73	3.68	3.64	3.57	3.51	3.44	3.41	3.38	3.34	3.30	3.27	3.23
8	5.32	4.46	4.07	3.84	3.69	3.58	3.50	3.44	3.39	3.35	3.28	3.22	3.15	3.12	3.08	3.04	3.01	2.97	2.93
9	5.12	4.26	3.86	3.63	3.48	3.37	3.29	3.23	3.18	3.14	3.07	3.01	2.94	2.90	2.86	2.83	2.79	2.75	2.71
10	4.96	4.10	3.71	3.48	3.33	3.22	3.14	3.07	3.02	2.98	2.91	2.85	2.77	2.74	2.70	2.66	2.62	2.58	2.54
11	4.84	3.98	3.59	3.36	3.20	3.09	3.01	2.95	2.90	2.85	2.79	2.72	2.65	2.61	2.57	2.53	2.49	2.45	2.40
12	4.75	3.89	3.49	3.26	3.11	3.00	2.91	2.85	2.80	2.75	2.69	2.62	2.54	2.51	2.47	2.43	2.38	2.34	2.30
13	4.67	3.81	3.41	3.18	3.03	2.92	2.83	2.77	2.71	2.67	2.60	2.53	2.46	2.42	2.38	2.34	2.30	2.25	2.21
14	4.60	3.74	3.34	3.11	2.96	2.85	2.76	2.70	2.65	2.60	2.53	2.46	2.39	2.35	2.31	2.27	2.22	2.18	2.13
15	4.54	3.68	3.29	3.06	2.90	2.79	2.71	2.64	2.59	2.54	2.48	2.40	2.33	2.29	2.25	2.20	2.16	2.11	2.07
16	4.49	3.63	3.24	3.01	2.85	2.74	2.66	2.59	2.54	2.49	2.42	2.35	2.28	2.24	2.19	2.15	2.11	2.06	2.01
17	4.45	3.59	3.20	2.96	2.81	2.70	2.61	2.55	2.49	2.45	2.38	2.31	2.23	2.19	2.15	2.10	2.06	2.01	1.96
18	4.41	3.55	3.16	2.93	2.77	2.66	2.58	2.51	2.46	2.41	2.34	2.27	2.19	2.15	2.11	2.06	2.02	1.97	1.92
19	4.38	3.52	3.13	2.90	2.74	2.63	2.54	2.48	2.42	2.38	2.31	2.23	2.16	2.11	2.07	2.03	1.98	1.93	1.88
20	4.35	3.49	3.10	2.87	2.71	2.60	2.51	2.45	2.39	2.35	2.28	2.20	2.12	2.08	2.04	1.99	1.95	1.90	1.84
21	4.32	3.47	3.07	2.84	2.68	2.57	2.49	2.42	2.37	2.32	2.25	2.18	2.10	2.05	2.01	1.96	1.92	1.87	1.81
22	4.30	3.44	3.05	2.82	2.66	2.55	2.46	2.40	2.34	2.30	2.23	2.15	2.07	2.03	1.98	1.94	1.89	1.84	1.78
23	4.28	3.42	3.03	2.80	2.64	2.53	2.44	2.37	2.32	2.27	2.20	2.13	2.05	2.01	1.96	1.91	1.86	1.81	1.76
24	4.26	3.40	3.01	2.78	2.62	2.51	2.42	2.36	2.30	2.25	2.18	2.11	2.03	1.98	1.94	1.89	1.84	1.79	1.73
25	4.24	3.39	2.99	2.76	2.60	2.49	2.40	2.34	2.28	2.24	2.16	2.09	2.01	1.96	1.92	1.87	1.82	1.77	1.71
26	4.23	3.37	2.98	2.74	2.59	2.47	2.39	2.32	2.27	2.22	2.15	2.07	1.99	1.95	1.90	1.85	1.80	1.75	1.69
27	4.21	3.35	2.96	2.73	2.57	2.46	2.37	2.31	2.25	2.20	2.13	2.06	1.97	1.93	1.88	1.84	1.79	1.73	1.67
28	4.20	3.34	2.95	2.71	2.56	2.45	2.36	2.29	2.24	2.19	2.12	2.04	1.96	1.91	1.87	1.82	1.77	1.71	1.65
29	4.18	3.33	2.93	2.70	2.55	2.43	2.35	2.28	2.22	2.18	2.10	2.03	1.94	1.90	1.85	1.81	1.75	1.70	1.64
30	4.17	3.32	2.92	2.69	2.53	2.42	2.33	2.27	2.21	2.16	2.09	2.01	1.93	1.89	1.84	1.79	1.74	1.68	1.62
40	4.08	3.23	2.84	2.61	2.45	2.34	2.25	2.18	2.12	2.08	2.00	1.92	1.84	1.79	1.74	1.69	1.64	1.58	1.51
60	4.00	3.15	2.76	2.53	2.37	2.25	2.17	2.10	2.04	1.99	1.92	1.84	1.75	1.70	1.65	1.59	1.53	1.47	1.39
120	3.92	3.07	2.68	2.45	2.28	2.17	2.09	2.02	1.96	1.91	1.83	1.75	1.66	1.61	1.55	1.50	1.43	1.35	1.25
∞	3.84	3.00	2.60	2.37	2.21	2.10	2.01	1.94	1.88	1.83	1.75	1.67	1.57	1.52	1.46	1.39	1.32	1.22	1.00

续附表 7

$\alpha = 0.025$

n_2	n_1																		
	1	2	3	4	5	6	7	8	9	10	12	15	20	24	30	40	60	120	∞
1	647.8	799.5	864.2	899.6	921.8	937.1	948.2	956.7	963.3	968.6	976.7	984.9	993.1	997.2	1 001	1 006	1 010	1 014	1 018
2	38.51	39.00	39.17	39.25	39.30	39.33	39.36	39.37	39.39	39.40	39.41	39.43	39.45	39.46	39.46	39.47	39.48	39.49	39.50
3	17.44	16.04	15.44	15.10	14.88	14.73	14.62	14.54	14.47	14.42	14.34	14.25	14.17	14.12	14.08	14.04	13.99	13.95	13.90
4	12.22	10.65	9.98	9.60	9.36	9.20	9.07	8.98	8.90	8.84	8.75	8.66	8.56	8.51	8.46	8.41	8.36	8.31	8.26
5	10.01	8.43	7.76	7.39	7.15	6.98	6.85	6.76	6.68	6.62	6.52	6.43	6.33	6.28	6.23	6.18	6.12	6.07	6.02
6	8.81	7.26	6.60	6.23	5.99	5.82	5.70	5.60	5.52	5.46	5.37	5.27	5.17	5.12	5.07	5.01	4.96	4.90	4.85
7	8.07	6.54	5.89	5.52	5.29	5.12	4.99	4.90	4.82	4.76	4.67	4.57	4.47	4.42	4.36	4.31	4.25	4.20	4.14
8	7.57	6.06	5.42	5.05	4.82	4.65	4.53	4.43	4.36	4.30	4.20	4.10	4.00	3.95	3.89	3.84	3.78	3.73	3.67
9	7.21	5.71	5.08	4.72	4.48	4.32	4.20	4.10	4.03	3.96	3.87	3.77	3.67	3.61	3.56	3.51	3.45	3.39	3.33
10	6.94	5.46	4.83	4.47	4.24	4.07	3.95	3.85	3.78	3.72	3.62	3.52	3.42	3.37	3.31	3.26	3.20	3.14	3.08
11	6.72	5.26	4.63	4.28	4.04	3.88	3.76	3.66	3.59	3.53	3.43	3.33	3.23	3.17	3.12	3.06	3.00	2.94	2.88
12	6.55	5.10	4.47	4.12	3.89	3.73	3.61	3.51	3.44	3.37	3.28	3.18	3.07	3.02	2.96	2.91	2.85	2.79	2.72
13	6.41	4.97	4.35	4.00	3.77	3.60	3.48	3.39	3.31	3.25	3.15	3.05	2.95	2.89	2.84	2.78	2.72	2.66	2.60
14	6.30	4.86	4.24	3.89	3.66	3.50	3.38	3.29	3.21	3.15	3.05	2.95	2.84	2.79	2.73	2.67	2.61	2.55	2.49
15	6.20	4.77	4.15	3.80	3.58	3.41	3.29	3.20	3.12	3.06	2.96	2.86	2.76	2.70	2.64	2.59	2.52	2.46	2.40
16	6.12	4.69	4.08	3.73	3.50	3.34	3.22	3.12	3.05	2.99	2.89	2.79	2.68	2.63	2.57	2.51	2.45	2.38	2.32
17	6.04	4.62	4.01	3.66	3.44	3.28	3.16	3.06	2.98	2.92	2.82	2.72	2.62	2.56	2.50	2.44	2.38	2.32	2.25
18	5.98	4.56	3.95	3.61	3.38	3.22	3.10	3.01	2.92	2.87	2.77	2.67	2.56	2.50	2.44	2.38	2.32	2.26	2.19
19	5.92	4.51	3.90	3.56	3.33	3.17	3.05	2.96	2.88	2.82	2.72	2.62	2.51	2.45	2.39	2.33	2.27	2.20	2.13
20	5.87	4.46	3.86	3.51	3.29	3.13	3.01	2.91	2.84	2.77	2.68	2.57	2.46	2.41	2.35	2.29	2.22	2.16	2.09
21	5.83	4.42	3.82	3.48	3.25	3.09	2.97	2.87	2.80	2.73	2.64	2.53	2.42	2.37	2.31	2.25	2.18	2.11	2.04
22	5.79	4.38	3.78	3.44	3.22	3.05	2.93	2.84	2.76	2.70	2.60	2.50	2.39	2.33	2.27	2.21	2.14	2.08	2.00
23	5.75	4.35	3.75	3.41	3.18	3.05	2.90	2.81	2.73	2.67	2.57	2.47	2.36	2.30	2.24	2.18	2.11	2.04	1.97
24	5.72	4.32	3.72	3.38	3.15	2.99	2.87	2.78	2.70	2.64	2.54	2.44	2.33	2.27	2.21	2.15	2.08	2.01	1.94
25	5.69	4.29	3.69	3.35	3.13	2.97	2.85	2.75	2.68	2.61	2.51	2.41	2.30	2.24	2.18	2.12	2.05	1.98	1.91
26	5.66	4.27	3.67	3.33	3.10	2.94	2.82	2.73	2.65	2.59	2.49	2.39	2.28	2.22	2.16	2.09	2.03	1.95	1.88
27	5.63	4.24	3.65	3.31	3.08	2.92	2.80	2.71	2.63	2.57	2.47	2.36	2.25	2.19	2.13	2.07	2.00	1.93	1.85
28	5.61	4.22	3.63	3.29	3.06	2.90	2.78	2.69	2.61	2.55	2.45	2.34	2.23	2.17	2.11	2.05	1.98	1.91	1.83
29	5.59	4.20	3.61	3.27	3.04	2.88	2.76	2.67	2.59	2.53	2.43	2.32	2.21	2.15	2.09	2.03	1.96	1.89	1.81
30	5.57	4.18	3.59	3.25	3.03	2.87	2.75	2.65	2.57	2.51	2.41	2.31	2.20	2.14	2.07	2.01	1.94	1.87	1.79
40	5.42	4.05	3.46	3.13	2.90	2.74	2.62	2.53	2.45	2.39	2.29	2.18	2.07	2.01	1.94	1.88	1.80	1.72	1.64
60	5.29	3.93	3.34	3.01	2.79	2.63	2.51	2.41	2.33	2.27	2.17	2.06	1.94	1.88	1.82	1.74	1.67	1.58	1.47
120	5.15	3.80	3.23	2.89	2.67	2.52	2.39	2.30	2.22	2.16	2.05	1.94	1.82	1.76	1.69	1.61	1.53	1.43	1.31
∞	5.02	3.69	3.12	2.79	2.57	2.41	2.29	2.19	2.11	2.05	1.94	1.83	1.71	1.64	1.57	1.48	1.39	1.27	1.00

续附表 7

$\alpha = 0.01$

n_2	n_1																		
	1	2	3	4	5	6	7	8	9	10	12	15	20	24	30	40	60	120	∞
1	4 052	4 995	5 403	5 625	5 764	5 859	5 928	5 982	6 022	6 056	6 106	6 157	6 209	6 235	6 261	6 287	6 313	6 339	6 366
2	98.50	99.00	99.17	99.25	99.30	99.33	99.36	99.37	99.39	99.40	99.42	99.43	99.45	99.46	99.47	99.47	99.48	99.49	99.50
3	34.12	30.82	29.46	28.71	28.24	27.91	27.67	27.49	27.35	27.23	27.05	26.87	26.69	26.60	26.50	26.41	26.32	26.22	26.13
4	21.20	18.00	16.69	15.98	15.52	15.21	14.98	14.80	14.66	14.55	14.37	14.20	14.02	13.93	13.84	13.75	13.65	13.56	13.46
5	16.26	13.27	12.06	11.39	10.97	10.67	10.46	10.29	10.16	10.05	9.89	9.72	9.55	9.47	9.38	9.29	9.20	9.11	9.02
6	13.75	10.92	9.78	9.15	8.75	8.47	8.26	8.10	7.98	7.87	7.72	7.56	7.40	7.31	7.23	7.14	7.06	6.97	6.88
7	12.25	9.55	8.45	7.85	7.46	7.19	6.99	6.84	6.72	6.62	6.47	6.31	6.16	6.07	5.99	5.91	5.82	5.74	5.65
8	11.26	8.65	7.59	7.01	6.63	6.37	6.18	6.03	5.91	5.81	5.67	5.52	5.36	5.28	5.20	5.12	5.03	4.95	4.86
9	10.56	8.02	6.99	6.42	6.06	5.80	5.61	5.47	5.35	5.26	5.11	4.96	4.81	4.73	4.65	4.57	4.48	4.40	4.31
10	10.04	7.56	6.55	5.99	5.64	5.39	5.20	5.06	4.94	4.85	4.71	4.56	4.41	4.33	4.25	4.17	4.08	4.00	3.91
11	9.65	7.21	6.22	5.67	5.32	5.07	4.89	4.74	4.63	4.54	4.40	4.25	4.10	4.02	3.94	3.86	3.78	3.69	3.60
12	9.33	6.93	5.95	5.41	5.06	4.82	4.64	4.50	4.39	4.30	4.16	4.01	3.86	3.78	3.70	3.62	3.54	3.45	3.36
13	9.07	6.70	5.74	5.21	4.86	4.62	4.44	4.30	4.19	4.10	3.96	3.82	3.66	3.59	3.51	3.43	3.34	3.25	3.17
14	8.86	6.51	5.56	5.04	4.69	4.46	4.28	4.14	4.03	3.94	3.80	3.66	3.51	3.43	3.35	3.27	3.18	3.09	3.00
15	8.68	6.36	5.42	4.89	4.56	4.32	4.14	4.00	3.89	3.80	3.67	3.52	3.37	3.29	3.21	3.13	3.05	2.96	2.87
16	8.53	6.23	5.29	4.77	4.44	4.20	4.03	3.89	3.78	3.69	3.55	3.41	3.26	3.18	3.10	3.02	2.93	2.84	2.75
17	8.40	6.11	5.18	4.67	4.34	4.10	3.93	3.79	3.68	3.59	3.46	3.31	3.16	3.08	3.00	2.92	2.83	2.75	2.65
18	8.29	6.01	5.09	4.58	4.25	4.01	3.84	3.71	3.60	3.51	3.37	3.23	3.08	3.00	2.92	2.84	2.75	2.66	2.57
19	8.18	5.93	5.01	4.50	4.17	3.94	3.77	3.63	3.52	3.43	3.30	3.15	3.00	2.92	2.84	2.76	2.67	2.58	2.49
20	8.10	5.85	4.94	4.43	4.10	3.87	3.70	3.56	3.46	3.37	3.23	3.09	2.94	2.86	2.78	2.69	2.61	2.52	2.42
21	8.02	5.78	4.87	4.37	4.04	3.81	3.64	3.51	3.40	3.31	3.17	3.03	2.88	2.80	2.72	2.64	2.55	2.46	2.36
22	7.95	5.72	4.82	4.31	3.99	3.76	3.59	3.45	3.35	3.26	3.12	2.98	2.83	2.75	2.67	2.58	2.50	2.40	2.31
23	7.88	5.66	4.76	4.26	3.94	3.71	3.54	3.41	3.30	3.21	3.07	2.93	2.78	2.70	2.62	2.54	2.45	2.35	2.26
24	7.82	5.61	4.72	4.22	3.90	3.67	3.50	3.36	3.26	3.17	3.03	2.89	2.74	2.66	2.58	2.49	2.40	2.31	2.21
25	7.77	5.57	4.68	4.18	3.85	3.63	3.46	3.32	3.22	3.13	2.99	2.85	2.70	2.62	2.54	2.45	2.36	2.27	2.17
26	7.72	5.53	4.64	4.14	3.82	3.59	3.42	3.29	3.18	3.09	2.96	2.81	2.66	2.58	2.50	2.42	2.33	2.23	2.13
27	7.68	5.49	4.60	4.11	3.78	3.56	3.39	3.26	3.15	3.06	2.93	2.78	2.63	2.55	2.47	2.38	2.29	2.20	2.10
28	7.64	5.45	4.57	4.07	3.75	3.53	3.36	3.23	3.12	3.03	2.90	2.75	2.60	2.52	2.44	2.35	2.26	2.17	2.06
29	7.60	5.42	4.54	4.04	3.73	3.50	3.33	3.20	3.09	3.00	2.87	2.73	2.57	2.49	2.41	2.33	2.23	2.14	2.03
30	7.56	5.39	4.51	4.02	3.70	3.47	3.30	3.17	3.07	2.98	2.84	2.70	2.55	2.47	2.39	2.30	2.21	2.11	2.01
40	7.31	5.18	4.31	3.83	3.51	3.29	3.12	2.99	2.89	2.80	2.66	2.52	2.37	2.29	2.20	2.11	2.02	1.92	1.80
60	7.08	4.98	4.13	3.65	3.34	3.12	2.95	2.82	2.72	2.63	2.50	2.35	2.20	2.12	2.03	1.94	1.84	1.73	1.60
120	6.85	4.79	3.95	3.48	3.17	2.96	2.79	2.66	2.56	2.47	2.34	2.19	2.03	1.95	1.86	1.76	1.66	1.53	1.38
∞	6.63	4.61	3.78	3.32	3.02	2.80	2.64	2.51	2.41	2.32	2.18	2.04	1.88	1.79	1.70	1.59	1.47	1.32	1.00

附表 8　二项分布参数 P 的置信区间表

$$1-\alpha = 0.95$$

m	$n-m$												
	1	2	3	4	5	6	7	8	9	10	12	14	16
0	0.975	0.842	0.708	0.602	0.522	0.459	0.410	0.369	0.336	0.308	0.265	0.232	0.202
	0.000	0.000	0.000	0.000	0.000	0.000	0.000	0.000	0.000	0.000	0.000	0.000	0.000
1	.987	.906	.806	.716	.641	.579	.527	.483	.445	.413	.360	.319	.287
	.013	.008	.006	.005	.004	.004	.003	.003	.003	.002	.002	.002	.001
2	.992	.932	.853	.777	.710	.651	.600	.556	.518	.484	.428	.383	.347
	.094	.088	.053	.043	.037	.032	.028	.025	.023	.021	.018	.016	.014
3	.994	.947	.882	.816	.756	.701	.652	.610	.572	.538	.481	.434	.396
	.194	.147	.118	.099	.085	.075	.067	.060	.055	.050	.043	.038	.034
4	.995	.957	.901	.843	.788	.738	.692	.651	.614	.581	.524	.476	.437
	.284	.233	.184	.157	.137	.122	.109	.099	.091	.084	.073	.064	.057
5	.996	.963	.915	.863	.813	.766	.723	.684	.649	.616	.560	.512	.417
	.359	.290	.245	.212	.187	.167	.151	.139	.128	.118	.103	.091	.082
6	.996	.968	.925	.878	.833	.789	.749	.711	.677	.646	.590	.543	.502
	.421	.349	.299	.262	.234	.211	.192	.177	.163	.152	.133	.119	.107
7	.997	.972	.933	.891	.849	.808	.770	.734	.701	.671	.616	.570	.529
	.473	.400	.348	.308	.277	.251	.230	.213	.198	.184	.163	.146	.132
8	.997	.975	.840	.901	.861	.832	.787	.753	.722	.692	.639	.593	.553
	.517	.444	.380	.349	.316	.289	.266	.247	.230	.215	.191	.172	.156
9	.997	.977	.945	.909	.872	.837	.802	.770	.740	.711	.660	.615	.575
	.555	.482	.428	.386	.351	.323	.299	.278	.260	.244	.218	.197	.180
10	.998	.979	.950	.916	.882	.848	.816	.785	.756	.728	.678	.634	.595
	.587	.516	.462	.419	.384	.354	.329	.308	.289	.272	.224	.221	.202
12	.998	.982	.957	.927	.897	.867	.837	.809	.782	.756	.709	.666	.628
	.640	.572	.519	.476	.440	.410	.384	.361	.304	.322	.291	.266	.245
14	.998	.984	.962	.936	.909	.881	.854	.828	.803	.779	.734	.694	.657
	.681	.617	.566	.524	.488	.457	.430	.407	.385	.336	.334	.306	.283
16	.999	.986	.966	.943	.918	.893	.868	.844	.820	.798	.755	.717	.681
	.713	.653	.604	.563	.529	.498	.471	.447	.425	.405	.372	.343	.319
18	.999	.988	.970	.948	.925	.902	.879	.857	.835	.814	.773	.736	.702
	.740	.683	.637	.597	.564	.533	.506	.482	.460	.440	.406	.376	.351
20	.999	.989	.972	.953	.932	.910	.889	.868	.847	.827	.789	.753	.720
	.762	.708	.664	.626	.593	.564	.537	.513	.492	.472	.437	.407	.381
22	.999	.990	.975	.956	.937	.917	.897	.877	.858	.839	.803	.768	.737
	.781	.730	.688	.651	.619	.590	.565	.541	.519	.500	.465	.434	.408
24	.999	.991	.976	.960	.942	.923	.904	.885	.867	.849	.814	.782	.751
	.797	.749	.708	.673	.642	.614	.589	.566	.545	.525	.490	.460	.433
26	.999	.991	.978	.962	.945	.928	.910	.893	.875	.858	.825	.794	.764
	.810	.765	.726	.693	.663	.636	.611	.588	.567	.548	.513	.483	.456
28	.999	.992	.980	.965	.949	.932	.916	.899	.882	.866	.834	.804	.776
	.822	.779	.743	.710	.681	.655	.631	.609	.588	.569	.535	.504	.478
30	.999	.992	.981	.967	.952	.936	.920	.904	.889	.873	.843	.814	.786
	.833	.792	.757	.725	.697	.672	.649	.627	.607	.588	.554	.524	.498
40	.999	.994	.985	.975	.963	.951	.938	.925	.912	.900	.875	.850	.827
	.871	.838	.809	.783	.759	.737	.717	.689	.679	.662	.631	.602	.578
60	1.000	.996	.990	.983	.975	.966	.957	.948	.939	.929	.911	.893	.874
	.912	.888	.867	.848	.830	.813	.797	.782	.767	.752	.727	.703	.681
100	1.000	.998	.994	.989	.984	.979	.973	.967	.962	.955	.943	.931	.919
	.946	.931	.917	.904	.892	.881	.870	.859	.849	.838	.820	.802	.786
200	1.000	.999	.997	.995	.992	.989	.986	.983	.980	.977	.970	.964	.957
	.973	.965	.957	.951	.944	.938	.932	.926	.920	.914	.903	.893	.883
500	1.000	1.000	.999	.998	.997	.996	.995	.993	.992	.991	.988	.985	.982
	.989	.986	.983	.980	.977	.974	.972	.969	.967	.964	.960	.955	.950

续附表8 $1-\alpha = 0.95$

m	n-m											
	18	20	22	24	26	28	30	40	60	100	200	500
0	0.185	0.168	0.154	0.142	0.132	0.123	0.116	0.088	0.060	0.036	0.018	0.007
	0.000	0.000	0.000	0.000	0.000	0.000	0.000	0.000	0.000	0.000	0.000	0.000
1	.260	.238	.219	.203	.190	.178	.167	.129	.088	.054	.027	.011
	.001	.001	.001	.001	.001	.001	.001	.001	.000	.000	.000	.000
2	.317	.292	.270	.251	.235	.221	.208	.162	.112	.069	.035	.014
	.012	.011	.010	.009	.009	.008	.008	.006	.004	.002	.001	.000
3	.363	.336	.312	.292	.274	.257	.243	.191	.133	.083	.043	.017
	.030	.028	.025	.024	.022	.020	.019	.015	.010	.006	.003	.001
4	.403	.374	.349	.327	.307	.290	.275	.217	.152	.096	.049	.020
	.052	.047	.044	.040	.038	.035	.033	.025	.017	.011	.005	.002
5	.436	.407	.381	.358	.337	.319	.303	.241	.170	.108	.056	.023
	.075	.068	.063	.058	.055	.051	.048	.037	.025	.016	.008	.003
6	.467	.436	.410	.386	.364	.345	.328	.263	.187	.119	.062	.026
	.098	.090	.083	.077	.072	.068	.064	.049	.034	.021	.011	.004
7	.494	.463	.435	.411	.389	.369	.351	.283	.203	.130	.068	.028
	.121	.111	.103	.096	.090	.084	.080	.062	.043	.027	.014	.005
8	.518	.487	.459	.434	.412	.391	.373	.302	.218	.141	.074	.031
	.143	.132	.123	.115	.107	.101	.096	.075	.052	.033	.017	.007
9	.540	.508	.481	.455	.433	.412	.393	.321	.233	.151	.080	.033
	.165	.153	.142	.133	.125	.118	.111	.088	.061	.038	.020	.008
10	.560	.528	.500	.475	.452	.431	.412	.338	.248	.162	.086	.036
	.186	.173	.161	.151	.142	.134	.127	.100	.071	.045	.023	.009
12	.594	.563	.535	.510	.487	.465	.446	.369	.273	.180	.097	.040
	.227	.211	.197	.186	.175	.166	.157	.125	.089	.057	.030	.012
14	.624	.593	.566	.540	.517	.496	.476	.398	.297	.198	.107	.045
	.264	.247	.232	.218	.206	.196	.186	.150	.107	.069	.036	.015
16	.649	.619	.592	.567	.544	.522	.502	.422	.319	.214	.117	.050
	.298	.280	.263	.249	.236	.224	.214	.173	.126	.081	.043	.018
18	.671	.642	.615	.590	.568	.547	.527	.445	.340	.230	.127	.054
	.329	.310	.293	.277	.264	.251	.240	.196	.143	.093	.050	.021
20	.690	.662	.636	.612	.589	.568	.548	.467	.359	.245	.137	.059
	.358	.338	.320	.304	.289	.276	.264	.217	.160	.105	.057	.024
22	.707	.680	.654	.631	.608	.588	.568	.487	.378	.260	.146	.062
	.385	.364	.346	.329	.314	.300	.287	.237	.177	.117	.063	.027
24	.723	.696	.671	.648	.626	.605	.586	.505	.395	.274	.155	.067
	.410	.388	.369	.352	.337	.322	.309	.257	.193	.128	.070	.030
26	.736	.711	.686	.663	.642	.622	.603	.522	.411	.287	.164	.072
	.432	.411	.392	.374	.358	.343	.330	.276	.208	.140	.077	.033
28	.749	.724	.700	.678	.657	.637	.618	.538	.426	.300	.172	.076
	.453	.432	.412	.395	.378	.363	.349	.294	.223	.153	.083	.036
30	.760	.736	.713	.691	.670	.651	.632	.552	.441	.313	.181	.080
	.437	.452	.432	.414	.397	.382	.368	.311	.237	.162	.090	.039
40	.804	.783	.763	.743	.724	.706	.689	.614	.503	.368	.220	.099
	.555	.533	.513	.495	.478	.462	.448	.386	.303	.231	.122	.053
60	.857	.840	.823	.807	.792	.777	.763	.697	.593	.455	.287	.136
	.660	.641	.622	.605	.589	.574	.559	.497	.407	.300	.181	.083
100	.907	.895	.883	.872	.860	.847	.838	.787	.700	.571	.395	.199
	.770	.755	.740	.726	.713	.700	.687	.632	.545	.429	.280	.138
200	.950	.943	.937	.930	.923	.917	.910	.878	.819	.720	.550	.319
	.873	.863	.854	.845	.836	.828	.819	.780	.713	.605	.450	.253
500	.979	.976	.973	.970	.967	.964	.961	.947	.917	.862	.747	.531
	.946	.941	.937	.933	.928	.924	.920	.901	.864	.801	.681	.469

续附表8　　　　　　　　　　　　　$1-\alpha = 0.99$

m	$n-m$												
	1	2	3	4	5	6	7	8	9	10	12	14	16
0	.995	.929	.829	.734	.653	.586	.531	.484	.445	.411	.357	.315	.282
	0.00	0.00	0.00	0.00	0.00	0.00	0.00	0.00	0.00	0.00	0.00	0.00	0.00
1	.997	.959	.889	.815	.746	.685	.632	.585	.544	.509	.449	.402	.363
	.003	.002	.001	.001	.001	.001	.001	.001	.001	.000	.000	.000	.000
2	.998	.971	.917	.856	.797	.742	.693	.648	.608	.573	.512	.463	.422
	.041	.029	.023	.019	.016	.014	.012	.011	.010	.009	.008	.007	.006
3	.999	.977	.934	.882	.830	.781	.735	.693	.655	.621	.561	.510	.468
	.111	.083	.066	.055	.047	.042	.037	.033	.030	.028	.024	.021	.019
4	.999	.981	.945	.900	.854	.809	.767	.728	.691	.658	.599	.549	.507
	.185	.144	.118	.100	.087	.077	.069	.062	.057	.053	.045	.040	.036
5	.999	.984	.953	.913	.872	.831	.791	.755	.720	.688	.631	.582	.539
	.254	.203	.170	.146	.128	.114	.103	.094	.087	.080	.070	.062	.055
6	.999	.986	.958	.923	.886	.848	.811	.777	.744	.714	.658	.610	.567
	.315	.258	.219	.191	.169	.152	.138	.127	.117	.109	.095	.085	.076
7	.999	.988	.963	.931	.897	.962	.928	.795	.764	.735	.681	.634	.592
	.368	.307	.265	.233	.209	.189	.172	.159	.147	.137	.121	.108	.097
8	.999	.989	.967	.938	.906	.873	.841	.811	.781	.753	.701	.655	.614
	.415	.352	.307	.272	.245	.223	.205	.189	.176	.165	.146	.131	.119
9	.999	.990	.970	.943	.913	.883	.853	.824	.795	.768	.718	.674	.634
	.456	.392	.345	.309	.280	.256	.236	.219	.205	.192	.171	.154	.140
10	1.00	.991	.972	.947	.920	.891	.863	.835	.808	.782	.734	.690	.651
	.491	.427	.379	.342	.312	.286	.265	.247	.232	.218	.195	.176	.161
12	1.00	.992	.976	.955	.930	.905	.879	.854	.829	.805	.760	.719	.682
	.551	.488	.439	.401	.369	.342	.319	.299	.282	.266	.240	.218	.200
14	1.00	.993	.979	.960	.938	.915	.892	.869	.846	.824	.782	.743	.707
	.598	.537	.490	.451	.418	.390	.366	.345	.326	.310	.281	.257	.237
16	1.00	.994	.981	.964	.945	.924	.903	.881	.860	.839	.800	.763	.728
	.637	.578	.532	.493	.461	.433	.408	.386	.366	.349	.318	.293	.272
18	1.00	.995	.983	.968	.950	.931	.911	.891	.872	.852	.815	.780	.747
	.669	.613	.568	.530	.498	.469	.445	.422	.402	.384	.353	.326	.304
20	1.00	.995	.985	.971	.954	.936	.918	.900	.881	.863	.828	.794	.763
	.669	.642	.599	.562	.530	.502	.478	.455	.435	.417	.384	.357	.334
22	1.00	.996	.986	.973	.958	.941	.924	.907	.890	.873	.839	.807	.777
	.696	.668	.626	.530	.559	.531	.507	.484	.464	.445	.413	.385	.361
24	1.00	.996	.987	.975	.961	.946	.930	.913	.897	.881	.849	.819	.789
	.738	.690	.649	.615	.584	.557	.533	.511	.490	.471	.439	.410	.368
26	1.00	.996	.988	.977	.963	.949	.934	.919	.903	.888	.858	.829	.800
	.755	.709	.670	.637	.607	.580	.557	.535	.515	.496	.463	.434	.410
28	1.00	.996	.989	.978	.966	.952	.938	.924	.909	.894	.866	.838	.811
	.770	.726	.689	.656	.627	.602	.578	.559	.537	.518	.485	.457	.432
30	1.00	.997	.989	.980	.968	.955	.942	.928	.914	.900	.873	.846	.820
	.784	.741	.705	.674	.646	.621	.598	.577	.557	.539	.506	.478	.452
40	1.00	.998	.992	.984	.975	.965	.955	.944	.933	.921	.899	.876	.854
	.832	.797	.767	.740	.716	.694	.673	.654	.636	.619	.588	.560	.536
60	1.00	.998	.995	.989	.983	.976	.969	.961	.953	.945	.928	.912	.895
	.884	.859	.836	.816	.797	.780	.763	.748	.733	.719	.693	.668	.646
100	1.00	.999	.997	.993	.990	.985	.981	.976	.971	.965	.955	.943	.932
	.929	.912	.897	.884	.871	.858	.847	.836	.825	.815	.795	.777	.761
200	1.00	.999	.998	.997	.995	.992	.990	.988	.985	.982	.976	.970	.964
	.964	.955	.947	.939	.932	.925	.919	.913	.907	.901	.890	.878	.868
500	1.00	1.00	.999	.999	.998	.997	.996	.995	.994	.993	.990	.988	.985
	.985	.982	.978	.975	.972	.969	.967	.964	.961	.959	.953	.949	.944

续附表 8 $1-\alpha = 0.99$

m	$n-m$											
	18	20	22	24	26	28	30	40	60	100	200	500
0	0.255	0.233	0.214	0.198	0.184	0.173	0.162	0.124	0.085	0.052	0.026	0.011
	0.000	0.000	0.000	0.000	0.000	0.000	0.000	0.000	0.000	0.000	0.000	0.000
1	.331	.304	.281	.262	.245	.230	.216	.168	.116	.071	.036	.015
	.000	.000	.000	.000	.000	.000	.000	.000	.000	.000	.000	.000
2	.387	.358	.332	.310	.291	.274	.259	.203	.141	.088	.045	.018
	.005	.005	.004	.004	.004	.004	.003	.002	.002	.001	.001	.000
3	.432	.401	.374	.351	.330	.311	.295	.233	.164	.103	.053	.022
	.017	.015	.014	.013	.012	.011	.010	.008	.005	.003	.002	.001
4	.470	.438	.410	.385	.363	.344	.326	.260	.184	.116	.061	.025
	.032	.029	.027	.025	.023	.022	.020	.016	.011	.007	.003	.001
5	.502	.470	.441	.416	.393	.373	.354	.284	.203	.129	.068	.028
	.050	.046	.042	.039	.037	.034	.032	.025	.017	.010	.005	.002
6	.531	.498	.469	.443	.420	.398	.379	.306	.220	.142	.075	.031
	.069	.064	.059	.054	.051	.048	.045	.035	.024	.015	.008	.003
7	.555	.522	.493	.467	.443	.422	.402	.327	.237	.153	.081	.033
	.089	.082	.076	.070	.066	.062	.058	.045	.031	.019	.010	.004
8	.578	.545	.516	.489	.465	.443	.423	.346	.252	.164	.087	.036
	.109	.100	.093	.087	.031	.076	.072	.056	.039	.024	.012	.005
9	.598	.565	.536	.510	.485	.463	.443	.364	.267	.175	.093	.039
	.128	.119	.110	.103	.097	.091	.086	.067	.047	.029	.015	.006
10	.616	.583	.555	.529	.504	.482	.461	.331	.281	.185	.099	.041
	.148	.137	.127	.119	.112	.106	.100	.079	.055	.035	.018	.007
12	.647	.616	.587	.561	.537	.515	.494	.412	.307	.205	.110	.047
	.185	.172	.161	.151	.142	.134	.127	.101	.072	.045	.024	.010
14	.674	.643	.615	.590	.566	.543	.522	.440	.332	.223	.122	.051
	.220	.206	.193	.181	.171	.162	.154	.124	.088	.057	.030	.012
16	.696	.666	.639	.614	.590	.568	.548	.464	.354	.239	.132	.056
	.253	.237	.223	.211	.200	.189	.180	.146	.105	.068	.036	.015
18	.716	.687	.661	.636	.612	.591	.570	.486	.374	.255	.142	.061
	.284	.267	.252	.238	.226	.215	.205	.167	.122	.079	.042	.018
20	.733	.705	.679	.655	.632	.611	.591	.507	.394	.271	.152	.066
	.313	.295	.279	.264	.251	.239	.229	.187	.137	.090	.048	.020
22	.748	.721	.696	.673	.650	.629	.609	.526	.411	.286	.162	.070
	.339	.321	.304	.289	.274	.263	.251	.207	.153	.101	.054	.023
24	.762	.736	.711	.688	.666	.646	.626	.543	.428	.300	.171	.075
	.364	.345	.327	.312	.298	.285	.273	.126	.168	.112	.061	.026
26	.774	.749	.726	.702	.681	.661	.642	.560	.444	.313	.180	.079
	.388	.368	.350	.334	.319	.306	.293	.244	.183	.122	.067	.029
28	.785	.761	.737	.715	.694	.675	.656	.575	.459	.326	.186	.083
	.409	.389	.371	.354	.339	.325	.312	.262	.198	.133	.073	.031
30	.795	.771	.749	.727	.707	.688	.669	.589	.473	.339	.197	.088
	.430	.409	.391	.374	.358	.344	.331	.278	.212	.143	.079	.034
40	.833	.813	.793	.774	.756	.738	.722	.646	.534	.394	.237	.108
	.514	.493	.474	.457	.440	.425	.411	.354	.276	.193	.110	.048
60	.878	.863	.847	.832	.817	.802	.788	.724	.620	.479	.305	.145
	.625	.606	.589	.572	.556	.541	.527	.466	.380	.278	.167	.076
100	.921	.910	.899	.888	.876	.867	.857	.807	.722	.593	.407	.209
	.745	.729	.714	.700	.687	.674	.661	.606	.521	.407	.265	.129
200	.958	.952	.946	.939	.933	.927	.921	.890	.833	.735	.565	.332
	.858	.848	.838	.829	.820	.811	.803	.763	.695	.593	.475	.243
500	.982	.980	.977	.974	.971	.969	.966	.952	.924	.871	.757	.541
	.939	.934	.930	.925	.921	.917	.912	.892	.855	.791	.668	.459

附表 9　泊松分布参数 λ 的置信区间表

x	$1-\alpha$							
	0.99		0.98		0.95		0.90	
0	0.000 0	5.30	0.000 0	4.61	0.000 0	3.69	0.000 0	3.00
1	0.005 0	7.43	0.010 1	6.64	0.025 3	5.57	0.051 3	4.74
2	0.103	9.27	0.149	8.41	0.242	7.22	0.355	6.30
3	0.338	10.98	0.436	10.05	0.619	8.77	0.818	7.75
4	0.672	12.59	0.823	11.60	1.09	10.24	1.37	9.15
5	1.08	14.15	1.28	13.11	1.62	11.67	1.98	10.51
6	1.54	15.66	1.79	14.57	2.20	13.06	2.61	11.84
7	2.04	17.13	2.33	16.00	2.81	14.42	3.29	13.15
8	2.57	18.58	2.91	17.40	3.45	15.76	3.98	14.43
9	3.13	20.00	3.51	18.78	4.12	17.08	4.70	15.71
10	3.72	21.40	4.13	20.14	4.80	18.39	5.43	16.96
11	4.32	22.78	4.77	21.49	5.49	19.68	6.17	18.21
12	4.94	24.14	5.43	22.82	6.20	20.96	6.92	19.44
13	5.58	25.50	6.10	24.14	6.92	22.23	7.69	20.67
14	6.23	26.84	6.78	25.45	7.65	23.49	8.46	21.89
15	6.89	28.16	7.48	26.74	8.40	24.74	9.25	23.10
16	7.57	29.48	8.18	28.03	9.15	25.98	10.04	24.30
17	8.25	30.79	8.89	29.31	9.90	27.22	10.83	25.50
18	8.94	32.09	9.62	30.58	10.67	28.45	11.63	26.69
19	9.64	33.38	10.35	31.85	11.44	29.67	12.44	27.88
20	10.35	34.67	11.08	33.10	12.22	30.89	13.25	29.06
21	11.07	35.95	11.82	34.36	13.00	32.10	14.07	30.24
22	11.79	37.22	12.57	35.60	13.79	33.31	14.89	31.42
23	12.52	38.48	13.33	36.84	14.58	34.51	15.72	32.59
24	13.25	39.74	14.09	38.08	15.38	35.71	16.55	33.75
25	14.00	41.00	14.85	39.31	16.18	36.90	17.38	34.92
26	14.74	42.25	15.62	40.53	16.98	38.10	18.22	36.08
27	15.49	43.50	16.40	41.76	17.79	39.28	19.06	37.23
28	16.24	44.74	17.17	42.98	18.61	40.47	19.90	38.39
29	17.00	45.98	17.96	44.19	19.42	41.65	20.75	39.54
30	17.77	47.21	18.74	45.40	20.24	42.83	21.59	40.69
35	21.64	53.32	22.72	51.41	24.38	48.68	25.87	46.40
40	25.59	59.36	26.77	57.35	28.58	54.47	30.20	52.07
45	29.60	65.34	30.88	63.23	32.82	60.21	34.56	57.69
50	33.66	71.27	35.03	69.07	37.11	65.92	38.96	63.29

附表 10 $\varphi=2\arcsin\sqrt{p}$ 数值表

P（%）	0	1	2	3	4	5	6	7	8	9
0.0	0.000	0.020	0.028	0.035	0.040	0.045	0.049	0.053	0.057	0.060
0.1	0.063	0.066	0.069	0.072	0.075	0.077	0.080	0.082	0.085	0.087
0.2	0.089	0.092	0.094	0.096	0.098	0.100	0.102	0.104	0.106	0.108
0.3	0.110	0.111	0.113	0.115	0.117	0.118	0.120	0.122	0.123	0.125
0.4	0.127	0.128	0.130	0.131	0.133	0.134	0.136	0.137	0.139	0.140
0.5	0.142	0.143	0.144	0.146	0.147	0.148	0.150	0.151	0.153	0.154
0.6	0.155	0.156	0.158	0.159	0.160	0.161	0.163	0.164	0.165	0.166
0.7	0.168	0.169	0.170	0.171	0.172	0.173	0.175	0.176	0.177	0.178
0.8	0.179	0.180	0.182	0.183	0.184	0.185	0.186	0.187	0.188	0.189
0.9	0.190	0.191	0.192	0.193	0.194	0.195	0.196	0.197	0.198	0.199
1	0.200	0.210	0.220	0.229	0.237	0.246	0.254	0.262	0.269	0.277
2	0.284	0.291	0.298	0.304	0.311	0.318	0.324	0.330	0.336	0.342
3	0.348	0.354	0.360	0.365	0.371	0.376	0.382	0.387	0.392	0.398
4	0.403	0.408	0.413	0.418	0.423	0.428	0.432	0.437	0.442	0.446
5	0.451	0.456	0.460	0.465	0.469	0.473	0.478	0.482	0.486	0.491
6	0.495	0.499	0.503	0.507	0.512	0.516	0.520	0.524	0.528	0.532
7	0.536	0.539	0.543	0.547	0.551	0.555	0.559	0.562	0.566	0.570
8	0.574	0.577	0.581	0.584	0.588	0.592	0.595	0.599	0.602	0.606
9	0.609	0.613	0.616	0.620	0.623	0.627	0.630	0.633	0.637	0.640
10	0.644	0.647	0.650	0.653	0.657	0.660	0.663	0.666	0.670	0.673
11	0.676	0.679	0.682	0.686	0.689	0.692	0.695	0.698	0.701	0.704
12	0.707	0.711	0.714	0.717	0.720	0.723	0.726	0.729	0.732	0.735
13	0.738	0.741	0.744	0.747	0.750	0.752	0.755	0.758	0.732	0.735
14	0.767	0.770	0.773	0.776	0.778	0.781	0.784	0.787	0.790	0.793
15	0.795	0.798	0.801	0.804	0.807	0.809	0.812	0.815	0.818	0.820
16	0.823	0.826	0.828	0.831	0.834	0.837	0.839	0.842	0.845	0.847
17	0.850	0.853	0.855	0.858	0.861	0.863	0.866	0.868	0.871	0.874
18	0.876	0.879	0.881	0.884	0.887	0.889	0.892	0.894	0.897	0.900
19	0.902	0.905	0.907	0.910	0.912	0.915	0.917	0.920	0.922	0.925
20	0.927	0.930	0.932	0.935	0.937	0.940	0.942	0.945	0.947	0.950
21	0.952	0.955	0.957	0.959	0.962	0.964	0.967	0.969	0.972	0.974
22	0.976	0.979	0.981	0.984	0.986	0.988	0.991	0.993	0.996	0.998
23	1.000	1.003	1.005	1.007	1.010	1.012	1.015	1.017	1.019	1.022
24	1.024	1.026	1.029	1.031	1.033	1.036	1.038	1.040	1.043	1.045
25	1.047	1.050	1.052	1.054	1.056	1.059	1.061	1.063	1.066	1.068
26	1.070	1.072	1.075	1.077	1.079	1.082	1.084	1.086	1.088	1.091
27	1.093	1.095	1.097	1.100	1.102	1.104	1.106	1.109	1.111	1.113
28	1.115	1.117	1.120	1.122	1.124	1.126	1.129	1.131	1.133	1.135
29	1.137	1.140	1.142	1.144	1.146	1.148	1.151	1.153	1.155	1.157
30	1.159	1.161	1.164	1.166	1.168	1.170	1.172	1.174	1.177	1.179
31	1.182	1.183	1.185	1.187	1.190	1.192	1.194	1.196	1.198	1.200
32	1.203	1.205	1.207	1.209	1.211	1.213	1.215	1.217	1.220	1.222
33	1.224	1.226	1.228	1.230	1.232	1.234	1.237	1.239	1.241	1.243
34	1.245	1.247	1.249	1.251	1.254	1.256	1.258	1.260	1.262	1.264
35	1.266	1.268	1.270	1.272	1.274	1.277	1.279	1.281	1.283	1.285
36	1.287	1.289	1.291	1.293	1.295	1.297	1.299	1.302	1.304	1.306
37	1.308	1.310	1.312	1.314	1.316	1.318	1.320	1.322	1.324	1.326
38	1.328	1.330	1.333	1.335	1.337	1.339	1.341	1.343	1.345	1.347
39	1.349	1.351	1.353	1.355	1.357	1.359	1.361	1.363	1.365	1.367
40	1.369	1.371	1.374	1.376	1.378	1.380	1.382	1.384	1.386	1.388
41	1.390	1.392	1.394	1.396	1.398	1.400	1.402	1.404	1.406	1.408
42	1.410	1.412	1.414	1.416	1.418	1.420	1.422	1.424	1.426	1.428
43	1.430	1.432	1.434	1.436	1.438	1.440	1.442	1.444	1.446	1.448
44	1.451	1.453	1.455	1.457	1.459	1.461	1.463	1.465	1.467	1.469
45	1.471	1.473	1.475	1.477	1.479	1.481	1.483	1.485	1.487	1.488
46	1.491	1.493	1.495	1.497	1.499	1.501	1.503	1.505	1.507	1.509
47	1.511	1.513	1.515	1.517	1.519	1.521	1.523	1.524	1.527	1.529
48	1.531	1.533	1.535	1.537	1.539	1.541	1.543	1.545	1.547	1.549
49	1.551	1.553	1.555	1.557	1.559	1.561	1.563	1.565	1.567	1.569

续附表10

P（%）	0	1	2	3	4	5	6	7	8	9
50	1.571	1.573	1.575	1.577	1.579	1.581	1.583	1.585	1.587	1.589
51	1.591	1.593	1.595	1.597	1.599	1.601	1.603	1.605	1.607	1.609
52	1.611	1.613	1.615	1.617	1.619	1.621	1.623	1.625	1.627	1.629
53	1.631	1.633	1.635	1.637	1.639	1.641	1.643	1.645	1.647	1.649
54	1.651	1.653	1.655	1.657	1.659	1.661	1.663	1.665	1.667	1.669
55	1.671	1.673	1.675	1.677	1.679	1.681	1.683	1.685	1.687	1.689
56	1.691	1.693	1.695	1.697	1.699	1.701	1.703	1.705	1.707	1.709
57	1.711	1.713	1.715	1.717	1.719	1.721	1.723	1.725	1.727	1.729
58	1.731	1.734	1.736	1.738	1.740	1.742	1.744	1.746	1.748	1.750
59	1.752	1.754	1.756	1.758	1.760	1.762	1.764	1.766	1.768	1.770
60	1.772	1.774	1.776	1.778	1.780	1.782	1.784	1.786	1.789	1.791
61	1.793	1.795	1.797	1.799	1.801	1.803	1.805	1.807	1.809	1.811
62	1.813	1.815	1.817	1.819	1.821	1.823	1.826	1.828	1.838	1.832
63	1.834	1.836	1.838	1.840	1.842	1.844	1.846	1.848	1.850	1.853
64	1.855	1.857	1.859	1.861	1.863	1.865	1.867	1.869	1.871	1.873
65	1.875	1.878	1.880	1.882	1.884	1.886	1.888	1.890	1.892	1.894
66	1.897	1.899	1.901	1.903	1.905	1.907	1.909	1.911	1.913	1.916
67	1.918	1.920	1.922	1.924	1.926	1.928	1.930	1.933	1.935	1.937
68	1.939	1.941	1.943	1.916	1.967	1.950	1.952	1.954	1.956	1.958
69	1.961	1.963	1.965	1.967	1.969	1.971	1.974	1.976	1.978	1.980
70	1.982	1.984	1.987	1.989	1.991	1.993	1.995	1.998	2.000	2.002
71	2.004	2.006	2.009	2.011	2.013	2.015	2.018	2.020	2.022	2.024
72	2.026	2.029	2.031	2.033	2.035	2.038	2.040	2.042	2.044	2.047
73	2.049	2.051	2.053	2.056	2.058	2.060	2.062	2.065	2.067	2.069
74	2.071	2.074	2.076	2.078	2.081	2.083	2.085	2.087	2.090	2.095
75	2.094	2.097	2.099	2.101	2.104	2.106	2.108	2.111	2.113	2.115
76	2.118	2.120	2.122	2.125	2.127	2.129	2.132	2.134	2.136	2.139
77	2.141	2.144	2.146	2.148	2.151	2.153	2.156	2.158	2.160	2.163
78	2.165	2.168	2.170	2.172	2.175	2.177	2.180	2.182	2.185	2.187
79	2.190	2.192	2.194	2.197	2.199	2.202	2.204	2.207	2.209	2.212
80	2.214	2.217	2.219	2.222	2.224	2.227	2.229	2.231	2.234	2.237
81	2.240	2.242	2.245	2.247	2.250	2.252	2.255	2.258	2.260	2.263
82	2.265	2.268	2.271	2.273	2.276	2.278	2.281	2.284	2.286	2.289
83	2.292	2.294	2.297	2.300	2.302	2.305	2.308	2.310	2.313	2.316
84	2.319	2.321	2.324	2.327	2.330	2.332	2.335	2.338	2.341	2.343
85	2.346	2.349	2.352	2.355	2.357	2.360	2.363	2.366	2.369	2.372
86	2.375	2.377	2.380	2.383	2.386	2.389	2.392	2.395	2.398	2.401
87	2.404	2.407	2.410	2.413	2.416	2.419	2.422	2.425	2.428	2.431
88	2.434	2.437	2.440	2.443	2.447	2.450	2.453	2.456	2.459	2.462
89	2.465	2.469	2.482	2.475	2.478	2.482	2.485	2.488	2.491	2.495
90	2.498	2.501	2.505	2.508	2.512	2.515	2.518	2.522	2.525	2.529
91	2.532	2.536	2.539	2.543	2.546	2.550	2.554	2.557	2.561	2.564
92	2.568	2.572	2.575	2.579	2.583	2.587	2.591	2.594	2.598	2.602
93	2.606	2.610	2.614	2.618	2.533	2.626	2.630	2.634	2.638	2.642
94	2.647	2.651	2.655	2.659	2.664	2.668	2.673	2.677	2.681	2.686
95	2.691	2.695	2.700	2.705	2.709	2.714	2.719	2.724	2.729	2.734
96	2.739	2.744	2.749	2.754	2.760	2.765	2.771	2.776	2.782	2.788
97	2.793	2.799	2.805	2.811	2.818	2.824	2.830	2.837	2.844	2.851
98	2.858	2.865	2.872	2.880	2.888	2.896	2.904	2.913	2.922	2.931
99.0	2.941	2.942	2.943	2.944	2.945	2.946	2.947	2.949	2.950	2.951
99.1	2.952	2.953	2.954	2.955	2.956	2.957	2.958	2.959	2.960	2.961
99.2	2.963	2.964	2.965	2.966	2.967	2.968	2.969	2.971	2.972	2.973
99.3	2.974	2.975	2.976	2.978	2.979	2.980	2.981	2.983	2.984	2.985
99.4	2.987	2.988	2.989	2.990	2.992	2.993	2.995	2.996	2.997	2.999
99.5	3.006	3.002	3.003	3.004	3.006	3.007	3.009	3.010	3.012	3.013
99.6	3.015	3.017	3.018	3.020	3.022	3.023	3.025	3.027	3.028	3.030
99.7	3.032	3.034	3.036	3.038	3.040	3.041	3.044	3.046	3.048	3.050
99.8	3.052	3.054	3.057	3.059	3.062	3.064	3.067	3.069	3.072	3.075
99.9	3.078	3.082	3.085	3.089	3.093	3.097	3.101	3.107	3.113	3.112
100	3.142									

附表 11　配对比较符号秩和检验用 T 界值表

n	单侧：0.05 双侧：0.10	0.025 0.05	0.01 0.02	0.005 0.010
5	0~15(0.031 2)			
6	2~19(0.046 9)	0~21(0.015 6)		
7	3~25(0.039 1)	0~26(0.023 4)	0~28(0.007 8)	
8	5~31(0.039 1)	3~33(0.019 5)	1~35(0.007 8)	0~36(0.003 9)
9	8~37(0.048 8)	5~40(0.019 5)	3~42(0.009 8)	1~44(0.003 9)
10	10~45(0.042 0)	8~47(0.024 4)	5~50(0.009 8)	3~52(0.004 9)
11	13~53(0.041 5)	10~56(0.021 0)	7~59(0.009 3)	5~61(0.004 9)
12	17~61(0.046 1)	13~65(0.021 2)	9~69(0.008 1)	7~71(0.004 6)
13	21~70(0.047 1)	17~74(0.023 9)	12~79(0.008 5)	9~82(0.004 0)
14	25~80(0.045 3)	21~84(0.024 7)	15~90(0.008 3)	12~93(0.004 3)
15	30~90(0.047 3)	25~95(0.024 0)	19~101(0.009 0)	15~105(0.004 2)
16	35~101(0.046 7)	29~107(0.022 2)	23~113(0.009 1)	19~117(0.004 6)
17	41~112(0.049 2)	34~119(0.022 4)	27~126(0.008 7)	23~130(0.004 7)
18	47~124(0.049 4)	40~131(0.024 1)	32~139(0.009 1)	27~144(0.004 5)
19	53~137(0.047 8)	46~144(0.024 7)	37~153(0.009 0)	32~158(0.004 7)
20	60~150(0.048 7)	52~158(0.024 2)	43~167(0.009 6)	37~173(0.004 7)
21	67~164(0.047 9)	58~173(0.023 0)	49~182(0.009 7)	42~189(0.004 5)
22	75~178(0.049 2)	65~188(0.023 1)	55~198(0.009 5)	48~205(0.004 6)
23	88~193(0.049 0)	73~203(0.024 2)	62~214(0.009 8)	54~222(0.004 6)
24	91~209(0.047 5)	81~219(0.024 5)	69~231(0.009 7)	61~239(0.004 8)
25	100~225(0.047 9)	89~236(0.024 1)	76~249(0.009 4)	68~257(0.004 8)

注:(　)内为单侧确切概率。

附表 12　两总体比较秩和检验用 T 界值表

	单侧	双侧
1 行	$P=0.05$	$P=0.10$
2 行	$P=0.025$	$P=0.05$
3 行	$P=0.01$	$P=0.02$
4 行	$P=0.005$	$P=0.01$

n_1 较小 n	\multicolumn 0	1	2	3	4	5	6	7	8	9	10 (n_2-n_1)
2				3~13	3~15	3~17	4~18	4~20	4~22	4~24	5~25
							3~19	3~21	3~23	3~25	4~26
3	6~15	6~18	7~20	8~22	8~25	9~27	10~29	10~32	11~34	11~37	12~39
			6~21	7~23	7~26	8~28	8~31	9~33	9~36	10~38	10~41
					6~27	6~30	7~32	7~35	7~38	8~40	8~43
							6~33	6~36	6~39	7~41	7~44
4	11~25	12~28	13~31	14~34	15~37	16~40	17~43	18~46	19~49	20~52	21~55
	10~26	11~29	12~32	13~35	14~38	14~42	15~45	16~48	17~51	18~54	19~57
		10~30	11~33	11~37	12~40	13~43	13~47	14~50	15~53	15~57	16~60
			10~34	10~38	11~41	11~45	12~48	12~52	13~55	13~59	14~62
5	19~36	20~40	21~44	23~47	24~51	26~54	27~58	28~62	30~65	31~69	33~72
	17~38	18~42	20~45	21~49	22~53	23~57	24~61	26~64	27~68	28~72	29~76
	16~39	17~43	18~47	19~51	20~55	21~59	22~63	23~67	24~71	25~75	26~79
	15~40	16~44	16~49	17~53	18~57	19~61	20~65	21~69	22~73	22~78	23~82
6	28~50	29~55	31~59	33~63	35~67	37~71	38~76	40~80	42~84	44~88	46~92
	26~52	27~57	29~61	31~65	32~70	34~74	35~79	37~83	38~88	40~92	42~96
	24~54	25~59	27~63	28~68	29~73	30~78	32~82	33~87	34~92	36~96	37~101
	23~55	24~60	25~65	26~70	27~75	28~80	30~84	31~89	32~94	33~99	34~104
7	39~66	41~71	43~76	45~81	47~86	49~91	52~95	54~100	56~105	58~110	61~114
	36~69	38~74	40~79	42~84	44~89	46~94	48~99	50~104	52~109	54~114	56~119
	34~71	35~77	37~82	39~87	40~93	42~98	44~103	45~109	47~114	49~119	51~124
	32~73	34~78	35~84	37~89	38~95	40~100	41~106	43~111	44~117	45~122	47~128
8	51~85	54~90	56~96	59~101	62~106	64~112	67~117	69~123	72~128	75~133	77~139
	49~87	51~93	53~99	55~105	58~110	60~116	62~122	65~127	67~133	70~138	72~144
	45~91	47~97	49~103	51~109	53~115	56~120	58~126	60~132	62~138	64~144	66~150
	43~93	45~99	47~105	49~111	51~117	53~123	54~130	56~136	58~142	60~148	62~154
9	66~105	69~111	72~117	75~123	78~129	81~135	84~141	87~147	90~153	93~159	96~165
	62~109	65~115	68~121	71~127	73~134	76~140	79~146	82~152	84~159	87~165	90~171
	59~112	61~119	63~126	66~132	68~139	71~145	73~152	76~158	78~165	81~171	83~178
	56~115	58~122	61~128	63~135	65~142	67~149	69~156	72~162	74~169	76~176	78~183
10	82~128	86~134	89~141	92~148	96~154	99~161	103~167	106~174	110~180	113~187	117~193
	78~132	81~139	84~146	88~152	91~159	94~166	97~173	100~180	103~187	107~193	110~200
	74~136	77~143	79~151	82~158	85~165	88~172	91~179	93~187	96~194	99~201	102~208
	71~139	73~147	76~154	79~161	81~169	84~176	86~184	89~191	92~198	94~206	97~213

附表 13　三总体比较秩和检验用 H 界值表

N	n_1	n_2	n_3	P	
				0.05	0.01
7	3	2	2	4.71	
	3	3	1	5.14	
8	3	3	2	5.36	
	4	2	2	5.33	
	4	3	1	5.21	
	5	2	1	5.00	
9	3	3	3	5.60	7.20
	4	3	2	5.44	6.44
	4	4	1	4.97	6.67
	5	2	2	5.16	6.53
	5	3	1	4.96	
10	4	3	3	5.73	6.75
	4	4	2	5.45	7.04
	5	3	2	5.25	6.82
	5	4	1	4.99	6.95
11	4	4	3	5.60	7.14
	5	3	3	5.65	7.08
	5	4	2	5.27	7.12
	5	5	1	5.13	7.31
12	4	4	4	5.69	7.65
	5	4	3	5.63	7.44
	5	5	2	5.34	7.27
13	5	4	4	5.62	7.76
	5	5	3	5.71	7.54
14	5	5	4	5.64	7.79
15	5	5	5	5.78	7.98

附表 14　多重比较中的 q 表

$\alpha = 0.05$

df	2	3	4	5	6	7	8	9	10	11	12	13	14	15	16	17	18	19	20
1	18.0	27.0	32.8	37.1	40.4	43.1	45.4	47.4	49.1	50.6	52.0	53.2	54.3	55.4	56.3	57.2	58.0	58.8	59.6
2	6.09	8.3	9.8	10.9	11.7	12.4	13.0	13.5	14.0	14.4	14.7	15.1	15.4	15.7	15.9	16.1	16.4	16.6	16.8
3	4.50	5.91	6.82	7.50	8.04	8.48	8.85	9.18	9.46	9.72	9.95	10.15	10.35	10.52	10.69	10.84	10.98	11.11	11.24
4	3.93	5.04	5.76	6.29	6.71	7.05	7.35	7.60	7.83	8.03	8.21	8.37	8.52	8.66	8.79	8.91	9.03	9.13	9.23
5	3.64	4.60	5.22	5.67	6.03	6.33	6.58	6.80	6.99	7.17	7.32	7.47	7.60	7.72	7.83	7.93	8.03	8.12	8.21
6	3.46	4.34	4.90	5.31	5.63	5.89	6.12	6.32	6.49	6.65	6.79	6.92	7.03	7.14	7.24	7.34	7.43	7.51	7.59
7	3.34	4.16	4.68	5.06	5.36	5.61	5.82	6.00	6.16	6.30	6.43	6.55	6.66	6.76	6.85	6.94	7.02	7.09	7.17
8	3.26	4.04	4.53	4.89	5.17	5.40	5.60	5.77	5.92	6.05	6.18	6.29	6.39	6.48	6.57	6.65	6.73	6.80	6.87
9	3.20	3.95	4.42	4.76	5.02	5.24	5.43	5.60	5.74	5.87	5.98	6.09	6.19	6.28	6.36	6.44	6.51	6.58	6.64
10	3.15	3.88	4.33	4.65	4.91	5.12	5.30	5.46	5.60	5.72	5.83	5.93	6.03	6.11	6.20	6.27	6.34	6.40	6.47
11	3.11	3.82	4.26	4.57	4.82	5.03	5.20	5.35	5.49	5.61	5.71	5.81	5.90	5.99	6.06	6.14	6.20	6.26	6.33
12	3.08	3.77	4.20	4.51	4.75	4.95	5.12	5.27	5.40	5.51	5.62	5.71	5.80	5.88	5.95	6.03	6.09	6.15	6.21
13	3.06	3.73	4.15	4.45	4.69	4.88	5.05	5.19	5.32	5.43	5.53	5.63	5.71	5.79	5.86	5.93	6.00	6.05	6.11
14	3.03	3.70	4.11	4.41	4.64	4.83	4.99	5.13	5.25	5.36	5.46	5.55	5.64	5.72	5.79	5.85	5.92	5.97	6.03
15	3.01	3.67	4.08	4.37	4.60	4.78	4.94	5.08	5.20	5.31	5.40	5.49	5.58	5.65	5.72	5.79	5.85	5.90	5.96
16	3.00	3.65	4.05	4.33	4.56	4.74	4.90	5.03	5.15	5.26	5.35	5.44	5.52	5.59	5.66	5.72	5.79	5.84	5.90
17	2.98	3.63	4.02	4.30	4.52	4.71	4.86	4.99	5.11	5.21	5.31	5.39	5.47	5.55	5.61	5.68	5.74	5.79	5.84
18	2.97	3.61	4.00	4.28	4.49	4.67	4.82	4.96	5.07	5.17	5.27	5.35	5.43	5.50	5.57	5.63	5.69	5.74	5.79
19	2.96	3.59	3.98	4.25	4.47	4.65	4.79	4.92	5.04	5.14	5.23	5.32	5.39	5.46	5.53	5.59	5.65	5.70	5.75
20	2.95	3.58	3.96	4.23	4.45	4.62	4.77	4.90	5.01	5.11	5.20	5.28	5.36	5.43	5.49	5.55	5.61	5.66	5.71
24	2.92	3.53	3.90	4.17	4.37	4.54	4.68	4.81	4.92	5.01	5.10	5.18	5.25	5.32	5.38	5.44	5.50	5.54	5.59
30	2.89	3.49	3.84	4.10	4.30	4.46	4.60	4.72	4.83	4.92	5.00	5.08	5.15	5.21	5.27	5.33	5.38	5.43	5.48
40	2.86	3.44	3.79	4.04	4.23	4.39	4.52	4.63	4.74	4.82	4.91	4.98	5.05	5.11	5.16	5.22	5.27	5.31	5.36
60	2.83	3.40	3.74	3.98	4.16	4.31	4.44	4.55	4.65	4.73	4.81	4.88	4.94	5.00	5.06	5.11	5.16	5.20	5.24
120	2.80	3.36	3.69	3.92	4.10	4.24	4.36	4.48	4.56	4.64	4.72	4.78	4.84	4.90	4.95	5.00	5.05	5.09	5.13
∞	2.77	3.31	3.63	3.86	4.03	4.17	4.29	4.39	4.47	4.55	4.62	4.68	4.74	4.80	4.85	4.89	4.93	4.97	5.01

续附表14

$\alpha = 0.01$

df	k																		
	2	3	4	5	6	7	8	9	10	11	12	13	14	15	16	17	18	19	20
1	90.0	135	164	186	202	216	227	237	246	253	260	266	272	277	282	286	290	294	298
2	14.0	19.0	22.3	24.7	26.6	28.2	29.5	30.7	31.7	32.6	33.4	34.1	34.8	35.4	36.0	36.5	37.0	37.5	37.9
3	8.26	10.6	12.2	13.3	14.2	15.0	15.6	16.2	16.7	17.1	17.5	17.9	18.2	18.5	18.8	19.1	19.3	19.5	19.8
4	6.51	8.12	9.17	9.96	10.6	11.1	11.5	11.9	12.3	12.6	12.8	13.1	13.3	13.5	13.7	13.9	14.1	14.2	14.4
5	5.70	6.97	7.80	8.42	8.91	9.32	9.67	9.97	10.24	10.48	10.70	10.89	11.08	11.24	11.40	11.55	11.68	11.91	11.93
6	5.24	6.33	7.03	7.56	7.97	8.32	8.61	8.87	9.10	9.30	9.49	9.65	9.81	9.95	10.08	10.21	10.32	10.43	10.54
7	4.95	5.92	6.54	7.01	7.37	7.68	7.94	8.17	8.37	8.55	8.71	8.86	9.00	9.12	9.24	9.35	9.46	9.55	9.65
8	4.74	5.63	6.20	6.63	6.96	7.24	7.47	7.68	7.87	8.03	8.18	8.31	8.44	8.55	8.66	8.76	8.85	8.94	9.03
9	4.60	5.43	5.96	6.35	6.66	6.91	7.13	7.32	7.49	7.65	7.78	7.91	8.03	8.13	8.23	8.32	8.41	8.49	8.57
10	4.48	5.27	5.77	6.14	6.43	6.67	6.87	7.05	7.21	7.36	7.48	7.60	7.71	7.81	7.91	7.99	8.07	8.15	8.22
11	4.39	5.14	5.62	5.97	6.25	6.48	6.67	6.84	6.99	7.13	7.25	7.36	7.46	7.56	7.65	7.73	7.81	7.88	7.95
12	4.32	5.04	5.50	5.84	6.10	6.32	6.51	6.67	6.81	6.94	7.06	7.17	7.26	7.36	7.44	7.52	7.59	7.66	7.73
13	4.26	4.96	5.40	5.73	5.98	6.19	6.37	6.53	6.67	6.79	6.90	7.01	7.10	7.19	7.27	7.34	7.42	7.48	7.55
14	4.21	4.89	5.32	5.63	5.88	6.08	6.26	6.41	6.54	6.66	6.77	6.87	6.96	7.05	7.12	7.20	7.27	7.33	7.39
15	4.17	4.83	5.25	5.56	5.80	5.99	6.16	6.31	6.44	6.55	6.66	6.76	6.84	6.93	7.00	7.07	7.14	7.20	7.26
16	4.13	4.78	5.19	5.49	5.72	5.92	6.08	6.22	6.35	6.46	6.56	6.66	6.74	6.82	6.90	6.97	7.03	7.09	7.15
17	4.10	4.74	5.14	5.43	5.66	5.85	6.01	6.15	6.27	6.38	6.48	6.57	6.66	6.73	6.80	6.87	6.94	7.00	7.05
18	4.07	4.70	5.09	5.38	5.60	5.79	5.94	6.08	6.20	6.31	6.41	6.50	6.58	6.65	6.72	6.79	6.85	6.91	6.96
19	4.05	4.67	5.05	5.33	5.55	5.73	5.89	6.02	6.14	6.25	6.34	6.43	6.51	6.58	6.65	6.72	6.78	6.84	6.89
20	4.02	4.64	5.02	5.29	5.51	5.69	5.84	5.97	6.09	6.19	6.29	6.37	6.45	6.52	6.59	6.65	6.71	6.76	6.82
24	3.96	4.54	4.91	5.17	5.37	5.54	5.69	5.81	5.92	6.02	6.11	6.19	6.26	6.33	6.39	6.45	6.51	6.56	6.61
30	3.89	4.45	4.80	5.05	5.24	5.40	5.54	5.65	5.76	5.85	5.93	6.01	6.08	6.14	6.20	6.26	6.31	6.36	6.41
40	3.82	4.37	4.70	4.93	5.11	5.27	5.39	5.50	5.60	5.69	5.77	5.84	5.90	5.96	6.02	6.07	6.12	6.17	6.21
60	3.76	4.28	4.60	4.82	4.99	5.13	5.25	5.36	5.45	5.53	5.60	5.67	5.73	5.79	5.84	5.89	5.93	5.98	6.02
120	3.70	4.20	4.50	4.71	4.87	5.01	5.12	5.21	5.30	5.38	5.44	5.51	5.56	5.61	5.66	5.71	5.75	5.79	5.83
∞	3.64	4.12	4.40	4.60	4.76	4.88	4.99	5.08	5.16	5.23	5.29	5.35	5.40	5.45	5.49	5.54	5.57	5.61	5.65

附表 15　多重比较中的S表

$$\alpha = 0.05$$

df	k-1													
	2	3	4	5	6	7	8	9	10	12	15	20	24	30
1	19.97	25.44	29.97	33.92	37.47	40.71	43.72	46.53	49.18	54.10	60.74	70.43	77.31	86.62
2	6.16	7.58	8.77	9.82	10.77	11.64	12.45	13.21	13.93	15.26	17.07	19.72	21.61	24.16
3	4.37	5.28	6.04	6.71	7.32	7.89	8.41	8.91	9.37	10.24	11.47	13.16	14.40	16.08
4	3.73	4.45	5.06	5.59	6.08	6.53	6.95	7.35	7.72	8.42	9.37	10.77	11.77	13.13
5	3.40	4.03	4.56	5.03	5.45	5.84	6.21	6.55	6.88	7.49	8.32	9.55	10.43	11.61
6	3.21	3.78	4.26	4.68	5.07	5.43	5.76	6.07	6.37	6.93	7.69	8.80	9.60	10.69
7	3.08	3.61	4.06	4.46	4.82	5.15	5.46	5.75	6.03	6.55	7.26	8.30	9.05	10.06
8	2.99	3.49	3.92	4.29	4.64	4.95	5.24	5.52	5.79	6.28	5.95	7.94	8.65	9.61
9	2.92	3.40	3.81	4.17	4.50	4.80	5.08	5.35	5.60	6.07	6.72	7.66	8.34	9.27
10	2.86	3.34	3.73	4.08	4.39	4.68	4.96	5.21	5.46	5.91	6.53	7.45	8.10	9.00
11	2.82	3.28	3.66	4.00	4.31	4.59	4.86	5.11	5.34	5.78	6.39	7.28	7.91	8.78
12	2.79	3.24	3.61	3.94	4.24	4.52	4.77	5.02	5.25	5.68	6.27	7.13	7.75	8.60
13	2.76	3.20	3.57	3.89	4.18	4.45	4.70	4.94	5.17	5.59	6.16	7.01	7.62	8.45
14	2.73	3.17	3.53	3.85	4.13	4.40	4.65	4.88	5.10	5.51	6.08	6.91	7.51	8.32
15	2.71	3.14	3.50	3.81	4.09	4.35	4.60	4.83	5.04	5.45	6.00	6.82	7.41	8.21
16	2.70	3.12	3.47	3.76	4.06	4.31	4.55	4.78	4.99	5.39	5.94	6.75	7.33	8.11
17	2.68	3.10	3.44	3.75	4.02	4.28	4.51	4.74	4.95	5.34	5.88	6.68	7.25	8.03
18	2.67	3.08	3.42	3.72	4.00	4.25	4.48	4.70	4.91	5.30	5.83	6.62	7.18	7.95
19	2.65	3.06	3.40	3.70	3.97	4.22	4.45	4.67	4.88	5.26	5.79	6.57	7.12	7.88
20	2.64	3.05	3.39	3.68	3.95	4.20	4.42	4.61	4.85	5.23	5.75	6.52	7.07	7.82
24	2.61	3.00	3.33	3.62	3.88	4.12	4.34	4.55	4.75	5.12	5.62	6.37	6.90	7.63
30	2.58	2.96	3.28	3.45	3.81	4.04	4.26	4.46	4.65	5.01	5.50	6.22	6.73	7.43
40	2.54	2.92	3.23	3.50	3.74	3.97	4.18	4.37	4.56	4.90	5.37	6.06	6.56	7.23
60	2.51	2.88	3.18	3.44	3.68	3.89	4.10	4.28	4.46	4.80	5.25	5.91	6.39	7.03
120	2.48	2.84	3.13	3.38	3.61	3.82	4.02	4.20	4.37	4.69	5.12	5.76	6.21	6.83
∞	2.45	2.80	3.08	3.33	3.55	3.75	3.94	4.11	4.28	4.59	5.00	5.60	6.04	6.62

续附表 15　　　　　　　　　　　　　　　　　　　$\alpha = 0.01$

df	k-1													
	2	3	4	5	6	7	8	9	10	12	15	20	24	30
1	100.0	127.3	150.0	169.8	187.5	203.7	218.8	232.8	246.1	270.7	303.9	352.4	386.8	433.4
2	14.07	17.25	19.92	22.28	24.41	26.37	28.20	29.91	31.53	34.54	38.62	44.60	48.86	54.63
3	7.85	9.40	10.72	11.88	12.94	13.92	14.83	15.69	16.50	18.02	20.08	23.10	25.27	28.20
4	6.00	7.08	7.99	8.81	9.55	10.24	10.88	11.49	12.06	13.13	14.59	16.74	18.28	20.37
5	5.15	6.02	6.75	7.41	8.00	8.56	9.07	9.56	10.03	10.89	12.08	13.82	15.07	16.77
6	4.67	5.42	6.05	6.61	7.13	7.60	8.05	8.47	8.87	9.62	10.65	12.16	13.25	14.73
7	4.37	5.04	5.60	6.11	6.57	7.00	7.40	7.78	8.14	8.81	9.73	11.10	12.08	13.41
8	4.16	4.77	5.29	5.76	6.18	6.58	6.94	7.29	7.63	8.25	9.10	10.35	11.26	12.49
9	4.01	4.58	5.07	5.50	5.90	6.27	6.61	6.94	7.25	7.83	8.63	9.81	10.65	11.81
10	3.89	4.43	4.90	5.31	5.68	6.03	6.36	6.67	6.96	7.51	8.27	9.39	10.19	11.29
11	3.80	4.32	4.76	5.16	5.52	5.85	6.16	6.46	6.74	7.26	7.99	9.05	9.82	10.87
12	3.72	4.23	4.65	5.03	5.38	5.70	6.00	6.28	6.55	7.06	7.76	8.56	9.53	10.54
13	3.66	4.15	4.56	4.93	5.27	5.58	5.87	6.14	6.40	6.89	7.57	8.56	9.28	10.26
14	3.61	4.09	4.49	4.85	5.17	5.47	5.76	6.02	6.28	6.75	7.41	8.37	9.07	10.02
15	3.57	4.03	4.42	4.77	5.09	5.38	5.66	5.92	6.17	6.63	7.27	8.21	8.89	9.82
16	3.53	3.98	4.37	4.71	5.02	5.31	5.58	5.83	6.08	6.53	7.15	8.07	8.74	9.64
17	3.50	3.94	4.32	4.66	4.96	5.24	5.51	5.76	5.99	6.44	7.05	7.95	8.60	9.49
18	3.47	3.91	4.28	4.61	4.91	5.18	5.44	5.69	5.92	6.36	6.96	7.84	8.48	9.36
19	3.44	3.88	4.24	4.57	4.86	5.13	5.39	5.63	5.86	6.29	6.88	7.75	8.37	9.24
20	3.42	3.85	4.21	4.53	4.82	5.09	5.34	5.58	5.80	6.23	6.81	7.67	8.28	9.13
24	3.35	3.76	4.11	4.41	4.69	4.95	5.19	5.41	5.63	6.03	6.58	7.40	7.99	8.79
30	3.28	3.68	4.01	4.30	4.57	4.81	5.04	5.25	5.46	5.84	6.36	7.14	7.70	8.46
40	3.22	3.60	3.91	4.19	4.44	4.68	4.89	5.10	5.29	5.65	6.15	6.88	7.41	8.13
60	3.16	3.52	3.82	4.09	4.33	4.55	4.75	4.95	5.13	5.57	5.94	6.63	7.13	7.80
120	3.09	3.44	3.73	3.98	4.21	4.42	4.62	4.80	4.97	5.29	5.73	6.38	6.84	7.47
∞	3.03	3.37	3.64	3.88	4.10	4.30	4.48	4.65	4.82	5.12	5.53	6.13	6.56	7.13

附表 16　检验相关系数 $\rho = 0$ 的临界值表

$$P\{|r| > r_{\alpha/2}\} = \alpha$$

df	α				
	0.10	0.05	0.02	0.01	0.001
1	0.987 69	0.996 92	0.999 507	0.999 877	0.999 998 8
2	.900 00	.950 00	.980 00	.990 00	.999 00
3	.805 4	.878 3	.934 33	.958 73	.991 16
4	.729 3	.811 4	.882 2	.917 20	.974 06
5	.669 4	.754 5	.832 9	.874 5	.950 74
6	.621 5	.706 7	.788 7	.834 3	.924 93
7	.582 2	.666 4	.749 8	.797 7	.898 2
8	.540 4	.631 9	.715 5	.764 6	.872 1
9	.521 4	.602 1	.685 1	.734 8	.847 1
10	.497 3	.576 0	.658 1	.707 9	.823 3
11	.476 2	.552 9	.633 9	.683 5	.801 0
12	.457 5	.532 4	.612 0	.661 4	.780 0
13	.440 9	.513 9	.592 3	.641 1	.760 3
14	.425 9	.497 3	.574 2	.622 6	.742 0
15	.412 4	.482 1	.557 7	.605 5	.724 6
16	.400 0	.468 3	.542 5	.589 7	.708 4
17	.388 7	.455 5	.528 5	.575 1	.693 2
18	.378 3	.443 8	.515 5	.561 4	.678 7
19	.368 7	.432 9	.500 4	.548 7	.665 2
20	.359 8	.422 7	.492 1	.536 8	.652 4
25	.323 3	.380 9	.445 1	.486 9	.597 4
30	.296 0	.349 4	.409 3	.448 7	.554 1
35	.274 6	.324 6	.381 0	.418 2	.518 9
40	.257 3	.304 4	.357 8	.393 2	.489 8
45	.242 8	.297 5	.338 4	.372 1	.464 8
50	.230 6	.273 2	.321 8	.354 1	.443 3
60	.210 8	.250 0	.294 8	.324 8	.407 8
70	.195 4	.231 9	.273 7	.301 7	.379 9
80	.182 9	.217 2	.256 5	.283 0	.356 8
90	.172 6	.205 0	.242 2	.267 3	.337 5
100	.163 8	.194 6	.230 1	.254 0	.321 1

注：$df = n - 2$。

附表 17 Spearman 相关系数的临界值表

$$P\{\,|r_s|>r_s(n,\alpha)\,\}=\alpha$$

自由度 n	概率 P			
	单侧: 0.05	0.025	0.01	0.005
	双侧: 0.10	0.05	0.02	0.01
4	1.000			
5	0.900	1.000	1.000	
6	0.829	0.884	0.943	1.000
7	0.714	0.786	0.893	0.929
8	0.643	0.738	0.833	0.881
9	0.600	0.700	0.783	0.833
10	0.564	0.648	0.745	0.794
11	0.536	0.618	0.709	0.755
12	0.503	0.587	0.678	0.727
13	0.484	0.560	0.648	0.703
14	0.464	0.538	0.626	0.679
15	0.446	0.521	0.604	0.654
16	0.429	0.503	0.582	0.635
17	0.414	0.485	0.566	0.615
18	0.401	0.472	0.550	0.600
19	0.391	0.460	0.535	0.584
20	0.380	0.447	0.520	0.570
21	0.370	0.435	0.508	0.556
22	0.361	0.425	0.496	0.544
23	0.353	0.415	0.486	0.532
24	0.344	0.406	0.476	0.521
25	0.337	0.398	0.466	0.511
26	0.331	0.390	0.457	0.501
27	0.324	0.382	0.448	0.491
28	0.317	0.375	0.440	0.483
29	0.312	0.368	0.433	0.475
30	0.306	0.362	0.425	0.467
31	0.301	0.356	0.418	0.459
32	0.296	0.350	0.412	0.452
33	0.291	0.345	0.405	0.446
34	0.287	0.340	0.399	0.439
35	0.283	0.335	0.394	0.433
36	0.279	0.330	0.388	0.427
38	0.271	0.321	0.378	0.415
40	0.264	0.313	0.368	0.405
45	0.248	0.294	0.347	0.382
50	0.235	0.279	0.329	0.363
60	0.214	0.255	0.300	0.331
70	0.198	0.235	0.278	0.307
80	0.185	0.220	0.260	0.287
100	0.162	0.197	0.233	0.257

附表18 正 交 表

（1）$m = 2$ 的情形

$L_4(2^3)$

试验号	列号		
	1	2	3
1	1	1	1
2	1	2	2
3	2	1	2
4	2	2	1

$L_8(2^7)$

试验号	列号						
	1	2	3	4	5	6	7
1	1	1	1	1	1	1	1
2	1	1	1	2	2	2	2
3	1	2	2	1	1	2	2
4	1	2	2	2	2	1	1
5	2	1	2	1	2	1	2
6	2	1	2	2	1	2	1
7	2	2	1	1	2	2	1
8	2	2	1	2	1	1	2

$L_8(2^7)$：两列间的交互作用表

列号 \ 列号	1	2	3	4	5	6	7
	(1)	3	2	5	4	7	6
		(2)	1	6	7	4	5
			(2)	7	6	5	4
				(4)	1	2	3
					(5)	3	2
						(6)	1

$L_{12}(2^{11})$

试验号	列号										
	1	2	3	4	5	6	7	8	9	10	11
1	1	1	1	1	1	1	1	1	1	1	1
2	1	1	1	1	1	2	2	2	2	2	2
3	1	1	2	2	2	1	1	1	2	2	2
4	1	2	1	2	2	1	2	2	1	1	2
5	1	2	2	1	2	2	1	2	1	2	1
6	1	2	2	2	1	2	2	1	2	1	1
7	2	1	2	2	1	1	2	2	1	2	1
8	2	1	2	1	2	2	2	1	1	1	2
9	2	1	1	2	2	2	1	2	2	1	1
10	2	2	2	1	1	1	1	2	2	1	2
11	2	2	1	2	1	2	1	1	1	2	2
12	2	2	1	1	2	1	2	1	2	2	1

续附表 18 $L_{16}(2^{15})$

试验号	列号														
	1	2	3	4	5	6	7	8	9	10	11	12	13	14	15
1	1	1	1	1	1	1	1	1	1	1	1	1	1	1	1
2	1	1	1	1	1	1	1	2	2	2	2	2	2	2	2
3	1	1	1	2	2	2	2	1	1	1	1	2	2	2	2
4	1	1	1	2	2	2	2	2	2	2	2	1	1	1	1
5	1	2	2	1	1	2	2	1	1	2	2	1	1	2	2
6	1	2	2	1	1	2	2	2	2	1	1	2	2	1	1
7	1	2	2	2	2	1	1	1	1	2	2	2	2	1	1
8	1	2	2	2	2	1	1	2	2	1	1	1	1	2	2
9	2	1	2	1	2	1	2	1	2	1	2	1	2	1	2
10	2	1	2	1	2	1	2	2	1	2	1	2	1	2	1
11	2	1	2	2	1	2	1	1	2	1	2	2	1	2	1
12	2	1	2	2	1	2	1	2	1	2	1	1	2	1	2
13	2	2	1	1	2	2	1	1	2	2	1	1	2	2	1
14	2	2	1	1	2	2	1	2	1	1	2	2	1	1	2
15	2	2	1	2	1	1	2	1	2	2	1	2	1	1	2
16	2	2	1	2	1	1	2	2	1	1	2	1	2	2	1

$L_{16}(2^{15})$：两列间的交互作用表

列号\列号	1	2	3	4	5	6	7	8	9	10	11	12	13	14	15
	(1)	3	2	5	4	7	6	9	8	11	10	13	12	15	14
		(2)	1	6	7	4	5	10	11	8	9	14	15	12	13
			(3)	7	6	5	4	11	10	9	8	15	14	13	12
				(4)	1	2	3	12	13	14	15	8	9	10	11
					(5)	3	2	13	12	15	14	9	8	11	10
						(6)	1	14	15	12	13	10	11	8	9
							(7)	15	14	13	12	11	10	9	8
								(8)	1	2	3	4	5	6	7
									(9)	3	2	5	4	7	6
										(10)	1	6	7	4	5
											(11)	7	6	5	4
												(12)	1	2	3
													(13)	3	2
														(14)	1

(2) $m = 3$ 的情形

$L_9(3^4)$

试验号	列号			
	1	2	3	4
1	1	1	1	1
2	1	2	2	2
3	1	3	3	3
4	2	1	2	3
5	2	2	3	1
6	2	3	1	2
7	3	1	3	2
8	3	2	1	3
9	3	3	2	1

续附表 18

$$L_{18}(3^7)$$

试验号	列号						
	1	2	3	4	5	6	7
1	1	1	1	1	1	1	1
2	1	2	2	2	2	2	2
3	1	3	3	3	3	3	3
4	2	1	1	2	2	3	3
5	2	2	2	3	3	1	1
6	2	3	3	1	1	2	2
7	3	1	2	1	3	2	3
8	3	2	3	2	1	3	1
9	3	3	1	3	2	1	2
10	1	1	3	3	2	2	1
11	1	2	1	1	3	3	2
12	1	3	2	2	1	1	3
13	2	1	2	3	1	3	2
14	2	2	3	1	2	1	3
15	2	3	1	2	3	2	1
16	3	1	3	2	3	1	2
17	3	2	1	3	1	2	3
18	3	3	2	1	2	3	1

$$L_{27}(3^{13})$$

试验号	列号												
	1	2	3	4	5	6	7	8	9	10	11	12	13
1	1	1	1	1	1	1	1	1	1	1	1	1	1
2	1	1	1	1	2	2	2	2	2	2	2	2	2
3	1	1	1	1	3	3	3	3	3	3	3	3	3
4	1	2	2	2	1	1	1	2	2	2	3	3	3
5	1	2	2	2	2	2	2	3	3	3	1	1	1
6	1	2	2	2	3	3	3	1	1	1	2	2	2
7	1	3	3	3	1	1	1	3	3	3	2	2	2
8	1	3	3	3	2	2	2	1	1	1	3	3	3
9	1	3	3	3	3	3	3	2	2	2	1	1	1
10	2	1	2	3	1	2	3	1	2	3	1	2	3
11	2	1	2	3	2	3	1	2	3	1	2	3	1
12	2	1	2	3	3	1	2	3	1	2	3	1	2
13	2	2	3	1	1	2	3	2	3	1	3	1	2
14	2	2	3	1	2	3	1	3	1	2	1	2	3
15	2	2	3	1	3	1	2	1	2	3	2	3	1
16	2	3	1	2	1	2	3	3	1	2	2	3	1
17	2	3	1	2	2	3	1	1	2	3	3	1	2
18	2	3	1	2	3	1	2	2	3	1	1	2	3
19	3	1	3	2	1	3	2	1	3	2	1	3	2
20	3	1	3	2	2	1	3	2	1	3	2	1	3
21	3	1	3	2	3	2	1	3	2	1	3	2	1
22	3	2	1	3	1	3	2	2	1	3	3	2	1
23	3	2	1	3	2	1	3	3	2	1	1	3	2
24	3	2	1	3	3	2	1	1	3	2	2	1	3
25	3	3	2	1	1	3	2	3	2	1	2	1	3
26	3	3	2	1	2	1	3	1	3	2	3	2	1
27	3	3	2	1	3	2	1	2	1	3	1	3	2

续附表 18　　　　　　　　　$L_{27}(3^{13})$：两列间的交互作用表

列号＼列号	1	2	3	4	5	6	7	8	9	10	11	12	13
(1)		{3,4}	{2,4}	{2,3}	{6,7}	{5,7}	{5,6}	{9,10}	{8,10}	{8,9}	{12,13}	{11,13}	{11,12}
(2)			{1,4}	{1,3}	{8,11}	{9,12}	{10,13}	{5,11}	{6,12}	{7,13}	{5,8}	{6,9}	{7,10}
(3)				{1,2}	{9,13}	{10,11}	{8,12}	{7,12}	{5,13}	{6,11}	{6,10}	{7,8}	{5,9}
(4)					{10,12}	{8,13}	{9,11}	{6,13}	{7,11}	{5,12}	{7,9}	{5,10}	{6,8}
(5)						{1,7}	{1,6}	{2,11}	{3,13}	{4,12}	{2,8}	{4,10}	{3,9}
(6)							{1,5}	{4,13}	{2,12}	{3,11}	{3,10}	{2,9}	{4,8}
(7)								{3,12}	{4,11}	{2,13}	{4,9}	{3,8}	{2,10}
(8)									{1,10}	{1,9}	{2,5}	{3,7}	{4,6}
(9)										{1,8}	{4,7}	{2,6}	{3,5}
(10)											{3,6}	{4,5}	{2,7}
(11)												{1,13}	{1,12}
(12)													{1,11}

（3）$m=4$ 的情形

$L_{18}(4^5)$

试验号	列号				
	1	2	3	4	5
1	1	1	1	1	1
2	1	2	2	2	2
3	1	3	3	3	3
4	1	4	4	4	4
5	2	1	2	3	4
6	2	2	1	4	3
7	2	3	4	1	2
8	2	4	3	2	1
9	3	1	3	4	2
10	3	2	4	3	1
11	3	3	1	2	4
12	3	4	2	1	3
13	4	1	4	2	3
14	4	2	3	1	4
15	4	3	2	4	1
16	4	4	1	3	2

续附表 18　　　　　　　　　　　　　　$L_{32}(4^9)$

试验号	列号								
	1	2	3	4	5	6	7	8	9
1	1	1	1	1	1	1	1	1	1
2	1	2	2	2	2	2	2	2	2
3	1	3	3	3	3	3	3	3	3
4	1	4	4	4	4	4	4	4	4
5	2	1	1	2	2	3	3	4	4
6	2	2	2	1	1	4	4	3	3
7	2	3	3	4	4	1	1	2	2
8	2	4	4	3	3	2	2	1	1
9	3	1	2	3	4	1	2	3	4
10	3	2	1	4	3	2	1	4	3
11	3	3	4	1	2	3	4	1	2
12	3	4	3	2	1	4	3	2	1
13	4	1	2	4	3	3	4	2	1
14	4	2	1	3	4	4	3	1	2
15	4	3	4	2	1	1	2	4	3
16	4	4	3	1	2	2	1	3	4
17	1	1	4	1	4	2	3	2	3
18	1	2	3	2	3	1	4	1	4
19	1	3	2	3	2	4	1	4	1
20	1	4	1	4	1	3	2	3	2
21	2	1	4	2	3	4	1	3	2
22	2	2	3	1	4	3	2	4	1
23	2	3	2	4	1	2	3	1	4
24	2	4	1	3	2	1	4	2	3
25	3	1	3	3	1	2	4	4	2
26	3	2	4	4	2	1	3	3	1
27	3	3	1	1	3	4	2	2	4
28	3	4	2	2	4	3	1	1	3
29	4	1	3	4	2	4	2	1	3
30	4	2	4	3	1	3	1	2	4
31	4	3	1	2	4	2	4	3	1
32	4	4	2	1	3	1	3	4	2

（4）混合型情形

$L_6(4 \times 2^4)$

试验号	列号				
	1	2	3	4	5
1	1	1	1	1	1
2	1	2	2	2	2
3	2	1	1	2	2
4	2	2	2	1	1
5	3	1	2	1	2
6	3	2	1	2	1
7	4	1	2	2	1
8	4	2	1	1	2

续附表 18

$$L_{12}(3 \times 2^3)$$

试验号	列号			
	1	2	3	4
1	1	1	1	1
2	1	2	1	2
3	1	1	2	2
4	1	2	2	1
5	2	1	1	2
6	2	2	1	1
7	2	1	2	1
8	2	2	2	2
9	3	1	1	1
10	3	2	1	2
11	3	1	2	2
12	3	2	2	1

$$L_{18}(2 \times 3^7)$$

试验号	列号							
	1	2	3	4	5	6	7	8
1	1	1	1	1	1	1	1	1
2	1	1	2	2	2	2	2	2
3	1	1	3	3	3	3	3	3
4	1	2	1	1	2	2	3	3
5	1	2	2	2	3	3	1	1
6	1	2	3	3	1	1	2	2
7	1	3	1	2	1	3	2	3
8	1	3	2	3	2	1	3	1
9	1	3	3	1	3	2	1	2
10	2	1	1	3	3	2	2	1
11	2	1	2	1	1	3	3	2
12	2	1	3	2	2	1	1	3
13	2	2	1	2	3	1	3	2
14	2	2	2	3	1	2	1	3
15	2	2	3	1	2	3	2	1
16	2	3	1	3	2	3	1	2
17	2	3	2	1	3	1	2	3
18	2	3	3	2	1	2	3	1

续附表 18

$$L_{16}(4\times 2^{12})$$

试验号	列号												
	1	2	3	4	5	6	7	8	9	10	11	12	13
1	1	1	1	1	1	1	1	1	1	1	1	1	1
2	1	1	1	1	1	2	2	2	2	2	2	2	2
3	1	2	2	2	2	1	1	1	1	2	2	2	2
4	1	2	2	2	2	2	2	2	2	1	1	1	1
5	2	1	1	2	2	1	1	2	2	1	1	2	2
6	2	1	1	2	2	2	2	1	1	2	2	1	1
7	2	2	2	1	1	1	1	2	2	2	2	1	1
8	2	2	2	1	1	2	2	1	1	1	1	2	2
9	3	1	2	1	2	1	2	1	2	2	1	1	2
10	3	1	2	1	2	2	1	2	1	1	1	2	1
11	3	2	1	2	1	1	2	1	2	1	1	2	1
12	3	2	1	2	1	2	1	2	1	2	2	1	2
13	4	1	2	2	1	1	2	2	1	2	2	2	1
14	4	1	2	2	1	2	1	1	2	1	1	1	2
15	4	2	1	1	2	1	2	2	1	1	1	1	2
16	4	2	1	1	2	2	1	1	2	2	2	2	1

$$L_{16}(4^3\times 2^9)$$

试验号	列号										
	1	2	3	4	5	6	7	8	9	10	11
1	1	1	1	1	1	1	1	1	1	1	1
2	1	2	1	1	1	2	2	2	2	2	2
3	1	3	2	2	2	1	1	1	2	2	2
4	1	4	2	2	2	2	2	2	1	1	1
5	2	1	1	2	2	1	2	2	1	2	2
6	2	2	1	2	2	2	1	1	2	1	1
7	2	3	2	1	1	1	2	2	2	1	1
8	2	4	2	1	1	2	1	1	1	2	2
9	3	1	2	1	2	2	1	2	2	1	2
10	3	2	2	1	2	2	2	1	1	2	1
11	3	3	1	2	1	1	2	1	2	2	1
12	3	4	1	2	1	1	2	1	2	1	2
13	4	1	2	2	1	2	2	1	2	2	1
14	4	2	2	2	1	1	1	2	1	1	2
15	4	3	1	1	2	2	2	1	1	1	2
16	4	4	1	1	2	1	1	2	2	2	1

附表 19 均匀设计表与使用表

$U_5(5^4)$ 表

试验号	列号			
	1	2	3	4
1	1	2	3	4
2	2	4	1	3
3	3	1	4	2
4	4	3	2	1
5	5	5	5	5

$U_5(5^4)$ 的使用表

因素数	列号		
2	1	2	
3	1	2	4

$U_7(7^6)$ 表

试验号	列号					
	1	2	3	4	5	6
1	1	2	3	4	5	6
2	2	4	6	1	3	5
3	3	6	2	5	1	4
4	4	1	5	2	6	3
5	5	3	1	6	4	2
6	6	5	4	3	2	1
7	7	7	7	7	7	7

$U_7(7^6)$ 的使用表

因素数	列号			
2	1	3		
3	1	2	3	
4	1	2	3	6

$U_9(9^6)$

试验号	列号					
	1	2	3	4	5	6
1	1	2	4	5	7	8
2	2	4	8	1	5	7
3	3	6	3	6	3	6
4	4	8	7	2	1	5
5	5	1	2	7	8	4
6	6	3	6	3	6	3
7	7	5	1	8	4	2
8	8	7	5	4	2	1
9	9	9	9	9	9	9

续附表 19 $U_9(9^6)$ 的使用表

因素数	列号			
2	1	3		
3	1	2	5	
4	1	2	3	5

$U_{11}(11^{10})$ 表

试验号	列号									
	1	2	3	4	5	6	7	8	9	10
1	1	2	3	4	2	6	7	8	9	10
2	2	4	6	8	10	1	3	5	7	9
3	3	6	9	1	4	7	10	2	5	8
4	4	8	1	5	9	2	6	10	3	7
5	5	10	4	9	3	8	2	7	1	6
6	6	1	7	2	8	3	9	4	10	5
7	7	3	10	6	2	9	5	1	8	4
8	8	5	2	10	7	4	1	9	6	3
9	9	7	5	3	1	10	8	6	4	2
10	10	9	8	7	6	5	4	3	2	1
11	11	11	11	11	11	11	11	11	11	11

$U_{11}(11^{10})$ 的使用表

因素数	列号					
2	1	7				
3	1	5	7			
4	1	2	5	7		
5	1	2	3	5	7	
6	1	2	3	5	7	10

$U_{13}(13^{12})$ 表

试验号	列号											
	1	2	3	4	5	6	7	8	9	10	11	12
1	1	2	3	4	5	6	7	8	9	10	11	12
2	2	4	6	8	10	12	1	3	5	7	9	11
3	3	6	9	12	2	5	8	11	1	4	7	10
4	4	8	12	3	7	11	2	6	10	1	5	9
5	5	10	2	7	12	4	9	1	6	11	3	8
6	6	12	5	11	4	10	3	9	2	8	1	7
7	7	1	8	2	9	3	10	4	11	5	12	6
8	8	3	11	6	1	9	4	12	7	2	10	5
9	9	5	1	10	6	2	11	7	3	12	8	4
10	10	7	4	1	11	8	5	2	12	9	6	3
11	11	9	7	5	3	1	12	10	8	6	4	2
12	12	11	10	9	8	7	6	5	4	3	2	1
13	13	13	13	13	13	13	13	13	13	13	13	13

续附表 19 $U_{13}(13^{12})$ 的使用表

因素数	列号					
2	1	5				
3	1	2	4			
4	1	6	8	10		
5	1	6	8	9	10	
6	1	2	6	8	9	10
7	1	2	6	8	9	10	12

$U_{15}(15^8)$ 表

试验号	列号							
	1	2	3	4	5	6	7	8
1	1	2	4	7	8	11	13	14
2	2	4	8	14	1	7	11	13
3	3	6	12	6	9	3	9	12
4	4	8	1	13	2	14	7	11
5	5	10	5	5	10	10	5	10
6	6	12	9	12	3	6	3	9
7	7	14	13	4	11	2	1	8
8	8	1	2	11	4	13	14	7
9	9	3	6	3	12	9	12	6
10	10	5	10	10	5	5	10	5
11	11	7	14	2	13	1	8	4
12	12	9	3	9	6	12	6	3
13	13	11	1	1	14	8	4	2
14	14	13	11	8	7	4	2	1
15	15	15	15	15	15	15	15	15

$U_{15}(15^8)$ 的使用表

因素数	列号				
2	1	6			
3	1	3	4		
4	1	3	4	7	
5	1	2	3	4	7

$U_6(6\times3)$

试验号	列号	
	1	2
	水平	
1	3	3
2	6	2
3	2	1
4	5	3
5	1	2
6	4	1

$U_6(6\times3^2)$

试验号	列号		
	1	2	3
	水平		
1	1	1	2
2	2	2	3
3	3	3	1
4	4	1	3
5	5	2	1
6	6	3	2

$U_6(6\times3\times2)$

试验号	列号		
	1	2	3
	水平		
1	1	1	1
2	2	2	2
3	3	3	1
4	4	1	2
5	5	2	1
6	6	3	2

$U_8(8\times4\times2)$

试验号	列号		
	1	2	3
	水平		
1	1	1	1
2	2	2	2
3	3	3	1
4	4	4	2
5	5	1	1
6	6	2	2
7	7	3	1
8	8	4	2

中英文名词对照索引

C

D

Z